Kinderchirurgie für Pflegeberufe

Claus Janneck

Unter Mitarbeit von Sigrid Lange

5. völlig neubearbeitete Auflage
308 Abbildungen
10 Tabellen

1997
Georg Thieme Verlag Stuttgart · New York

Dr. med. Claus Janneck
ehem. Chefarzt der Chirurgischen Abteilung des Kinderkrankenhauses Walddörfer,
Abteilung des Kinderkrankenhauses Wilhelmstift
und
der Chirurgischen Abteilung
des Kinderkrankenhauses Wilhelmstift
Liliencronstraße 130, 22149 Hamburg

Jetzige Adresse:
Im Meienthun 31
22359 Hamburg

Sigrid Lange
Saseler Chaussee 30 b
22391 Hamburg

1. Auflage 1977
2. Auflage 1981
3. Auflage 1985
4. Auflage 1990

Zeichnungen:
Claus Janneck (Autor)

Die Deutsche Bibliothek – CIP-Einheitsaufnahme

Janneck, Claus:
Kinderchirurgie für Pflegeberufe : 10 Tabellen / Claus Janneck.
Unter Mitarb. von Sigrid Lange. [Zeichn.: Claus Janneck].
– 5., völlig neu bearb. Aufl. – Stuttgart ; New York : Thieme, 1977
  4. Aufl. u.d.T.: Janneck, Claus: Kinderchirurgie für Krankenpflegeberufe

Wichtiger Hinweis:

Wie jede Wissenschaft ist die Medizin ständigen Entwicklungen unterworfen. Forschung und klinische Erfahrung erweitern unsere Erkenntnisse, insbesondere was Behandlung und medikamentöse Therapie anbelangt. Soweit in diesem Werk eine Dosierung oder eine Applikation erwähnt wird, darf der Leser zwar darauf vertrauen, daß Autoren, Herausgeber und Verlag große Sorgfalt darauf verwandt haben, daß diese Angabe **dem Wissensstand bei Fertigstellung des Werkes** entspricht.

Für Angaben über Dosierungsanweisungen und Applikationsformen kann vom Verlag jedoch keine Gewähr übernommen werden. **Jeder Benutzer ist angehalten,** durch sorgfältige Prüfung der Beipackzettel der verwendeten Präparate und gegebenenfalls nach Konsultation eines Spezialisten festzustellen, ob die dort gegebene Empfehlung für Dosierungen oder die Beachtung von Kontraindikationen gegenüber der Angabe in diesem Buch abweicht. Eine solche Prüfung ist besonders wichtig bei selten verwendeten Präparaten oder solchen, die neu auf den Markt gebracht worden sind. **Jede Dosierung oder Applikation erfolgt auf eigene Gefahr des Benutzers.** Autoren und Verlag appellieren an jeden Benutzer, ihm etwa auffallende Ungenauigkeiten dem Verlag mitzuteilen.

Geschützte Warennamen (Warenzeichen) werden **nicht** besonders kenntlich gemacht. Aus dem Fehlen eines solchen Hinweises kann also nicht geschlossen werden, daß es sich um einen freien Warennamen handele.

© 1977, 1997 Georg Thieme Verlag, Rüdigerstraße 14, D-70469 Stuttgart
Printed in Germany

Satz: Druckhaus Götz GmbH, Ludwigsburg
Gesetzt auf CCS Textline (Linotronic 630)
Druck: Universitätsdruckerei H. Stürtz AG, Würzburg

ISBN 3-13-541905-3   1 2 3 4 5 6

Gewidmet meiner Frau
Dr. med. Margrit Janneck

Vorwort zur 5. Auflage

Der anhaltende Erfolg des praxisorientierten Lehrbuches „Kinderchirurgie für Krankenpflegeberufe" seit 1976 hat dankenswerterweise eine neuerliche Auflage erforderlich gemacht. Diese wurde dem neuesten Wissensstand entsprechend völlig neubearbeitet und erweitert, wobei die pflegerischen Aspekte durch die enge Kooperation mit Frau Sigrid Lange, langjährige Leiterin unserer Krankenpflegeschule, aktualisiert und mit noch mehr Gewichtigkeit versehen wurden. Ein Kapitel über die erworbene Immunschwäche (AIDS) informiert über die Schwierigkeit der Pflegemaßnahmen, bei denen nicht nur die umsorgenden Hände mit einer extremen Sensibilität ausgestattet sein müssen, sondern Herz und Seele der Pflegenden einen kaum zu erahnenden Einsatz als Wegbegleiter erbringen müssen. Ein weiteres neues Kapitel über anästhesiologische Verfahren im Kindesalter im stationären Bereich wie auch im Rahmen der Tageschirurgie in Klinik und Praxis macht die Notwendigkeit einer engen Zusammenarbeit zwischen Operateur und Anästhesisten unter Einbeziehung der Pflegekraft deutlich. Die völlige Neugestaltung der textbezogenen Abbildungen geschah in meinem Bestreben, Lernenden wie auch Lehrenden über die Schemazeichnung hinaus einen lebensnahen Eindruck von Krankheitsbildern und Behandlungsverfahren zu übermitteln.

Den Damen und Herren des Georg Thieme Verlages, insbesondere Frau Margarete Hieber und Herrn Rainer Zepf, bin ich für die angenehme und einfühlsame Zusammenarbeit bei der Neugestaltung des Lehrbuches in Dank verbunden. Auch meiner Tochter Sabine Janneck, die trotz ihrer zeitaufwendigen Tätigkeit im Medienbereich ihre Freizeit für Skript und Korrekturen geopfert hat, an dieser Stelle ein kleines väterliches Dankeschön.

Hamburg, im Herbst 1996   Claus Janneck

Vorwort zur 1. Auflage

Wenn dieses Lehrbuch mit einer Frage beginnt und auch bei der Darstellung einzelner Krankheitsbilder hinsichtlich Pathogenese, Ätiologie und auch Therapie für den aufmerksamen Leser manche Fragen offenbleiben müssen, so verleiht dies dem Satz: „Alles ist immer in Fluß" (Heraklit) auch für die Entstehung und Weiterentwicklung der Kinderchirurgie Gültigkeit. Fließen ist Fortschritt, und dieser führt zwangsläufig durch die Aufnahme neuer Erkenntnisse zu einem ständigen Wechsel in der Beurteilung, insbesondere aber der Behandlung der Erkrankungen.

So kann dieser Leitfaden nur den heutigen Stand kinderchirurgischen Wissens vermitteln, vergleichbar mit der Momentaufnahme eines Jahrhunderte umfassenden chirurgischen Kaleidoskops. Die Antwort auf die Fragen: Was bedeutet Kinderchirurgie? Ist sie nur der operative Eingriff an dem verkleinerten Abbild eines Erwachsenen? ist gegeben durch die Tatsache, daß sich die Kinderchirurgie von der Chirurgie des Erwachsenen trennte. Das Wissen darum, daß das Kind ein eigenständiges Individuum mit einer ihm eigenen Physiologie und Pathophysiologie darstellt, erfordert zwangsläufig mehr als operatives Können. Es setzt eine enge Zusammenarbeit zwischen dem Kinderchirurgen, einem Pädiater und einer Kinderkrankenschwester voraus, die ihrer Aufgabe nur dann gerecht werden kann, wenn sie über die allgemeine Pflege hinaus mit den Besonderheiten der kinderchirurgisch zu behandelnden Erkrankungen vertraut ist.

So wurde der Grundstein dieses Lehrbuches durch die Erfahrungen, die ich als Kinderchirurg und Lehrer an unserer Krankenpflegeschule in langjähriger Tätigkeit gewonnen habe, gelegt. Ich wurde ermutigt durch den Lerneifer der in Ausbildung stehenden wie auch der examinierten Schwestern.

Es war mein Bestreben, *nichts vorauszusetzen,* alles zu erklären – eine Didaktik, die von dem Erfahrenen vielleicht belächelt, von dem Unwissenden dagegen auch dankbar empfunden werden kann. In dem Bemühen um Systematik wurde die Besprechung der Krankheitsbilder nach *Entstehung, klinischen Zeichen, Behandlung* und *postoperativer Betreuung* aufgegliedert. Auf die Wiedergabe von Röntgenbildern und Operationsfotos habe ich bewußt verzichtet und der schematisierten Zeichnung wegen ihrer großen Aussagekraft und Einprägsamkeit den Vorzug gegeben. Sollte ich das mir gesteckte Ziel, dem Unwissenden einen klaren Überblick über die wichtigsten angeborenen Fehlbildungen und dem Ausgebildeten die Möglichkeit zu geben, sich eine rasche Information zu verschaffen, erreicht haben, wäre dies mein schönster Lohn.

Mein herzlicher Dank gebührt Frau Dr. med. Eggert, die mir mit ihrem großen pädiatrischen Wissen zur Seite stand, sowie meinem Lehrer, Herrn Priv.-Doz. Dr. med. v. Ekesparre.

Auch dem Inhaber des Georg Thieme Verlages, Herrn Dr. med. h. c. G. Hauff, und seinen Mitarbeitern, insbesondere Herrn Dr. Bremkamp, möchte ich für die Entstehung und Ausstattung des Buches danken.

Hamburg, im Herbst 1976   Claus Janneck

Inhaltsverzeichnis

1 Präoperative Pflege

Besonderheiten bei Früh- und reifen Neugeborenen

■ Präoperative Pflege

Beachte: Frühgeborene, hypotrophe Neugeborene sowie reife Neugeborene müssen infolge ihrer chirurgischen Erkrankung – meist einer angeborenen Fehlbildung unterschiedlichen Schweregrads – als *Risikokinder* eingestuft werden.

Intensivpflegeinkubator

Diese Kinder werden deshalb in einem Intensivpflegeinkubator betreut. In ihm wird ein Milieu geschaffen, das den Neugeborenen ausreichend Sauerstoff bei Spontanatmung zuführt und ihre Körpertemperatur im neutralen Bereich hält. Zudem ist die adäquate Zufuhr von Luftfeuchtigkeit, Frischgaszufuhr pro Minute und Sauerstoff regulierbar.

Weiterhin können im transparenten Intensivinkubator alle erforderlichen Maßnahmen wie Körperpflege, Anlegen einer Infusion, Ableitung von Sekreten (aus Magen, Harnblase, OP-Wunden oder Körperdrainagen), Legen einer Sonde sowie Verbandswechsel vorgenommen werden, ohne das Neugeborene aus dem Inkubator herauszunehmen.

◆ Temperatur
Die Lufttemperatur kann zwischen 28 und 37 °C in Abhängigkeit vom Körpergewicht reguliert werden. Sie sollte beim unbekleideten Neugeborenen am 1. Lebenstag bei einem Körpergewicht
bis zu 800 g: 36 °C,
bis 2000 g: 33 °C,
bis 3000 g: 32 °C betragen.

Diese Daten, die über einen Thermostaten oder eine ISC-Steuerung (sog. Infant-Servo-Control) regulierbar sind, ändern sich in Abhängigkeit vom Lebensalter (Tab. 1).

Im Individualfall, z.B. bei Fieber, Phototherapie (Behandlung des Neugeborenenikterus), Schock oder künstlicher Beatmung, sind Abweichungen von dem Schema erforderlich.

Tabelle 1   Inkubatortemperatur (°C) für Neugeborene ≤ 1000–3000 g KG

Gewicht/Lebenstag	1. Tag	2.–3. Tag	4.–7. Tag	> 8. Tag
≤ 1000 g	36 °C	35 °C	34 °C	33 °C
1000–1500 g	35 °C	34 °C	33 °C	33 °C
1501–2000 g	34 °C	33 °C	32 °C	32 °C
2001–2500 g	33 °C	32 °C	32 °C	31 °C
2501–3000 g	32 °C	32 °C	31 °C	30 °C

Beachte: Bei der Verwendung von Temperatur-Servosystemen kann die Gefahr bestehen, daß das Fieber nicht immer rechtzeitig erkannt wird.

Die Temperaturmessung erfolgt kontinuierlich über eine Hautsonde oder rektale Thermosonden. Dennoch haben unzerbrechliche Digitalthermometer für die manuelle Sublingual- oder Rektalmessung immer noch ihre Existenzberechtigung.

◆ Luftfeuchtigkeit
Die relative Luftfeuchtigkeit im Inkubator soll 70–80 % betragen, um die Wasserabgabe durch Verdunstung über die Haut des Neugeborenen zu minimieren. Zur Anfeuchtung der Luft wird diese über keimfreies Wasser geleitet.

Beachte: Das Wasser sollte erst unmittelbar vor dem Gebrauch eingefüllt und täglich ausgewechselt werden (Berücksichtigung des Hygienestandards auf Station).

◆ Frischluft
Die Umluft im Intensivinkubator wird durch ein Heizaggregat erwärmt und über ein Wasserbad angesaugt. Zu dieser Umluft wird bakteriengefilterte Frischluft eingeleitet, deren Strömungsgeschwindigkeit niedrig gehalten sein sollte, um den Wärmeverlust einzuschränken.

◆ Sauerstoff
Die O_2-Zufuhr erfolgt in der Regel über eine zentrale Gasversorgung (über einen Bakterienfilter), beim Transportinkubator über eine O_2-Flasche, wobei die stufenlos regelbare Sauerstoffkonzentration in der Pflegeeinheit eine gewünschte Einstellung zwischen 25–65 % ermöglicht. Die ständige Messung der O_2-Konzentration ist unerläßlich, um einer retrolentalen Fibroplasie (Bindegewebsbildung im Glaskörper des Auges hinter der Linse mit Gefahr des Sehverlustes) vorzubeugen. Diese ist jedoch nur bei einer länger andauernden O_2-Exposition zu befürchten.

Auch starker Lichteinfall (Wärmestrahler, Phototherapie) kann begünstigend sein, deshalb sollte eine möglichst hohe Lichtdämpfung zum Schutz der Augen angestrebt werden.

◆ Erwärmung
Da das chirurgisch erkrankte Neugeborene häufig erst nach einem längeren Transport (in einem Notarztwagen oder einem Hubschrauber in Begleitung eines Arztes und einer Kinderpflegekraft) in der kinderchirurgischen Klinik ankommt, ist es vielfach trotz aller Vorsorgemaßnahmen unterkühlt. Zudem stellt jeder Transport eine erhebliche Belastung für das Kind dar. Unterkühlung und transportbedingte Vibrationen, die Atmung und Kreislauf beeinträchtigen und die Allgemeinsituation des Kindes verschlechtern, erfordern rasches Handeln! Hierbei ist es wichtig, den Inkubator betriebsbereit zu machen und zu erwärmen, bevor der kleine Patient eingetroffen ist.

Beachte: Bei Vorliegen einer Hypothermie hat das „Erwärmen" des Neugeborenen stets langsam zu erfolgen.

Bei Atemstörungen kann eine maschinelle Atemhilfe oder eine Beatmung nach Intubation (Einführen eines Atemschlauches in die Luftröhre) erforderlich werden.

Intensivpflegedokumentation

Der Allgemeinzustand des Kindes wird in einem Aufnahmeprotokoll niedergelegt, während in der Intensivpflegekurve weitere Beobachtungs- und Untersuchungsergebnisse sowie notwendige Behandlungsmaßnahmen dokumentiert werden.

Protokolliert werden:

◆ Körpertemperatur (S. 1 f)

◆ Atmung
Anzahl der Atemzüge pro Minute. Die Normalwerte betragen beim
Neugeborenen: 40 – 60
Säugling: 30 – 60
Kleinkind: 30 – 40
Schulkind: 12 – 20
Erwachsenen: 08 – 15

◆ Qualität der Atmung
Erschwerte, stöhnende, tiefe oder oberflächliche Atembewegungen. Zu achten ist auch auf seitengleiche Thoraxbewegungen, Stridor (pfeifende Einatmung bei Verengung im Bereich des Kehlkopfs), Einziehungen der Nasenflügel, Atempausen oder Atemstillstand.

◆ Pulsfrequenz
Anzahl der Schläge pro Minute (Tab. 2).

◆ Blutdruck
Die systolischen und diastolischen Werte können unblutig (Riva-Rocci) oder arteriell gemessen werden (Tab. 3).

◆ Haut
Sie kann schweißnaß, ödematös (Wassereinlagerung in die Unterhaut), sklerödematös (teigig = ödematöse Schwellung der Haut), normal tonisiert oder in ihrem Turgor vermindert sein (Exsikkose). Auch die Farbe der Haut ist zu vermerken, z.B. ikterisch, zyanotisch, anämisch oder rosig.

◆ Körpergewicht
Tägliche Kontrolle erforderlich.

◆ Stuhl
Menge, Beschaffenheit, Geruch, Farbe.

Tabelle 2   Altersabhängige durchschnittliche Pulsfrequenz pro Minute

Alter	Unterer Grenzwert	Mittelwert	Oberer Grenzwert
Neugeborene	70	120	170
1–12 Monate	80	120	160
2 Jahre	80	110	130
4 Jahre	80	100	120
6 Jahre	75	100	115
10 Jahre	70	90	110

Tabelle 3   Altersabhängige Blutdruckwerte

Alter	Systolisch (mmHg)	Diastolisch (mmHg)
Neugeborene	75–85	40–50
2 Wochen bis 4 Jahre	85	60
6 Jahre	90	60
8 Jahre	95	65
10 Jahre	100	65
15 Jahre	115	70

Tabelle **4**   Täglicher Wasserbedarf pro kg KG

1. Lebenstag	50–70 ml
2. Lebenstag	70–90 ml
3. Lebenstag	80–100 ml
4. Lebenstag	100–120 ml
5. Lebenstag	100–130 ml
1. Lebensjahr	100–140 ml
2. Lebensjahr	80–120 ml
3.–5. Lebensjahr	80–100 ml
6.–10. Lebensjahr	60–80 ml

Tabelle **5**   Täglicher Elektrolytbedarf pro kg KG

Natrium	3–5 mmol
Kalium	1–3 mmol
Kalzium	0,1–1 mmol
Chlorid	3–5 mmol
Phosphat	0,5–1 mmol

◆ Urin

Menge und Beschaffenheit. Gegebenenfalls kann eine stündliche Mengenmessung erforderlich sein.

◆ Sekrete

Menge und Aussehen von erbrochenem oder abgesaugtem Magen- oder Duodenalsaft wie auch Flüssigkeiten, die sich über Drainagen aus den verschiedenen Körperhöhlen entleeren, werden sorgsam registriert und mengenmäßig dokumentiert.

◆ Motorik und Sensorium

Reaktion des Neugeborenen auf Berührungen, die Schmerzen auslösen, oder akustische Reize, Beobachtung: motorische Unruhe, Krampfbereitschaft, Apathie oder Somnolenz.

◆ Medikamente, Infusionen

Dosis und Applikationsart von Medikamenten (i.v., i.m., s.c., per os), Menge wie auch Art der Infusionen. Die Infusionsmenge errechnet sich aus dem täglichen Basisbedarf an Wasser (Tab. **4**) und Elektrolyten (Tab. **5**) zusätzlich zum Sekretverlust. Basisbedarf: Dosierung pro kg Körpergewicht und Tag.

Präoperative Pflege ■

Präoperative Diagnostik

Sie untergliedert sich in *klinische, röntgenologische* und *laborchemische* Befunderhebungen. Nur durch die gemeinsame Aussage aller Daten ist eine Diagnosesicherung möglich und die Frage wie auch der Zeitpunkt der Operabilität bestimmbar.

◆ Standardlaboruntersuchungen
Blutbild, Differentialblutbild, Hämatokrit, BSG, Blutgruppe, Coombs-Test (Antikörpernachweis), Serumelektrolyte (Ionogramm), Bestimmung des Säure-Basen-Haushaltes (Astrup-Werte). Zusätzlich in Abhängigkeit von der chirurgischen Grunderkrankung:
Transaminasen, Bilirubin, Harnstoff und Kreatinin im Serum; Gerinnungsfaktoren und Thrombozyten vor Eingriffen, bei denen intraoperative Blutverluste zu erwarten sind.

◆ Vorbeugende Maßnahmen
Elektrolytverluste und Veränderungen im Säure-Basen-Haushalt sind präoperativ auszugleichen. Bei Vorliegen einer Anämie kann die Gabe von Fremdblut erforderlich werden, wobei die Verträglichkeit des Spenderblutes mit dem des Empfängers durch eine Kreuzprobe festgestellt wird.

Beachte: Alle Früh- und Neugeborenen erhalten wegen ihrer Leberunreife ein Vitamin-K-Präparat (z. B. Konakion), bei Bedarf Antibiotika. Diese werden in der Regel der Infusion im Bypass zugesetzt.

Besonderheiten bei Säuglingen, Klein- und Schulkindern

■ Präoperative Pflege

In der Kinderchirurgie ist generell zwischen *Wahleingriffen* und *Notoperationen* zu unterscheiden. *Wahleingriffe:* geplante oder planbare Operationen (sog. Operationen mit aufgeschobener Dringlichkeit), z. B. die Beseitigung von Wasserbruch, Nabelbruch, Leistenbruch, Hodenhochstand, kleinen Hauttumoren, Korrekturen von Ohrmuscheldeformitäten usw. Bei diesen sogenannten banalen Eingriffen erfolgt die Aufnahme des Kindes am Vortage des Eingriffs in der Klinik.

Notoperationen: Inkarzerierte Hernien, Hodentorsion, Ileus, Verletzungen innerer Organe (Schädel, Thorax, Abdomen, Polytraumen).

Präoperative Phase: Manche Erkrankungen können einen längeren präoperativen Aufenthalt in der Klinik erfordern, z. B. Tumoren, chronische Leiden des Darmtrakts, Urogenitalsystems, Zentralnervervensystems, wie auch plastische Korrekturen (z. B. Trichterbrust, Bauchwandbrüche u. a.).

Operationsvorbereitung

Insbesondere die ersten Erfahrungen, die das Kind in seiner neuen Umgebung macht, sollen ihm die Angst nehmen. Die betreuende Pflegekraft wird zur Bezugsperson ihrer Patienten. Zu der Fachkompetenz gehört die Empathie, welche es der Pflegeperson ermöglicht, sich gedanklich wie auch fühlend in die Kinder zu versetzen, um zu ihnen ein Vertrauensverhältnis aufzubauen.

◆ *Blutentnahme:* Der ärztlichen Untersuchung schließt sich die Blutentnahme an. Sie kann durch einen Arzt, aber auch durch eine erfahrene Pflegekraft, die im Auftrag des Arztes handelt, erfolgen. Es ist auch die Aufgabe der Pflegekraft, auf das Kind beruhigend einzuwirken, indem sie jeden Handgriff erklärt oder es mit einem Spielzeug, durch die Mutter oder eine andere Pflegekraft ablenkt.

Beachte: Bei allen HIV-positiven Kindern (HIV = Human Immundeficiency Virus) und Hämophiliepatienten (sogenannte Bluter) erfolgen alle Blutentnahmen und Injektionen zum Schutz des behandelnden Personals mit Einmalhandschuhen. Diese Präventivmaßnahme sollte schon bei Verdacht auf HIV-Positivität (Sozialanamnese, Drogengebrauch im Umfeld) ausgedehnt werden (S. 29 ff).

◆ *Reinigungsbad:* Präoperativ erhält jedes Kind ein Reinigungsbad. Ausnahme: Notfallpatienten, bei denen sich die Säuberungsmaßnahmen auf das Notwendigste zu beschränken haben. So ist es fehlerhaft, bei einem verunfallten Kind, das Schmerzen in seinem gebrochenen, verschmutzten Arm hat, diesen gründlich zu reinigen. Die Säuberung erfolgt stets in Narkose, wenn eine operative Korrektur ansteht.

◆ *Reinigungseinlauf:* Bei kleineren Eingriffen im Bereich des Abdomens wird der Darm am Vorabend der Operation durch einen Reinigungseinlauf entlastet.

◆ *Mahlzeiten:* Das Kind muß nüchtern sein, das bedeutet: 6 Stunden vor dem Eingriff ist eine perorale Flüssigkeits- oder Nahrungszufuhr untersagt!
Säuglinge erhalten ihre letzte Mahlzeit 4 Stunden vor dem operativen Eingriff. *Ausnahme:* Notfallpatienten!
Verschiebt sich der Zeitpunkt der Operation, wird die „Durststrecke" durch eine intravenöse Flüssigkeitszufuhr überbrückt.

◆ *Blasenentleerung:* Jeder Operation muß eine Blasenentleerung vorangehen. Sie erfolgt durch eine Spontanmiktion, gegebenenfalls durch einen sterilen Blasenkatheterismus, der jedoch bei dem bereits narkotisierten Kind vorgenommen wird.

◆ *Parenterale Ernährung:* Bei allen Operationen, die in den ersten postoperativen Tagen eine parenterale Ernährung erfordern, werden die zu verabreichenden Lösungen in dem Pflegeprotokoll niedergelegt.

◆ *Vitalfunktionen:* Bei Notfallpatienten beschränken sich die präoperativen Maßnahmen auf die wichtigsten Parameter zum Erhalt der sogenannten Vitalfunktionen (Aufrechterhaltung der Atmung, Herz-Kreislauf-Funktion, Harnausscheidung). Oft steht eine Schocktherapie (S. 501) im Vordergrund intensivmedizinischer Bemühungen.

◆ *Anästhesievorbereitung:* An der Betreuung des zu operierenden Kindes durch das kinderchirurgische Ärzte- und Pflegeteam ist auch der Kinderanästhesist maßgeblich beteiligt.

Präoperative Pflege ■

In der Regel nimmt der zuständige Narkosearzt eine subtile Untersuchung vor, wobei die Beurteilung des Herz-Kreislauf-Systems und der Luftwege (Rhinitis, Adenoide Bronchitis usw.) im Vordergrund steht.

Obligat sind anamnestische Erhebungen über Vorerkrankungen des Kindes oder familiäre Erkrankungen, Krampfleiden sowie auch mögliche Überempfindlichkeiten gegenüber Medikamenten oder anderen Noxen (Hausstaub, Pollen, Konservierungsmittel), mögliche Inkubation und Impfungen in den letzten Wochen. Von besonderer Bedeutung sind Fragen nach Gerinnungsstörungen (vermehrte Blutungsneigung).

Der Anästhesist entscheidet weiterhin, ob ein EKG oder eine röntgenologische Thoraxübersicht gemacht werden sollen.

Nach der Aufklärung der Eltern (und Jugendlichen) über die Art des operativen Eingriffs und möglicher Komplikationen erfolgt eine anästhesiologische Belehrung der Eltern (oder eines Elternteils) über die Art der Narkose und Narkoseführung unter Einbeziehung von möglichen Risiken.

Anästhesiologische Basisinformationen

Die sprunghafte Weiterentwicklung der Anästhesie in den letzten Jahren kommt in immer größerem Maß auch dem Kind in Abhängigkeit von der jeweiligen Altersstufe (Früh-, Neugeborenes, Säugling, Klein- und Schulkind) zugute. Ein kurzer Überblick zeigt die variablen Möglichkeiten schonender Narkoseverfahren.

Beachte: Kein noch so guter Operateur kann erfolgreich sein, wenn ihm nicht gut ausgebildete Anästhesisten, Assistenten und Pflegekräfte zur Seite stehen! Jeder Ansatz von Konkurrenzdenken ist dabei fehl am Platze. Dieses gilt für die prä-, peri-und post-operative Phase.

Prämedikation

Die Prämedikation wird vom betreuenden Anästhesisten festgesetzt und erfolgt auf der Station 60–90 Minuten vor der geplanten Narkoseeinleitung. Sie besteht in der oralen, rektalen oder intramuskulären Verabreichung eines Sedativums (Beruhigungsmedikament), das zudem die Angst abbaut (Anxiolyse), aber die Ansprechbarkeit des kleinen Patienten und seine Vitalfunktionen nicht beeinträchtigt.

Früh-, Neugeborene und Kinder unter dem 6. Lebensmonat erhalten keine Prämedikation. Sie werden stets intubiert. Zur Vorbeugung einer Bradykardie (Absinken der Pulsfrequenz) wird das Vagolytikum Atropin in einer Dosierung von 0,01 mg/kg KG i. v. injiziert.

Nach der Verabreichung des Sedativums braucht das Kind Ruhe und verbringt unter der Obhut einer Pflegekraft oder der Mutter die Zeit bis zur Narkoseeinleitung schlafend in einem möglichst abgedunkelten Raum, bis es auf einer fahrbaren Trage in den Vorbereitungsraum gebracht wird.

Beachte: Das prämedizierte Kind darf nie allein gehen. Die betreuenden Pflegekräfte verlassen es erst dann, wenn es von dem Anästhesisten oder einer Anästhesiepflegekraft übernommen wird.

Parenterale venöse Zugangswege

Ein sicherer parenteraler venöser Zugang (Umgehung des Magen-Darm-Kanals) ist die Voraussetzung für einen störungsfreien Ablauf eines operativen Eingriffs und eine sichere Narkose. Weiterhin dient er der Überbrückung der peri- und postoperativen Phase, in der es gilt, Nährlösungen und/oder Medikamente intravenös zu verabreichen (Transfusion). Entscheidend für die Wahl des venösen Zugangs ist das Alter des Kindes, insbesondere aber die Zeitdauer der zu erwartenden notwendigen intravenösen Zufuhr. Generell ist zwischen periphervenösen und zentralvenösen Zugangswegen zu unterscheiden.

Periphervenöser Zugang: Er wird geschaffen durch die perkutane Punktion einer Schädel-, Handrücken- oder Beinvene (Abb. **1** und **2**) mittels einer Injektionskanüle, die von einer Kunststoffhülle umgeben ist. Nach gelungener Venenpunktion wird die Metallkanüle entfernt, die Silikonhülle verbleibt in der Vene und wird mit hautfreundlichem Klebepflaster fixiert.

Gelingt die Blindpunktion einer peripheren subkutanen Vene nicht, stellt die *Venae sectio* (operative Freilegung einer Vene) in Narkose eine sichere Alternative dar (Abb. **3** und **4**).

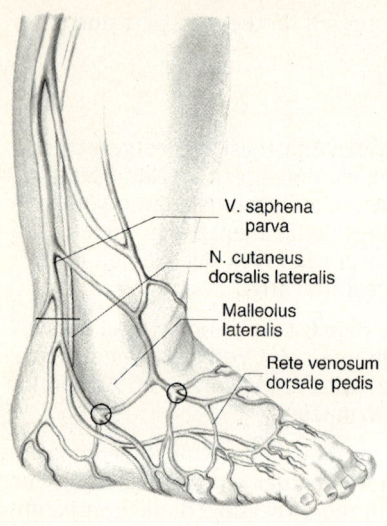

V. saphena
parva

N. cutaneus
dorsalis lateralis

Malleolus
lateralis

Rete venosum
dorsale pedis

Abb. 1   Verlauf der oberflächlichen
Venen an der Außenseite des Unterschenkels und des Fußrückens. Punk-
tionsmöglichkeiten wie Schnittführung
zur Freilegung der V. saphena parva
sind angegeben

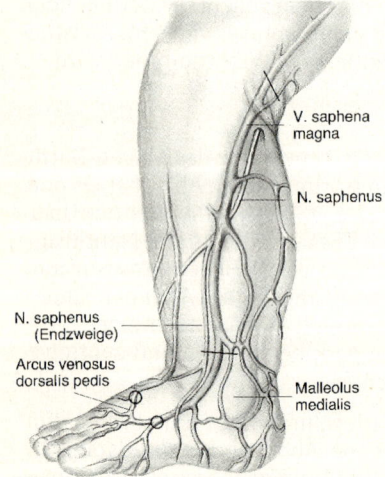

V. saphena
magna

N. saphenus

N. saphenus
(Endzweige)

Arcus venosus
dorsalis pedis

Malleolus
medialis

Abb. 2   Verlauf der oberflächlichen
Unterschenkel- und Fußvenen wie
auch -nerven (rechtes Bein, mediale
Seite). Die zur perkutanen Punktion
geeigneten Venen sind kreisförmig
markiert. Die Schnittführung zur Freilegung der V. saphena magna oberhalb des Malleolus medialis und in der
Fossa poplitea (medialer Rand) entspricht den durchgezogenen Linien

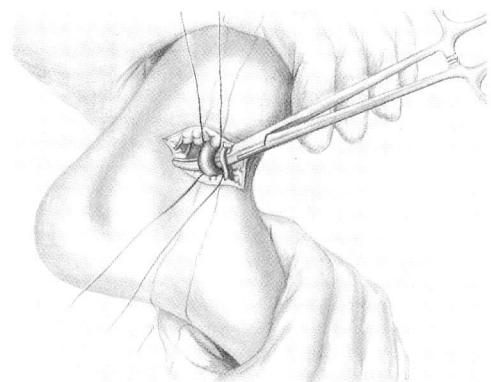

Abb. 3 Operative Technik der Venae sectio. Darstellung und Anschlingen der Knöchelvene (V. saphena magna)

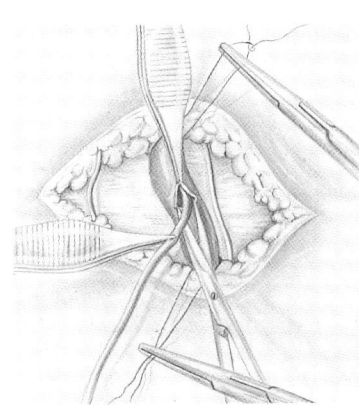

Abb. 4 In die eröffnete Vene wird ein Katheter eingeführt und fixiert

Zentralvenöser Zugang: Nach perkutaner Punktion oder operativer Freilegung der V. jugularis externa, V. jugularis interna oder V. subclavia wird ein zentralvenöser Katheter (ZVK) bis in die obere Hohlvene vorgeschoben (Abb. **5**).

Eine Kontrolle der Spitze des „Kava-Katheters" ist stets erforderlich. Hierzu muß eine Röntgenaufnahme des Brustkorbs angefertigt werden, was umständlich, strahlenbelastend und zeitaufwendig ist. Eine moderne Katheterpositionskontrolle stellt sich in der EKG-Ableitung über dem Katheter dar (sogenannte α-Kard). Zeigt sich im EKG eine Erhöhung der Vorhofwelle (P-Welle), wird der Katheter zurückgezogen, bis sich die P-Welle normalisiert hat (Abb. **6**).

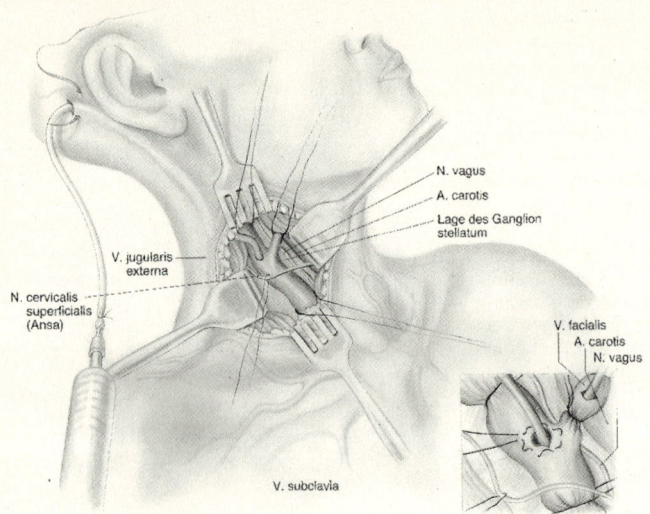

Abb. 5   Operative Freilegung und Kanülierung der V. jugularis interna. Fixierung des ZVK mit einer Tabaksbeutelnaht (Inset)

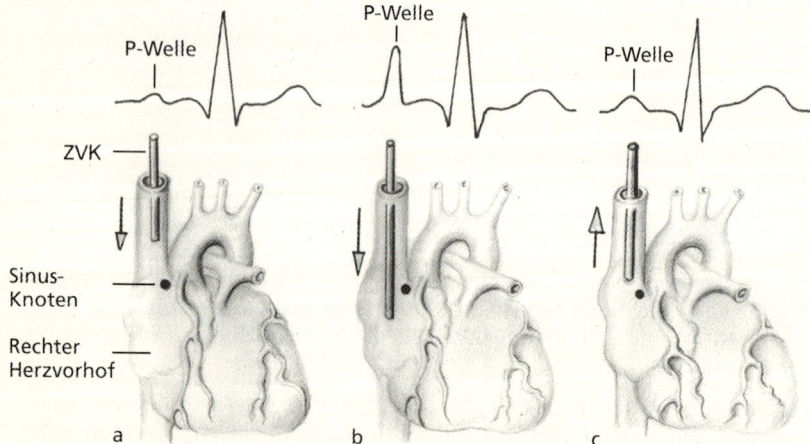

Abb. 6   Kontrolle der korrekten Position der Spitze des ZVK durch ein über dem Katheter abgeleitetes EKG (sog. α-KARD): zu hohe Lage (A), zu tiefe Lage mit Erhöhung der P-Welle (B), Ideallage mit Normalisierung der P-Welle (C)

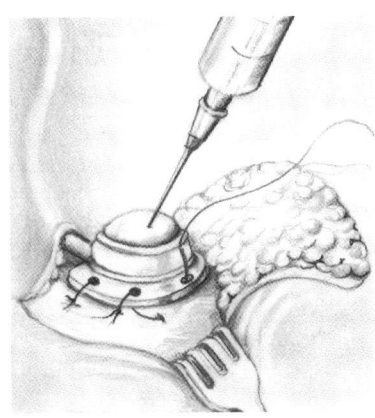

Abb. 7 Operative Taktik bei der subkutanen Portimplantation

Sonderform des zentralvenösen Zugangs: Der *Port* ist eine Plastikbox mit Metallbasis, die subkutan (unter die Bauchhaut) implantiert wird (Abb. **7**). Er wird eingesetzt bei Kindern mit einer Tumorkrankheit (Applikation von Zytostatika) oder bei Patienten, die über Monate oder Jahre parenteral hochkalorisch ernährt werden müssen.

Inhalationsnarkosen

In der kinderanästhesiologischen Praxis haben die Inhalationsnarkosen vorrangige Bedeutung. Hierzu gehören die Intubationsnarkose und die Maskennarkose.

Intubationsnarkose

Definition: Die Intubationsnarkose (ITN) ist eine Inhalationsnarkose, bei der das Trägergasgemisch (Lachgas und Sauerstoff) mit einem Inhalationsnarkotikum (Halothan oder Ethrane bzw. Isofluran) über einen in die Luftröhre (Trachea) des schlafenden Kindes eingeführten Tubus in die Lungen gelangt. Zuvor wurde ein Muskelrelaxans (z. B. Pancuronium) intravenös injiziert.

Indikation: Die Intubationsnarkose ist das sicherste Narkoseverfahren bei Kindern aller Altersstufen. Obligat ist sie bei: – Eingriffen über 30 Minuten Dauer, – intrakraniellen und Eingriffen im Gesichtsbereich, – intraabdominalen, retroperitonealen Eingriffen, – Polytraumen, – Kindern mit Septikämie, – Früh- und Neugeborenen, – Kindern, die nicht nüchtern sind.

Technik: Der Tubus, eine gebogene Kunststoffröhre, wird vom Mund aus nach Einstellung der Stimmritze mit einem Laryngoskopspatel in die obere Luftröhre eingeführt. Da die Luftröhre des Neugeborenen sehr kurz ist (ca. 4 cm), ist leicht eine zu tiefe Fehlintubation in einen Hauptbronchus möglich. Deshalb ist nach der Intubation die seitengleiche Belüftung der Lungen über ein Stethoskop zu überprüfen. Die kindlichen Tuben besitzen im Gegensatz zu denen des Erwachsenen keine aufblasbare Manschette (Schutz der Luftröhre) und können so leicht verrutschen, insbesondere bei Seiten- oder Bauchlage. Eine sorgfältige Pflasterfixierung über der Oberlippe ist deshalb notwendig.

Die richtige Wahl des Tubus ist wegen der großen Verletzbarkeit der weichen kindlichen Luftröhre von großer Bedeutung. Ein zu dicker Tubus kann zu Druckulzera führen. Ein zu dünnlumiger erfüllt nicht das Ziel der subglottischen Abdichtung.

Kleinfingerregel: Der Tubus muß so groß (Außenumfang) wie der kleine Finger des Kindes sein.

Nasenlochregel: Der Endotrachealtubus soll dem kindlichen Nasenloch entsprechen, um sich auch in der Trachea gut anzupassen.

Narkoseführung: Eine ideale Narkoseführung bedarf eines erfahrenen Kinderanästhesisten. Er vermag die Zufuhr des Trägergasgemisches, des Inhalationsanästhetikums und des Muskelrelaxans so zu steuern, daß der operative Eingriff ungestört durch Abwehr des Patienten (Pressen, Bewegung) vorgenommen werden und so rasch wie möglich beendet werden kann.

Die Extubation leitet die Ausleitung der Narkose ein. Ihr geht ein Absaugen des Nasen-Rachen-Raums und des Tubus voraus, gefolgt von reiner Sauerstoffzufuhr.

Neuroleptanalgesie (NLA)

Die NLA ist eine Sonderform der Intubationsnarkose. Bei Kindern findet sie nur während intrakranieller Eingriffe statt (z.B. Hydrozephalie, Hirntumoren, Schädel-Hirn-Trauma) und bei einer Prädisposition (Neigung) zu Muskelspasmen, Tachypnoe (Kurzatmigkeit), Zyanose (bläuliche Hautverfärbung) sowie maligner Hyperthermie (lebensbedrohlicher Anstieg der Körpertemperatur über 41 – 42 °C).

Technik: Kombinierte Gabe eines Schmerzmittels (z.B. Fentanyl) und eines Neuroleptikums (z.B. Dehydrobenzperidol) oder eines Benzodiazepins (z.B. Flunitrazepam).

Während der NLA müssen die Kinder kontrolliert ventiliert (beatmet) und dosiert relaxiert werden. Jede Neuroleptanalgesie erfordert nach

Beendigung des Eingriffs eine Nachbeatmung, die über einen Nasotrachealtubus durchgeführt wird.

Maskennarkose

Definition: Die Narkoseeinleitung erfolgt durch ein intravenös appliziertes Hypnotikum (Schlafmittel): Ketanest, Thiopental. Das Trägergasgemisch (Sauerstoff – Lachgas) gelangt zusammen mit einem Inhalationsanästhetikum (z.B. Halothan) über eine Beatmungsmaske in Lunge und Kreislauf.

Spezielle Kindermasken wurden entwickelt, die sich durch einen „Minimal-Totraum" auszeichnen: Das Gesicht füllt fast den gesamten Hohlraum der Maske aus (RENDELL-BAKER-Masken, Abb. 8).

Technik: Ein GUEDEL-Tubus verhindert das Zurückgleiten der Zunge (Abb. 9). Nach seiner Einführung wird die Maske über Nasenrücken, Mund und Kinngrube gestülpt und mit Unterstützung der Hand gehalten. Der Beatmungsdruck sollte 15 cm H_2O nicht überschreiten, da sonst die Möglichkeit einer Luftinsufflation in den Magen besteht.

Anwendung: Maskennarkosen finden bei einer Vielzahl von kinderchirurgischen Eingriffen Anwendung. Zu ihnen gehören insbesondere die sog. banalen Eingriffe (Leistenhernie, Nabelhernie, Hodenhochstand, Phimose, kleine Hauttumoren etc.).

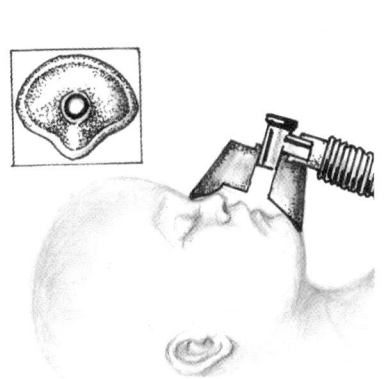

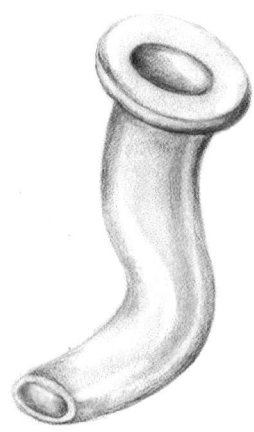

Abb. **8** Kindgerechte Narkosemaske nach Rendell-Baker

Abb. **9** Guedel-Tubus. Der in die Mundhöhle eingeführte Tubus endet oberhalb des Kehldeckels (Epiglottis) und verhindert eine Rückverlagerung der Zunge bei der Maskennarkose

Vorteile: Vermeidung einer Schleimhautirritation (Trachea), schnelle Ein- und Ausleitungsphase, keine Notwendigkeit einer Relaxierung! Somit sind sie besonders für die sogenannte Tageschirurgie von Bedeutung.

Regionalanästhesie

Obwohl das Kindesalter keinen idealen Zeitraum für die Regional- oder Leitungsanästhesie darstellt, werden doch einige spezielle Verfahren angewendet.

Vorteil: Erzielung eines hohen intra- und postoperativen Analgesieeffekts (Schmerzfreiheit) durch Injektion eines Lokalanästhetikums (z. B. Lidocain, Mepivacain, Bupivacain) in die Umgebung von Nerven, in den Spinalraum oder in den Periduralraum ohne oder in Kombination mit einer Allgemeinnarkose.

Periduralanästhesie (PDA)

Indikation zu einer PDA sind starke Schmerzen nach thoraxchirurgischen, abdominellen und orthopädischen Eingriffen wie auch Tumorkrankheiten, die eine länger dauernde Analgesie erfordern.

Anwendungsformen: präoperativ nach Narkoseeinleitung. Vorteil: Reduktion der Menge der Narkotika; postoperativ zur alleinigen Analgesie.

Technik: Bei der am häufigsten gebräuchlichen lumbalen Katheter-Periduralanästhesie ($L_1 - L_4$) wird nach Punktion des Periduralraums mit einer Hohlnadel (Spezialkanüle: Touhy-Nadel) ein dünner Kunststoffschlauch eingeführt, der nach Entfernung der Nadel verbleibt (Abb. **10**). Die Lage des Katheters wird durch eine transparente kutane Abdeckfolie fixiert. Durch Injektion von Bupivacain in einer Dosierung von 0,5 ml/kg KG, kann eine optimale Analgesie erzielt werden. Die Applikation des Lokalanästhetikums kann wiederholt nach Bedarf vorgenommen werden.

Kaudalanästhesie

Sie ist eine Sonderform der Periduralanästhesie.

Technik: Mittels einer Kanüle wird beim narkotisierten Kind in Seitenlage durch den Hiatus sacralis ein Lokalanästhetikum in den Sakralkanal eingebracht (Abb. **11**).

Indikation: Die Kaudalanästhesie kann problemlos auch bei Säuglingen durchgeführt werden und bewirkt eine optimale Analgesie bei Eingriffen im Leisten-, Genital- und Analbereich sowie im Bereich der unteren Extremitäten.

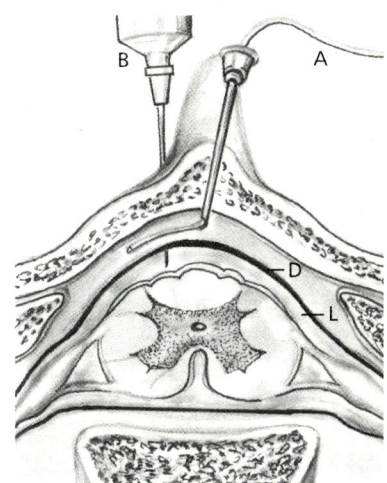

Abb. **10** Schema der Periduralanästhesie (A): der Schlauch liegt oberhalb der harten Rückenmarkshaut (Dura) und der Spinalanästhesie (B): die Nadelspitze hat die Dura (D) penetriert und den Spinalraum (Liquorraum [L]) erreicht

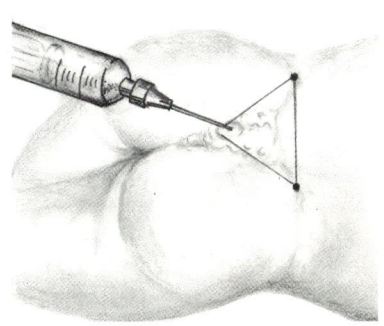

Abb. **11** Kaudalanästhesie. In Seitenlage des Kindes Aufsuchen des Hiatus sacralis (Kreuzbeineingang), der sich an der Spitze eines gleichseitigen Dreiecks befindet, dessen Basis durch die beiden hinteren Dornfortsätze des Beckens gebildet wird

Vorteile: Die Zeitdauer bis zum Wirkungseintritt beträgt etwa 20 Minuten, wonach das Inhalationsanästhetikum reduziert werden kann. Die Kinder sind postoperativ schnell wach und schmerzfrei, geringere Kreislaufbelastung durch Verringerung der Narkotika.

Verfahren mit begrenztem Einsatz

Zu den Regional- oder Leitungsanästhesien ist ferner die Plexus-brachialis-Anästhesie bei Verletzungen (Frakturen) der oberen Extremität zu rechnen, wie die Leitungsanästhesie nach Oberst bei isolierten Traumen in Bereich der Finger oder Zehen. Sie erfordern stets die Kooperation des Kindes, wodurch ihre Einsetzbarkeit begrenzt wird.

Das gleiche gilt auch für die *infiltrative Lokalanästhesie,* die während der Versorgung kleiner Wunden oder Entfernung kleiner Tumoren (Atherome usw.) dienlich sein kann.

Anästhesie in der Tageschirurgie

Unter dem Begriff „ambulantes Operieren", besser „Tageschirurgie", werden alle operativ-anästhesiologischen Maßnahmen zusammengefaßt, bei denen das Kind in der Klinik oder der kinderchirurgischen Praxis am selben Tag aufgenommen, versorgt und wieder entlassen wird.

Das Risiko für ein Kind darf bei der Tageschirurgie nicht größer als bei einer stationären Versorgung sein.

Generell sollen nur Kinder ambulant operiert werden, die außer ihrer chirurgischen Erkrankung gesund sind. Für dieses Verfahren auszuschließen sind:

– Früh- und Mangelgeborene im 1. Lebensjahr,
– Kinder mit zerebralen Krampfleiden,
– Kinder mit chronischer Bronchitis, Asthma bronchiale,
– Kinder mit Pseudokrupp (Anamnestisch),
– Kinder mit Herz-, Leber-, Nieren- oder neuromuskulären Erkrankungen wie auch Blutgerinnungsstörungen.

Für die Tageschirurgie kommen überwiegend Säuglinge und Kleinkinder in Betracht (Wegfall der psychologischen Belastung durch Eltern-Kind-Trennung). Aber auch ältere Kinder können unter Beachtung der Kontraindikationen ambulant versorgt werden.

Präoperatives Labor: kleines Blutbild, Hämatokritbestimmung.

Nüchternzeiten: Sie sollten beim Säugling unter 6 Monaten nicht über 4 Stunden, bei älteren Säuglingen und Kleinkindern nicht über 6 Stunden betragen.

Prämedikation: Gabe von Midazolamsaft (Dormicum) mit einem Geschmacksadjuvans in einer Dosierung von 0,4 mg/kg KG.

Narkoseeinleitung: Sie erfolgt meist mit Thiopental (Trapanal) 3 – 5 mg/kg KG i. v., Ketamin (Ketanest) 2 mg/kg KG i. v. oder Methohexital (Brevimytal) 20 – 25 mg/kg KG rektal sowie Atropin.

Narkose: nach Entscheidung des Anästhesisten.

Für Eingriffe im Leisten- und Nabelbereich leistet die kombinierte Kaudal-Masken-Narkose gute Dienste.

Postoperative Überwachung: Sie sollte 4 – 6 Stunden nicht unterschreiten. Regelmäßige Messungen von Atem- und Pulsfrequenz wie auch der Körpertemperatur (rektal) sind obligat! Bei einer Abschlußuntersuchung vor Entlassung müssen Herz- und Kreislaufsituation wie auch die Spontanatmung stabil sein. Die Rektaltemperatur sollte 38 °C nicht überschreiten.

Verhaltensmaßregeln für den Transport nach Hause: Zwei Personen holen das Kind ab und transportieren es liegend, wobei ein Elternteil am Kopfende des Kindes die Überwachung übernehmen muß.

Bei den geringsten Auffälligkeiten wie Dyspnoe, Zyanose, Erbrechen oder Krampfneigung ist eine sofortige Umkehr indiziert!

Pflege: Bis zum nächsten Morgen empfiehlt sich die wiederholte Gabe von Tee, Saft oder Milch.

Der postoperativen Schmerzausschaltung dienen Suppositorien (z. B. Treupel, Dolviran oder Talvosilen), die 6 stündlich rektal appliziert werden.

Eine *geregelte Überwachung* des operierten Kindes ist auch während des 1. postoperativen Tages durch eine Pflegeperson unerläßlich.

2 Postoperative Pflege

Allgemeine Maßnahmen

■ **Postoperative Pflege**

Nach Beendigung der Operation und bei ausreichender Spontanatmung erfolgt der Transport des Kindes durch eine Anästhesie-Pflegekraft in den *Aufwachraum,* von dem aus es erst, nachdem seine Bewußtseinslage von dem Anästhesisten noch einmal überprüft worden ist, im *Wachzustand* der stationären Pflegekraft übergeben wird, die es mit einer Begleitperson in sein Zimmer zurückgeleitet.

Beachte: Jeder Transport eines operierten Kindes wird von 2 Begleitpersonen vorgenommen. Im Bedarfsfalle, z.B. eine plötzlich auftretende Atemstörung, holt eine Person Hilfe, während die andere durch Atemspende mittels eines Beatmungsbeutels oder durch Mund-zu-Mund-Beatmung die akute Situation zu überbrücken versucht.

Übernahme aus dem Operationstrakt:

Bei der Übernahme des frisch operierten Kindes informiert der Anästhesist die betreuende Pflegekraft über die Art der durchgeführten Operation und insbesondere über den Operationsverlauf unter Hinweis auf intraoperative Blutverluste oder anderweitige Besonderheiten (Stabilität oder Instabilität des Herz-Kreislauf-Systems), außerdem über die angewandte Narkoseform (Inhalationsnarkose bei Spontanatmung, Intubation bei Relaxation und maschineller oder Handbeatmung) wie auch spezielle zusätzliche Analgesiemaßnahmen (z.B. Kaudalanästhesie). Weiterhin erhält die Pflegekraft Anweisungen über Lagerung des Kindes, notwendige postoperative Überwachungsmaßnahmen (Monitoring der Herzaktion, des Pulses und des Blutdrucks), Art der zu applizierenden Infusion wie auch über Analgetika und den frühesten Zeitpunkt zum Beginn der peroralen Ernährung. Die genannten Parameter sind zudem im *Narkoseprotokoll* und in dem anästhesiologischen Überwachungsformular niedergelegt.

Pflege auf der Station:

Im Zimmer sind Nierenschale und Zellstoff bereitzuhalten.

Um eine ungestörte Wundheilung zu gewährleisten, sind Säuglinge und Kleinkinder durch Fixationsbändchen oder einen Bettsack an übermäßigen Bewegungen zu hindern.

Komplikationen. Beim Zurücksinken der Zunge können die Luftwege durch den *Esmarch-Handgriff* freigemacht werden.

Technik: Beide Mittel- und Zeigefinger umfassen den Unterkieferwinkel und ziehen ihn, ohne Druck auf die Halsorgane (A. carotis) auszuüben, nach vorn und oben.

Sind die Atembeschwerden durch dieses Vorgehen nicht zu beheben, kann die retroponierte Zunge durch eine Zungenfaßzange nach vorn gezogen werden. Ein Guedel-Tubus sichert vorübergehend die Freihaltung der Atemwege.

Eine zweite Pflegekraft benachrichtigt bei postoperativen Komplikationen jeglicher Art sofort den diensttuenden Anästhesisten.

Die betreuende Schwester verläßt den kleinen Patienten erst dann, wenn dieser ansprechbar ist, das heißt bei größeren Kindern sinngemäße Beantwortung von Fragen oder Angaben über Durst oder Schmerz.

Schmerzlindernde Medikamente. Sie können als Suppositorien oder als Injektionen nach Anordnung des Arztes verabreicht werden.

Infusion. Bei liegender Infusion wird die betreffende Extremität mit einem nicht strangulierenden Schienenverband ruhiggestellt.

Beachte: Schwellung, Rötung und Schmerz im Injektionsbereich und darüber deuten auf eine *paravenöse* Flüssigkeitszufuhr oder Venenentzündung hin!

Sofortmaßnahme: Benachrichtigung des diensttuenden Arztes, der den Venenkatheter oder die Kanüle entfernt. Anschließend werden entzündungshemmende Salben sowie feuchte Alkoholumschläge appliziert.

Ist postoperativ keine intravenöse Nahrungszufuhr erforderlich, erhält das Kind nach 6 Stunden schluckweise Tee mit dem Zusatz von Traubenzucker.

Bei unkompliziertem postoperativen Verlauf schließt sich ein langsamer Nahrungsaufbau über Haferschleim und leichte Kost an.

Säuglinge erhalten am 1. postoperativen Tag eine *reduzierte Nahrung.* Sie besteht in der Verminderung der Milchmenge auf die Hälfte bei entsprechender Zulage von Reisschleim oder Gemüsebrei ohne Fett.

◆ **Darmtätigkeit.** Jede Operation, die Bettruhe erfordert, kann die Darmtätigkeit beeinträchtigen. Deshalb erfordert das Ingangkommen der Peristaltik besondere Aufmerksamkeit. Hierfür sind eine ausreichende Kaliumzufuhr und ausgeglichene Elektrolyte eine Vorbedingung.

Im Bedarfsfall helfen Laxantien oder Einläufe.

Pflege nach großen Eingriffen

Prophylaxe

Kleine Eingriffe wie Entfernung des Wurmfortsatzes (Appendektomie), Beseitigung einer Leistenhernie, einer Vorhautverengung wie auch andere „banale" chirurgisch zu behandelnde Leiden machen meist keine weitere postoperative Betreuung notwendig.

Bei großen Eingriffen (ZNS, Thorax, Abdomen, Harnwege) ist die postoperative Pflege dagegen umfassender. Sie erfordert:

◆ **Dekubitusprophylaxe.**
Da das operierte, meist schwerkranke Kind nicht in der Lage ist, sich selbst zu bewegen, droht die Gefahr des Wundliegens (Dekubitus).
Tägliche, mehrmalige Abreibungen mit alkoholhaltigen Substanzen (Franzbranntwein) sind eine wirkungsvolle Prophylaxe. Auch geschorene Schaffelle und sog. Antidekubitusmatratzen werden angewandt.
Wegen des postoperativen hyperthermiebedingten Schwitzens sind Bett- und Leibwäsche häufig zu wechseln. Besonders Säuglinge neigen zu Dermatitiden (entzündliche Hautreaktionen).

◆ **Soorprophylaxe.**
Flüssigkeitsentzug führt schon nach kurzer Zeit zur Austrocknung der Mundschleimhaut und der Lippen. Sie werden mit einer fetthaltigen Salbe bestrichen; die Mundhöhle wird mit in Tee getränkten Tupfern angefeuchtet. Antibiotika wie auch eine verminderte Abwehrlage des Kindes haben häufig einen *Pilzbefall* der oberen Speisewege zur Folge.
Nach Abstrich und Erregernachweis werden antimykotische Pinselungen oder Einträufelungen durchgeführt.

◆ **Pneumonieprophylaxe.** Jeder größere Eingriff, insbesondere wenn er eine passagere Behinderung der Atmung verursacht, leistet einer Lungenentzündung (Pneumonie) Vorschub. Vorbeugende, atmungsfördernde Maßnahmen bestehen in *Abklatschungen* und *Einreibungen* mit ätherischen Ölen.

Weitere Möglichkeiten sind durch Anfeuchten der Atmungsluft mit einem Kaltluftvernebler (Ultraschallvernebler) wie durch Erhöhung der Luftfeuchtigkeit im Sauerstoffzelt, im Wärmebettchen oder im Inkubator gegeben.

Besonders die Abklatschungen (beim älteren Kind) sind ein wirksames Mittel, um die Entleerung von retiniertem Schleim zu fördern – allerdings erst, wenn das Kind durch ein Analgetikum schmerzfrei geworden ist.

Die Abklatschung wird in 4- bis 6 stündigen Intervallen wiederholt. Lagerungsdrainage und Vibrationsmassagen können zusätzlich nötig werden.

Infusionstherapie

Bei Eingriffen im Bereich des *pulmonalen* oder des *kardiovaskulären* Systems ist die Infusionsmenge knapp zu bemessen, um eine Kreislaufüberlastung zu verhüten. Eine genaue Dosierung der Flüssigkeitsmenge pro Zeiteinheit wird durch die Anwendung von *Infusoren* oder *Perfusomaten* gewährleistet. Bei Gebrauch von Infusionsflaschen muß die Geschwindigkeit, in der die Flüssigkeit einlaufen soll, manuell reguliert werden.

Beachte: Zu schnelle Tropfenfolge ruft die Gefahr der Herz- oder Kreislaufüberlastung, zu langsame die der Austrocknung (Exsikkose) infolge Volumenmangels hervor.

Bei Leerlaufen einer Infusionsflasche besteht die Gefahr, daß Luft in den Kreislauf eindringt!

Beachte: Das Wechseln von Infusionsflaschen hat *stets* vor ihrer Entleerung zu erfolgen.

Vor dem Austausch wird das Schlauchsystem durch Abklemmen mit einer gummiarmierten Klemme geschlossen.

Da bei Frühgeborenen und Kindern mit reduzierter Abwehrlage stets die Gefahr einer *Sepsis* besteht, muß die Zugabe eines Antibiotikums erwogen werden. Eine Dauerprophylaxe ist dagegen unnötig.

◆ **Harnausscheidung.** Wichtig ist auch die Kontrolle der Harnausscheidung. Exakte Werte können nur durch einen Harnblasenverweilkatheter oder eine suprapubische Drainige ermittelt werden (Technik des Blasenkatheterismus S. 70, S. 316). Verweilkatheter, auch als Dauerkatheter bezeichnet, erfordern eine Infektionsprophylaxe. Deshalb werden 2mal täglich zusätzlich Antiseptika in die Harnblase instilliert, wobei die Menge, je nach Alter der Kinder, zwischen 5 und 20 ml variiert.

Nach Einbringen des Medikaments in die Harnblase wird der Verweilkatheter 20 Minuten abgestöpselt. Erst hierdurch wird eine lokale Wirksamkeit erzielt.

Eine regelmäßige Kontrolle des Körpergewichts ist für die Beurteilung der Nierenfunktion äußerst wichtig. Ein sprunghafter Gewichtsanstieg ist stets verdächtig auf vermehrte Flüssigkeitsansammlung im Gewebe.

◆ **Postoperativer Flüssigkeitsbedarf.** Der Basisbedarf an Flüssigkeit, der durch ein Nomogramm aus Gewicht und Länge ermittelt wird, beträgt 1500 ml/m² Körperoberfläche. Dies gilt für Säuglinge und ältere Kinder. Eine Ausnahme bilden Neugeborene.

Sie erhalten innerhalb der ersten 3 Lebenstage 70 ml/kg KG, am 4. Tag 80 ml/kg KG, eine Menge, die bis zum 6. Tag auf 100 ml/kg KG gesteigert wird.

Vom 7. Tage ist dann ein Grundbedarf von 1500 ml, bezogen auf 1 m² Körperoberfläche, erforderlich.

Mittelwerte des *Elektrolytbedarfs* pro 24 Stunden für Neugeborene (S. 5).

Die Menge und Zusammensetzung der Infusion richtet sich nach der Grundkrankheit sowie den Werten der Serumelektrolyte und der Blutgasanalyse.

In der Regel werden am Operationstag *kaliumfreie* Zucker-Salz-Lösungen bis zum Einsetzen einer ausreichenden Diurese verabfolgt.

Zusätzliche Flüssigkeits- und Elektrolytverluste durch Erbrechen, Diarrhö, Fieber oder Fisteln sind dem Grundbedarf zuzusetzen. Jede länger dauernde parenterale Ernährung erfordert insbesondere bei Säuglingen und dystrophen Kindern eine *ausreichende Kalorienzufuhr.* Der tägliche Energiebedarf wird nach dem *Energiequotienten* berechnet.

Kalorischer Basisbedarf. Er beträgt am 1. Tag 30 kcal/kg KG und Tag, dann bis zum 2. Jahr rund 60 kcal/kg KG und Tag und später stufenweise zurückgehend 35 kcal/kg KG und Tag. Der Bedarf zum *Gedeihen* ist erheblich höher: In den ersten 6 Monaten 120 kcal/kg KG und Tag, beim Kleinkind rund 80, bei älteren Kindern rd. 40 kcal/kg KG und Tag.

Orale Nahrungszufuhr

Bei allen größeren Eingriffen im Abdomen ist eine orale Nahrungszufuhr erst dann indiziert, wenn eine ausreichende Motilität des Magens und Darmes vorhanden ist. Sie ist gekennzeichnet durch Sistieren des duodenogastralen Refluxes (Rückfluß von Duodenal-und Magensaft), lebhafte Peristaltik wie Abgang von Luft und Dünndarmstuhl.

Nasensonde. Zur Ableitung des Mageninhalts wird postoperativ eine nasogastrale Doppelsonde gelegt, die einen konstanten Sog ausübt (minus 20 – 25 cmH$_2$O).

Auf eine gute Fixierung der Sonde, z. B. durch Ankleben mit Pflasterstreifen an der Wange, ist zu achten. Desgleichen müssen die Händchen des Kindes fixiert sein, so daß es die Sonde nicht selbst entfernen kann, was nur allzu häufig versucht wird, da der Schlauch als unangenehm empfunden wird.

Magenentleerung. Bei Kindern, die eine Nasensonde nicht tolerieren, muß auf intermittierende Sondierung und Absaugen des Mageninhalts ausgewichen werden. Die Magenentleerungen werden zunächst 1- bis 2stündlich, später in 6- bis 12stündigen Abständen vorgenommen. Menge und Farbe des abgesaugten Sekrets werden in der Pflegedokumentation niedergelegt.

Es empfiehlt sich, um einen schnellen Überblick über Zunahme oder Reduktion des Refluxes zu erhalten, einige Reagenzröhrchen nebeneinander aufzustellen, in die die jeweils abgesaugten Sekretmengen gebracht werden. Blutbeimengung bei liegender Magensonde deutet auf eine Arrosion der Magenwand hin und erfordert die sofortige Entfernung der Sonde sowie eine medikamentöse Ulkusprophylaxe. In den meisten Fällen stellt sich am 2.–3. postoperativen Tag eine normale Peristaltik ein.

Der Reflux versiegt. Die erste *Stuhlentleerung* erfolgt entweder *spontan* oder nach einer rektalen Glyzerininjektion, unterstützt durch ein Darmrohr.

Nahrungsaufbau. Der orale Nahrungsaufbau, beginnend mit gesüßtem Tee (3–5 % Traubenzucker), der teelöffelweise zugeführt wird, läßt sich meist in 2–4 Tagen über Haferschleim, Halbmilchsuppen, Brei, Zwieback und passiertes fettfreies Gemüse ohne Schwierigkeiten vornehmen.

Die parenterale Flüssigkeitszufuhr wird entsprechend der oral verabfolgten Nahrung reduziert.

Bei Säuglingen erfolgt der Nahrungsaufbau vergleichsweise wie nach schweren Ernährungsstörungen mit 50–100 g Heilnahrung bzw. adaptierter Milch.

Ein Weiterbestehen der *Darmatonie* über den 3. postoperativen Tag hinaus erfordert neben der ausschließlich intravenösen Ernährung eine gezielt medikamentöse Behandlung (paralytischer Ileus, S. 233 ff).

Temperaturkontrolle

Wichtig sind regelmäßige postoperative Temperaturkontrollen. Fieber in den ersten 2–3 postoperativen Tagen kann physiologisch sein.

Bei Weiterbestehen erhöhter Temperaturen ist an postoperative Komplikationen zu denken. Sie können pulmonaler Art (postoperative Pneumonie) oder Ausdruck einer Wundinfektion sein.

Wundpflege

Fäden ziehen

Die Entfernung der Wundfäden obliegt meist einer erfahrenen Krankenpflegekraft. Die gebräuchlichsten Techniken des chirurgischen Wundverschlusses werden in Abb. **12 – 16** aufgezeigt.

Bei primärer Wundheilung werden die Hautfäden in der Regel am 7. postoperativen Tag entfernt, da zu diesem Zeitpunkt die Wundheilung soweit vorangeschritten ist, daß ein Auseinanderweichen der Wundränder nicht mehr zu befürchten ist. Bei sehr langen, genähten Wunden empfiehlt sich das Entfernen zunächst jedes 2. Fadens, um die Festigkeit des Gewebes zu überprüfen.

Das Entfernen der Nähte erfolgt unter *aseptischen* Bedingungen. *Instrumentarium:* sterile Einmalhandschuhe, feine Schere und anatomische Pinzette oder eine Klemme, mit der sich der Faden, ohne abzugleiten, fassen läßt. Der Hautfaden wird *unterhalb* seines Knotens durchtrennt

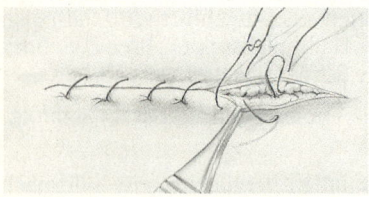

Abb. **12**   Einzel- oder Knopfnähte

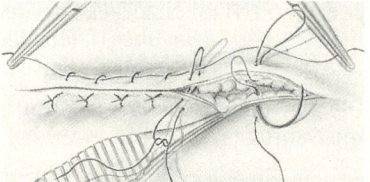

Abb. **13**   Rückstichnähte. Der eingelegte Faden erleichtert das Unterfahren der Fadenschlinge mit der Schere beim Fadenzug

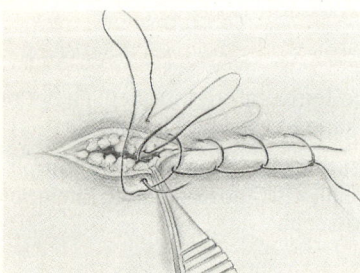

Abb. **14**   Durchschlungene, überwendliche fortlaufende Naht. Sie ermöglicht eine ausgezeichnete Blutstillung

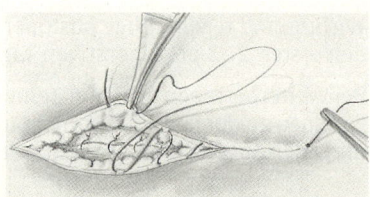

Abb. **15**   Intrakutannaht mit resorbierbarem Nahtmaterial

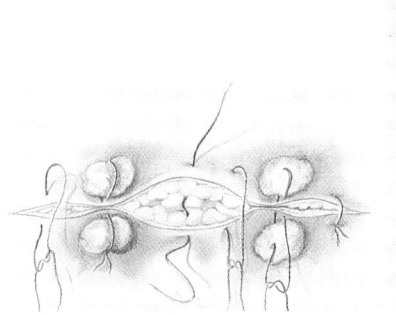

Abb. **16**   Entspannende Bäuschchen-
naht. Sie kommt bei verminderter
Durchblutung der Haut im Wundbereich zur Anwendung

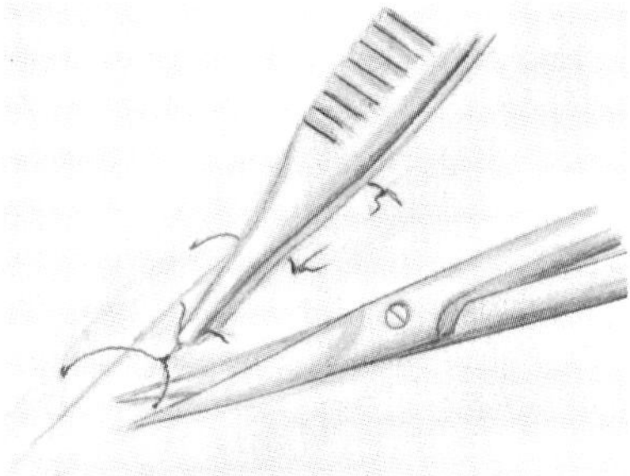

Abb. **17**   Technik des Fadenzugs

(Abb. **17**). Ein Wundpflaster schützt die Wunde vor mechanischen Ein-
flüssen.

Wundverschluß

Kleinere Wunden werden *nahtlos* mit einem synthetischen Gewebekleber verschlossen; somit entfällt das oft nicht ganz schmerzlose Entfernen
der Hautnähte. Insbesondere im Rahmen der sog. *Tageschirurgie,* bei der
die kleinen Patienten noch an demselben Tag in die Obhut ihres Kinder-
arztes entlassen werden, hat sich das Verkleben von Operationswunden
wie auch Gelegenheitswunden seit 18 Jahren uneingeschränkt bewährt
(Abb. **18** und **19**).

Reißverschluß. Eine Sonderform des operativen Wundverschlusses des
Abdomens stellt die Implantation eines Reißverschlusses in die Bauchdecke dar. Bei früherer Verwendung von konventionellen sterilisierten
Plastikreißverschlüssen wurden sie an der Bauchdeckenfaszie mit Nähten fixiert. Hieraus hat sich der medizinische Reißverschluß entwickelt,
der, mit einer Klebeschicht versehen, auf die Bauchhaut aufgeklebt wird.

Indikationen: zu erwartende Neueröffnungen des Abdomens in den
nächsten Tagen nach dem Primäreingriff, z. B. nach perforierter Appendizitis zur Entfernung von Fibrinablagerungen, Eiterabsaugungen oder Lösung verklebter Darmschlingen, weiterhin bei unsicheren Anastomosen
im Gallengangs- oder Darmbereich oder Beurteilung der Darmdurchblu-
tung nach Derotation eines Volvulus.

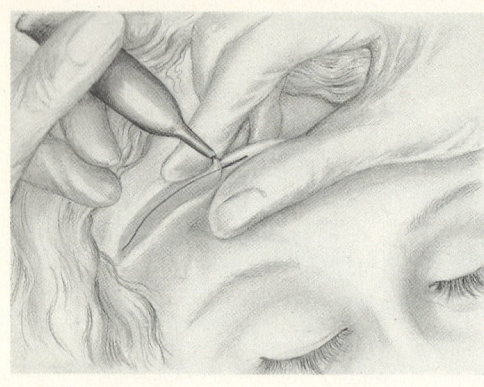

Abb. **18** Technik des naht-
losen Wundverschlusses bei
kleinen Gelegenheitswun-
den mit einem syntheti-
schen Gewebekleber

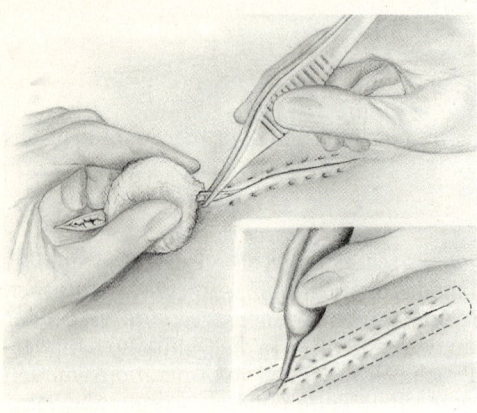

Abb. **19** Technik des naht-
losen Verschlusses kleiner
Operationswunden. Auf die
mit Mulltupfer und chirurgi-
scher Pinzette adaptierten
Wundränder wird ein
hauchdünner Film des Ge-
webeklebers aufgetragen

Vorteile: Schonung der Wundränder durch Vermeidung erneuter Nähte
und die Möglichkeit, das Abdomen ohne Narkose (meist ist eine Sedierung ausreichend) auch im Inkubator schnell eröffnen und wieder ver-
schließen zu können.

Eine von dem temporären Wundverschluß ausgehende Infektion konnte
bei keinem Kind beobachtet werden.

Wundinfektion

Eine Sekundärheilung der Wunde als Ausdruck einer prä- oder postoperativen Infektion, gekennzeichnet durch lokale Rötung, Schwellung und
Berührungsschmerz, wird klinisch am 4.–8. postoperativen Tage mani-

fest. Fluktuation, ein Tastbefund, bei dem das durch Eiter angeschwolle-
ne Gewebe dem untersuchenden Finger nachgibt, erfordert ein Eröffnen
der Wunde. Meist ist es ausreichend, 1 oder 2 Fäden zu entfernen und die
Wunde mit einer Pinzette oder Klemme zu spreizen, um dem Eiter Abfluß zu verschaffen. Nach Entleerung des Bauchdeckenabszesses (Eiteransammlung zwischen Subkutangewebe und Faszie) normalisiert sich
meist schlagartig die mit der Wundinfektion einhergehende Temperaturerhöhung.

Beachte: Bei einer infizierten Wunde erfolgt die Hautreinigung zur
Wunde hin, von *außen nach innen,* im Gegensatz zu einer nicht
infektiösen Wunde!

Heilungsverlauf

Das Früh- und Neugeborene reagiert bei postoperativen Komplikationen
jeglicher Art selten mit Fieber. Bei ihm sind Atemstörungen, Erbrechen,
graublasses Aussehen, schlechte Nahrungsaufnahme, Diarrhöen oder ein
beginnender Ikterus Hinweise für einen gestörten Heilungsverlauf.

Spezielle Maßnahmen

Neben diesen allgemeinen postoperativen Betreuungsrichtlinien sind
bei manchen kinderchirurgischen Erkrankungen spezielle Maßnahmen
notwendig. Sie werden jeweils bei der Besprechung der einzelnen Krankheitsbilder angegeben.

Postoperative Pflege ■

AIDS

Definition

AIDS (Acquired Immune Deficiency Syndrom) liegt eine durch das HIV-
Virus (humanes Immundefektvirus) hervorgerufene zunehmende
Schwächung des körpereigenen Abwehrsystems zugrunde. Bislang wurde kein spezifisches Gegenmittel gefunden, so daß es keine Möglichkeit
einer kausalen Therapie gibt.

Entstehung

Das HIV-Virus greift an den sogenannten T_4-Lymphozyten (Helferzellen)
an, die dazu beitragen, daß B-Lymphozyten zu Plasmazellen, wichtige
Bestandteile des menschlichen Immunsystems, umgewandelt werden
können. Infolge der reduzierten Abwehrlage wird das Auftreten weiterer

Infektionen wie Pneumonien, Meningitiden, Salmonellosen, Shigellosen, Tuberkulose, Pilzkrankheiten oder virale Erkrankungen (Herpesbefall) von Haut und Schleimhäuten begünstigt. Bei den HIV-positiven Kindern, die einer stationären Betreuung bedürfen, handelt es sich meist um:

– intrauterin infizierte Neugeborene durch ihre HIV-positive Mutter,
– Kinder mit einer Hämophilie (Bluterkrankheit) oder anderen Störungen des hämatopoetischen Systems, die durch die Übertragung von Frischplasma (zellfreies Blutprodukt, das im wesentlichen Gerinnungsfaktoren enthält), Erythrozytenkonzentraten, Blutkonserven oder Thrombozytenkonzentraten mit dem Virus infiziert wurden.

Klinische Zeichen

Aus der variablen und vielfältigen Palette der Krankheitszeichen werden folgende Symptome häufig beobachtet:

– Müdigkeit, wechselnde Stimmungslage,
– reduzierter Allgemeinzustand (Gewichtsverlust),
– Fieber, verbunden mit Kopf- und Gelenkschmerzen, Meningismus, Lymphknotenschwellungen im Hals und Nacken, Achselhöhlen und Leistenbereich,
– nächtliches Schwitzen, verbunden mit quälenden Hustenattacken,
– Pilzbefall (Soormykose) im Mund-, Rachen- und Genitalbereich,
– intermittierende choleraähnliche Durchfälle,
– Haut- und Schleimhautulzera,
– Neigung zu Herpes labialis, Herpes genitalis und Herpes zoster,
– besonders typisch: multiple rotviolette derbe Knoten an Stamm und Extremitäten (Sarcoma haemorrhagicum multiplex KAPOSI).

■ Pflege

Die Ansprüche an das Pflegepersonal, welches aidskranke Kinder zu betreuen hat, sind hoch oberhalb des üblichen Pflegestandards anzusiedeln.

So gehört zu einem umfassenden Fachwissen die Sterbebegleitung. Diese ist in Form von besonders liebevoller Zuwendung, psychischer „Führung" und der sorgsamen Vorbereitung auf Fragen, die Krankheitsausgang, Angst vor dem Tod und dem „Danach" betreffen, unabdingbar. Ohne weiter auf die angesprochene „Seelenpflege" eingehen zu können, sei dem zur Betreuung „Berufenen" ein Erfahrungswert übermittelt: Das Kind mit einer unheilbaren Krankheit, sei es ein maligner Tumor oder eine Systemerkrankung, ist bezüglich seines Zustandes mit einer instinktiven, fast akribischen Selbstbeurteilungsfähigkeit ausgestattet – mit einem nicht erklärbaren Wissen um sich selbst, daß eine vermeintliche hilfreiche Notlüge eines Pflegenden in das Gegenteil, in einen Vertrauensverlust, umkehren würde.

Spezielle pflegerische Maßnahmen. Neben dem erforderlichen *Selbstschutz* ist insbesondere der Schutz des Kindes vor Infektionen aus dem Umfeld vorrangig. Eine Isolierung sollte jedoch nur vorgenommen werden, wenn der Zustand des Kindes eine Integration in ein Mehrbettzimmer nicht gestattet.

Neben der Beachtung strenger Hygiene (Körper, Toilettenartikel, sanitäre Einrichtungen) orientiert sich die Pflege an den Symptomen des Patienten. So ist bei Appetitlosigkeit und Gewichtsverlust eine Wunschkost, appetitlich angerichtet, anzubieten. Gegebenenfalls muß bei Ablehnung auf eine Magensonde oder auf intravenöse hochkalorische Nährlösungen am besten über einen ZVK ausgewichen werden. *Diarrhöen* erfordern diätetische Maßnahmen (Spezialnährlösungen) unter besonderer Berücksichtigung des Elektrolytverlustes.

Eine *Pneumonieprophylaxe* bei Infektionen des Respirationstraktes besteht in häufiger Umlagerung, Hochlagerung des Oberkörpers, Abklopfen des Thorax zur Verbesserung der Sekretolyse wie auch in der Anwendung von Kaltwasserverneblern.

Die physikalischen Maßnahmen können medikamentös unterstützt werden. Ein genauer Zeitplan der zu verabreichenden Medikamente oder Infusionen ist streng einzuhalten und in der Pflegedokumentation zu notieren.

Schutzmaßnahmen

Beachte: Blut, Sperma und Vaginalsekret enthalten HIV in großer Menge; geringere Virusmengen lassen sich in Tränenflüssigkeit, Schweiß, Speichel, Erbrochenem, Urin und Stuhl wie auch in der Muttermilch nachweisen.

◆ Blutentnahme
Generell sind bei Blutentnahmen und Injektionen Einweghandschuhe zu tragen!

◆ Endotracheale Absaugung
Das Tragen einer Schutzmaske, die Nase und Mund bedeckt, sowie einer Schutzbrille sind bei endotrachealer Absaugung besonders wichtig.

◆ Laborproben
Alle Laborproben (Untersuchungsröhrchen, Petri-Schalen, Abstrichträger usw.) sind als potentiell infektiös einzustufen und deutlich erkennbar mit dem Vermerk: „HIV-POSITIV" zu kennzeichnen.

◆ Kanülen

Wichtig: Gebrauchte Kanülen sind ohne Schutzkappe in stichfesten Behältern zu entsorgen, da die häufigsten Verletzungen beim Krankenhauspersonal durch Aufsetzen der Schutzhülle auf die Kanüle entstehen.
Hierbei allerdings ist die Gefahr, an AIDS zu erkranken, statistisch mit unter 1 % anzusetzen.
Bei eingetretener Stich- oder Schnittverletzung hat eine sofortige Blutuntersuchung auf Anti-HIV zu erfolgen, der sich regelmäßige Kontrolltests anschließen, da die Inkubationszeit berücksichtigt werden muß.

◆ Beatmungsset

Bei der Aufnahme schwerverletzter Patienten sollte die Reanimation nicht durch Mund-zu-Mund-Beatmung, sondern über ein Beatmungsset erfolgen.

◆ Schutz im Op

Im operativen Bereich erstrecken sich die Schutzmaßnahmen auf das Tragen doppelter Handschuhe, flüssigkeitsabweisender Kittel (Schürzen) und einer Schutzbrille zusätzlich zur obligaten Gesichtsmaske.

Beachte: Neugeborene HIV-positiver Mütter erscheinen nach der Geburt und in der Folgezeit gesund. Dennoch sind bei ihnen die gleichen Hygienemaßnahmen wie bei einem an AIDS erkrankten Kind erforderlich! Zudem dürfen die Neugeborenen nicht gestillt werden, auch wenn sie nicht infiziert sind. Nur etwa 50 % der Kinder HIV-positiver Mütter erkranken. Meist machen sich die ersten Symptome bis zum 3. Lebensjahr bemerkbar.

Pflege ■

3 Bildgebende Untersuchungsmethoden

Computertomographie

Definition

Bildgebendes Röntgen-Schichtverfahren mit computergesteuertem Bildaufbau, bei dem im Gegensatz zur üblichen Röntgendarstellung der Patient von einer um ihn kreisenden Röntgenröhre durchstrahlt wird, wobei die feingebündelten Strahlen den Körper in Scheiben „zerlegt" darstellen. Diese Technik ermöglicht eine Betrachtung der inneren Strukturen in dem jeweils durchstrahlten scheibenförmigen Körpersektor (Abb. 20).

Methodik

Die Bildgebung erfolgt bei der CT zunächst wie bei der konventionellen Röntgendarstellung von Körperstrukturen, indem die Röntgenstrahlen durch Gewebe unterschiedlicher Dichte (Weichteile, Knochen, Körper-

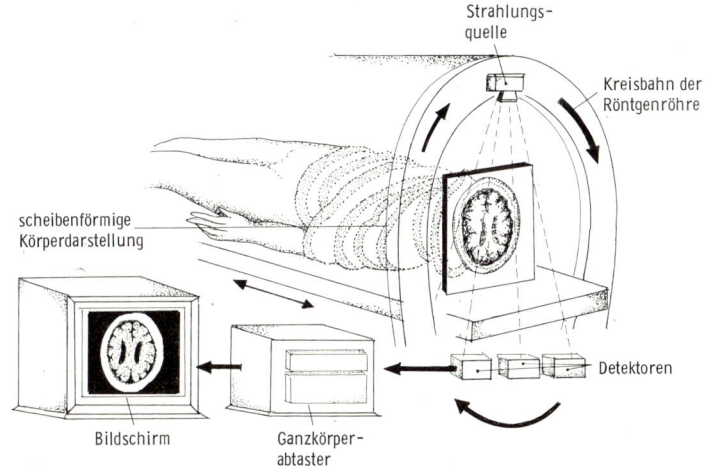

Abb. 20 Schema der Computertomographie

flüssigkeit und Luft) in unterschiedlichem Maße gebremst, d.h. abgeschwächt werden. Im Gegensatz zum herkömmlichen Röntgenbild werden durch die bei der CT abgeschwächten Strahlen nicht Silberkörner geschwärzt, sondern gas- oder kristallförmige Substanzen in Detektoren (Empfängern) erregt, zu Impulsen umgesetzt und je nach Impulsstärke vom Computer in Zahlen angegeben (sog. Dichtezahlen). Über ein kompliziertes computergesteuertes Rechenprogramm werden diese Zahlenwerte zu einem Schwarzweißbild mit dazwischenliegenden Grautönen zusammengesetzt und sind der Betrachtung auf einem Fernsehmonitor oder einem Röntgenfilm wie auch auf einem Magnetband (Dauerdokumentation) zugänglich. Bei der selektiven, scheibenförmigen Körperdurchstrahlung durch Abtastung werden Hunderttausende „Abschwächungswerte" in Zahlenform dem Computer zugeleitet und in Bilder umgesetzt. Durch Herausfiltern einzelner Strukturen aus der Gesamtdarstellung ist eine Differenzierung innerhalb einzelner Gewebe (z.B. Weichteile unterschiedlicher Konsistenz) möglich. Die visuelle oder graphische Übereinanderprojektion der einzelnen Körperscheiben (Dicke zwischen 2 und 15 mm) vermittelt eine dreidimensionale Information über das Körperinnere.

Untersuchungsablauf

Er erfolgt meist in der Rückenlage des Kindes. Der Abtastvorgang beträgt zwischen 1 – 5 Sekunden, was einen großen Vorteil gegenüber veralteten Geräten mit längeren Abtastzeiten bedeutet, da Willkürbewegungen des Patienten wie auch eine unwillkürliche Organmotilität (Herzgefäße) zu einer Verminderung der Bildqualität führen.

Beachte: Auch unter Anwendung moderner, schnell abtastender Geräte können bei motorisch unruhigen Kindern (Zerebralstörungen usw.) eine medikamentöse Sedierung oder eine Allgemeinanästhesie zur exakten Organdokumentation notwendig werden. Die durch die Apparatur in manchen Fällen induzierte "Tunnelangst" (Klaustrophobie) macht ebenfalls vielfach eine Sedierung der Kinder notwendig.

Je nach klinischer Fragestellung stehen Geräte für Schädeluntersuchungen (zerebrales Computertomogramm, CCT) oder für Ganzkörperuntersuchungen zur Verfügung. Zur besseren Organdarstellung und Abgrenzung derselben gegenüber der Umgebung können vor dem CT Kontrastmittel intravenös injiziert werden.

Befundauswertung der Computerbildscheiben

Entsprechend der Schwarzweißdarstellung und der Grautonabstufung sind folgende Farbwerte voneinander abgrenzbar:

Normodenser Bezirk: Der Bezirk zeigt dieselbe Dichtigkeit (Densität, densus lat. = dicht) wie seine Umgebung.
Hyperdense Zone: Bereich, der dichter ist als seine Umgebung. Dieser Bezirk erscheint auf dem Computertomogramm als *weiß* (z. B. eine frische Blutung)
Hypodense Zone: Areal mit geringerer Dichte als die Umgebung in *dunkler* Darstellung (Tumor, usw.).

Als *Kontrastmittelanhebung* wird die Kontrastverstärkung eines untersuchten Bezirks nach Kontrastmittelinjektion zur besseren Abgrenzung gegenüber benachbarten Strukturen bezeichnet.

Anzeige zur Computertomographie

Schädel

- Beurteilung der Hirnkammergröße (Hydrozephalie),
- Blutungen,
- Tumoren,
- weitere Hirnanomalien.

Wirbelsäule und Spinalkanal

- Angeborene Anomalien,
- Tumoren.

Thorax und Abdomen

- Angeborene Anomalien,
- Tumoren,
- Tochtergeschwülste (Metastasen).

Kernspintomographie

Die Kernspintomographie (Magnetic Resonance Imaging, MRI) ist ein modernes bildgebendes, nicht strahlenbelastendes Untersuchungsverfahren, das ähnlich dem CT scheibenförmige Querschnittsbilder des Körpers (Kopf, Stamm, Extremitäten) liefert. Diese Schichtabbildungen werden von starken Magnetfeldern erzeugt und erlauben eine verfeinerte detaillierte Strukturdarstellung.

Bei einem Patienten mit einem Herzschrittmacher ist eine MRI-Tomographie wegen möglicher Störung der Funktion kontraindiziert. Bei ventilversorgten Hydrozephalus-Patienten kann diese Untersuchung jedoch ohne Nebenwirkung durchgeführt werden. Eine Ausnahme bildet das sog. SOPHY-Ventil (Liquordrainage-System), bei dem durch die starke Magnetwirkung eine ungewollte Veränderung der Druckstufe möglich ist.

Ultraschalldiagnostik (Sonographie)

Definition

Organdarstellung mittels hochfrequenter, nicht hörbarer Schallwellen, die eine Materie unterschiedlicher Dichte durchdringen und, als Echo reflektiert, in einer Skala verschiedener Grautöne aufgefangen und photographisch (Monitor) festgehalten werden (Abb. **21**).

Prinzip und Methodik

Allen Schallwellen liegen folgende physikalische Eigenschaften zugrunde:

– Sie sind mechanische Schwingungen, die sich in Form von Wellen in einem Medium fortpflanzen.
– Die Fortpflanzungsgeschwindigkeit (Wellentransport) ist abhängig von der Dichte der von ihnen durchdrungenen Materie (Luft, Wasser usw.).
– Auftreffen der Schallwellen auf ein Hindernis, gleichbedeutend auf eine Substanz größerer Dichte, führt zur Reflexion (Zurückwerfen der Schallwelle), wodurch ein sog. *Schallecho* entsteht.

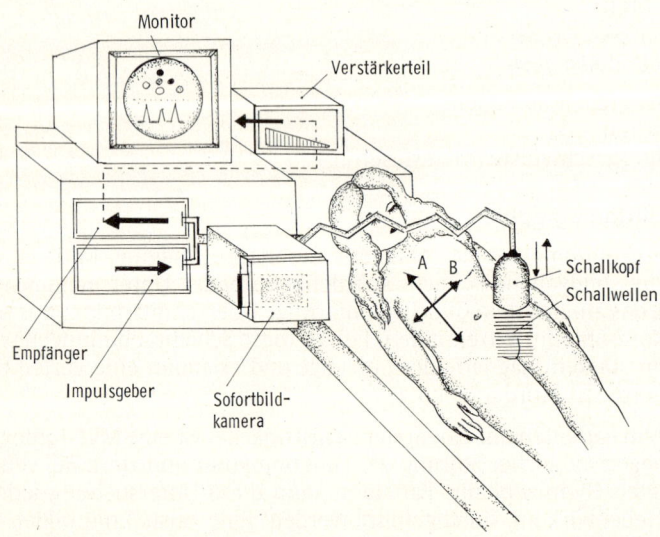

Abb. **21** Schema der Ultraschalluntersuchung. A = longitudinale Untersuchung (Längsschnitt), B = transversale Untersuchung (Querschnitt)

– Auch eine Umkehr des beschriebenen Vorganges ist möglich: Von Kristallen aufgenommene Schallenergien (Echo) werden durch die Kristalle so umgesetzt, daß sie meßbar werden und eine Echoaufzeichnung in Form von Kurven (z. B. *Echokardiographie*) oder nach Helligkeitsgraden erfolgen kann.

Zur Erzeugung von Ultraschallwellen dienen Quarze oder Keramik, bei denen nach Anlegen eines Stroms mit hoher Wechselspannung im Materialinnern Eigenschwingungen der Kristalle induziert werden, die ihrerseits Ultraschallsendungen wellenförmig ausschicken.

Ultraschallgeräte, primär als *Echolot* in der Schiffahrt zur Erkennung von Untiefen benutzt, finden seit 1960 im klinischen Bereich ihre Anwendung:

Ein gebündelter Strahl von Ultraschallwellen durchdringt das Körpergewebe und wird an jeder Gewebegrenzfläche bei Abschwächung der Schallwellenenergie als Schallecho von einem Sender aufgenommen, der die Möglichkeit hat, auf einen Schallechoempfang umzuschalten. Die verbleibende Ultraschallenergie durchdringt das Körpergewebe weiter bis zur nächsten Grenzfläche, um wiederum, partiell als Echo reflektiert, auf dem Sender empfangen zu werden. Im Sender bzw. im Empfänger werden die unterschiedlich intensiv reflektierten, nacheinander auftreffenden Impulse elektrisch umgewandelt und auf einem Monitor sichtbar gemacht.

Da die Laufzeit einer Schallwelle im Körper bekannt ist, kann die Entfernung, aus der das Schallecho kommt, berechnet und die reale Tiefe des Gewebes im Organismus bestimmt werden. Beim Durchdringen von flüssigkeitsgefüllten Hohlräumen (z. B. Gallenblase, Darm) erfolgt keine Schallreflexion, wodurch diese Zonen schwarz oder weiß zur Abbildung gelangen. *Echogebend* sind konsistente Gewebe (z. B. Leber, Milz, Pankreas, Niere), deren Lage und Beschaffenheit, in unterschiedlichen Helligkeitsgraden punktförmig zusammengesetzt, auf dem Empfängerbildschirm erscheinen.

Durch die bildhafte Vereinigung hunderter Ultraschallinformationen, als Lichtpunkte unterschiedlicher Helligkeit dargestellt, wird die Wiedergabe anatomischer Schnittbilder (Längs-/Querschnitte) im Bereich der einzelnen echoaktiven Organe ermöglicht.

Anwendungsbereiche

Geburtshilfe, pränatale Diagnostik

Sie ermöglicht eine Abbildung der Plazenta und des Fetus. Zudem sind Anomalien, wie Hydrozephalie, Bauchdeckenfehlbildungen und Rückenmarksfehlbildungen wie auch Nierenmalformationen erkennbar.

Kopf

Neben der *intrauterinen* Darstellung des Ventrikelsystems kommt auch in der *postnatalen* Phase, insgesamt innerhalb der ersten Lebensjahre (solange die große Fontanelle offen oder die Schädelkalotte nicht zu dick ist) der Hirn-und Ventrikeldiagnostik auf sonographischem Wege eine besondere Bedeutung zu. Die Ultraschalluntersuchung erfolgt beim Neugeborenen durch die große Fontanelle, später transossär (durch den Schädelknochen hindurch). Erkennbare Veränderungen im Schädelinneren sind Hydrozephalie und Hirnblutung, insbesondere die unterschiedliche Lokalisation der Einblutung (epidurales Hämatom, subdurales Hämatom, Ventrikelblutung, Parenchymeinblutung). Auch Hirntumoren sind sonographisch erfaßbar.

Herz (Echokardiographie)

Sie dient der Früherkennung zahlreicher Herzfehler durch Anwendung eines sog. Zeitbewegungsverfahrens (Schnellbildtechnik).

Diagnostizierbar sind:

– Ventrikelseptumfefekt,
– Fallot-Tetralogie,
– Transposition der großen Arterien,
– hypoplastisches Linksherzsyndrom wie auch Herzklappenfehler und Herzbeutelergüsse.

Abdomen

■ **Präoperative Pflege**

Nahrungskarenz in den letzten 5 Stunden vor der Untersuchung, Darmentleerung durch Abführen.

Präoperative Pflege ■

Diagnostizierbar sind:

– Bauchtumoren,
– Bauchtraumen.
– Nachweis intraabdominaler Abszesse wie Flüssigkeitsansammlung im Abdomen.

Leber

– Traumen,
– Zysten,
– Tumoren,
– Choledochuszysten
– Veränderungen der Gallenblase (Konkremente, Entzündung).

Pankreas

– Traumen,
– Tumoren,
– Zysten.

Nieren

– Traumen,
– Zysten,
– Fehlbildungen (Hydronephrose),
– Nierenlageanomalien: Beckenniere, Doppelniere, gekreuzte Dystopie
– Konkremente.

Diagnostische Punktion

Durch spezielle Schallsonden, die für die Ultraschallgeräte entwickelt wurden, ist es möglich, den angestrebten Punktionsort (intraabdominale oder retroperitoneale Organe, z. B. Leber, Niere, Tumor) genau zu lokalisieren, eine Gewebeprobe zu entnehmen.

Doppler-Sonographie

Dieses Untersuchungsverfahren, ebenfalls mit Schallwellen arbeitend, dient der Gefäßdiagnostik. Durch Aufbringen der Doppler-Sonde schräg auf die Haut über dem zu untersuchenden arteriellen Gefäß wird ein Ultraschallstrahl mit konstanter Frequenz gesendet, der von dem fließenden Blut (Flow) reflektiert wird. Das Schallecho wird von derselben Sonde empfangen und ist als Ton unterschiedlicher Höhe (Frequenz) hörbar.

Klinische Anwendung: Überprüfung der arteriellen peripheren Durchblutung der Hand oder des Fußes nach schweren Verletzungen der oberen oder unteren Extremität oder nach Replantation von Gliedmaßen.

Nach Derotation einer Hodentorsion oder Autoimplantation eines Hodens kann die Organdurchblutung festgestellt werden.

Auch bei Blutdruckmessungen an Extremitäten erlaubt die Doppler-Methode eine Aussage, wo der Puls digital oder mit dem Stethoskop nicht mehr registrierbar ist.

Farbduplex-Sonographie

Kombination der zweidimensionalen Bildsonographie mit der Doppler-Sonographie in einem Gerät. Diese moderne, nicht invasive Untersuchung ermöglicht die Bestimmung des Blutdurchflusses im Bereich des Herzens und der Gefäße, wobei ein zweidimensionales farbiges Bild mit der Flußkurve auf dem Monitor reflektiert wird.

Szintigraphie („Funkenschreibung")

Definition

Die Bezeichnung leitet sich ab von Scintilla (lat.) = Funke; graphein (griech.) = schreiben.

Nuklearmedizinische Untersuchungsmethode, bei der sich durch intravenöse Injektion spezifischer, schnell zerfallender radioaktiver Teilchen, die sich in Organen speichern, eine bildhafte Aussage (Szintigramm) über Größe und Organfunktion machen läßt.

Methodik

Während bei der herkömmlichen Röntgendiagnostik die Körpergewebe von Strahlen durchdrungen werden, sendet bei der Szintigraphie das zu untersuchende Organ selbst *Gammastrahlen* aus, die den injizierten radioaktiven Isotopen entstammen, die in den Organen angereichert sind. Die Strahlung in Form extrem kurzen punktförmigen Aufleuchtens der radioaktiven Partikel wird durch Abtasten des Organs mit einem Detektor (Scanner oder Gammakamera) erfaßt und die Impulse auf einem Bild, dem Scan oder Szintigramm, punkt- oder strichförmig wiedergegeben (Abb. **22**). Auch eine Papierdarstellung ist möglich.

Anwendungsbereiche

Schilddrüsendiagnostik Nachweis von Tumoren, Fehlanlagen der Schilddrüse, wie z. B. Nachweis einer Zungenstruma.

Lungenfunktionsdiagnostik Zur Anwendung kommt radioaktives Gas (Xenon), das inhaliert wird.

Abdominaldiagnostik Nachweis von Leberzysten und -tumoren, von Milzrupturen, Nebenmilzen wie Milzneubildung nach heterotoper Milzimplantation (S. 441 f).

Skelett Knochentumoren, Osteomyelitis, Knochenmetastasen. Sie stellen sich als Areale erhöhter Aktivität mit vermehrter Konzentrationsanreicherung der radioaktiv markierten Substanzen dar (z. B. Pyrophosphat oder Diphosphonat).

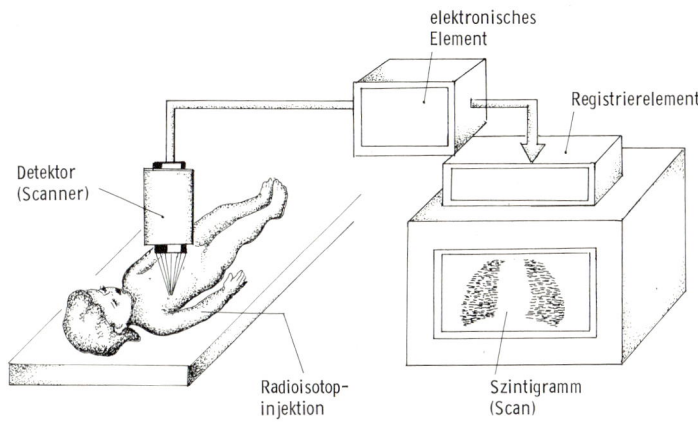

elektronisches
Element

Registrierelement

Detektor
(Scanner)

Radioisotop-
injektion

Szintigramm
(Scan)

Abb. 22   Schema der Szintigraphie

Nieren Lokalisationsuntersuchung, die der Auffindung von Beckennieren wie auch Nierenanomalien (gekreuzte Dystopie) dient. Eine besondere Bedeutung im Rahmen der Abdominalchirurgie kommt der Szintigraphie beim Auffinden eines Meckel-Divertikels zu, bei dem sich das radioaktiv markierte Isotop (Technetium) in der sich im Divertikel befindlichen heterotopen Magenschleimhaut anreichert, wodurch das Gebilde bildhaft zur Darstellung kommt.

Endoskopie

Endoskopie (Innenspiegelung) bedeutet die Inspektion von Hohlorganen und Körperhöhlen mittels dünner, flexibler ummantelter Glasfaserschläuche (Fibern, Fiberskope) zu diagnostischen Zwecken, wobei das Licht, von einer Kaltlichtquelle ausgehend, die biegsamen Glasfibern ungebrochen durchdringt. In Verbindung mit einer Kamera auf einem Monitor sichtbar gebracht und computergespeichert, ist das Inspektionsergebnis immer wieder abrufbar (reproduzierbar). Da die Glasfaserendoskope für Kinder sehr englumig sind, kommen sie schon im frühen Kindesalter zur diagnostischen wie auch therapeutischen Anwendung. So ist es möglich, durch verschiedene Arbeitskanäle, die das Endoskop enthält, kleine operative Eingriffe vorzunehmen, Sonden gezielt zu plazieren oder Fremdkörper zu extrahieren. War bisher die Inspektion des gesamten Dünndarms eines Kindes mit den herkömmlichen Endoskopen nicht möglich, so werden die zukünftigen elektronischen Videoendoskope mit elektronischer Bildtransformation von einem Chip an der Spitze des Instrumentes eine visuelle Abtastung von Duodenum bis zum Ileum ge-

Tabelle 6   Endoskopische Zugangswege und Zielorgane

Zugang	Art	Zielorgan
Transoral	Ösophaguskopie	Speiseröhre
	Gastroskopie	Magen
	Duodenoskopie	Zwölffingerdarm
	Bronchoskopie	Bronchialsystem
Transanal	Proktoskopie	Mastdarm
	Rektoskopie	Enddarm
	Koloskopie	Dickdarm – Zökum, terminales Ileum
Transurethral	Urethroskopie	Harnröhre
	Zystoureteroskopie	Harnblase, Harnleiter
	Pyeloskopie	Nierenbecken
Transkutan durch Hilfsschnitt	Thorakoskopie	Pleurahöhlen
	Mediastinoskopie	Mittelfellraum
	Laparoskopie	Bauchraum
	Arthroskopie	z. B. Kniegelenk

Tabelle 7   Therapeutisches Spektrum der Endoskopie

Einsatzmöglichkeiten	Ziele
Inspektion	Erkennung von Organveränderungen
Probeexzision	Biopsie aus Schleimhaut, Subkutis, Ulzera, Tumoren (Magen-Darm-Trakt)
Blutstillung	Koagulation (Gefäße), Sklerosierung (Ösophagusvarizen), Fibrinverklebung
Steinentfernung	Gallengang, Harnleiter, Harnblase
Fremdkörperentfernung	Speiseröhre, Magen, Bronchien
Polypektomie	Entfernung von Polypen aus dem Anal-Dickdarm-Trakt

statten. Tab. 6 verweist auf die Zugangswege und das Zielorgan. Tab. 7 zeigt das therapeutische Spektrum.

Endoskopische Operationen

Die im Erwachsenenalter als *Minimal Invasive Chirurgie (MIC)* bekannt gewordene endoskopische operative Enfernung der Gallenblase, des Wurmfortsatzes, die laparoskopische Herniotomie, die Vagotomie wie auch Darmresektionen unter endoskopischer Sicht läßt es nicht unwahrscheinlich erscheinen, daß die MIC auch in der Kinderchirurgie Einzug hält. Bislang jedoch haben die klassischen Operationsverfahren im Neu-geborenen-, Säuglings- und Kleinkindesalter ihren Stellenwert nicht ver-loren.

Digitale Subtraktionsangiographie (DSA)

Definition

Graphische Darstellung des arteriellen Kreislaufschenkels nach intrave-nöser Kontrastmittelgabe, wobei digital arbeitende Rechner elektronisch das Röntgenbild der gespeicherten, nicht kontrastgefüllten Gefäße von dem nach Kontrastierung subtrahieren (lat. subtrahere = abziehen), so daß selektiv ein Arteriogramm verbleibt.

Technik

Von der V. femoralis aus, die beim Kind in Narkose perkutan punktiert oder operativ freigelegt wird (Abb. 23), wird in die V. saphena magna ein Katheter eingeführt und ein wasserlösliches Kontrastmittel injiziert. Die-ses gelangt nach Darstellung der Venen über den kleinen Kreislauf (Lun-genkreislauf) über das linke Herz in die Arterien, ohne diese, bedingt durch die zu geringe Kontrastmittelkonzentration, exakt zur Darstellung zu bringen. Erst durch den Einsatz von digitalen, elektronisch gesteuer-ten Rechnern entsteht durch einen komplizierten technischen Ablauf, der Kontrastverstärkung und Ausgrenzung (Subtraktion) störender

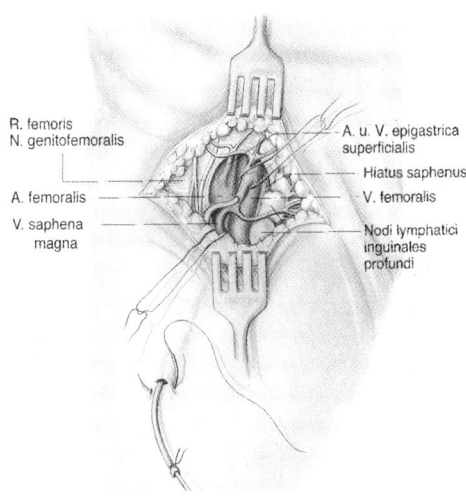

R. femoris
N. genitofemoralis

A. femoralis

V. saphena
magna

A. u. V. epigastrica
superficialis

Hiatus saphenus

V. femoralis

Nodi lymphatici
inguinales
profundi

Abb. 23 Katheterismus der rechten V. femoralis über die V. saphena ma-gna (auch als ZVK geeig-net)

Überlagerung von Körperstrukturen simultan in sich vereinigt, ein diagnostisch auswertbares Angiogramm (Arteriogramm).

Vorteile: Eine direkte intraarterielle Kontrastmittelgabe ist nicht erforderlich, keine Gefahr einer punktionsbedingten arteriellen Nachblutung.

Klinik

Präoperative Beurteilung arterieller Gefäßverläufe, möglicher Anomalien, der Ausbildung von Umgehungskreisläufen (Kollateralen) bei tumorösen Erkrankungen. Nachweis von Lokalisation und Ausdehnung von Gefäßverschlüssen.

Beachte: Alle Kontrastmittel können allergische Nebenwirkungen bis zum anaphylaktischen Schock hervorrufen. Deshalb sollte eine Testdosis verabfolgt oder Antihistaminika (antiallergische Substanzen) vor der Kontrastmittelgabe appliziert werden.

4 Krankheitsbilder und ihre Behandlung

Hirnschädel und Zentralnervensystem (ZNS)

Der Hirnschädel umfaßt die Knochen der Schädelkonvexität, die Schädelbasis und den Weichteilmantel. Er umschließt Groß- und Kleinhirn (Zerebrum und Zerebellum), die von einer zirkulierenden Flüssigkeit (Liquor cerebrospinalis) und den Hirnhäuten (Meningen) umgeben sind.

Erkrankungen: überwiegend angeborene Mißbildungen der Weichteile, des Knochens, der Hirnhäute und des Gehirns selbst.

Ursachen: endogene Schäden (Erbfaktoren) und äußere Einflüsse (exogene Noxen) wie Infektionen (z. B. Röteln, Toxoplasmose), Strahlenschäden und mechanische Einflüsse während des Fetallebens. Jedoch ist wohl weniger die *Art* des schädigenden Agens als der *Zeitpunkt* der Schädigung für Sitz und Ausmaß der Erkrankung entscheidend.

Enzephalozele

Definition

Die Enzephalozele (Hirnbruch) ist eine angeborene Mißbildung im Bereich des Hirnschädels, bei der ein tumorartiger Vorfall der Hirnhäute (Meningen) allein oder in Kombination mit Hirnsubstanz durch eine präformierte Schädellücke vorliegt. Die Enzephalozele ist eine Hemmungsmißbildung (Hemmungsmißbildung bedeutet vorzeitiger Stillstand der physiologischen embryonalen Organentwicklung), bedingt durch mangelhaften Verschluß des Neuralrohrs (Vorstufe von Gehirn und Rückenmark) und des Schädelskeletts.

Erscheinungsformen

Nach dem Inhalt des Bruchsacks sind voneinander abzugrenzen:

Kraniale Meningozele: isolierter Vorfall der Hirnhäute durch einen Schädeldachdefekt.

Meningoenzephalozele: Vorfall von Hirnhäuten und mißgestalteter Hirnsubstanz meist okzipital (Abb. 24).

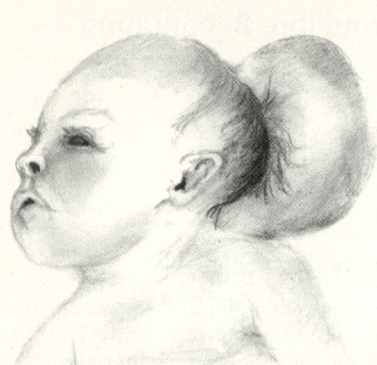

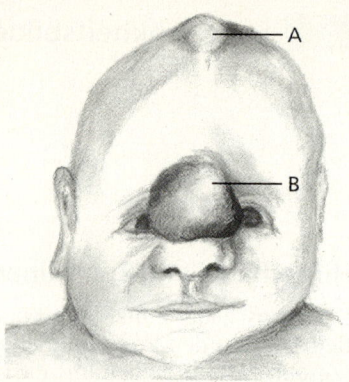

Abb. **24**   Große okzipitale Meningoenzephalozele

Abb. **25**   Nasofrontale (B) und sagit-
tale Enzephalozele (A)

Meningoenzephalomyelozele: Vorfall von Meningen, Hirnsubstanz mit Hirnkammern und Plexus choroideus. Die Meningoenzephalomyelozele enthält Liquor unterschiedlicher Menge.

Kranioschisis mit Anenzephalie (Froschkopf): Sie ist die schwerste Form dieser Fehlbildung, bei der die Schädeldecke mit ausgedehnten Anteilen des Gehirns nicht angelegt ist. Diese Hemmungsmißbildung ist mit dem Leben nicht vereinbar.

Klinische Zeichen

Die Enzephalozele (prall, schlaff) tritt überwiegend in der Mittellinie auf. Ihre Größe kann einer Erbse wie auch der des kindlichen Kopfes entsprechen. Der Bruchsackinhalt ist stets minderwertig! Die den Hirnbruch bedeckende Haut kann normal ausgebildet, pergamentartig verdünnt (Perforationsgefahr) wie auch mit Gefäßanomalien (Naevus flammeus = Feuermal) versehen sein. Die häufigste Lokalisation der Enzephalozele ist die Hinterhauptregion, jedoch kann der Hirnbruch entlang der Sagittallinie bis zur Nasenwurzel auftreten (Abb. **25**).

Seltenere Lokalisation ist die Schädelbasis, wo sich der Hirnbruch in die Augenhöhle oder in den Nasenrachenraum vorwölben kann (Gefahr der Behinderung der Nasenatmung).

Beachte: Jeder Tumor im Bereich der Sagittallinie ist verdächtig auf einen Hirnbruch. Vergrößerung des Gebildes beim Schreien und Pressen sowie Pulsationen und der röntgenologische Nachweis einer Schädellücke sind beweisend.

Zur Abgrenzung einer Enzephalozele gegenüber einer Meningozele (alleinige Ausstülpung der Hirnhäute durch eine Schädellücke) ist eine Durchleuchtung der Geschwulst (Diaphanie) geeignet. Die Enzephalozele ist im Gegensatz zur Meningozele nicht durchscheinend (negative Diaphanie).

Diagnostik

Sonographie, Computertomographie, Diaphanie.

Behandlung

Enzephalozele: Kleine und mittelgroße Enzephalozelen können operativ entfernt werden. Der Eingriff soll frühzeitig erfolgen, da es sonst zu Druckgeschwüren der Haut mit der Gefahr einer Hirninfektion (Meningoenzephalitis) kommen kann. Bei übergroßen Hirnbrüchen ist der operative Eingriff kontraindiziert, da *gleichzeitg* immer *schwere Hirnmißbildungen* vorliegen.

Zur Deckung größerer Knochendefekte kann eigener Knochen (z.B. aus der Temporalisschuppe), Muskulatur, konservierte Hirnhaut (Dura) oder eine Kunststoffprothese (Palacos = Methylmetacrylat) verwandt werden.

Meningozele: Sie wird unabhängig von ihrer Größe immer operativ beseitigt. Geistige Entwicklungsstörungen treten nicht auf. Dagegen ist die Sterblichkeit bei Kindern mit größeren Meningoenzephalozelen sehr hoch. Die überlebenden Kinder (etwa 15%) zeigen eine normale geistige Entwicklung.

Beachte: Nach einer Meningozele wie auch nach einer Enzephalozele entwickelt sich vielfach ein therapiebedürftiger Hydrozephalus.

■ Postoperative Pflege

◆ Okzipitale Enzephalozele

Seitenlage des Kindes. Eine parenterale Ernährung ist nicht erforderlich. Entfernung der Hautfäden am 10. postoperativen Tag.

◆ Nasopharyngeale Enzephalozele

Es ist eine Sondenernährung bis zur Wundheilung angezeigt. Eine perioperative antibiotische Abschirmung bei allen Formen der Enzephalozele ist obligat.

Kraniosynostose (prämature Nahtsynostose)

Definition

Durch vorzeitigen Verschluß einer oder mehrerer Schädelnähte bedingte abnorme Schädelkonfiguration mit Einengung des Schädelinnenraums.

Shunt-Synostosen: Sekundäre Nahtverknöcherung infolge Überdrainage eines ventilversorgten Hydrozephalus S. 58.

Entstehung

Sie ist nicht geklärt. Eine familiäre Häufung wird gelegentlich beobachtet. Jungen sind häufiger betroffen als Mädchen.

Diagnostik

Röntgenaufnahme des Schädels in 2 Ebenen, zerebrale Computertomographie zur Beurteilung des Gehirns und der Schädelbasis. Wichtig ist eine präoperative Bestimmung der Gerinnungsfaktoren, da der operative Korrektureingriff mit einem größeren Blutverlust einhergehen kann.

Klinische Zeichen

Nach dem jeweiligen Befall der Schädelnähte lassen sich folgende Kraniosynostoseformen unterscheiden:

- Die vorzeitige Verknöcherung der Sagittalnaht führt zur Ausbildung eines *Langschädels.*
- Isolierter Befall der Koronarnaht hat einen *Breitschädel* zur Folge.
- Bei gleichzeitigem Befall von Sagittal-, Koronar- und Lambdanaht entsteht ein *Turmschädel.*
- Die prämature Synostosierung der Frontalnaht führt zu einem *Dreiecks- oder Spitzschädel* (Abb. **26**).

Beachte: Generell zeigt der Schädel ein pathologisches Wachstum parallel zur synostosierten Naht (s. Pfeile in Abb. **26**).

Die Berechnung des sog. Schädelindex (Schädelindex : SI $= \dfrac{\text{Breite}}{\text{Länge}} \times 100$) gibt Auskunft über das Maß der Deformität. Beim Langschädel ist der Schädelindex **erniedrigt,** beim Turm- und Breitschädel **erhöht.**

Klinische Bedeutung: Sie liegt darin, daß das Hirn in seinem Wachstum gehemmt wird. Als Folge einer Wachstumshemmung verzögert sich die geistige Entwicklung. Auch einzelne Hirnnerven, z.B. der Sehnerv, können isoliert komprimiert werden.

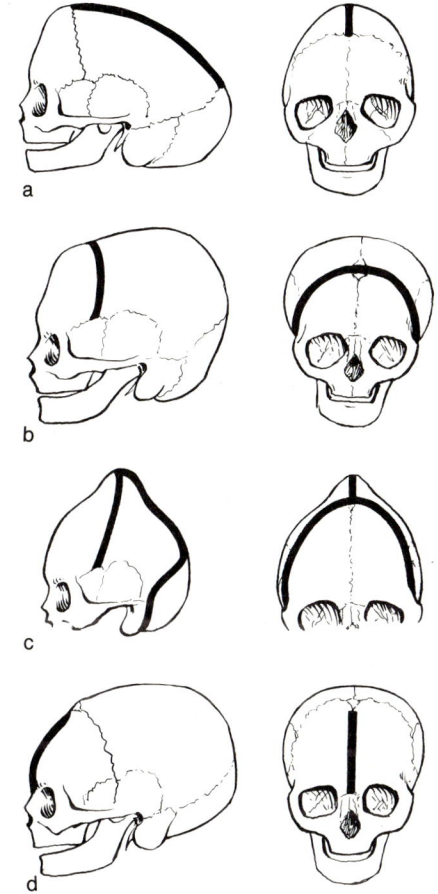

Abb. **26** Formen der Kraniosynostose.
a Sagittalnahtsynostose
(Langschädel),
b Koronarnahtsynostose
(Breitschädel),
c Synostose von Sagittal-, Koro-
nar- und Lambdanaht,
(Turmschädel),
d Frontalnahtsynostose
(Spitzschädel)

Die Beeinträchtigung der Hirnentfaltung ist gekennzeichnet durch *Hirn-
drucksymptome:* Übelkeit, Erbrechen, Krampfneigung sowie manifeste
Krämpfe, die bis zur Bewußtlosigkeit führen können.

Röntgenaufnahme des Schädels: Sie läßt die befallene Naht nicht mehr erkennen. Der Knochen beiderseits der Naht ist häufig wulstartig aufgetrieben.

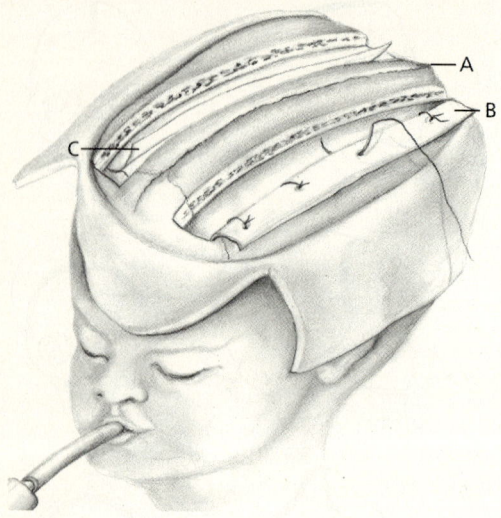

Abb. **27** Operative Taktik zur Beseitigung der Sagittalnahtsynostose (A). Ummantelung der linken Knochenrinne mit einer Silasticfolie (B). Die Präparation des äußeren Blattes der harten Hirnhaut (Dura mater) im Bereich der rechten Knochenfurche ist angedeutet (C)

Behandlung

Sie muß frühzeitig einsetzen, um Hirnschäden zu verhüten. Besonders innerhalb des 1. Lebensjahres nimmt das Gehirn sehr stark an Volumen zu.

Operatives Vorgehen: Durch Entnahme eines Knochenstreifens beiderseits der Sagittalnaht (bei der Pfeilnahtsynostose) oder durch Legen einer Knochenrinne über der Koronarnaht (bei Synostose der Koronarnaht) wird Raum zur Hirnentlastung geschaffen. Um eine erneute Verknöcherung zu verhindern, wird jeweils ein Knochenrand mit einer Kunststofffolie (Silikonfolie) eingefaßt (Abb. **27**). Eine weitere Behandlungsmöglichkeit besteht darin, die äußere Schicht der harten Hirnhaut im Verlauf der Knochenrinne zu entfernen, da hierdurch ein erneutes Zusammenwachsen der Schädelkalotte verhindert werden kann.

Die isolierte Synostosierung der Frontalnaht hat *keine* intrakranielle Drucksteigerung zur Folge, deshalb ist ihre Korrektur allenfalls aus kosmetischer Sicht gerechtfertigt.

■ **Postoperative Pflege**

Zum *Wundschutz* erhält das Kind einen Mull-Watte-Verband, der mit einer Trikotmütze (Herstellung S. 488) gesichert wird. Der Kopfschutz ist 2- bis 3mal täglich zu entfernen, um eine Nachblutung nicht zu übersehen. Bleibt der Wundverband trocken, wird er bis zum Fadenzug am 10. postoperativen Tag belassen. Bei Sekretion aus der Wunde wird der Verbandwechsel unter sterilen Bedingungen (Handschuhe, Pinzette) vorgenommen.

Größere Hamätome werden steril abpunktiert oder mittels einer Saugdrainage abgeleitet. Die Menge des Blutverlustes wird in der Pflegedokumentation notiert. Nach Entfernung der Hautfäden sollte der Kopfschutz noch eine Woche belassen werden.

Regelmäßige Kontrollen von Blutbild, Hämoglobin und Hämatokrit in den ersten postoperativen Tagen sind obligat.

Postoperative Pflege ■

Hydrozephalus

Definition

Hydrozephalus, sog. Wasserkopf, bedeutet eine abnorme Vergrößerung des Hirnschädels, bedingt durch eine Störung der Zirkulation des Liquor cerebrospinalis, die zu einer pathologischen Erweiterung der Hirnkammern auf Kosten der Hirnsubstanz führt (sog. Hydrocephalus internus). **Allgemein liegt dem Hydrozephalus ein Mißverhältnis zwischen Liquorproduktion und -resorption zugrunde.**

Liquorzirkulation

Unter physiologischen Bedingungen fließt der Liquor cerebrospinalis, der in den Plexus choroidei des Groß- und Zwischenhirns gebildet wird, durch die Foramina interventricularia von den Seitenventrikeln zum 3. Ventrikel und gelangt von hier aus über den 4. Ventrikel durch die Foramina Luschkae und das Foramen Magendii in die basalen Zysternen und die Subarachnoidalspalten. Stätten der Liquorresorption sind die Zotten des Subarachnoidalraums, Brückenvenen, wie auch das Gehirn selbst (sog. transventrikuläre Liquorresorption).

Hydrozephalusformen

Eine Unterscheidung der verschiedenen Formen der Hydrozephalie ist sinnvoll nach dem

– Ort der Liquorpassagestörung (ventrikulär, extraventrikulär),
– Zeitpunkt der Organentwicklungsstörung (prä-, peri-, postnatal),
– Hirndruck.

Ventrikulärer Hydrozephalus. Eine Liquorstrombehinderung im Bereich der Hirnkammern führt zu einem Verschlußhydrozephalus (Synonyma: Hydrocephalus occlusus, nicht kommunizierender Hydrozephalus), bei dem die Passage zwischen den Ventrikeln und den subarachnoidalen Liquorspalten gestört ist.

Extraventrikulärer Hydrozephalus. Eine Liquorstrombehinderung außerhalb des Ventrikelsystems, bei der die Verbindung zwischen Hirnkammern und subarachnoidalen wie auch spinalen Flußarealen frei ist, hat einen kommunizierenden Hydrozephalus zur Folge (Hydrocephalus communicans).

Pränataler mechanischer Hydrozephalus. Bedingt durch eine mechanische Liquorstrombehinderung, z.B. Stenosen oder Atresien im Bereich des 3. und 4. Ventrikels sowie des Aquaeductus cerebri, Hirnfehlbildungen: z.B. *Arnold-Chiari-Syndrom*. Diese Fehlbildung wird sehr häufig bei einer Myelomeningozele (sog. Rückenmarksbruch) beobachtet.

Arnold-Chiari-Syndrom: Verlagerung von Kleinhirn und der Medulla oblongata in den Wirbelkanal.

Pränatal-infektiöser Hydrozephalus: Bedingt durch Infektionen der Mutter während der Schwangerschaft: Röteln, Toxoplasmose, Listeriose, Zytomegalie.

Perinataler Hydrozephalus: Entstehung nach Hirnblutung (intra-/extraventrikulär), intrauterin oder während der Geburt.

Postnataler Hydrozephalus: nach Infektionen (Meningitis, Meningoenzephalitis), Traumen (Hirnblutung, Hirnquetschung), durch Hirntumoren.

Hydrozephalusformen: Drei Formen werden unterschieden:

- Der aktiv-progrediente Hydrozephalus zeichnet sich durch einen bestehenden und/oder einen zunehmenden pathologischen Hirndruck aus.
- Beim inaktiven Hydrozephalus sind die Hirnkammern erweitert ohne Hirndruckzeichen: z.B. Hydrocephalus e vacuo, der meist Folge einer umschriebenen oder allgemeinen Hirnatrophie ist.
- Beim kompensierten Hydrozephalus ist das Mißverhältnis zwischen Liquorproduktion und Liquorresorption ausgeglichen (sogenannter arrested H.).

Klinische Zeichen

Auffälliges Mißverhältnis zwischen großem Hirnschädel und zu kleinem Gesichtsschädel. Die große Fontanelle ist vorgewölbt, die Schädelnähte klaffen. Auftreten des sog. Sonnenuntergangsphänomens (die Iris der nach kaudal gerichteten Augäpfel wird partiell vom Unterlid verdeckt).

Des weiteren zeigt sich eine vermehrte Zeichnung der Kopfvenen infolge venösen Blutrückstaus, insbesondere beim Schreien und Pressen.

Solange die Schädelnähte nicht geschlossen sind, kann das Hirn dem zunehmenden Liquordruck ausweichen. Deshalb fehlen beim frühkindlichen Hydrozephalus meist die Hirndruckzeichen: Unruhe, Erbrechen,

Krampfneigung, Nackensteifigkeit sowie Veränderungen des Augenhintergrundes (Stauungspapille, evtl. Atrophie des N. opticus).

Diagnostik

– Messung des Kopfumfanges. Zur Beurteilung der Kopfgröße dienen Tabellen, in denen die Normalwerte für das kindliche Kopfwachstum angegeben sind.
– Prüfung der großen Fontanelle (gespannt, eingesunken).
– Röntgendarstellung des Schädels.
– Untersuchung des Reflexverhaltens und des Augenhintergrunds (Stauungspapille, Ablassung des N. opticus).
– Sonographie (durch die große Fontanelle) oder transossär (durch die Schädelknochen bei bereits geschlossener Fontanelle).
– Computertomographie oder Kernspintomogramm, wenn die angegebenen Untersuchungen keine exakte Diagnose ermöglichen.
– Fontanellenpunktion (Abb. **28**).

Sie dient der Liquordiagnostik: Zell- und Eiweißgehalt des Liquors, Farbe (blutig, xanthochrom, eitrig) sowie der temporären Liquorentlastung bei starkem Hirndruck. Beim Neugeborenen sollte sie im aufgeheizten Operationssaal (37 °C, Wärmematte) in Sedierung erfolgen. Ein venöser Zugang muß vorhanden sein sowie die Möglichkeit einer raschen Intubation bei Atem- oder Herz-Kreislauf-Störungen.

Bei zu rascher und übermäßiger Liquorentnahme besteht die Gefahr der Hirnblutung sowie einer Hirnstammeinklemmung.

Behandlung

Lediglich aktiver und progredienter Hydrozephalus erfordern eine Behandlung, die generell chirurgisch ist. Bei nicht entzündlich verändertem Liquor (normale Zellzahl, normaler Eiweißgehalt, Bakterienfreiheit) wie

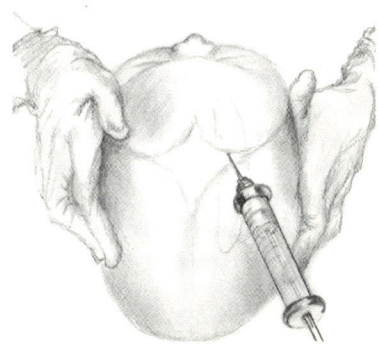

Abb. **28** Technik der Fontanellenpunktion. Die Kanüle dringt von der seitlichen Begrenzung der großen Fontanelle in den rechten Seitenventrikel ein

auch Blutfreiheit besteht sie in der Ableitung des Liquors cerebrospinalis über ein Silikonschlauchsystem aus dem rechten oder linken Seitenventrikel in den rechten Herzvorhof (ventrikuloatriale Drainage, Abb. **29**) oder in den Bauchraum (ventrikuloperitoneale Liquordrainage, Abb. **30**).

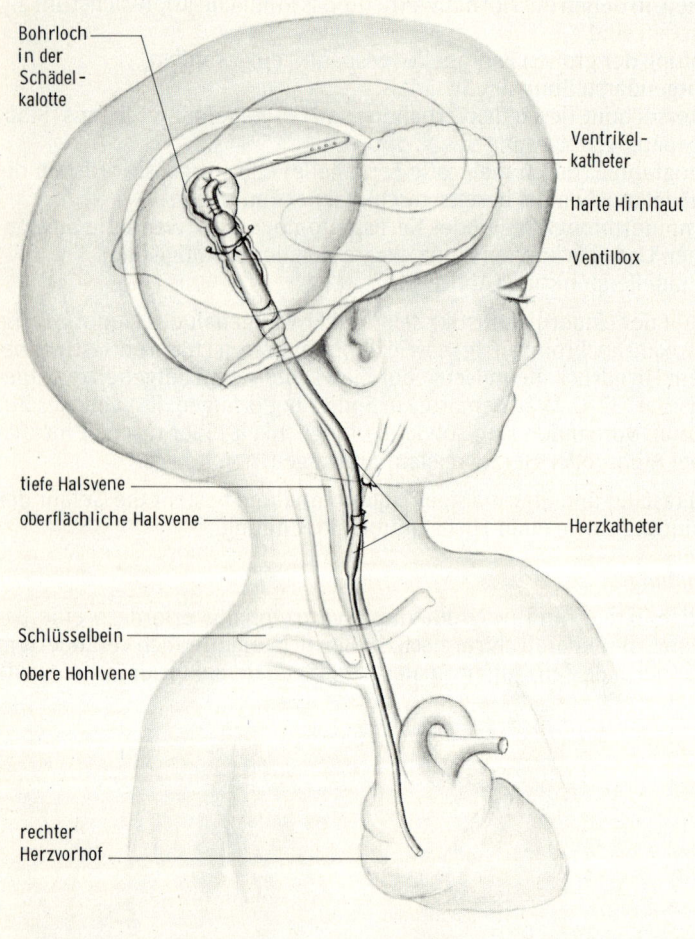

Abb. **29**   Halbschematische Darstellung einer ventrikuloatrialen Liquorableitung. Der Ventrikelkatheter befindet sich in dem markierten rechten Seitenventrikel. Die Spitze des Herzkatheters muß in dem rechten Herzvorhof plaziert sein

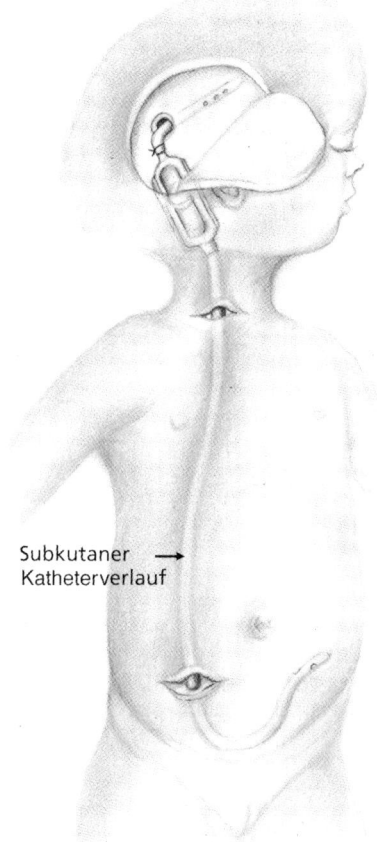

Subkutaner →
Katheterverlauf

Abb. **30**   Ventrikuloperitoneale Liquorableitung. Schnittführungen im Bereich des Schädels, des Halses und des Abdomens werden dargestellt

Aufbau und Funktion der Liquordrainagesysteme

Jedes Liquordrainagesystem besteht aus:

- einem Ventrikalkatheter,
- einer ventilgesteuerten Box (Differentialdruckventil unterschiedlicher Druckstufe), dessen Funktion meist palpatorisch erfaßbar ist,
- einem ableitenden Drainageschenkel (in den rechten Herzvorhof oder in den Bauchraum).

Die Rickham-Box (Abb. **31**) dient der temporären Liquorentlastung mittels perkutaner Punktion bei entzündlichem oder blutigem Liquor und

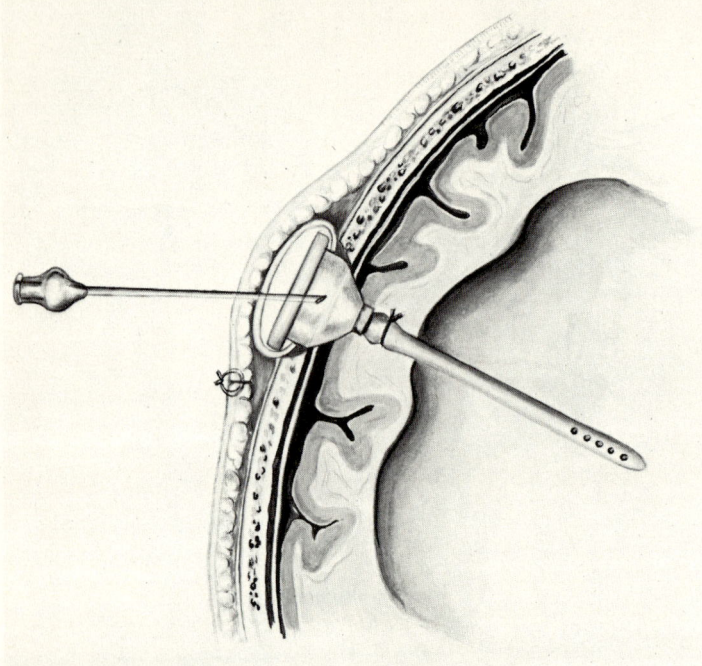

Abb. **31**   In den rechten Seitenventrikel eingebrachtes Rickham-Röhrchen, das durch die Kopfschwarte hindurch punktiert werden kann

gleichzeitig bestehendem Hirndruck. Bei Liquorsanierung kann sie an ein internes Drainagesystem angeschlossen werden.

Eine Verbesserung ist die *externe Liquordrainage* (Abb. **32**), bei der Liquordruck und Liquorproduktion gemessen wie auch die Liquorbeschaffenheit (Zellzahl, Bakterien, Eiweißgehalt, Blutbeimengung) regelmäßig bestimmt werden können. Ein weiterer Vorteil besteht in der Möglichkeit der Liquorflußsteuerung durch Veränderung des Niveaus des Liquorauffangbeutels (variable Höheneinstellung) wie auch der intraventrikulären Medikamentenapplikation.

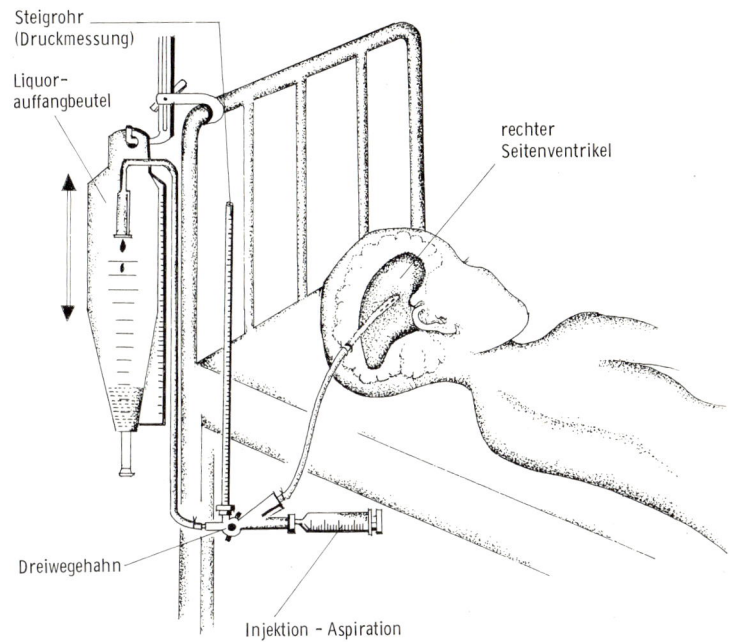

Steigrohr
(Druckmessung)

Liquor-
auffangbeutel

rechter
Seitenventrikel

Dreiwegehahn

Injektion – Aspiration

Abb. **32** Schema der externen Liquordrainage (geschlossenes System). Die Pfeile deuten die Höhenregulation des Liquorauffanggerätes an

■ Postoperative Pflege

◆ Die perioperative Verabreichung eines Antibiotikums ist obligat.

◆ Lagerung:
Kopfseitenlage oder Geradlage. Sorgfältige Kontrolle des Wundverbandes. Bei Nachblutung Verbandwechsel unter sterilen Bedingungen. Durchtränken des Verbandes ohne Blutnachweis (fehlende Rotverfärbung) deutet auf Austritt von Liquor aus der Wunde hin. *Sofortige Benachrichtigung des diensttuenden Arztes!* Entfernen des Verbandes und Entscheid über weitere Maßnahmen: Anlage eines Kompressionsverbandes oder operative Revision.

Beachte: Bei Liquoraustritt aus der Wunde ist rasches Handeln indiziert, da schon innerhalb kürzester Zeit die Gefahr einer Keimbesiedlung des Liquors und der implantierten Ventilanlage besteht.

◆ Sorgsame Beobachtung ist der *Beschaffenheit der großen Fontanelle* zu schenken. Eine vorgewölbte Fontanelle deutet auf einen nicht ausreichenden Liquorabstrom durch das Shuntsystem (Shunt = Liquorableitungssystem) hin. Durch perkutane, digitale Kompression der Ventilbox kann ein vermehrter Liquordurchfluß erzielt werden. Unterstützend ist eine Kopfhochlagerung, besser eine Gesamtschräglage des Kindes durch Positionsänderung der Unterlage (Inkubator, Bett). Eine eingesunkene Fontanelle signalisiert einen zu raschen Liquordurchfluß durch den Shunt. Sie wird durch eine Kopftieflage des Kindes ausgeglichen. Auch eine dachziegelartige Überlagerung der Schädelschuppen (Gefahr der Shunt-Synostose) ist als ein Überdrainagezeichen zu werten.

Da eine externe *Liquordrainage* eine direkte Verbindung vom Hirnkammersystem zur Außenwelt (externes Milieu) darstellt, besteht eine erhöhte Gefahr der Keimbesiedlung. Jegliche Manipulation an dem Ableitungssystem hat unter Beachtung von Asepsis zu erfolgen!

Zeichen intakter Ventilfunktion:

weiche Fontanelle, deutliche Wachstumsverlangsamung des Kopfes sowie ein guter Allgemeinzustand des Kindes bei normaler Gewichtszunahme.

Postoperative Pflege ■

Komplikationen unter der Liquordrainage

- Verlegung des Ventrikelkatheters durch Einwachsen von Hirngewebe oder des Plexus choroideus.
- Verlegung der Ventilbox durch Blutgerinnsel.
- Durch Längenwachstum des Kindes bedingtes „Herauswachsen" des Herz- oder Peritonealkatheters, verbunden mit einer Liquordurchflußverminderung bis zum völligen Stopp und Aufbau einer Hirndrucksymptomatologie.
- Dekonnektion der Ventilbestandteile oder Fraktur (Ermüdungsbruch) der Kunststoffschläuche, insbesondere der distalen Drainageschenkel (Herz- oder Peritonealkatheter).

Zusätzliche Komplikationsmöglichkeiten:

- Liquoraszites und Platzbauch bei jungen Säuglingen, da das Bauchfell die angebotene Liquormenge nicht aufnehmen kann.
- Eindringen der Peritonealkatheterspitze in den Darmtrakt oder in die Harnblase sowie Darmpassagestörung infolge Verklebung oder Abknickung von Darmschlingen.

- Ventilsepsis: Besiedlung des Liquordrainagesystems mit pathogenen (krankheitserregenden) Keimen (Staphylococcus aureus, albus). Sie sind die häufigsten Erreger. Seltene Keime sind Escherichia coli und Enterokokken wie auch Pseudomonas aeruginosa.
- Shunt-Nephritis (s. u.)
- Schlitzventrikelsyndrom (S. 59 ff).

Shunt-Nephritis

Definition

Die Immunkomplex-Nephritis ist eine sehr seltene Komplikation, die wenige Monate (aber auch später) nach Einlage einer ventrikuloatrialen Liquordrainage auftreten kann.

Entstehung

Durch chronische Keimbesiedlung der Ventilanlage (Ventilsepsis, meist Staphylococcus albus) entstehen im kindlichen Organismus *Immunkomplexe*, die auf den Basalmembranen der Glomeruli (Nierenkörperchen) abgelagert werden und das histologische Bild einer diffusen Glomerulonephritis hervorrufen.

Klinische Zeichen

Fieber, Anämie, Milzvergrößerung (Splenomegalie), Erhöhung der Blutsenkungsgeschwindigkeit, Hämaturie (makroskopischer oder mikroskopischer Nachweis von Erythrozyten im Harn), Albuminurie (pathologische Eiweißausscheidung im Harn), erhöhter Antikörpertiter und Nachweis des sog. C-reaktiven Proteins im Blut.

Behandlung

Sie besteht, wie bei der Ventilsepsis, in der Entfernung der keimbesiedelten Ventilanlage. Eine vorbeugende Maßnahme ist die regelmäßige, frühzeitig beginnende serologische Überwachung der Kinder nach Implantation eines ventrikuloatrialen Shunts durch Bestimmung des Staphylokokken-Antikörpertiters und des C-reaktiven Proteins.

Schlitzventrikelsyndrom

Definition

Durch zu rasche Liquorableitung hervorgerufene pathologische Verschmälerung der Hirnkammern (insbesondere der beiden Seitenventrikel), wodurch es infolge einer Verlegung des Ventrikelkatheters bei fortbestehendem Mißverhältnis zwischen Liquorproduktion und -resorption zu lebensbedrohlichen Hirndruckkrisen kommen kann.

Klinische Zeichen

- Kopfschmerzen (Kephalgie),
- Übelkeit (Nausea),
- Erbrechen (Vomitus),
- Bewußtseinstrübung bis zur Somnolenz,
- Bradykardie (Herzschläge unter 40/Minute) wie auch Augenhinter-
  grundsveränderungen (z. B. Stauungspapille), die allerdings nur selten
  beobachtet wird.

Diagnostik

Nachweis des kollabierten Ventrikelsystems durch das zerebrale axiale
Computertomogramm, die Schädelsonographie oder ein Kernspintomogramm.

Behandlung

Sie hat sofort notfallmäßig zu erfolgen, da sich der Allgemeinzustand der
Kinder mit einem Schlitzventrikelsyndrom oft innerhalb weniger Stunden rasant verschlechtert.

Sie besteht in der operativen Beseitigung des Liquorabflußhindernisses
(Veränderung der Position des Ventrikelkatheters oder Erneuerung desselben).

Auch durch die sofortige kurzfristige intravenöse Verabreichung eines
hochdosierten Kortisonspräparates (Dexamethason) kann der Hirndruck
gemildert und die Operation aufgeschoben oder sogar umgangen werden.

Frühzeitige Maßnahmen

Durch regelmäßige sonographische bzw. computer- oder kernspintomo-
graphische Untersuchungen kann die Verschmälerung der primär erweiterten Hirnkammern frühzeitig erkannt und dem völligen Ventrikelkol-
laps mit seinen Folgen vorgebeugt werden. Dieses geschieht durch Verminderung der Liquorabflußrate, gleichbedeutend mit dem Austausch
eines sog. Niederdruckventils gegen ein Mitteldruckventil oder eines
Mitteldruckventils gegen ein Normaldruckventil.

Vom Schlitzventrikelsyndrom ist das *isolierte* Schlitzventrikelsystem abzugrenzen, bei dem jegliche Hirndruckzeichen fehlen. Es deutet auf ein
Gleichgewicht zwischen Liquorproduktion und Shunt-bedingtem Liquorabstrom hin.

Nachsorge

Kinder mit einem Hydrozephalus bedürfen auch nach ihrer Entlassung aus der stationären Behandlung einer strengen Überwachung, da die Komplikationen nicht während des stationären Krankenhausaufenthaltes eintreten müssen, sondern auch als Spätfolgen zu erwarten sind.

Die Eltern werden exakt über das Krankheitsbild wie über mögliche Komplikationen informiert. Sie haben darauf zu achten, wie das Kind sich in der Folgezeit entwickelt. Schon minimale Wesensveränderungen können Ausdruck einer Ventilstörung, gleichbedeutend mit einer Hirndrucksteigerung, sein. Sie rechtfertigen in jedem Fall die rasche Aufnahme des Kindes in der kinderchirurgischen Klinik. Empfehlenswert ist eine engmaschige Überwachung der Kinder im Rahmen einer wöchentlichen Hydrozephalus-Ambulanz.

Hydranenzephalus

Definition

Schwerste Form eines Hydrozephalus infolge angeborenen Fehlens (Agenesie) einzelner Hirnabschnitte. Insbesondere fehlen beide Großhirnhemisphären.

Klinische Zeichen

Der Hydranenzephalus unterscheidet sich vom angeborenen Hydrozephalus dadurch, daß der Schädel nach der Geburt noch eine normale Größe und Konfiguration aufweist. Erst allmählich tritt eine Wachstumsvermehrung auf. Da der Schädelinhalt primär zu klein angelegt ist, wird die Resthöhle durch Liquor cerebrospinalis ausgefüllt (Hydrocephalus e vacuo). Stets liegt eine erhebliche geistige Retardierung vor.

Diagnostik

Zur Diagnose des Hydranenzephalus dient die Diaphanoskopie, die positiv ausfällt, die zerebrale axiale Computertomographie wie auch die Sonographie. Sie ermöglichen eine genaue Aussage über die fehlenden Hirnabschnitte. Im Elektroenzephalogramm (EEG, graphische Darstellung der elektrischen Hirnaktivität) können variable bis normale Aktionsströme beobachtet werden, so daß diese Untersuchung für die Diagnosesicherung eines Hydranenzephalus weniger bedeutungsvoll ist.

Behandlung

Eine kausale Therapie gibt es beim Hydranenzephalus nicht. Eine Ableitung des Hirnwassers wäre sinnlos, da eine Ausdehnung der Hirnmasse nicht erfolgen kann. Zudem ist die Überlebenschance dieser Kinder gering; das 1. Lebensjahr wird oft nicht überschritten.

Kongenitaler Kopfhautdefekt (Aplasia cutis congenita)

Definition

Sehr seltene angeborene Mißbildung, bei der ein umschriebener Defekt der Galea (Kopfhaut) meist in Verbindung mit einem Schädeldachdefekt vorliegt. Wahrscheinlich autosomal rezessiv vererbliche ektomesodermale Hemmungsmißbildung.

Klinische Zeichen

Bei den Neugeborenen (meist Mädchen) imponiert in der Schädeldachmitte ein runder, wie ausgestanzt wirkender Hautdefekt, dessen Grund vielfach mit einer pergamentdünnen Membran bedeckt ist. Bei gleichzeitigem Knochendefekt werden die Hirnpulsationen unter der harten Hirnhaut sichtbar (Abb. 33).

Mögliche Zusatzfehlbildungen sind: Extremitätenanomalien wie Polydaktylie (überschüssige Fingeranlage), Syndaktylie (angeborene Verwachsungen der Finger oder der Zehen), Hydrozephalie, Nierenfehlbildungen wie auch Chromosomenaberrationen (z. B. Trisomie 13, 15).

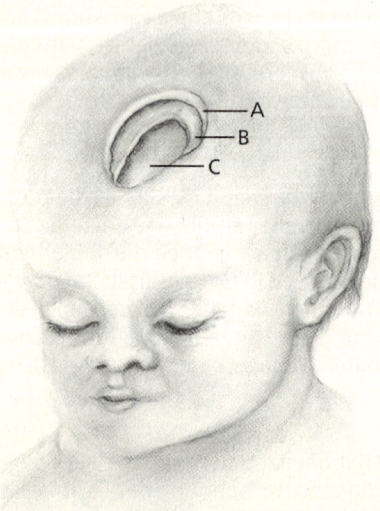

Abb. 33 Kongenitaler Kopfhautdefekt: Galea (A), Schädeldach (B), Dura mater (C)

Behandlung

Wegen der Infektionsgefahr wie auch der Möglichkeit der Meningen- oder einer Hirnverletzung sollte der Hautdefekt so schnell wie möglich mit einem Verschiebelappen verschlossen werden. Größere Knochendefekte erfordern eine Deckung mit einem Periostlappen, von dem die Knochenneubildung ausgeht.

Kopfschwartenphlegmone

Definition

Meist durch Staphylokokken hervorgerufene, ausgedehnte eitrige Zellgewebsentzündung der Kopfhaut.

Klinische Zeichen

Die Kopfschwarte ist ödematös verschwollen, gerötet und schmerzhaft. Die Ausbreitung der Entzündung nimmt rasch zu. Ohne Behandlung kommt es zur Abszedierung und häufig zu einer Toxämie oder Sepsis.

Behandlung

Hochdosierte Antibiotika, die am besten als Dauertropfinfusion intravenös verabreicht werden. Beim Nachweis von Fluktuation (Eiterbildung) sind ausgedehnte Entlastungsschnitte in der Kopfschwarte auszuführen. Durch Einlegen von Gummilaschen wird ein zu schnelles Verkleben und Zusammenwachsen der Wundränder verhindert (Sekundärheilung der Wunde).

Schädeldachosteomyelitis

Definition

Bakterielle, eitrig einschmelzende Entzündung der Schädelkalotte. Der Erreger ist Staphylococcus aureus haemolyticus.

Entstehung

Durch banale Verletzungen der Haut sowie durch Infektionen, die ihren Ausgang von den Nasennebenhöhlen nehmen.

Klinische Zeichen

Sie ähneln weitgehendst denen der Kopfschwartenphlegmone und bestehen in Kopfschmerz, ödematös entzündlichen Begleitveränderungen der Galea, Verschlechterung des Allgemeinzustandes und Hyperthermie. Unbehandelt führt die Entzündung zu einer Auflösung des Schädelknochens (Osteolyse). Das Übergreifen der Infektion auf die benachbarten Hirnhäute und das Gehirn ist eine lebensbedrohliche Komplikation (Meningitis, Meningoenzephalitis).

Behandlung

Der günstigste Therapieerfolg wird erreicht, wenn die Osteomyelitis im Frühstadium erkannt wird. Unter hoher Antibiotikadosierung ist eine konservative Ausheilung möglich. Bei ausgedehntem Knochenzerfall ist der jeweilige Schädeldachanteil zu entfernen. Die Knochendefekte können durch eigene Knochen wie auch durch eine Kunststoffprothese gedeckt werden.

Hirnabszeß

Definition

Eiteransammlung in abgekapselten, infektionsbedingten Höhlen in der Hirnsubstanz.

Entstehung

Häufig nach entzündlichen Erkrankungen des Mittelohrs oder der Nasennebenhöhlen. Auch Verletzungen des Schädels, bei denen Mittelohr oder Nebenhöhlen mitbetroffen sind, können einen Hirnabszeß hervorrufen. Die Ausbreitung der Erreger erfolgt auf dem Blutweg (hämatogen).

Klinische Zeichen

Stürmischer Krankheitsverlauf mit septischen Temperaturen, bohrendklopfenden Kopfschmerzen, Nackensteifigkeit sowie neurologischen Herdzeichen (Symptome, die auf einen umschriebenen intrazerebralen Prozeß hinweisen).

Diagnostik

Zerebrale axiale Computertomographie und evtl. Angiographie (Darstellung der Hirngefäße durch ein Kontrastmittel). Da die Hirngefäße durch den Abszeß verdrängt werden, zeigt sich im Angiogramm ein typisch abweichender Gefäßverlauf sowie eine gefäßfreie Zone, deren Größe der Ausdehnung der Abszeßhöhle entspricht.

Behandlung

Durch eine Trepanation (Eröffnung des knöchernen Schädels) werden Hirnhäute und Gehirn freigelegt und der Abszeß ausgeräumt. Da dies jedoch in vielen Fällen nicht völlig gelingt, muß der Eiter abpunktiert werden. In die Abszeßhöhle wird ein Antibiotikum instilliert.

Komplikationen

Zurückbleiben von Hirnnarben, die Krampfanfälle auslösen können.

Spina bifida

Definition

Angeborene Hemmungsmißbildung der Wirbelsäule, bei der ein oder mehrere Wirbelbögen gespalten sein können (Abb. **34**). Bei Beteiligung

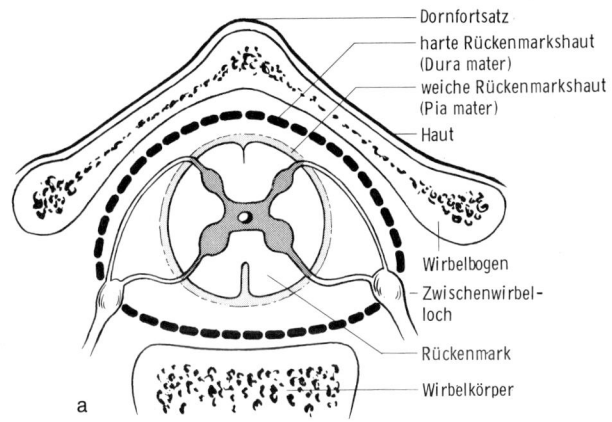

Dornfortsatz
harte Rückenmarkshaut (Dura mater)
weiche Rückenmarkshaut (Pia mater)
Haut

Wirbelbogen
Zwischenwirbel- loch
Rückenmark
Wirbelkörper

a

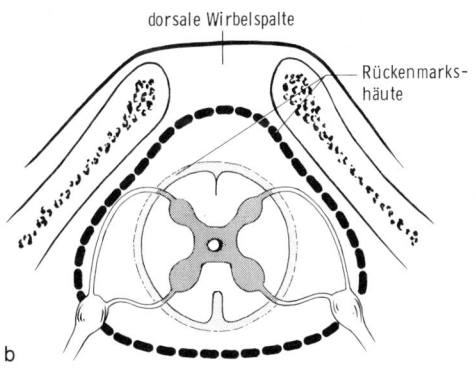

dorsale Wirbelspalte

Rückenmarks- häute

b

Abb. **34** a u. **b**   Spina bifida occulta (Wirbelbogenspalte)
a Normale Anatomie des Rückenmarks
b pathologische Anatomie

der Meningen und des Rückenmarks an der Fehlbildung handelt es sich um eine *Spina bifida cystica* oder *Meningomyelozele* (MMC, Abb. **35**). Sind neben der Wirbelspalte nur die Meningen betroffen, liegt eine *Meningozele* vor (Abb. **36**).

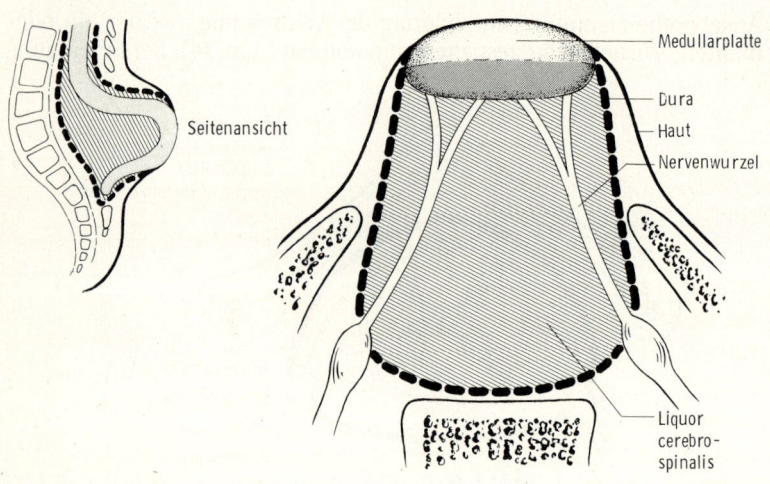

Abb. **35**   Meningomyelozele

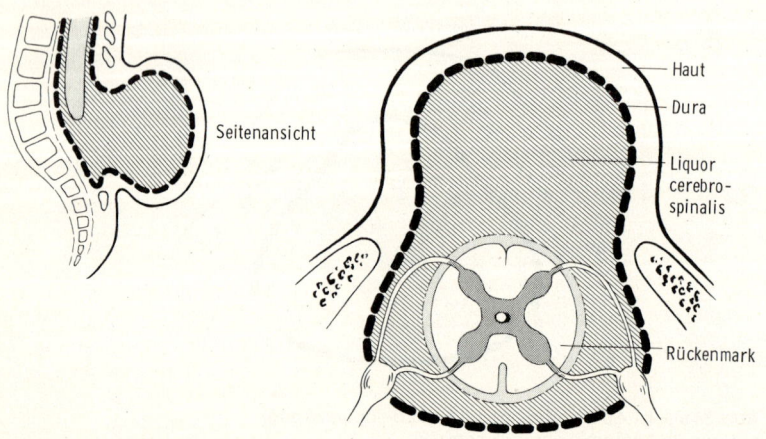

Abb. **36**   Meningozele

Wirbelspalten können ventral oder dorsal gelegen sein, so daß zwischen ventraler und dorsaler Meningomyelozele bzw. Meningozele unterschieden werden kann. Die häufigste und schwerste Form ist die *dorsale lumbosakrale Meningomyelozele.*

Entstehung

Die Ursache der Fehlbildung ist unklar. Virusinfektionen oder Sauerstoffmangel während der Schwangerschaft werden als auslösende Faktoren angenommen. Bekannt ist jedoch der Zeitpunkt der Entwicklungsstörung. Er umfaßt die 3.–4. Fetalwoche, in der sich unter physiologischen Bedingungen das primär als Platte (Neuralplatte) angelegte Rückenmark zu einem Rohr (Neuralrohr) umformt. Stillstand oder Störung dieses Entwicklungsprozesses führt zu den verschiedenen Formen der Wirbelsäulen- und Rückenmarksfehlbildung.

Klinische Zeichen

Die Meningomyelozele imponiert als „Rückentumor", der durch Pressen oder Schreien infolge Liquordruckerhöhung an Größe zunimmt. Er kann mit intakter Haut gedeckt sein (geschlossene MMC); die Neuralplatte kann jedoch auch völlig freiliegen (nicht gedeckte MMC). Hierbei findet sich zentral ein dunkelroter Bezirk, der dem Rückenmark entspricht (Zona medullovasculosa). Ihm schließt sich seitlich eine grau verfärbte Zone an, die der weichen Hirnhaut (Pia mater) entspricht und als Zona epithelioserosa bezeichnet wird (Abb. **37**). Häufig tropft klare Flüssigkeit (Liquor cerebrospinalis) aus dem tumorösen Gebilde ab.

Meist ist die MMC im lumbalen oder lumbosakralen Bereich lokalisiert. Zervikale oder thorakale Meningomyelozelen sind selten.

Komplikationen

- Ausbildung eines Hydrozephalus in über 90%.
- Lähmung der Harnblase.
- Lähmung des Mastdarms.
- Lähmung der unteren Extremitäten.
- Fußdeformitäten (Klump-, Spitz-, Hackenfuß).
- Auch die sogenannten Lähmungshüften (kongenitale Deformität der Hüftgelenke) werden oft beobachtet (Hüftgelenkdysplasie).
- Häufige Zusatzmißbildungen sind: Herzfehler, Bauchwand- und Blasenspalten.

Die Gesamtheit der Fehlbildungen wird auch als *Myelodysplasiesyndrom* bezeichnet.

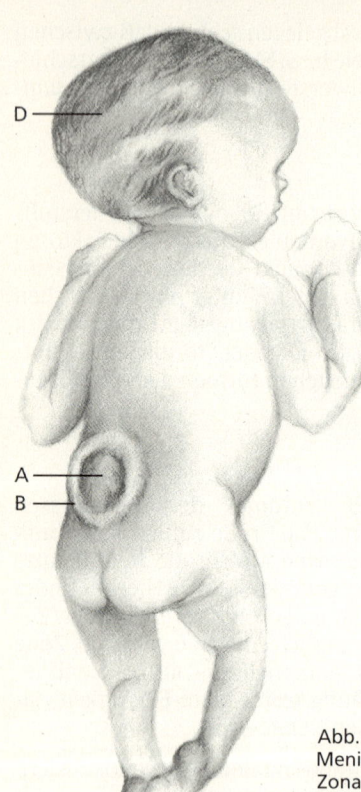

Abb. **37** Neugeborenes mit großer lumbosakraler Meningomyelozele: Zona medullovasculosa (A), Zona epithelioserosa (B) Beachte die Lähmungshüften mit Fehlentwicklung der unteren Extremitäten (Spitzklumpfußbildung) (C) wie die hydrozephale Schädelform (D)

Präoperative Maßnahmen

Die nicht geschlossene Meningomyelozele bedarf einer chirurgischen Therapie innerhalb der *ersten 24 Stunden,* da die Gefahr der aufsteigenden Hirnhaut- und Hirnentzündung (Meningitis, Meningoenzephalitis) droht.

■ Pflege

Der *Transport* des Neugeborenen in die kinderchirurgische Klinik hat in einem Transportinkubator zu geschehen. Das Kind wird auf den Bauch gelegt. Der Rückenmarksdefekt wird offengelassen oder lediglich mit einem sterilen Gazestreifen abgedeckt. Jegliches Auftragen von Salben so-

wie komprimierende Schutzverbände sind falsch, da durch diese Maßnahmen das darunterliegende Nervengewebe zusätzlich geschädigt und
die Infektionsgefahr erhöht wird. Die Allgemeinuntersuchung wird
durch eine neurologische Befunderhebung ergänzt, die das Ausmaß der
Lähmungen (Harnblase, Beckenboden, untere Extremitäten) festlegt.

Pflege ■

Operatives Vorgehen

Umschneidung der Haut im gesunden Gewebe. Sorgfältige Präparation
der nervösen Substanz (Neuralplatte und Nervenwurzeln), wobei vor jeder Gewebedurchtrennung die Nervenfasern mit einer Stimulationselek-
trode auf noch vorhandene Funktion (Kontraktion des Beckenbodens
oder der Glutäalmuskulatur) zu überprüfen sind. Nach Verlagerung des
Rückenmarkgewebes in den Wirbelkanal erfolgt die Defektdeckung
durch Nahtvereinigung der harten Hirnhaut, über der die Wundränder
geschlossen werden. Insbesondere bei sehr großen Defekten bereitet die
Hautdeckung Schwierigkeiten und erfordert vielfach eine Verschiebepla-
stik (Abb. **38 a** u. **b**).

Jegliche Traumatisierung des Nervengewebes oder Kompression desselben während der Operation führt zu einer zusätzlichen Funktionseinbu-
ße im Bereich der sensorischen und motorischen Versorgungsgebiete.

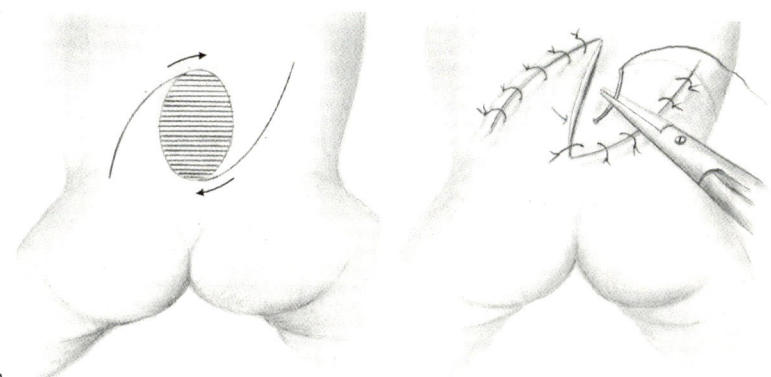

a   b

Abb. **38 a** u. **b**   Operative Taktik bei der Meningomyelozele.
a Schnittführung zur Defektdeckung. Die Pfeile zeigen die Richtung Schwenklappen
der Haut auf.
b Zustand vor Beendigung der Hautverschiebeplastik

■ **Postoperative Pflege**

◆ Das in Seiten- oder Bauchlage gebrachte Neugeborene wird nackt im Inkubator überwacht. Statt eines Verbandes wird die Wunde durch Aufsprühen eines hautfreundlichen, atmungsaktiven Pflastersprays gedeckt. Die Erneuerung des Wundschutzes erfolgt 6- bis 8 stündlich. Bei primärer Wundheilung werden die Hautfäden am 10. Tag entfernt. Es empfiehlt sich, zunächst jeden 2. Faden zu ziehen. Sorgfältige Kontrolle der Harn- wie Stuhlexkretion.

Beachte: Bei Kindern mit einer lumbosakralen Meningomyelozele ist in der Regel die Harn- und Stuhlexkretion infolge einer Blasen- und Mastdarmlähmung gestört.

◆ Erscheint die Harnausscheidung unzureichend, wird eine suprapubische Drainage gelegt oder ein *intermittierender Katheterismus* vorgenommen.

Der intermittierende Harnblasenkatheterismus erfolgt 3 stündlich.

Technik: Nach Säuberung der Genitalregion mit einer antiseptischen Lösung wird ein steriler Einmalkatheter in die Harnröhre eingeführt. Beim Verspüren auch nur eines geringsten Widerstands ist die Katheterisierung abzubrechen und ein Arzt zu benachrichtigen. Aussehen und Menge des Harns werden vermerkt. Ist eine mikroskopische und bakteriologische Harnanalyse vorgesehen, erfolgt die Harnableitung in ein steriles Röhrchen.

◆ Die Entleerung des Enddarms kann durch Spülungen mit einer 10 %igen Glukoselösung gefördert werden.

◆ Bei der Beseitigung ausgedehnter Rückenmarksdefekte kann die Vereinigung der Haut vielfach nur unter Spannung erfolgen.

◆ Typische Zeichen einer Mangeldurchblutung der Haut sind: Blässe und lividfleckige Verfärbungen im mobilisierten Hautbereich. Sie zeigen meist eine sekundäre Heilung der Wunde an.

Postoperative Pflege ■

Hinweise zur postoperativen Behandlung

Das Austreten von Liquor cerebrospinalis durch dehiszente Wundränder oder abgestorbene Hautpartien deutet auf einen vermehrten Liquordruck hin. Deshalb ist in diesen Fällen die sofortige Druckentlastung durch eine ventrikuloaurikuläre Drainage indiziert. Abgestorbene Hautpartien (Nekrosen) werden steril entfernt. Bis zur völligen Abheilung der Rückenwunde sind Antibiotika in altersentsprechender Dosierung zu verabreichen.

Stets ist wegen des Verdachtes auf Vorliegen einer neurogenen Blasenlähmung eine genaue uroradiologische Diagnostik erforderlich; ihr schließen sich Spezialbehandlungen an (s. auch S. 357 f).

Extremitätenfehlbildungen wie Spitz-, Hacken- oder Klumpfüße erfordern schon kurz nach der Geburt orthopädische Maßnahmen (redressierende Gipsverbände). Weitere orthopädische Korrekturen sind später infolge Wirbelsäulenverkrümmungen (Gibbus, Skoliose) sowie Hüftgelenksluxationen angezeigt.

Dermalsinus

Definition

Angeborener Fistelgang, der von der Haut der Lumbosakralregion ausgeht und durch einen Knochendefekt eine Verbindung zur Dura oder zum Liquorraum des Rückenmarks aufweisen kann.

Entstehung

Der Dermalsinus ist eine Hemmungsmißbildung infolge mangelhafter Differenzierung des äußeren Keimblatts (Ektoderm).

Klinische Zeichen

Meist findet sich im Lumbalbereich ein umschrieben hyperpigmentierter oder angiomatöser Hautbezirk, der eingezogen ist und in seiner Mitte eine Fistel aufweist. Das Abtropfen von Liquor beim Schreien oder Pressen deutet auf eine offene Verbindung zum Subarachnoidalraum hin. Eine ernste Komplikation ist die aszendierende Infektion der Meningen.

Behandlung

Radikale Exstirpation des Fistelganges mit Verschluß des Liquorraums. Sie muß so rasch wie möglich nach der Geburt erfolgen.

■ Postoperative Pflege

Bauchlage des Neugeborenen bis zur Wundheilung. Antibiotische Infektionsprophylaxe.

Postoperative Pflege ■

Gesichtsschädel

Er setzt sich aus den Gesichtsknochen Oberkiefer (Maxilla), Joch-, Nasen-, Tränen-, Gaumen- und Pflugscharbein sowie Unterkiefer (Mandibula) zusammen und umfaßt den Nasen-Rachen-Raum und die Mundhöhle. Diese mit Schleimhaut ausgekleideten Hohlräume bilden den Anfangsteil des Atmungs- und des Verdauungstraktes. Der Weichteilmantel besteht aus der mimischen Muskulatur und den Kaumuskeln, die von Fettgewebe und der Gesichtshaut bedeckt sind.

Lippen-Kiefer-Gaumen-Spalten

Definition

Angeborene, ein- oder beidseitige Spaltbildung der Oberlippe, des Kiefers sowie des Gaumens.

Nach Schweregrad und Ausdehnung der Spalten werden unterschieden:

- einfache Lippenspalten (Hasenscharten),
- komplizierte Lippenspalten (Kombination einer Lippenspalte mit einer Kiefer- oder Gaumenspalte),
- isolierte Gaumenspalten.

Entstehung

Auslösend für diese Mißbildung sind überwiegend Erbfaktoren. Jedoch kommen auch exogene Noxen wie Sauerstoffmangel, Virusinfektionen und Strahlenschäden in Betracht. Die Lippenspalten entstehen in der 4., die Gaumenspalten in der 8. Fetalwoche.

Lippenspalten können ein- oder doppelseitig auftreten. Sie liegen immer lateral. Nach dem Schweregrad lassen sich folgende Formen unterscheiden:

- Einkerbungen des Lippenrots,
- einseitige teilweise oder völlige Spaltung der Lippe (Abb. **39**),
- beidseitige teilweise oder totale Lippenspalte (Abb. **40**).

Vielfach ist die Lippenspalte mit einer Kiefer-Gaumen-Spalte kombiniert. Bei den *komplizierten Lippenspalten* unterscheiden wir danach, ob Kiefer oder Gaumen mitbeteiligt sind:

- Lippen-Kiefer-Spalte, die meist beidseitig auftritt,
- Lippen-Kiefer-Gaumen-Spalte (Wolfsrachen). Sie tritt überwiegend einseitig auf (Abb. **41**).

Bei den *isolierten Spaltbildungen des Gaumens,* die im Gegensatz zu den Lippen-Kiefer-Spalten immer in der Mittellinie (Medianlinie) liegen, werden folgende Formen unterschieden:

- Velumspalte: Hierbei handelt es sich um eine partielle oder totale Einkerbung des Zäpfchens (Uvula fissa). Sie bildet die leichteste Form der Gaumenspalte (Abb. **42**).

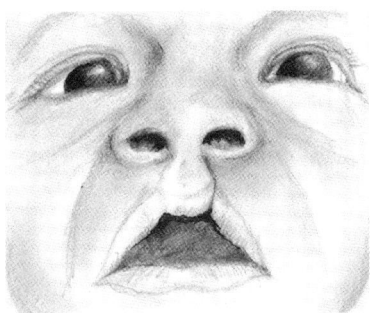

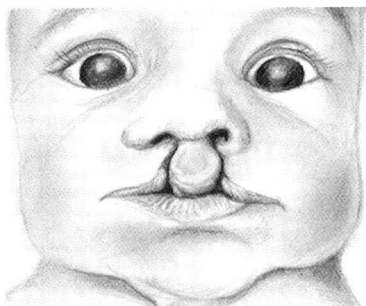

Abb. **39** Einkerbung des Lippenrots (rechts), Lippenspalte (Hasenscharte, links)

Abb. **40** Beidseitige totale Lippenspalte

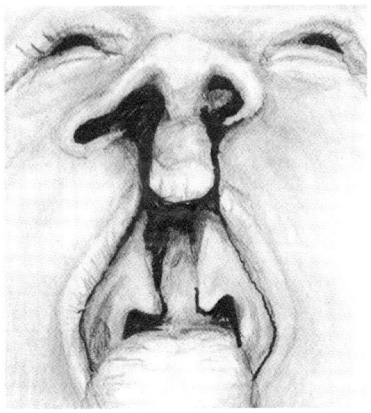

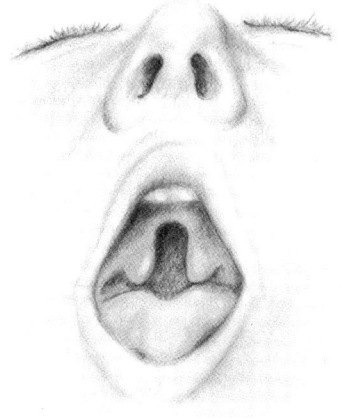

Abb. **41** Beidseitige Lippen-Kiefer-Gaumenspalte (Wolfsrachen) – mit Ausziehung und Abplattung des rechten Nasenflügels

Abb. **42** Velumspalte

– Spaltung des Gaumensegels (Velum fissum).
– Spaltung des weichen Gaumens.
– Spaltung des weichen und des harten Gaumens.

Klinische Zeichen

Neben der schon äußerlich erkennbaren Deformität kann das Ausmaß der Fehlbildung durch Inspektion der Mundhöhle bestimmt werden. Da bei der Lippen-Kiefer-Gaumen-Spalte eine Verbindung zwischen Nasen- und Rachenraum besteht, ergeben sich Schwierigkeiten bei der Nahrungsaufnahme. Das Kind ist nicht imstande, zu saugen oder zu schlucken. Charakteristisch sind Nahrungsaustritt aus der Nase und gehäufte Hustenanfälle während des Fütterns. Bei unsachgemäßer Pflege besteht die Gefahr des Nahrungsübertritts in die Bronchien und in die Lunge (Aspirationspneumonie).

■ Präoperative Pflege

Zunächst sachgemäße Nahrungszufuhr, am besten in einer Schräglagerung, wobei mit einem großen Sauger gefüttert werden soll. Auch Andikken der Nahrung ist günstig, um Schluckstörungen vorzubeugen. Das Legen einer Magensonde ist in den meisten Fällen nicht erforderlich.

Durch Anfertigen und Einbringen einer Kunststoffplatte (sogenannte Lutschplatte) wird die Nahrungsaufnahme erheblich erleichtert. Zudem preßt der Säugling die Oberkieferanteile durch Saugdruck in die immer wieder zu korrigierende Platte hinein und begünstigt das Knochenwachstum.

Präoperative Pflege ■

Behandlung

Die Korrektur der Lippen-Kiefer-Gaumen-Spalten erfordert das Zusammenwirken von Kieferchirurgen, Kieferorthopäden, Hals-Nasen-Ohren-Ärzten, Sprachpädagogen wie Pädiatern. Zielsetzung ist uneingeschränkte Kaufähigkeit, Ermöglichung einer ungestörten Sprachentwicklung und kosmetische Unauffälligkeit im Bereich des Gesichtsschädels.

Behandlungsplan

– Frühbehandlung (beginnend in der ersten Lebenswoche) mit Einlegen einer Gaumenplatte, die die Gaumenspalte deckt.
– 3.–8. Lebensmonat: Verschluß der Lippenspalte.
  Doppelseitige Lippenspalten werden in einer Sitzung korrigiert. Dieses Vorgehen gewährleistet eine symmetrische Position des Zwischenkiefers.
– 2.–3. Lebensjahr: Verschluß der Gaumenspalte bei schon fortgeschrittenem Wachstum des Oberkiefers. Diese „Frühoperation" hat den Vorteil, eine fehlerhafte Sprachentwicklung (Rhinolalie oder Rhinophonie) zu umgehen.
– Nach Abschluß der kieferorthopädischen Behandlung Beginn der orthodontischen Behandlung (Zahnbehandlung) im Alter von 6 Jahren,

wenn ausreichend bleibende Zähne vorhanden sind, durch auswechselbare Apparaturen.

- Eine logopädische Betreuung (Sprachschulung) erfolgt im 2. Lebensjahr, zunächst durch die Eltern, später durch geschulte Kräfte.
- Vielfach werden Nachkorrekturen im Bereich der Nase notwendig.
- Bei Fehlanlage oder Nichtanlage von Frontzähnen erfolgt eine definitive Versorgung mit einer Prothese (sog. Brücke) im Alter von 19 bis 20 Jahren.

■ Pflege

Vielfach ist eine psychische Betreuung und Führung der Kinder mit einer Kiefer-Lippen-Gaumen-Spalte bis in das Erwachsenenalter erforderlich.

Pflege ■

Seltene Spaltbildungen im Gesichtsbereich

Zu ihnen zählen

- quere und schräge Gesichtsspalten,
- mediane und laterale Nasenspalten,
- Unterlippen- und Unterkieferspaltbildungen (Abb. 43). Eine Kombination dieser Mißbildungen mit anderen Fehlbildungen, wie mit einem Hydrozephalus oder einer Enzephalomeningozele, wird häufig beobachtet. Der Verschluß der Gesichts-und Nasenspalten erfolgt im Alter

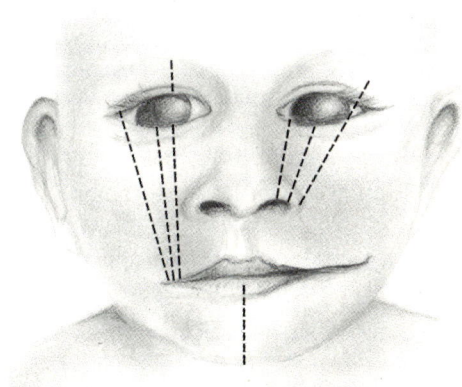

Abb. **43** Quere Wangenspalte. Der Verlauf der schrägen Gesichtsspalten, von der Nasenöffnung oder dem Mund ausgehend, wie die Unterlippenspaltung sind markiert

von 2 Jahren. Bei *Augenbeteiligung* ist der operative Eingriff sehr früh vorzunehmen!

Pierre-Robin-Syndrom

Definition

Angeborener Mißbildungskomplex mit den Symptomen

- Unterentwicklung und Rückverlagerung des Unterkiefers (Mikrognathie, Retroposition),
- Gaumenspalte (80%),
- Glossoptose (Verlagerung der Zunge in den Nasen-Rachen-Raum). Eine Kombination mit weiteren Fehlbildungen, insbesondere angeborenen Herzfehlern, ist vielfach zu beobachten.

Ätiologie

Sie ist unklar. Angenommen wird eine ausbleibende oder verzögerte Streckung der Nackenbeuge in der 7.–8. Fetalwoche.

Klinische Zeichen

Das Zurücksinken der Zunge führt zu einer partiellen oder totalen Verlegung des Kehlkopfeinganges, was sich in schwerer Atemnot (Dyspnoe), verbunden mit einer Zyanose, äußert. Auch die gleichzeitig bestehenden tiefen inspiratorischen Einziehungen der Brustwand deuten auf eine Behinderung der Atmung hin (Atemnotsyndrom, Abb. **44**). Trinkschwierigkeiten entstehen durch die Gaumenspalte.

■ Pflege

◆ Besonders in den ersten Lebenstagen ist eine strenge Überwachung dieser Kinder notwendig. Schon eine unbedachte Bewegung bei der Pflege kann lebensbedrohliche Atemnotzustände hervorrufen. Deshalb ist stets darauf zu achten, daß das Kind eine Bauch- oder Seitenlage beibehält, wodurch das Zurückgleiten der Zunge verhindert wird.

◆ Die *Nahrungszufuhr* erfolgt über eine Nasensonde. Nur in seltenen Fällen ist es erforderlich, eine Magenfistel anzulegen.

◆ Wegen der stets drohenden Gefahr der akuten Atemnot sowie der Aspiration ist neben dem Bettchen eine *Absaugvorrichtung* bereitzuhalten.

◆ Auch die Möglichkeit der *sofortigen Sauerstoffgabe* sollte im Pflegezimmer gegeben sein. Zungenfaßzange, Laryngoskop und Trachealtuben vervollständigen das Notfallinstrumentarium.

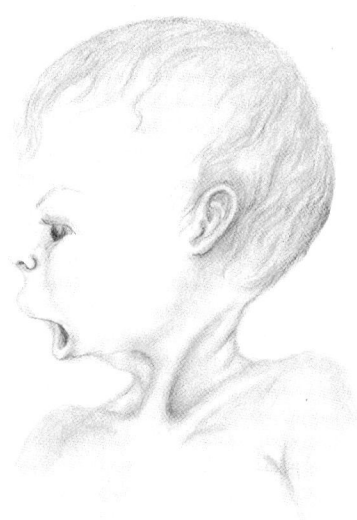

Abb. **44**   Pierre-Robin-Syndrom. Beachte die tiefen suprajugulären Einziehungen infolge der Atembehinderung
durch die Glossoptose

Behandlung

In vielen Fällen ist eine konservative Behandlung ausreichend, da sich mit Älterwerden des Kindes (nach Wochen) die Atemnotzustände verringern. Ist dies nicht der Fall, kommen operativ fixierende Maßnahmen von Zunge oder Unterkiefer in Betracht, z. B. Hervorziehen und Fixierung der Zunge mit Nähten an der Unterlippe oder Anlegen einer Drahtextension an den Unterkieferästen, wobei ein Gewicht, das über eine Rolle läuft, einen Dauerzug auf den Unterkiefer ausübt. Bis zum Verschluß der Gaumenspalte wird ein Gaumenplättchen eingelegt. Eine operative Korrektur der Mikrognathie ist nicht erforderlich, da ein spontaner Wachstumsausgleich des Unterkiefers erfolgt, sobald das Kind zu saugen beginnt.

Mediane und laterale Nasenspalten

Sie gehören zu den sehr seltenen angeborenen Fehlbildungen der Nase. Die *mediane* Nasenspalte wird auch als Doggennase bezeichnet. Ebenfalls selten sind Hypo- und Aplasie (Unterentwicklung oder völliges Fehlen) der Nasenflügel.

Die operative Korrektur dieser Mißbildungen erfolgt im Alter von 2 Jahren.

Choanalatresie

Definition

Angeborener ein- oder beidseitiger Verschluß des hinteren Nasenausganges durch eine bindegewebige Membran oder eine knöcherne Platte.

Klinische Zeichen

Da beim Neugeborenen die Nasenatmung überwiegt, führt eine Verlegung dieses Atemweges zu bedrohlicher Dyspnoe, Zyanose und inspiratorischem Stridor. Bei doppelseitiger Choanalatresie kann der Tod infolge Asphyxie (Erstickung) eintreten. Vermehrte Atemnot stellt sich auch beim Trinken ein, da neben der Behinderung der Nasenatmung auch die Mundatmung eingeschränkt ist.

Diagnostik

Die Choanalatresie wie auch die Ösophagusatresie (S. 165ff) gehören zu den angeborenen Erkrankungen, die schon kurz nach der Geburt ohne Schwierigkeit diagnostiziert werden können.

■ **Pflege**

Die betreuende Pflegekraft (und dies sollte schon in der geburtshilflichen Klinik geschehen) sollte bei jedem Neugeborenen die Durchgängigkeit der Nase und der Speiseröhre mittels einer Sonde prüfen. Da dies jedoch vielfach nicht konsequent durchgeführt wird, ist es Aufgabe der kinderchirurgisch tätigen Pflegekraft, bei jedem Neugeborenen diese Sondierung nachzuvollziehen.

Pflege ■

Gelingt die Nasensondierung nicht, ist dies stets auf das Vorliegen einer Choanalatresie verdächtig. Eine Kontrastmitteldarstellung (wasserlösliches KM) der Nasengänge ohne Übertritt des Kontrastmittels in den Rachen ist beweisend.

Behandlung

Im Notfall bewährt sich das Einführen eines Tubus in den Rachen, um die Atmung zu erleichtern. Die gleichen Dienste leistet ein Gummisauger, dessen Ende abgeschnitten wird.

Liegt eine *häutige Choanalmembran* vor, so ist häufig die Sprengung derselben mit einer Sonde ausreichend. Der *knöcherne* Choanalverschluß muß operativ beseitigt werden. Der operative Zugang erfolgt transnasal oder vom Rachen aus.

■ **Postoperative Pflege**

Stets ist eine *Schienung der Choanen* über mehrere Wochen erforderlich. Der Durchgängigkeit der schienenden Tuben ist Beachtung zu schenken. Erneut auftretende Atembehinderung deutet auf Verlegung der Silikonröhrchen durch eingedicktes Sekret hin und erfordert Freispülung wie auch Absaugung des Rachens.

Nach Entfernung der Tuben werden wegen der zu erwartenden reaktiven Verschwellung der Nasenschleimhaut Nasentropfen verabreicht.

Postoperative Pflege ■

Makroglossie

Definition

Als Makroglossie wird *jede* Zungenvergrößerung bezeichnet. Ihr kann eine muskuläre Hypertrophie (Vergrößerung der einzelnen Muskelzellen) wie auch ein Tumor zugrunde liegen.

Die muskuläre Hypertrophie kann als isoliertes Krankheitsbild, aber auch im Zusammenhang mit anderen Erkrankungen, wie dem Morbus Langdon-Down durch Chromosomenaberration (Mongolismus), auftreten. Die bei der angeborenen Hypothyreose (Unterfunktion der Schilddrüse) zu beobachtende Makroglossie entsteht im Gegensatz zu der muskulären Hypertrophie durch eine myxödematöse Veränderung im Bereich der Zungenschleimhaut. Muskuläre Hypertrophie und Makroglossie infolge Hypothyreose sind *selten* gegenüber den Zungenvergrößerungen infolge von Tumoren, insbesondere durch Lymphangiome (diffuse oder zystische Tumoren, vom Lymphgefäßsystem ausgehend). Auch Hämangiome (gutartige Tumoren des Gefäßsystems) können eine Makroglossie verursachen. Kombinationen von Lymphangiomen und Hämangiomen werden beobachtet (Abb. 45).

Klinische Zeichen

Infolge des Mißverhältnisses zwischen Zunge und Mundhöhle wird die Zunge aus dem Mund herausgestreckt, was den Kindern einen debilen Ausdruck verleiht. Trinkschwierigkeiten und Behinderung der Atmung bestehen in der Regel nicht. Bei Vorliegen eines Hämangioms zeigt sich bei Inspektion der Mundhöhle ein Tumor, der rötlich-bläulich durch die Zungenschleimhaut hindurchschimmert. Die im Kindesalter sehr selten

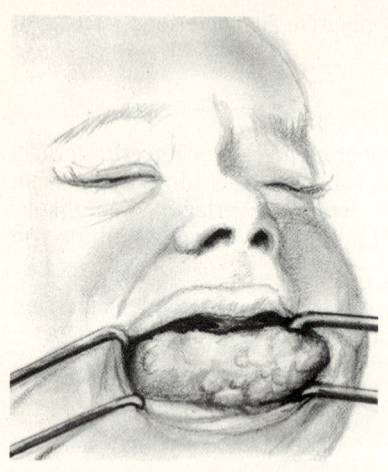

Abb. **45**   Makroglossie infolge eines Zungenhämangioms

bösartigen Zungentumoren zeichnen sich dagegen durch eine derbe Konsistenz bei höckeriger Oberfläche aus.

Behandlung

Sie besteht in einer frühzeitigen operativen Verkleinerung der Zunge bei der muskulären Hypertrophie. Am besten geschieht dies durch eine Keilexzision aus dem Zungenkörper (im Bereich der Zungenspitze). Beim Lymphangiom ist eine möglichst radikale Entfernung des Tumors anzustreben. Wegen der Möglichkeit der spontanen Rückbildung des Hämangioms ist zunächst eine abwartende Haltung indiziert. Häufige Blutungen jedoch, zu denen der Tumor neigt, können auch ein frühzeitiges operatives Vorgehen notwendig machen.

■ Postoperative Pflege

◆ Während der ersten Tage wird die *Nahrung* durch eine Nasensonde zugeführt. Eine parenterale Ernährung ist in der Regel nicht notwendig.

◆ Weitere Pflegemaßnahmen bestehen in täglich mehrfachen Mundspülungen mit Kamille oder Antiseptika (desinfizierende Lösungen).

Postoperative Pflege ■

Zungenstruma

Definition

Aus Schilddrüsengewebe bestehender Tumor des Zungengrunds.

Entstehung

Entwicklungsgeschichtlich bedingte Hemmung des Abstiegs der Schilddrüse in die Halsregion, wobei der Schilddrüsenkörper am Zungengrund verbleibt.

Klinische Zeichen

Infolge der Lage des Tumors am Zungengrund können Schluck- und Atembeschwerden auftreten.

Bei Inspektion der Mundhöhle zeigt sich eine derbe, höckerige, gefäßreiche Geschwulst.

Behandlung

Da jeder Tumor im Bereich des Zungengrundes verdächtig auf eine Zungenstruma ist, muß vor der Operation eine spezielle Diagnostik erfolgen. Sie besteht in einer Lokalisationsuntersuchung mit radioaktiven Stoffen (Szintigraphie) und erlaubt eine exakte Aussage darüber, ob die Schilddrüse orthotop (an normaler Stelle) angelegt ist oder nicht. Wird ein vermeintlicher Zungentumor *ohne* diese Untersuchung entfernt, kann das Krankheitsbild eines Myxödems (Schilddrüsenunterfunktion, Thyroxinmangel) entstehen.

Verkürztes Zungenbändchen (Ankyloglosson)

Definition

Angeborene Verwachsungen der Zungenspitze mit dem Boden der Mundhöhle infolge eines zu kurz angelegten Zungenbändchens (Frenulum linguae).

Klinische Zeichen

Beschwerden bestehen nicht, jedoch sind durch die verminderte Beweglichkeit der Zunge Sprachstörungen zu erwarten.

Behandlung

Zunächst ist eine abwartende Haltung gerechtfertigt, da durch die Zungenbewegung allein eine spontane Elongation des Frenulums möglich ist. Ist dies bis zum Ende des 1. Lebensjahres nicht erfolgt, kann das an der

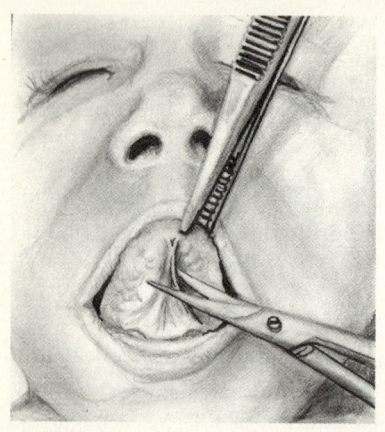
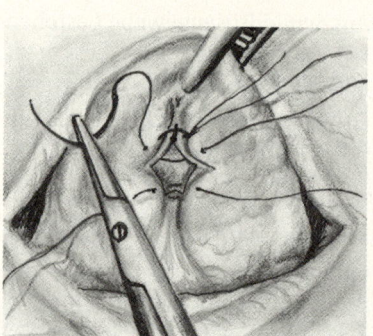

a

b

Abb. 46a u. b Verkürztes Zungenbändchen
a Durchtrennung des verkürzten Zungenbändchens,
b Frenuloplastik

Zungenspitze ansetzende Bändchen quer durchtrennt werden (Abb. **46a** u. **b**). Die Wundränder werden mit einigen resorbierbaren Einzelknopfnähten längs vereinigt (Frenuloplastik). Eine postoperative Betreuung ist nicht erforderlich.

Ranula (Froschblase)

Definition

Bei der Ranula handelt es sich um eine *zystische Retentionsgeschwulst* (infolge Sekretverhaltung) durch Verschluß des Ausführungsgangs der Unterzungendrüse (Glandula sublingualis) oder auch durch Versprengung von embryonalem Drüsengewebe.

Klinische Zeichen

Beim meist einseitigen Auftreten der Ranula wird die Zunge auf die gegenüberliegende Seite verdrängt. Hierdurch treten Sprach- und Schluckstörungen auf.

Bei Inspektion der Mundhöhle zeigt sich unter der Zunge ein prallelastischer, häufig bläulich durchschimmernder Tumor (Abb. **47**).

Rupturiert die Zyste spontan, entleert sich eine klare Flüssigkeit.

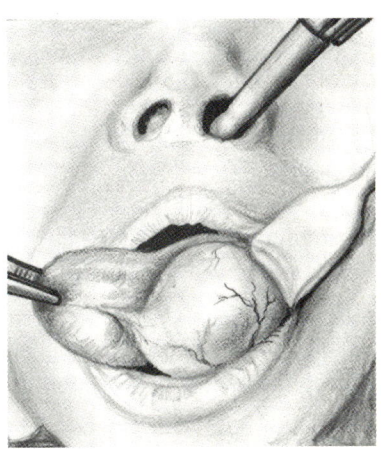

Abb. **47** Große Ranula. Beachte die tumorbedingte Zungenverlagerung

Behandlung

Sie besteht in der Entfernung der Zyste, soweit dies möglich ist. Meist jedoch verbleiben Reste am Zungengrund, die mit der elektrischen Kugel verschorft werden müssen, um einem Rezidiv (Neubildung der Retentionszyste) vorzubeugen.

■ Postoperative Pflege

Während der ersten postoperativen Woche Nahrungszufuhr durch eine Sonde sowie tägliche Desinfektion der Mundhöhle mit Antiseptika.

Postoperative Pflege ■

Epulis (E. connata) und Epignath

Definition

Die Epulis ist eine gutartige Geschwulst, die dem Zahnfleisch der Maxilla oder Mandibula aufsitzt. Der Epignath ist ein Teratom (Abkömmling aller 3 Keimblätter), das von dem harten Gaumen ausgeht.

Behandlung

Da die Epulis sich innerhalb der ersten 6 Lebensmonate rückzubilden vermag, ist keine Soforttherapie notwendig. Eine Ausnahme ist eine Übergröße der Geschwulst mit Behinderung der Atmung.

Der Epignath ist in der Regel ebenfalls ohne Probleme entfernbar. In jedem Falle sollte sich der Exstirpation eine feingewebliche Analyse des Tumors anschließen.

Sequestrierende Zahnkeimentzündung

Definition

Akute, von einer infizierten Zahnanlage ausgehende und fortschreitende Entzündung des Oberkieferknochens (Osteomyelitis) beim jungen Säugling.

Klinische Zeichen

Entzündliche Rötung und Schwellung, meist einseitig im Bereich der Wange, insbesondere des Unterlids, verbunden mit hohen Temperaturen.

Inspektion und Palpation der Mundhöhle ergeben eine starke Rötung und schmerzhafte Schwellung im Bereich des Oberkiefers. In fortgeschrittenen Fällen deutet eine Fluktuation die bereits eingetretene Abszeßbildung an. Bei spontaner Abszeßentleerung, die häufig erfolgt, finden sich im Eiter abgestorbene Zahnkeime.

Ohne Behandlung kann der Gaumendachabszeß auch in die Nasenhöhle perforieren, und der Eiter entleert sich aus einer Nasenöffnung.

Die sequestrierende Zahnkeimentzündung wird gehäuft bei Lippen-Kiefer-Gaumen-Spalten beobachtet (Abb. **48**).

Behandlung

Bei Früherkennung des Krankheitsbilds werden Antibiotika in hoher Dosierung, am besten als intravenöse Dauertropfinfusion, verabreicht. Der

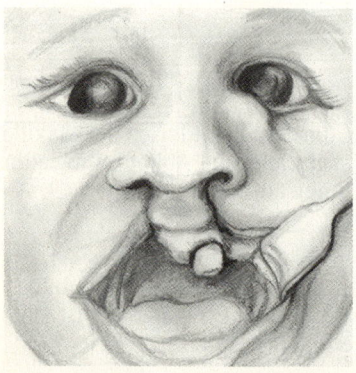

Abb. **48**   Sequestrierende Zahnkeimentzündung. Beachte die Schwellung unterhalb des linken Augenlids und das gleichzeitige Vorliegen einer beidseitigen Lippen-Kiefer-Gaumen-Spalte

Gaumendachabszeß erfordert eine breite Eröffnung und Absaugen des Eiters.

■ **Postoperative Pflege**

◆ Spülungen der Mundhöhle mit antiseptischen Lösungen

◆ Bei länger dauernder Antibiotikabehandlung ist auf Soorbefall der Mundhöhle zu achten. Bei Auftreten einer Soormykose werden antimykotische Pinselungen vorgenommen.

◆ Beginn der oralen Nahrungszufuhr nach Wundheilung.

Postoperative Pflege ■

Rachen

Tonsillenhypertrophie, chronische Tonsillitis

Die Gaumentonsillen (Tonsillae palatinae) sind paarig angelegte Organe am Übergang von der Mundhöhle zum Pharynx, die, wie auch die Rachentonsille (Tonsilla pharyngea), den lymphatischen Rachenring bilden und der Infektabwehr dienen.

Klinische Zeichen

Rezidivierende Halsschmerzen, Schluckbeschwerden, oft erhöhte Temperaturen sowie Vergrößerung der zervikalen Lymphknoten. Bei Inspektion der Mundhöhle zeigen sich vergrößerte Tonsillen, aus deren Krypten sich auf Spateldruck Eiterpfröpfe entleeren. Eine starke Hyperplasie kann zu einer Behinderung der Nasenatmung führen, insbesondere wenn die Rachentonsille auch vergrößert ist (sogenannte adenoide Vegetationen), wodurch gehäufte Infektionen der oberen Luftwege (Anginen) hervorgerufen werden.

Indikation zur Tonsillektomie

– starke Tonsillenhypertropie (Atembehinderung),
– häufige Anginen oder Otitiden (Ohrenentzündungen durch Verlegung der Tuba auditiva),
– wenn eine chronische Tonsillitis als Fokalherd für rheumatische Erkrankungen oder eine Glomerulonephritis in Betracht kommt.

Technik der Tonsillektomie

Der Eingriff sollte in Intubationsnarkose bei Überstreckung und Tieflagerung des Kopfes erfolgen. Die Tonsille wird mit einer Zange erfaßt und

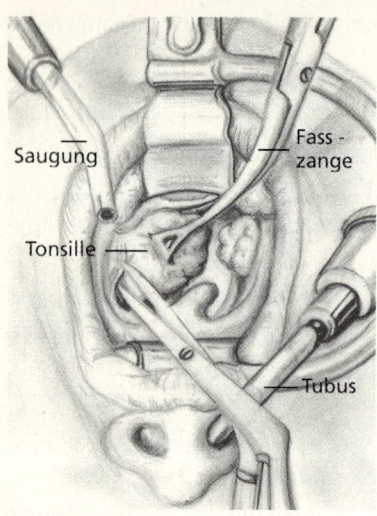

Abb. **49**   Operative Taktik der Tonsillektomie. Der Ausschälung der Gaumen-
mandel aus ihrem Bett schließt sich eine
sorgfältige Blutstillung an

mit einer gebogenen Schere aus ihrem Bett teils scharf, teils stumpf ausgelöst (Abb. **49**).

Nach Absaugen des Blutes werden größere blutende Gefäße umstochen
und ligiert, kleinere Gefäße können mit einer Koagulationspinzette verschorft werden.

Die Rachentonsille wird mit einem speziellem Ringmesser (nach Beck-
mann) nach Beiseiteschieben des Tubus scharf von ihrer Basis abgetrennt
(Adenotomie). Tonsillektomie und Adenotomie können bedenkenlos in
einer Sitzung durchgeführt werden.

■ Postoperative Pflege

◆   Nach der Tonsillektomie wird das Kind in Seiten- (oder Seiten-
Bauch-)Lage gebracht, um einer möglichen Aspiration von Schleim und
Blut vorzubeugen. Zum Schutz des Bettes wird ein Spanntuch über das
Kopfende der Matratze gebreitet. Zellstoffplatten und eine Nierenschale
sind bereitzustellen. Durch Auflegen einer Eiskrawatte (mit Eisstücken
gefüllter Gummibeutel, mit einem Tuch abgedeckt) oder Eisplastikkom-
pressen (mit Gel gefüllte Plastikbeutel, die im Eisschrank gekühlt werden) wird durch Verengung der Blutgefäße die Gefahr einer Nachblutung
herabgesetzt.

◆   Atmung, Puls und Blutdruck sind kontinuierlich zu kontrollieren.

Beachte: Auffallende Hautblässe, schneller und flacher Puls, Blutdruckabfall und Blutaustritt aus Mund und/oder Nasenlöchern sind
die Zeichen einer bedrohlichen *Nachblutung*. Bei Verschlucken
des Blutes kann der Blutabgang nach außen fehlen. Der diensttuende Arzt ist umgehend zu informieren, wobei die Zimmer-
schwester bei dem Kind bleibt!

◆ Insbesondere zwischen dem 4. und 6. postoperativen Tag besteht die
Gefahr einer Nachblutung, da sich zu diesem Zeitpunkt die Schorfe und
Wundbelege zu lösen beginnen.

◆ Gegen die oft vorhandenen *Schmerzen* beim Schlucken und Sprechen
können anästhesierende Lutschtabletten oder Suppositorien verabreicht
werden. Es ist wichtig, die Kautätigkeit zu fördern, um einen Sekretstau
in die Ohrspeicheldrüsen (Stauungsparotitis) zu verhindern.

◆ Die *Körperpflege* beschränkt sich auf Waschungen. Zähneputzen und
Mundspülungen sollten unterbleiben wie auch eine Haarwäsche.

◆ Ernährung: Sie beginnt 4 – 6 Stunden nach der Operation durch die Verabreichung von eisgekühltem Tee. Der Nahrungsaufbau erfolgt normal,
wobei die Speisen nicht zu warm oder zu stark gewürzt sein sollten. Spei-
seeis wird von den Kindern gern genommen. Obstsäfte, Früchte wie auch
Fruchteis sind nicht geeignet, da sie die Wundflächen reizen (Schmerzen,
Gefahr der Blutung). Das gilt auch für Schokolade und Bananen usw.

◆ Am 2. postoperativen Tag darf das Kind aufstehen bzw. sitzen. Die Entlassung erfolgt in der Regel am 7. – 8. postoperativen Tag.

◆ Die *Betreuung nach einer Adenotomie* entspricht weitgehend der nach
einer Tonsillektomie. Meist sind die Beschwerden geringer, und die Entlassung kann früher erfolgen.

Postoperative Pflege ■

Retropharyngealabszeß

Definition

Schwellung und Abszedierung der Lymphknoten im Bereich der Rachenhinterwand infolge einer von der Mundhöhle ausgehenden Infektion.
Der Erreger ist meist ein hämolytischer Streptokokkus.

Klinische Zeichen

Die Erkankung tritt fast nur im Säuglingsalter auf. In den ersten Krank-
heitstagen finden sich Zeichen eines katarrhalischen Infektes mit Fieber,
Trinkunlust und Unruhe. Das Auftreten von Schluckbeschwerden deutet

die zunehmende Vergrößerung der retropharyngealen Lymphknoten an. In Kürze stellen sich akute Zeichen wie Stridor, Dyspnoe und Zyanose ein. Bei Inspektion des Rachens durch Einführen eines Laryngoskops zeigt sich an der Rachenhinterwand eine ausgedehnte Vorwölbung. Die Schleimhaut über dem Tumor ist dunkelrot. Häufig findet sich eine Fluktuation als Zeichen der bereits eingetretenen Abszedierung.

Behandlung

Um das Kind von der Luftnot zu befreien, ist eine sofortige Spaltung des Abszesses unerläßlich. Sie erfolgt in Kopftief- und Seitenlage, um Verschlucken oder Aspiration von Eiter zu verhindern. Nach einer kleinen Stichinzision wird der Eiter durch Absaugen entfernt. Diese Entlastung führt zu schlagartiger Besserung der Atmung und Verschwinden des Stridors und der Zyanose. Wegen der Gefahr der Keimverschleppung, die trotz sorgfältigen Säuberns der Mundhöhle besteht, werden Antibiotika parenteral appliziert.

■ Postoperative Pflege

◆ Die Nahrungszufuhr erfolgt bis zur Heilung der Wunde durch eine Magensonde.

◆ Außer sorgfältiger Mundpflege sind keine postoperativen Maßnahmen erforderlich.

Postoperative Pflege ■

Ohren

Fehlbildungen der Ohrmuscheln

Zu den angeborenen Mißbildungen werden die *Ohrmuschelhypoplasie* (mangelhafte Entwicklung der Ohrmuschelanlage), die *Aplasie* (fehlende Ohrmuschelanlage) und das sogenannte *abstehende Ohr* gerechnet. Eine familiäre Häufung bei Ohrmuschelfehlbildungen wird beobachtet. Desgleichen sind Veränderungen der Ohrmuschel vielfach hinweisend auf Fehlbildungen im Bereich der Nieren und der ableitenden Harnwege.

Aplasie

Bei totaler Aplasie ist ein operativer Ohrmuschelaufbau sehr schwierig. Statt dessen kann der Ersatz durch eine Kunststoffprothese erfolgen.

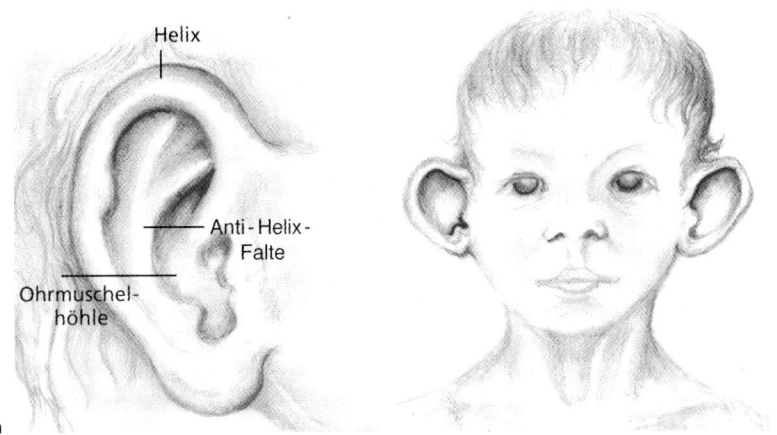

Abb. **50 a** u. **b**   Abstehende Ohren
a Physiologisches Relief des äußeren Ohrs
b Abstehende Ohren mit Fehlen der anatomischen Faltenstrukturen

Abstehende Ohren

Sie sind weitaus häufiger als Hypo- oder Aplasie der Ohrmuschel. Hierbei handelt es sich um eine Stellungsanomalie der Ohrmuschel. Sie liegt meist beidseitig vor. Zu unterscheiden sind:

- das abstehende Ohr infolge einer Ohrmuschelhypertrophie, was zu einer überstarken Wölbung der Muschel und einer Verlagerung des Ohrs nach vorn führt;
- das abstehende Ohr infolge Fehlens der sog. Antihelixfalte (Abb. **50 a** u. **b**). Bei dieser Form geht die Ohrmuschel ohne Differenzierung löffelartig in die Ohrleiste (Helix) über.

Störungen der Hörfunktion entstehen durch diese Stellungsanomalien nicht, jedoch treten wegen des Spotts anderer Kinder vielfach psychische Schäden auf. Deshalb ist eine operative Korrektur *nicht* nur aus kosmetischen, sondern auch aus medizinischen Gründen gegeben. Der Eingriff wird noch vor dem Schulalter ausgeführt.

Operation

Sie besteht in der Entnahme eines Hautstreifens aus der Rückseite des Ohrs sowie eines mondsichelförmigen Knorpelstreifens. Bei der Vereinigung beider Knorpelanteile läßt sich die Ohrmuschel an den Kopf anlegen (Abb. **51**). Das Ideale Maß des Ohr-Kopf-Abstandes beträgt 1,6 – 1,8 cm. Die Verwendung resorbierbarer Nahtmaterialien bei der

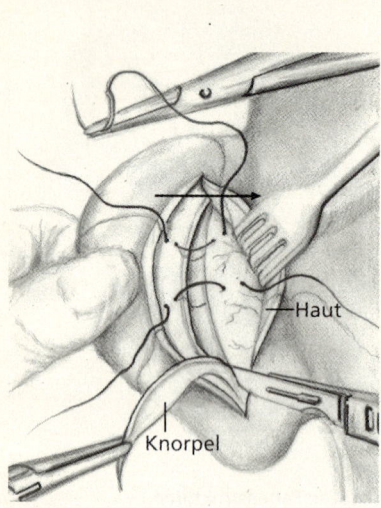

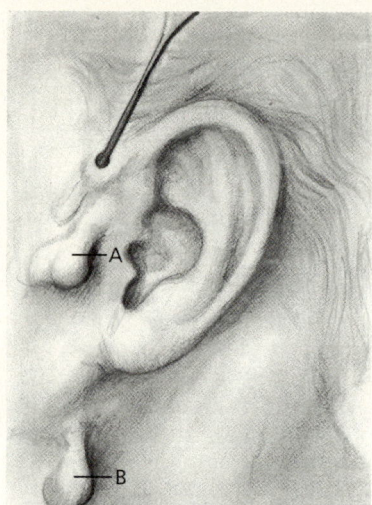

Abb. 51 Ohrmuschelkorrektur von der Rückseite des Ohres aus. Zustand nach Haut- und Knorpelexzision, Bildung einer Antihelixfalte durch Nahtvereinigung des Knorpels – bei gleichzeitiger Verringerung des Ohr-Kopf-Abstands (Pfeil)

Abb. 52 Präaurikulärfistel (sondiert), Präaurikularanhang (A), kongenitaler Halsanhang (B)

Hautnaht wie die Benutzung von Gewebeklebern erspart den Kindern das oft schmerzhafte Ziehen der Fäden.

Zur Verhütung eines Rezidivs, das durch die schlechte Heilungstendenz des Ohrknorpels droht, ist es ratsam, den Kindern vom ersten postoperativen Tage an einen zur Mütze umgeformten Trikotschlauch (besonders während des Schlafens) anzulegen, der 4 Wochen belassen werden soll. Er verhindert wirkungsvoll das Abknicken des Ohres nach vorn, was jedem Rezidiv Vorschub leistet.

Beachte: Knorpel heilt schlechter als Knochen!

Präaurikularanhänge

Definition

Angeborene, bürzelartige, vor dem Ohrtragus gelegene Hauttumoren, die stets Knorpelgewebe enthalten (Abb. 52).

Entstehung

Bei den präaurikulären Anhängen handelt es sich wohl um versprengte Keime der Ohranlage.

Der histologische Aufbau dieser „Tumoren" entspricht einem Fibrochondrom (Bindegewebs- und Knorpelbestandteile).

Klinische Zeichen

Präaurikularanhänge können ein- oder doppelseitig vorkommen; entzündliche Veränderungen fehlen.

Behandlung

Sie besteht in der Entfernung der Tumoren zusammen mit dem Knorpel. Der operative Eingriff erfolgt im Säuglingsalter.

Eine besondere postoperative Pflege ist nicht erforderlich.

Präaurikularfisteln

Definition

Mit Epidermis (Oberhaut) ausgekleidete Gänge, die vor dem Ohrtragus münden und zu rezidivierenden Entzündungen neigen.

Entstehung

Präaurikuläre Fisteln sind Reste des 1. und 2. embryonalen Kiemenganges.

Klinische Zeichen

Winzige, oft kaum sichtbare, punktförmige Einziehungen der Haut vor der Helix oder dem Tragus deuten auf eine Fistel hin (Abb. **52**). Durch Verstopfung dieser Gänge mit Sekret entsteht eine Entzündung, die mit Schmerzhaftigkeit, Rötung und Schwellung einhergeht. Ohne Behandlung besteht die Gefahr eines präaurikulären Abszesses.

Behandlung

Nur durch die radikale Entfernung des oft verzweigten Fistelgangnetzes ist ein Rezidiv vermeidbar. Bei der operativen Beseitigung ausgedehnter Fisteln ist darauf zu achten, daß der VII. Gehirnnerv (N. facialis), der in diesem Bereich verläuft, nicht verletzt wird.

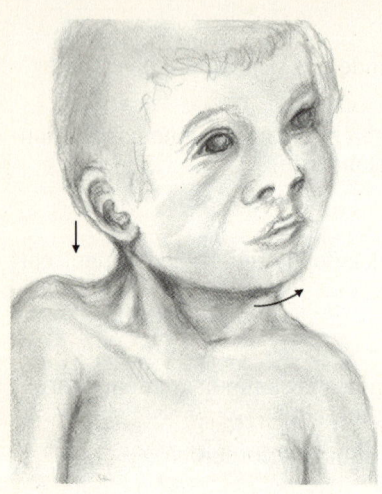

Abb. **53**   Muskulärer Schiefhals. Die Pfeile deuten die Fehlhaltung des Kopfes an. Beachte das wulstige Vortreten des rechten M. sternocleidomastoideus

Halsorgane

Muskulärer Schiefhals

Definition

Eine durch einseitige Verkürzung und Fibrosierung (Umwandlung der Muskulatur in Bindegewebe) des M. sternocleidomastoideus bedingte Fehlhaltung des Kopfes mit Neigung zur kranken und Drehung zur gesunden Seite (Abb. **53**).

Andere Bezeichnungen sind Tortikollis, Caput obstipum musculare.

Entstehung

Sie ist nicht völlig geklärt. Erörtert werden Geburtsverletzungen, die zu einer Zerreißung oder Quetschung der Halsmuskulatur führen, sowie auch eine Fehlhaltung des kindlichen Kopfes in der Gebärmutter.

Klinische Zeichen

Der Schiefhals des Neugeborenen stellt sich als derber, nicht verschieblicher Tumor überwiegend der rechten Halsseite dar. Der Kopf wird leicht zur kranken Seite geneigt gehalten, bei gleichzeitiger Blickwendung zur gesunden Seite. Innerhalb des 1. Lebensjahres wird gehäuft eine spontane Rückbildung des angeborenen Schiefhalses beobachtet. Tritt keine Regression ein, verstärkt sich die Fehlhaltung des Kopfes, zu der sich eine zunehmende *Gesichtsasymmetrie* gesellt. Weiterhin können sich Fehlhaltungen der Wirbelsäule einstellen.

Differentialdiagnose

– Mögliches Symptom einer zerebralen Bewegungsstörung,
– Klippel-Feil-Syndrom beim chronischen Tortikollis,
– okulärer Schiefhals infolge Lähmung eines Augenmuskels (M. obliquus superior),
– ossärer Schiefhals infolge Verwachsung von Wirbelkörpern,
– Sandifer-Syndrom (nicht fixierter Schiefhals bei gleitender Hiatushernie),
– traumatischer Tortikollis,
– Tortikollis bei Maladie de Grisell, ausgelöst durch entzündliche Veränderungen im hinteren Rachenraum (Retropharynx).

Behandlung

Während der ersten Lebensmonate abwartende Haltung wegen der spontanen Rückbildungstendenz. Als unterstützende konservative Maßnahmen können intramuskuläre (intratumoröse) Hydrokortisoninjektionen versucht werden.

Tritt weder spontan noch durch konservative Behandlung ein Ausgleich der Deformität ein, wird der Muskel operativ durchtrennt und ein 1 cm breiter Muskelstreifen entnommen. Oberer und unterer Muskelstumpf werden *nicht* miteinander vereinigt (Abb. 54).

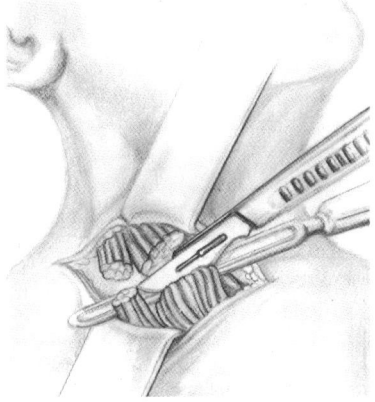

Abb. **54** Operative Taktik beim muskulären Schiefhals

■ **Postoperative Pflege**

Bei Säuglingen wird der Kopf in überkorrigierter Lage, am besten zwischen Sandsäcken, fixiert. Bei größeren Kindern empfiehlt sich das Anlegen einer Halskrawatte für 3 Wochen (Abb. 55).

Postoperative Pflege ■

Halsfisteln

Mediane Halsfistel und -zyste

Definition

In der Mittellinie des Halses (zwischen Zungenbein und oberem Schildknorpelrand) gelegene Einziehung oder zystische Vorwölbung.

Entstehung

Die medianen Halszysten und -fisteln entstehen aus den Überresten des Schilddrüsenganges, der unter physiologischen Bedingungen in der 8. Fetalwoche verödet.

Klinische Zeichen

Halszysten imponieren als parallelastische, oft bis pflaumengroße Gebilde, die sich beim Schlucken hin- und herbewegen (Abb. 56). Bei sponta-

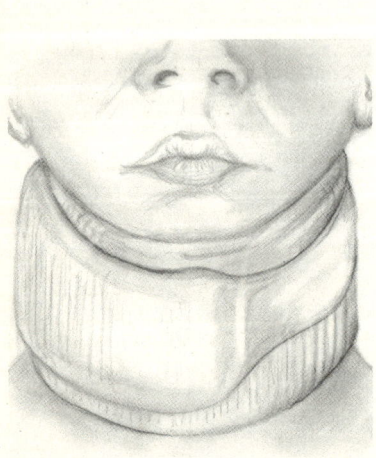

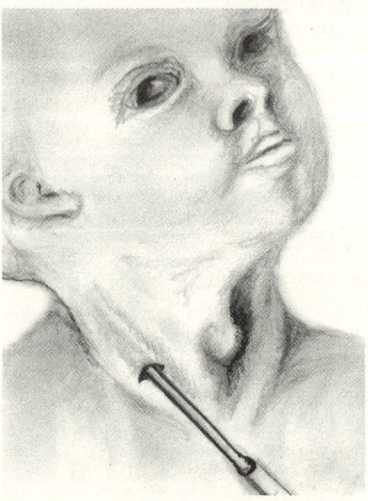

Abb. 55 Halskrawatte mit Klettverschluß

Abb. 56 Laterale kongenitale Halsfistel (sondiert) und mediane Halszyste

ner Perforation der Retentionszyste entsteht die mediane Halsfistel, die infolge Sekretanstaus im Fistelgang zu rezidierenden Entzündungen führen kann.

Behandlung

Sie besteht in der totalen Entfernung des Fistelganges, der immer bis zum Zungenbein reicht. Um Rezidive zu verhindern, muß eine Keilexzision aus dem Zungenbein vorgenommen werden.

Laterale Halsfistel und -zyste

Definition

Immer seitlich der Mittellinie des Halses im Verlauf des M. sternocleidomastoideus gelegene zystische Vorwölbung oder Hauteinziehung (Abb. **56**).

Entstehung

Laterale Halsfisteln und -zysten sind Überreste des Ductus thymopharyngeus (Thymusgang).

Klinische Zeichen

Wie bei den median gelegenen Halsfisteln und -zysten besteht die Gefahr der Infektion. Auch Abszedierung ist möglich. Je nach Ausdehung des Fistelganges werden *komplette* und *inkomplette* Fisteln unterschieden:

– Bei der kompletten Fistel reicht der Fistelgang bis zum Pharynx (Rachen), wo er im Bereich des Gaumenbogens oder der Tonsille mündet.
– Inkomplette Fisteln enden blind im Halsgewebe.

Behandlung

Sie besteht wie bei den medianen Halsfisteln und -zysten ebenfalls in der totalen Exstirpation. Es ist wichtig, den Eingriff im entzündungsfreien Stadium vorzunehmen.

Eine besondere postoperative Betreuung ist nicht erforderlich. Im Falle einer sekundären Wundheilung (infiziertes Gewebe) empfiehlt sich eine antibiotische Behandlung.

Kongenitale Halsanhänge

Definition

Im unteren und seitlichen Halsbereich auftretende, bürzelförmige, der Haut gestielt oder breitbasig aufsitzende Anhänge, die im Inneren Knorpelgewebe enthalten können.

Entstehung

Die Halsanhänge sind Überreste der embryonalen Kiemengänge.

Behandlung

Sie besteht in der totalen Entfernung der Hauttumoren aus kosmetischen Gründen.

Pterygium colli (Flügelfell)

Definition

Durch derbe Narbenstränge oder -platten, die vom Kopf zur Schulter ziehen, bedingte flügelartige Deformität des Halses, die mit einer Fehlstellung des Kopfes einhergehen kann (Abb. **57 a**).

Entstehung

Hemmungsmißbildung in der 4. – 5. Fetalwoche, deren Ursache nicht geklärt ist.

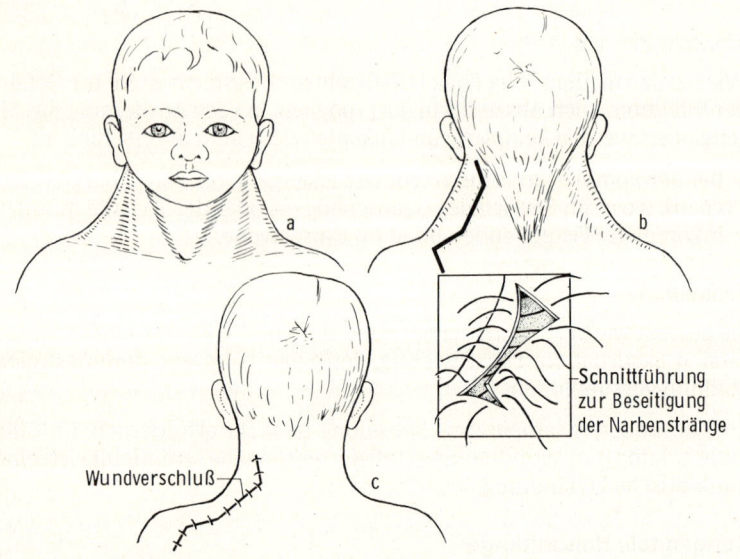

Abb. **57 a–c** Flügelfell
a Zustand vor der Operation
b Schnittführung
c Wundverschluß (einseitig)

Klinische Zeichen

Durch die beim Flügelfell vorhandenen derben Narbenstränge wird der Haaransatz abnorm tief in den Nacken verlagert und dreieckig ausgezogen (Abb. **57 b**). Der Kopf wird je nach Ausmaß der Narbenkontraktur mehr zu der einen oder der anderen Seite hin fixiert gehalten. Auch die Drehbewegung des Kopfes ist eingeschränkt. Flügelfellbildung kann auch in anderen Körperregionen wie in der Achselhöhle und der Kniekehle beobachtet werden. Nur selten tritt das Krankheitsbild isoliert auf, meist ist es mit einer Vielzahl anderer Entwicklungsstörungen vergesellschaftet, wie beim Ehlers-Danlos-Syndrom, bei dem eine angeborene Erkrankung des Bindegewebes vorliegt. Auch beim Turner-Syndrom (durch Chromosomenaberration bedingtes Krankheitsbild) findet sich gehäuft eine Flügelfellbildung.

Behandlung

Durch Entfernung der Narbenstränge und -platten kann die Beweglichkeit des Kopfes verbessert werden. Ihr schließt sich die kosmetische Korrektur der Hautfalten an, wobei sog. Z-Verschiebeplastiken zur Modellierung eines normalen Halsreliefs erforderlich sind (Abb. **57 c**).

■ **Postoperative Pflege**

Ruhigstellung des Halses mit einer Halskrawatte für 3 Wochen.

Postoperative Pflege ■

Entzündungen der Halslymphknoten

Lymphadenitis colli

Definition

Meist durch Staphylokokken hervorgerufene, unspezifische Entzündungen der Halslymphknoten.

Entstehung

Die Lymphadenitis colli geht meist von einer Infektion der Mundhöhle, des Rachens oder des Ohres aus. Die Erreger gelangen in die regionalen Lymphknoten (submaxilläre, submentale, mastoidale und nuchale Lymphknoten).

Klinische Zeichen

Neben Beeinträchtigung des Allgemeinbefindens bestehen immer hohe Temperaturen. Der Kopf wird möglichst nicht bewegt (Schonhaltung).

Die befallenen Lymphknoten sind geschwollen, gerötet und sehr druck-schmerzhaft. Durch Einschmelzen eines Lymphknotens entsteht ein Lymphknotenabszeß. Die Eiterbildung ist durch Fluktuation wie auch sonographisch nachweisbar.

Beachte: Die typischen Entzündungszeichen: Rubor (Rötung), Tumor (Schwellung), Calor (Wärme), Dolor (Schmerz) und Functio laesa (eingeschränkte Funktion) liegen beim Vollbild der Lymphadenitis immer vor.

Behandlung

Durch intravenöse Verabreichung von Antibiotika in altersgemäßer Dosierung (am besten in Form einer Dauertropfinfusion) kann die Infektion vielfach rasch beherrscht werden. Der Therapieerfolg zeigt sich durch Besserung des Allgemeinbefindens, Rückgang der Temperaturen und deutliche Verkleinerung der befallenen Lymphknoten. Bei Abszedierung jedoch muß der Abszeß breit eröffnet werden. Der gewonnene Eiter wird stets bakteriologisch untersucht!

Um ein zu rasches Verkleben der Wundränder (was die Gefahr einer erneuten Abszeßbildung in sich birgt) zu verhindern, wird eine Gummilasche eingelegt. Bei großen Abszessen empfiehlt es sich, neben der Inzision eine Gegeninzision (Schnitt auf der Gegenseite) durchzuführen. Durch diese beiden Schnitte wird dann eine Gummilasche gezogen, deren Enden miteinander verknotet werden. Erst nach völliger Trockenheit der Wunde wird die Lasche entfernt.

■ Pflege

Bei sezernierenden und infizierten Wunden ist der Wundverband täglich, oft mehrmals am Tag zu erneuern. Stets Gummihandschuhe und eine sterile Pinzette verwenden! Nach dem Verbandwechsel sind der infizierte Verbandsstoff sowie die Handschuhe sofort zu vernichten. Auch das weiterhin benutzte Instrumentarium (Pinzette, Schere, Klemme) wird gesondert abgelegt und desinfiziert!

Pflege ■

Differentialdiagnose

– Tuberkulöse Lymphadenitis,
– Hodgkin- und Nicht-Hodgkin-Lymphom (S. 101 f),
– Metastasen (Absiedlungen) aus malignen Geschwülsten des Nasen-Rachen-Raums,

– Lymphadenitis bei Katzenkratzkrankheit oder Toxoplasmose,
– Lymphknotenveränderungen infolge angeborener Stoffwechselerkrankungen, z. B. Speicherkrankheiten wie Kohlenhydratstoffwechselstörungen.

Halslymphknotentuberkulose

Definition

Spezifische, durch Tuberkelbakterien (Typus bovinus) hervorgerufene Entzündung der Halslymphknoten (Lymphadenitis colli tuberculosa).

Entstehung

Der Ausgangsort (Primärherd), von dem der Keim bei der Milchfütterung in den Körper gelangt, ist bei der Halsdrüsentuberkulose die Schleimhaut der Mundhöhle oder des Rachenraums. Es handelt sich um eine *primäre* Infektion.

Bei der *sekundären* Infektion erfolgt die Ausbreitung der Tuberkelbakterien hämatogen (über das Blut), nachdem bereits andere Organe, insbesondere die Lungen, befallen sind. Die Halslymphknoten sind erst sekundär betroffen.

Klinische Zeichen

Im Gegensatz zur unspezifischen Lymphadenitis colli sind bei der tuberkulösen Infektion die Lymphknoten derb und *nicht* druckschmerzhaft. Oft sind sie zu großen Paketen verschmolzen, wobei die bedeckende Haut miteinbezogen ist. Ein typisches Zeichen für die Lymphdrüsentuberkulose ist die „Verkäsung", eine Umwandlung des lymphatischen Gewebes in eine weiß-gelblich käsige Masse mit der Tendenz zur Verkalkung. Verkäsende Lymphknoten können spontan nach außen durchbrechen. Es entsteht eine Fistel, aus der sich bröckelige Massen entleeren, die hochinfektiös sind.

Die Krankheit verläuft ohne Temperatursteigerung, jedoch mit maximaler Erhöhung der Blutsenkungsgeschwindigkeit (BSG). Beweisend für eine Tuberkulose ist der positive Ausfall des *Tuberkulintests* wie auch der Erregernachweis im Lymphknotenpunktat.

Um eine generalisierte Tuberkulose auszuschließen, ist stets eine Röntgenthoraxaufnahme durchzuführen.

Behandlung

In den meisten Fällen ist eine konservative Therapie mit Tuberkulostatika bzw. tuberkulostatischen Antibiotika (Stase = Stillstand) zur Bekämpfung der Erkrankung ausreichend.

Bei größeren Tuberkulomen (Lymphknotentumoren) kann jedoch die operative Ausräumung erforderlich werden. Hierbei ist anzustreben, die befallenen Lymphknoten insgesamt zu entfernen. Die medikamentöse Therapie wird längere Zeit (1 – 2 Jahre) durchgeführt. Die kleinen Patienten bedürfen auch hinterher einer laufenden klinischen und röntgenologischen Überwachung.

Zystisches Lymphangiom

Definition

Aus einem Konglomerat kleiner und großer lymphflüssigkeitshaltiger Zysten bestehender, weich-elastischer Tumor (Lymphangioma colli cysticum, Hygroma colli), der vorzugsweise am Hals auftritt und sich bis in das Mediastinum (Mittelfellraum) ausdehnen kann.

Entstehung

Wahrscheinlich handelt es sich um Neubildungen des Lymphgefäßsystems.

Klinische Zeichen

Häufig findet sich im seitlichen Halsdreieck ein prallelastischer Tumor, dessen bedeckende Haut unauffällig ist. Vielfach ist die Geschwulst schon bei der Geburt vorhanden, kann sich jedoch auch erst im Laufe des 1. Lebensjahres entwickeln (Abb. **58**).

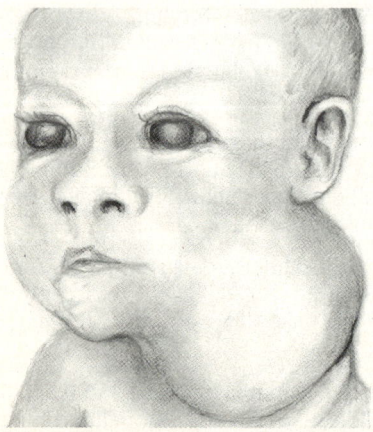

Abb. **58**   Großes zystisches Lymphangiom des Halses

Das Wachstum des Tumors kann zu einer Verlegung der Luft- und der Speiseröhre führen, desgleichen kann der Tumor in das Mediastinum vordringen. Bei Befall der Zunge entsteht eine Makroglossie.

Behandlung

Sie ist operativ und sollte so früh wie möglich erfolgen, da sich die zystische Geschwulst innerhalb der ersten Lebensmonate noch radikal entfernen läßt. Bei längerem Bestehen kommt es zu Blutungen in die Zysten, die sich außerdem infizieren können. Es entstehen Verklebungen, die vielfach eine Totalexstirpation unmöglich machen. Die verbleibenden Zysten werden mit der elektrischen Kugel verschorft. Meist jedoch sind Rezidive nicht zu verhindern. In diesen Fällen sind Nachoperationen erforderlich.

Lymphogranulomatose

Der Morbus Hodgkin (Hodgkin-Lymphom) ist eine bösartige Erkrankung der Lymphknoten und des retikuloendothelialen Systems (RES).

Anmerkung

Das retikuloendotheliale System ist durch seine Fähigkeit, Stoffe zu speichern und Antikörper zu bilden, der wichtigste Abwehrmechanismus des menschlichen Körpers.

Zu ihm gehören die Retikulumzellen der Milz, der Lymphknoten und des Knochenmarks sowie die Kupffer-Sternzellen in der Leber.

Entstehung

Sie ist nicht geklärt, möglicherweise kommt ein „Lymphogranulomatose-Virus" als auslösender Faktor in Betracht.

Klinische Zeichen

Der Ablauf der Erkrankung ist charakteristisch und läßt sich in 3 Stadien unterteilen.

Stadium 1: Zunächst vergrößern sich die Halslymphknoten, die zu derben, großen, indolenten (nicht druckschmerzhaften) Paketen verbacken. Die sie bedeckende Haut ist stets intakt.

Stadium 2: Sehr rascher Befall der mediastinalen und retroperitonealen Lymphknoten sowie verschlechterter Allgemeinzustand. Die BSG ist stets maximal erhöht („Tumor-BSG"), außerdem besteht immer eine Anämie.

Stadium 3: Befall von Milz und Leber, was zu einer Vergrößerung dieser Organe führt, sowie rapide Gewichtsabnahme (Tumorkachexie) deuten auf das *Terminalstadium* hin. Unbehandelt sterben die Kinder mit einer Lymphogranulomatose sehr rasch.

Diagnostik

Durch eine Knochenmarkspunktion (Beckenkamm, Schienbein) sowie durch die histologische Untersuchung eines exzidierten Lymphknotens läßt sich der Beweis für einen Morbus Hodgkin erbringen. Charakteristisch sind mehrkernige Sternberg-Riesenzellen sowie eosinophile Zellen in der Gewebeprobe. Eine sog. explorative Laparotomie mit Entfernung der Milz (Splenektomie) und intraabdominaler Lymphome dient der Beurteilung der Ausdehnung der Erkrankung (sogenanntes Staging).

Behandlung

Sie ist am aussichtsreichsten, wenn die Krankheit im Frühstadium erkannt wird und besteht dann in der Entfernung der befallenen Lymphknoten bei gleichzeitiger Gabe von Zytostatika (Medikamente, die selektiv die Tumorzellen angreifen, sie am Wachstum hindern und zerstören). Im Stadium 2 und 3 bleibt lediglich der *Versuch* einer zytostatischen Therapie. Durch eine symptomatische Behandlung, d.h. wiederholte Bluttransfusionen, Gabe von Medikamenten, die den Allgemeinzustand verbessern (Roborantien), und von Analgetika bei Schmerzen läßt sich das Leiden der Kinder verringern. Insgesamt haben sich die Behandlungsergebnisse gegenüber den Vorjahren *erheblich* gebessert!

Nicht-Hodgkin-Lymphom

Definition

Recht seltener, jedoch schon im Säuglings- und Kindesalter anzutreffender maligner Tumor (Lymphosarkom) der Halsregion mit ausgeprägter Neigung zur Absiedlung von Tochtergeschwülsten.

Nach dem feingeweblichen (mikroskopischen) Bild ist eine Unterteilung der Geschwulst in 3 Formen möglich:

- *undifferenziertes,* histiozytäres malignes Lymphom,
- *differenziertes,* lymphozytäres Lymphom,
- *geringgradig* differenziertes lymphozytäres Lymphom.

Differentialdiagnose: s. Lymphadenitis colli, S. 97 f.

Klinische Zeichen

Im Anfangsstadium findet sich meist im Bereich des Halses, zuweilen jedoch auch an anderen Körperregionen, eine zunächst nur geringgradige Lymphknotenschwellung, die rasch zu einem derben, tumorösen Gebilde heranwächst (Lymphom). Es ist gegen die Unterlage *nicht verschieblich, nicht druckschmerzhaft.* Entzündliche Erscheinungen fehlen, des weiteren ist die Haut über dem Tumor unverändert. Die zunächst nur mäßig erhöhte BSG, wie auch die Leukozytose mit Linksverschiebung im Blutbild, geben keinen Hinweis auf die Bösartigkeit der Erkrankung. Der tumoröse Lymphknoten führt infolge seines raschen Wachstums zur Kompression von Luft- und Speiseröhre, woraus Schluckbeschwerden und Atemnot, häufig verbunden mit Stridor (pfeifendes Atemgeräusch) resultieren. Durch Ummauerung des N. phrenicus, der das Zwerchfell motorisch versorgt, kann eine partielle Zwerchfellähmung auftreten. Oft schon nach kurzer Zeit kommt es zu einer *Aussaat* von Metastasen, von der kaum ein Organ verschont bleibt. Bei Mädchen findet manchmal eine Absiedlung der Tochtergeschwülste in die Eierstöcke statt.

Diagnostik

Weder Blutbild noch Knochenmarksuntersuchungen sind beweisend. Aufschluß ergibt die Probeexzision eines befallenen Lymphknotens, in dem die typischen Tumorzellen nachweisbar sind.

Behandlung

Sie besteht in einer Röntgenbestrahlung der Lymphknoten sowie in der Gabe von Zytostatika (Chemotherapie). Eine operative Entfernung der Tumoren gelingt selten, da sie infiltrierend in das umgebende Gewebe wachsen. Eine Nachbestrahlung kann *lokale Rezidive* verhindern.

Prognose

Die Prognose (Aussicht auf Ausheilung) des Lymphosarkoms bei Kindern ist abhängig von der Ausdehnung der Erkrankung und dem Beginn der Therapie. Bei der Lymphosarkomatose (ausgebreitete Sarkombildung) beträgt die Überlebensrate nach 3 Jahren etwa 20 %. Insgesamt jedoch können Langzeitheilungen bei über 70 % der Kinder erzielt werden.

Brustwand

Trichterbrust (Pectus excavatum)

Definition

Durch eine Knorpelentwicklungsstörung bedingte muldenförmige Einziehung des Brustbeins (Sternum) und der angrenzenden Rippenknorpel.

Entstehung

Die Ursache der angeborenen Mißbildung ist nicht geklärt; familiäre Häufung wird beobachtet.

Klinische Zeichen

Sie sind abhängig von dem Ausmaß der Thoraxdeformität. Bei tiefem Trichter wird der Abstand zwischen Brustbein und Wirbelsäule extrem verringert, so daß das Herz durch den zunehmenden Druck aus seiner Normallage abweichen muß (Abb. **59 b**). Desgleichen ist die Lungenfunktion beeinträchtigt, was sich durch anfallsweise Atemnot und Zyanose, insbesondere bei Anstrengung (Spielen, Sport) bemerkbar macht. Häufig werden bronchopulmonale Infekte (Entzündungen der Bronchien und der Lungen) infolge einer Minderbelüftung beobachtet. Die Haltung der Kinder ist charakteristisch; sie halten den Kopf nach vorn geneigt, die Schultern sind hochgezogen, der Rücken ist gebeugt (Abb. **59 a**). Eine Verstärkung dieser Fehlhaltung wird bewirkt durch eine Kyphose oder Kyphoskoliose (Verkrümmung der Wirbelsäule). Auch *paradoxe Atembewegungen* (Einziehung des Trichters bei tiefer Inspiration) lassen sich bei schweren Formen der Trichterbrust beobachten.

Diagnostik

Ihr Ziel ist eine exakte Bestimmung des Ausmaßes der Trichterbildung sowie die Information über Lungenfunktion und Herztätigkeit. Hierzu kommen folgende Maßnahmen in Betracht:

– Thoraxaufnahme in anterior-posteriorem Strahlengang. Hierbei können Herzgröße und -fehllage wie auch die Lunge beurteilt werden.
– Durch eine seitliche Thoraxaufnahme (nach Markierung des Trichters durch Auftragen eines Kontrastmittelstriches) kann das Ausmaß des Trichters und die Verkürzung des Abstandes zwischen Brustbein und Wirbelsäule dargestellt werden.

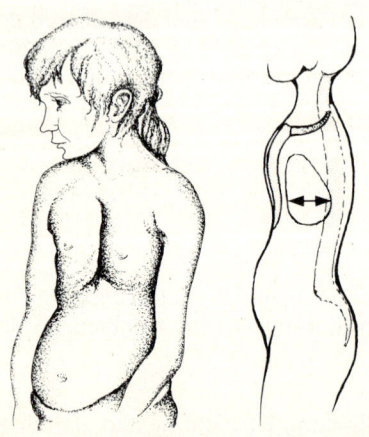

a   b

Abb. **59 a** u. **b**   Trichterbrust
a Typischer Aspekt
b Verringerung des Brustbein-
Wirbelsäulen-Abstands

– EKG in Ruhe und bei Belastung. Eine Fehllage des Herzens führt häufig zu Herzrhythmusstörungen.
– Lungenfunktionsdiagnostik. Sie dient der Feststellung möglicher Ventilationsstörungen.

Behandlung

Sie richtet sich nach dem Ausmaß des Trichters und dem Vorhandensein von pulmonalen oder kardialen Störungen. Fehlen diese, liegt jedoch ein tiefer Trichter vor, bedarf er der Korrektur aus kosmetischen oder psychischen Gründen. Eine ausgeprägte Trichterbrust mit kardiopulmonalen Störungen wird *in jedem Falle operativ* behandelt. Bei Trichtern geringeren Ausmaßes ist zunächst eine abwartende Haltung angezeigt.

Durch Schwimmen, Tragen eines Rucksackverbandes sowie durch Atemübungen (Ausatmung durch einen Gummischlauch, dessen Ende sich in einem mit Wasser gefüllten Eimer befindet) läßt sich manchmal eine Vertiefung des Trichters verhindern. Auch bei der Trichterbrust, die operiert werden muß, ist eine Übungsbehandlung zur Vergrößerung des Thoraxraumes und zur Verbesserung der Atemfunktion *vor der Operation* angezeigt. Als günstigster Zeitpunkt für den operativen Eingriff ist das 6.–8. Lebensjahr wie auch der Zeitraum jenseits des 12. Lebensjahres anzusehen.

Behandlungsziel: Hebung des Trichters und Stabilisierung der Thoraxform.

Operative Technik: Die Freilegung des eingesunkenen Brustbeins erfolgt beim Jungen von einem Längsschnitt, beim Mädchen von einem submammären Wellenschnitt aus. Nach Ablösen der Brustmuskulatur und der oberen Ansätze der geraden Bauchmuskulatur werden die Rippen, die an der Trichterbildung beteiligt sind, neben dem Sternum sowie an der Knorpel-Knochen-Grenze durchtrennt und das Brustbein oberhalb des Trichters quer gespalten. Nach Lösung von retrosternalen Verwachsungen kann die mobilisierte Brustwand emporgehoben werden. Nach Einlegen von Stahlspangen in die entsprechenden Rippen wird das Brustbein mittels Drähten oder Stahlbändern an diesen federnden Stahlspangen fixiert (Abb. **60 a** u. **b**). Der neugeformte Thorax hat nach etwa 2–3 Jahren eine genügende Stabilität erreicht, so daß dann die Spangen entfernt werden können.

■ Postoperative Pflege

◆ Rückenlagerung auf einer festen Unterlage (feste Matratze oder Bettbrett). Der Thorax wird durch ein Kissen leicht angehoben.

◆ Drainagen: Da die Pleurahöhlen bei dem Eingriff fast immer eröffnet werden, ist es notwendig, intrapleural eine Saugdrainage (Bülau-Draina-

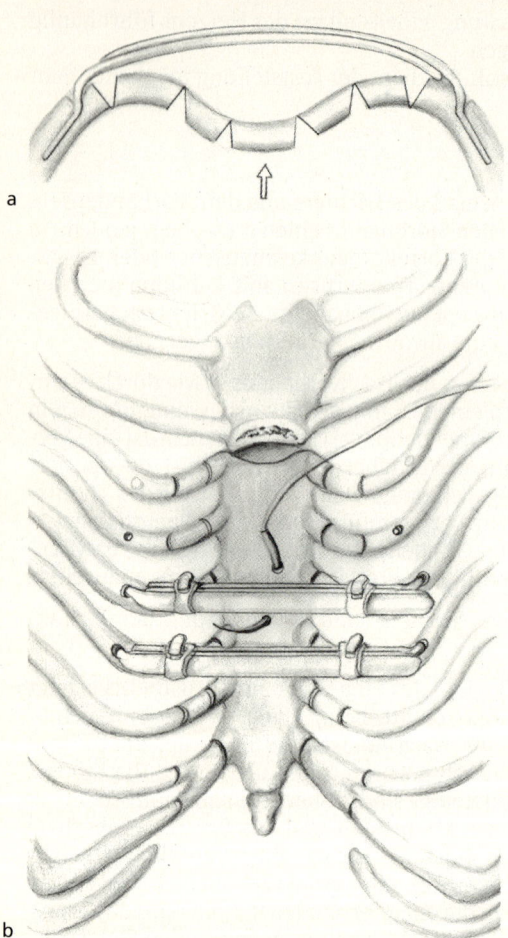

Abb. **60 a** u. **b**   Taktik bei der Trichterbrustoperation. Der durch keilförmige Knorpelexzisionen mobilisierte Trichter wird gehoben (**a**) und mit Stahlspangen fixiert (**b**)

ge, S. 116 f) oder unter die Brustmuskeln Redon-Drainagen zu plazieren, um Luft und Blut abzusaugen. Beim Wechseln der Behälter sind die zuführenden Drainageschläuche mit 2 Schlauchklemmen zu sichern, um einem Einströmen von Luft in die Pleurahöhlen vorzubeugen. Menge und Aussehen des Sekrets (blutig, serös) werden in der Pflegedokumentation aufgezeichnet.

◆ Desgleichen wird die Menge des über die intraoperativ eingeführte Magensonde eliminierten gastroduodenalen Rückflusses wie auch seine Beschaffenheit (grün, gelb, hell-klar) vermerkt.

Beachte: *Jeder Flüssigkeitsverlust* durch Drainagen oder Fisteln ist der Infusionsmenge zuzusetzen. Jedoch ist die parenterale Flüssigkeitszufuhr nach Thoraxeingriffen *knapp* zu bemessen, um einer Überlastung des Lungenkreislaufes vorzubeugen.

◆ Bei Sekretanschoppung in den Lungen sind Inhalationen mit schleimauflösenden Medikamenten (Mukolytika) indiziert.

Um die Lungenbelüftung nach dem Eingriff zu verbessern, werden vom 1. postoperativen Tag an mehrmals Atemübungen unter Anleitung einer Pflegekraft durchgeführt. So rasch wie möglich sollte das Kind aufsitzen.

◆ Für eine ausreichende Schmerzfreiheit ist Sorge zu tragen, um dem Kind das Abhusten zu erleichtern. Analgetika werden in Form von Suppositorien oder über die intravenöse Infusion appliziert.

Postoperative Pflege ■

Behandlung

Eine wirksame Methode, den Patienten nach einem ausgedehnten Thorax- oder Abdominaleingriff Schmerzfreiheit zu verschaffen, stellt sich in der *Periduralanalgesie* (s. auch S. 16) dar: Hierbei wird präoperativ perkutan durch eine Punktionskanüle ein Kunststoffschlauch in den Wirbelkanal eingeführt, in den Schmerzmittel wie auch Anästhetika (Betäubungsmittel) eingebracht werden können. Die Austrittsstelle des Periduralkatheters aus der Rückenhaut wird mit einer Kunststoffolie abgedeckt. Eine regelmäßige Kontrolle dieses Hautareals ist unerläßlich. Alle Injektionen in den Periduralkatheter erfolgen unter aseptischen Bedingungen (Handschuhe).

Die Thoraxdrainagen werden nach Sistieren der Exsudation entfernt. Zuvor jedoch werden sie 24 Std. abgeklemmt. Wenn die anschließende Thoraxaufnahme keine erneute intrapleurale Flüssigkeitsansammlung mehr aufweist, wird die Ableitung gezogen. Es ist bei der Extraktion von Thoraxdrainagen darauf zu achten, daß ein Unterdruck (Sog) in dem System besteht. Die ehemalige Eintrittstelle der Thoraxdrainage wird mit einem künstlichen Gewebekleber verschlossen oder mit einem Mulltupfer, über den mehreren Pflasterstreifen geklebt werden (Dachziegelverband, Abb. 61).

Die Entlassung aus der Klinik erfolgt in der Regel nach 3 Wochen. Zur Stabilisierung des operativen Ergebnisses ist ein Fortführen heilgymnastischer Übungen in den ersten 2 postoperativen Jahren unerläßlich.

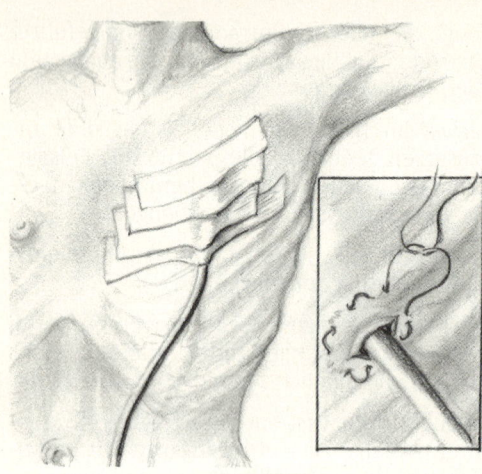

Abb. 61   Dachziegelverband zur Fixierung und Abdichtung der Thoraxdrainage. Inset: Tabaksbeutelnaht zur Drainagefixation (alternativ)

Kielbrust (Protrusio sterni)

Definition

Angeborene Thoraxfehlbildung mit kielartiger Vorwölbung des Brustbeins (Sternum) bei gleichzeitiger Einziehung der unteren Thoraxapertur und schrägem Rippenverlauf (Abb. **62**).

Entstehung

Sie ist nicht geklärt. Eine familiäre Häufung wird beobachtet.

Klinische Zeichen

Diese fehlen im Gegensatz zur Trichterbrust. Eine operative Korrektur ist allenfalls aus kosmetischen Gründen indiziert. In manchen Fällen kann die Deformität durch heilgymnastische Übungen verringert werden.

■ **Hinweise zur postoperativen Pflege s. Trichterbrust, S. 105ff**

Postoperative Pflege ■

Seltene angeborene Brustwandanomalien

Zu diesen Anomalien gehören

– Sternumspalte (Spaltung des Brustbeins),
– Rippenaplasien (Fehlen einzelner Rippen),

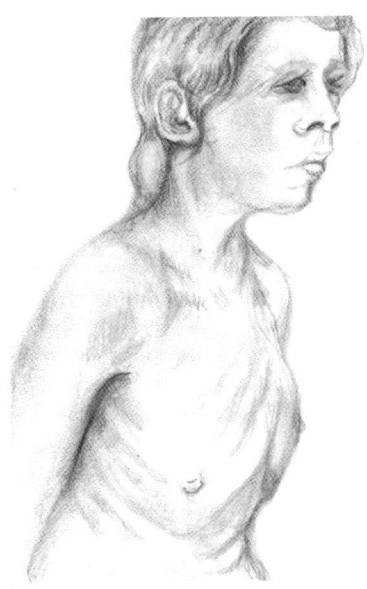

Abb. **62**   Kielbrust

– Halsrippe (überschüssige Rippenanlage im Halsbereich),
– Gabelrippe (Gabelung einer Rippe vor ihrem Ansatz am Sternum).

Sternumspalten und Rippenaplasien führen zu einer Instabilität des Thorax und müssen frühzeitig operativ-plastisch korrigiert werden. Eine Halsrippe ist resektionsbedürftig, wenn sie durch Druck auf den Plexus brachialis (nervöses Armgeflecht) zu Sensibilitäts- oder Motorikstörungen im Arm-Hand-Bereich führt. Dagegen hat eine Gabelung einer Rippe keine funktionale Bedeutung.

Brustwandtumoren

Im Bereich der Brustwand können gutartige und bösartige Tumoren unterschieden werden. Die gutartigen Geschwülste gehen meist von den Weichteilen aus; die bösartigen nehmen überwiegend ihren Ausgang vom Knochengewebe.

Gutartige (benigne) Tumoren

Besonders häufig sind Lymphangiome, Hämangiome, Lipome (Fettgewebsgeschwülste), Chondrome (vom Knorpel ausgehende Tumoren) sowie auch Exostosen (Knochenauswüchse) zu beobachten. Die Behandlung besteht in ihrer Entfernung, die völlig problemlos ist. Schwierkeiten können lediglich ausgedehnte Hämangiome und Lymphangiome der Thoraxwand bereiten. Bei ihnen ist ein schrittweises Vorgehen (Teilresektion der Geschwülste) erforderlich.

Bösartige (maligne) Tumoren

Sie sind meist Sarkome und werden, da sie von Knochen ausgehen, auch als *osteogene Sarkome* bezeichnet. Zu ihnen rechnet das *Osteochondrosarkom* sowie das *Myxochondrosarkom*.

Die Prognose bei den malignen Geschwülsten der Thoraxwand ist sehr ungünstig. Der Behandlungs*versuch* besteht in Entfernung des befallenen Knochens (Rippe), zusätzlicher Bestrahlung und Gabe von Zytostatika.

Hormonell bedingte Veränderungen

Mastitis neonatorum (Brustdrüsenentzündung des Neugeborenen)

Definition

Übertreten von Hormonen der Mutter (Östrogene) auf das Kind bewirkt eine Brustdrüsenschwellung.

Entstehung

Durch unsachgemäße Behandlung ausgelöste Infektion der unter physiologischen Bedingungen zwischen dem 2. und 10. Lebenstag auftretenden Brustdrüsenschwellung beim Neugeborenen.

Klinische Zeichen

Beim Neugeborenen kommt es innerhalb der 1. Lebenswoche zu einer leichten Anschwellung der Brustdrüsen, aus denen die sogenannte Hexenmilch (Kolostrum) abgesondert wird. Da dies ein rein physiologischer Vorgang ist, ist eine Therapie nicht erforderlich.

Durch fehlerhafte Maßnahmen, wie Ausdrücken der Drüse oder Abdecken mit unsterilen Verbänden, kann es jedoch zu einer *Sekundärinfektion* kommen. Es stellen sich die Zeichen einer Entzündung ein, die bis zur Abszedierung führen kann.

Als Infektionsprophylaxe wird ein steriler Mull- oder Watteverband aufgelegt.

Behandlung

Ein Abszeß muß eröffnet werden. Hierbei ist auf die Schonung der Milchdrüsengänge zu achten. Das Einlegen einer Lasche ist meist nicht erforderlich. Ein steriler Verband deckt die Wunde ab; sie heilt innerhalb weniger Tage. Während dieser Zeit sind Antibiotika zu verabreichen.

Prämature Thelarche

Definition

Isolierte, vorzeitige Entwicklung der Brustdrüsen beim weiblichen Kind, ohne daß weitere Pubertätszeichen vorhanden sind.

Klinische Zeichen

Sie fehlen. Innerhalb kurzer Zeit bildet sich die Brustdrüsenvergrößerung wieder zurück.

Eine Behandlung ist nicht erforderlich.

Pubertas praecox und Pseudopubertas praecox

Definition

Eintreten der sexuellen Reifezeichen beim Mädchen vor dem 8., bei Jungen vor dem 10. Lebensjahr.

Entstehung

Pubertas praecox: Ihr liegt eine vorzeitige Gonadotropinproduktion der Hypophyse zugrunde.

Pseudopubertas praecox: Sie entsteht durch hormonproduzierende Tumoren der Keimdrüsen oder der Nebennierenrinde.

Diagnostik

Eine sorgfältige Diagnostik zur Differenzierung der Formen der vorzeitigen Pubertät ist erforderlich, da entsprechend den verschiedenen Ursachen unterschiedliche Behandlungsmaßnahmen in Frage kommen.

Behandlung

So ist z. B. bei der *Pseudopubertas praecox* die Entfernung der hormonaktiven Tumoren zur Beseitigung des Krankheitsbildes angezeigt.

Pubertätsgynäkomastie

Definition

Vorübergehende ein- oder beidseitige Brustdrüsenschwellung beim pubertierenden Jungen.

Beschwerden bestehen in der Regel nicht; jedoch werden infolge des femininen Habitus psychische Störungen beobachtet.

Entstehung

Hormonelle Fehlsteuerung.

Behandlung

Bildet sich die Brustdrüsenvergrößerung nicht zurück (persistierende Gynäkomastie), muß eine Verkleinerung der Mammae operativ durchgeführt werden.

Brustkorb (Thorax)

Chylothorax

Definition

Austritt von Chylus (Milchsaft) in eine oder beide Pleurahöhlen infolge einer Verletzung des Ductus thoracicus oder eines angeborenen Defektes desselben, mit erheblichen Fett- und Flüssigkeitsverlusten einhergehend.

Anatomische Vorbemerkungen

Die in den Darmzotten endenden Lymphgefäße haben über darmnahe Lymphknoten einen Abfluß in die *Cisterna chyli,* die in Höhe des 2. Lendenwirbels der Aorta benachbart liegt und aus der der Ductus thoracicus entsteht.

Dieser verläuft zunächst rechts neben der Aorta, und mündet in Höhe des 5. Brustwirbelkörpers hinter der Speiseröhre in den linken Venenvinkel (Vereinigung von V. subclavia und V. jugularis sinistra) in das Venensystem ein.

Entstehung

Für die Ausbildung eines Chylothorax werden folgende Faktoren angenommen:

- Austritt von Lymphe infolge starker venöser Stauung unter oder nach der Geburt wie auch nach Reanimation (Wiederbelebung oder Beatmung),
- nach Implantation von zentralen Venenkathetern,
- nach Thorakotomie, z. B. nach operativer Korrektur einer Ösophagusatresie oder einer anderen Fehlbildung innerhalb der Brust- oder Pleurahöhle,
- maschinelle Beatmung bei Früh- oder Neugeborenen,
- entzündliche Thoraxprozesse.

Klinische Zeichen

Sie stellen sich bei Mißbildung des Ductus thoracicus (Brustmilchgang) oder dessen Verletzung unter der Geburt schon bald post partum (nach der Entbindung) ein. Das Neugeborene weist eine zunehmende Dyspnoe und Zyanose auf (Verminderung der Atemfläche durch Kompression der Lungen).

Auskultatorisch finden sich eine Abschwächung bis Aufhebung des Atemgeräusches sowie eine Klopfschallverkürzung.

Die Röntgenaufnahme des Thorax in senkrechter Position des Kindes zeigt eine homogene Verschattung, evtl. Spiegelbildung. Zur Sicherung der Diagnose erfolgt eine Probepunktion, bei der eine milchige Flüssigkeit gewonnen wird.

Beachte: Bei fettfreier Ernährung des Kindes ist das Thoraxexsudat klar bis strohgelb und nimmt erst nach Fett- oder Milchzufuhr sein typisches weißlich-trübes Aussehen an.

Im Gegensatz zu entzündlichen Exsudaten (Pleuraerguß, Pleuraempyem) fehlen Fieber und Veränderungen des Blutbildes sowie der Blutsenkungsgeschwindigkeit.

Die Untersuchung der durch Punktion gewonnenen Flüssigkeit ergibt eine hohe Lymphozytenzahl und einen erhöhten Lipid- und Eiweißgehalt, was die Diagnose von Chylus bestätigt.

Behandlung

Es empfiehlt sich zunächst, 1- bis 2malige Punktionen des Pleuraraumes vorzunehmen und den Chylus abzusaugen. Häufig kann hierdurch eine Heilung erzielt werden. Bei kontinuierlichem Chylusnachfluß jedoch ist eine Dauersaugung (Bülau-Drainage) indiziert. – Völlige Nahrungskarenz führt zu einer Verminderung der Exsudation. Sie erfordert eine hochkalorische parenterale Nahrungszufuhr, wobei mittelkettige Triglyzeride statt Fett verabreicht werden sollten. – In der Regel schließen sich Ductus-thoracicus-Defekte unter der angegebenen Behandlung spontan. Die operative Ligatur (Unterbindung des Brustmilchgangs von einer rechtsseitigen Thorakotomie aus) stellt die Ausnahme dar, wenn konservative Behandlungsmaßnahmen scheitern.

■ Postoperative Pflege

Ist eine Thoraxeröffnung und Unterbindung des Brustmilchgangs erforderlich, kommen bei der postoperativen Pflege die Maßnahmen nach Thoraxeingriffen in Betracht (S. 105 ff).

Pleuraempyem

Definition

Meist durch eine abszedierende Pneumonie bedingte Eiteransammlung im Pleuraspalt, die schwerste Störungen der Atemfunktion zur Folge haben kann.

Entstehung

Das Pleuraempyem ist oft Folge einer zur Abszeßbildung neigenden Lungenentzündung, wobei der Abszeß in den Pleuraspalt durchbricht und seinen Eiter dorthin entleert. Wird der Pleuraspalt nur mit Eiter ausgefüllt, entsteht ein *Pyothorax,* bei Hinzutreten von Luft ein *Pyopneumothorax.*

Die Infektionserreger sind überwiegend Staphylokokken und Pneumokokken.

Klinische Zeichen

Die Eiteransammlung im Pleuraspalt während der Phase einer *akuten* Lungenentzündung wird als *parapneumonisches* Infiltrat bezeichnet. Erfolgt die Abszedierung erst *nach* Abklingen der Pneumonie, entsteht ein *metapneumonisches* Infiltrat.

Charakteristisch für die Abszedierung nach Abklingen der Pneumonie ist, daß nach bereits eingetretener Normalisierung der Temperaturen das Fieber erneut steigt. Gleichzeitig verschlechtert sich der Allgemeinzustand. Die Atembewegungen der befallenen Thoraxhälfte sind abgeschwächt bis aufgehoben. Es bestehen Dyspnoe und Zyanose. Die Thoraxaufnahme (a.-p.) in senkrechter Position zeigt randständige Verschattungen der entsprechenden Seite. Die Lunge ist nach medial verdrängt. Liegt ein Pyopneumothorax vor, zeigt sich eine horizontale Linie (Grenze zwischen Luft und Eiter). Diese Veränderung wird auch als Spiegelbildung bezeichnet. Der röntgenologische Nachweis mehrerer Spiegel deutet auf ein *gekammertes Empyem* hin. Durch eine ausgedehnte Eiteransammlung im Pleuraspalt kann das Mittelfell auf die Gegenseite verdrängt werden (Mediastinalverlagerung), was eine zusätzliche Atembehinderung zur Folge hat.

Behandlung

Die Entlastung des Pleuraraumes durch Einlegen einer Saugdrainage nach Bülau (Abb. **63**) ist die Therapie der Wahl. Bei Vorliegen eines gekammerten Pleuraempyems können gezielt unter Röntgenkontrolle Drainagen eingeführt werden. Oft verbessern sich schon in kurzer Zeit

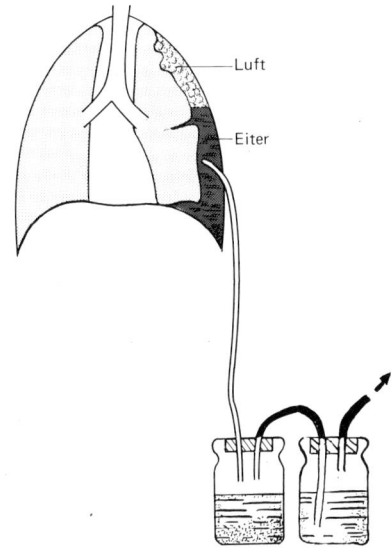

Luft

Eiter

Abb. **63**   Entleerung des Pleuraempyems mittels eines herkömmlichen
Bülau-Drainagesystems

die Atemfunktion und der Allgemeinzustand des Kindes. Sorgfältige Beachtung ist der Druckgängigkeit der Pleuradrainage zu schenken. Bei Eindickung des Sekrets kommen verflüssigende Medikamente, die durch
den Drainageschlauch in die Pleurahöhle injiziert werden, in Betracht. Es
handelt sich hierbei um Substanzen, die eiweißspaltende Enzyme enthalten.

Neben der Ableitungsbehandlung sind stets Antibiotika in hoher Dosierung zu verabreichen. Die Wahl des Medikaments wird durch den Erregernachweis aus dem Punktat bestimmt.

Als Endzustand des Pleuraempyems droht die *Schwartenbildung* (reakti-
ve, bindegewebige Verklebung der Pleura parietalis und pulmonalis, die
zu einer Wachstumsverzögerung der betroffenen Thoraxhälfte wie auch
zu einer dauernden Mangelbelüftung der Lunge führen kann).

Als konservativer Versuch ist die Gabe von Kortison indiziert, wodurch es
häufig gelingt, diese Schwarten zur Rückbildung zu bringen. Bei Mißlin-
gen wird operativ vorgegangen: Der Thorax wird eröffnet (Thorakotomie) und die Schwarte entfernt (Dekortikation).

Prinzip der Bülau-Drainage

Saugdrainage mit kontrollier- und regelbarem Sog in einem geschlossenen System. Der Drainageschlauch in der Pleurahöhle hat mehrere Löcher (Perforationen), über die Luft, Blut oder Eiter angesaugt und in ein am Ende des Drainageschlauches angeschlossenes *Einmal-Auffangsystem* abgeleitet werden. Die Sogstärke beträgt in Abhängigkeit des Alters des Kindes zwischen minus 15 und 20 cm H_2O.

Das industrielle Auffangsystem besteht aus 3 graduierten Kammern zum Ablesen der Sekretmenge, einem sogenannten Wasserschloß, das die Unterdruckkammer vom Reservoir trennt, und aus der Manometerkammer, über die der gewünschte Sog stufenlos regulierbar ist. Je höher die Säule (schwarz gestrichelt), um so höher ist der ausgeübte Sog auf die Drainage (Abb. **64**). Blasenbildung in der Trennkammer verbunden mit einem Absinken der Drucksäule deuten auf ein Leck im Drainageschlauch oder auf eine Lungenfistel hin.

Neben der Untersuchung des Pleuraexsudats auf sein spezifisches Gewicht wird eine Kultur zum Erregernachweis angelegt sowie ein gefärbter Ausstrich zum Nachweis spezifischer Zellen oder Keime (z. B. Kokken) angefertigt.

Die Pleuradrainage wird entfernt, wenn die Sekretion aus der Pleurahöhle versiegt oder die Lunge sich wieder ausgedehnt hat (Thoraxaufnahme). Der Schlauch wird unter Sog gezogen. Anschließend wird die Thoraxwandöffnung durch Naht und Dachziegelverband luftdicht verschlossen (S. 10 8).

Mittelfellraum (Mediastinum)

Definition

Das Mediastinum wird vorn durch das Brustbein, beiderseits durch die Pleura mediastinalis und hinten durch die Wirbelsäule begrenzt. Mediastinalstrukturen sind Luftröhre, Speiseröhre, Herz, große Gefäße, Thymusdrüse sowie Lymphknoten und Nervenbahnen.

Mediastinalemphysem

Definition

Luftansammlung im Mittelfellraum, die sich von Hals und Gesicht bis in die Subkutis ausdehnt.

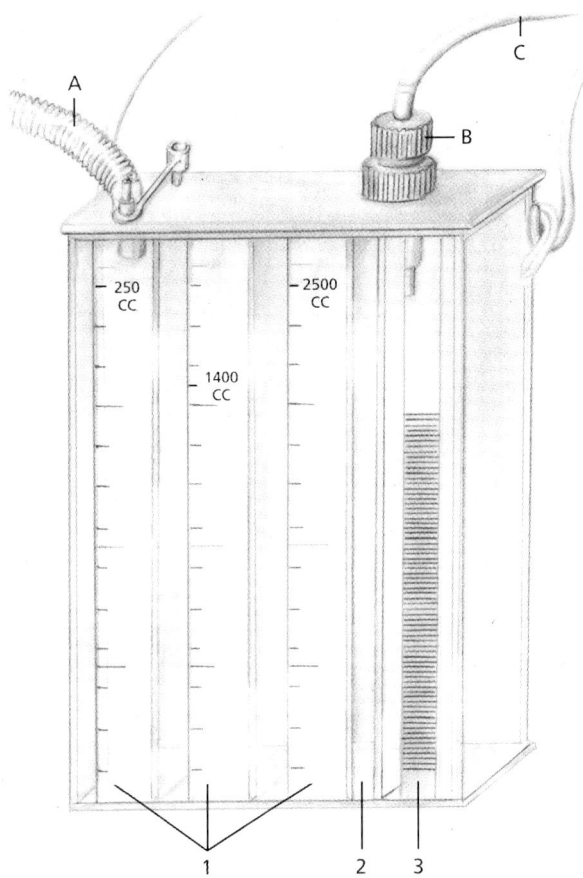

Abb. 64 Bülau-Drainage. Das industrielle Dreikammerableitungssystem besteht aus dem Auffangbehälter (1) für das Sekret aus der Thoraxdrainage (A), dem Wasserschloß (2), das die Unterdruckkammer vom Auffangbehälter trennt und der Manometerkammer (3), über die durch einen Drehknopf (B) der gewünschte Sog (~ minus 15–20 cm Wassersäule) einstellbar ist. Luftblasen (Sprudeln) im Wasserschloß signalisieren ein Leck im Drainagesystem oder im Pleuraspalt. Der Unterdruckerzeugung dient ein Vakuum-Wand-Anschluß (C). Je höher die Wassersäule (gestrichelt) in Kammer 3, um so höher ist der auf das Einwegsystem einwirkende Sog

Entstehung

Das Mediastinalemphysem entsteht beim Neugeborenen als Folge eines Geburtstraumas, insbesondere bei Verletzung der Lunge. Des weiteren kommt es bei Läsionen der Speiseröhre (Verätzungen, nach Operationen, durch Fremdkörper), der Luftröhre oder der Thoraxwand vor (S. 176 f).

Klinische Zeichen

Da die Luft nicht aus dem Mittelfellraum entweichen kann, versucht sie sich ihren Weg unter der Haut (insbesondere der Halshaut) zu bahnen. Verstreichen der Halsregion ist deshalb häufig der erste Hinweis. Bei der Palpation dieses Bezirks entsteht ein knisterndes Geräusch (wie beim Pergamentpapier), das für eine subkutane Luftansammlung *(Hautemphysem)* beweisend ist. Weitere Luftausbreitung in der Subkutis kann zu einer unförmigen Anschwellung des Gesichts, des Thorax und der oberen Extremitäten führen. Durch Verdrängung der Lunge kann eine erhebliche Beeinträchtigung der Atemfunktion entstehen. Dyspnoe, Zyanose, Schock und Schmerzen stehen im Vordergrund klinischer Symptomatologie.

Behandlung

Zur Beseitigung der bedrohlichen Schocksituation sofort die *kollare Mediastinotomie* vornehmen, die das Entweichen der Luft aus dem Mediastinum ermöglicht. Hierbei werden Haut und Subkutangewebe wie auch die Muskulatur im Bereich der Fossa jugularis durchtrennt. Durch Eingehen mit dem Finger wird retrosternal ein Weg für eine Saugdrainage geschaffen. Ein gleichzeitiger Spannungspneumothorax (S. 434 ff) wird ebenfalls drainiert.

Nach erfolgreicher Sofortbehandlung (Stabilisierung des Kreislaufs und Beherrschen der Infektion) schließt sich die Versorgung des verletzten Organs (Speiseröhre, Luftröhre oder Bronchus) an.

■ **Postoperative Pflege**

Sie gleicht weitgehend der nach Thoraxeingriffen (S. 105 ff).

◆ Lagerung: Das Kind wird auf die kranke Seite gelegt, um die Atmung (gesunde Seite) zu erleichtern. Die Lagerung wird durch Kissen oder Schaumstoffpolster stabilisiert.

◆ Besondere Aufmerksamkeit ist der Funktionstüchtigkeit der *Saugdrainage* zu schenken.

Ein Abknicken des Drainageschlauches ist zu verhindern. Aussehen, Menge und spezifisches Gewicht des Sekrets wird in der Pflegedokumentation festgelegt. Verstopfungen der Drainage (z. B. durch Gewebe, Eiter,

Koagel) werden durch kurzfristige Sogerhöhung beseitigt. Gelingt dieses nicht, wird die Drainage abgeklemmt und durch Injektionen mit Kochsalzlösung oder Aqua dest. freigespült.

Vorgang: Abklemmen, Injektionsspritze fest aufsetzen, Klemmen lösen, spülen, Abklemmen, Injektionsspritze erneut füllen.

Beachte: Beim Auswechseln der Drainageeinheit ist der Intrathorakaldrain mit 2 mit gummiarmierten Klemmen zu sichern. Der Neu- oder Wiederanschluß sollte stets unter vorgegebenem Sog erfolgen, wobei die Sogstärke in Abhängigkeit vom Alter des Kindes zwischen minus 5 und minus 15 cm Wassersäule betragen sollte. Bei Gebrauch von herkömmlichen Drainagesystemen (Abb. **63**) sind die Glasflaschen nach jeweiligen Gebrauch zu reinigen und zu sterilisieren. Es ist ferner zu beobachten, daß die Thoraxdrainage an Aus- oder Eintrittsstelle luftdicht und verschiebungssicher fixiert wird (Pflaster- und/ oder Nahtfixierung Abb. **61**).

◆   Überwachung der Kreislaufsituation, parenterale Ernährung, systemische Verabreichung eines Breitspektrumantibiotikums. Ansonsten s. Pflegehinweise S. 22 ff.

Postoperative Pflege ■

Mediastinaltumoren

Definition

Gut- und bösartige Geschwülste des Mittelfellraums.

Die Unterteilung des Mediastinums in einen vorderen, mittleren und hinteren Abschnitt dient der genaueren Tumorlokalisation und ermöglicht vielfach eine Aussage über den Charakter der vorliegenden Geschwulst (Abb. **65**).

Vorderes Mediastinum: Retrosternalraum, bis zur Luftröhre reichend.

Mittleres Mediastinum: Bereich des Herzens und der großen Gefäße.

Hinteres Mediastinum: Raum zwischen Speiseröhre und Wirbelsäule.

Diagnostik

– Röntgenaufnahme des Thorax, Strahlengang von vorn nach hinten gerichtet. Sie gibt Auskunft über die Größe der Geschwulst sowie über Verdrängung der Nachbarorgane.

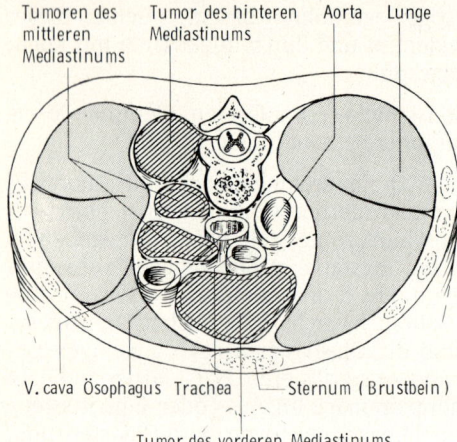

Tumoren des mittleren Mediastinums — Tumor des hinteren Mediastinums — Aorta — Lunge

V. cava   Ösophagus   Trachea — Sternum (Brustbein)

Tumor des vorderen Mediastinums

Abb. 65   Querschnitt durch den Brustkorb. Die *gestrichelten Linien* unterteilen die Mediastinalabschnitte

– Röntgenaufnahme im seitlichen Strahlengang: Sie dient der Tumorlokalisation im vorderen, mittleren oder hinteren Mediastinum.
– Thorakale Computertomographie oder Kernspintomographie. Sie ermöglicht eine Aussage über die Konsistenz und Lokalisation des Tumors.
– Durch Kontrastmitteluntersuchung der Speiseröhre und des Bronchialbaums lassen sich tumorbedingte Kompressionen nachweisen. In ausgewählten Fällen wird auch die *Bronchoskopie* (instrumentelle Besichtigung der Luftröhre und der Bronchien) zur Tumordiagnostik herangezogen.

Klinische Zeichen

Die Geschwülste des Mediastinums sind im Initialstadium stumm. Erst durch Tumorwachstum entstehen die entsprechenden Symptome infolge Verdrängung der Nachbarorgane. Die Kompression der Luftröhre führt zu Stridor, die Einengung der Lunge und der Bronchien zu einer ventilatorisch-respiratorischen Insuffizienz. Bei Verdrängung der Speiseröhre entstehen Schluckbeschwerden. Ein dem Herzen benachbarter Tumor kann Herzrhythmusstörungen hervorrufen.

Bei den Geschwülsten des hinteren Mediastinums (meist neurogene Tumoren), die Beziehung zum Rückenmark haben, können sich neurologische Ausfälle bemerkbar machen.

Tumoren des vorderen Mediastinums

Thymushyperplasie: Vergrößerung der Thymusdrüse infolge Vermehrung der spezifischen Gewebsbestandteile.

Die Thymusdrüse ist hinter dem Brustbein gelegen. Sie ist eine endokrine Drüse, die sich unter physiologischen Bedingungen bis zur Pubertät zurückbildet. Ihre Aufgabe besteht wahrscheinlich in Aufbau und Weiterentwicklung des lymphatischen Systems und in der Beeinflussung des Wachstums. Außerdem ist sie als Immunorgan von Bedeutung.

Klinische Zeichen: Die Vergrößerung der Thymusdrüse wird bei Säulingen häufig ohne klinische Symptomatologie beobachtet. Zudem ist sie nur vorübergehend (transitorisch). Bei übermäßigem Wachstum der Drüse kann es zu Kompressionserscheinungen im Bereich der Luftröhre, verbunden mit Stridor (pfeifender Atem) und gehäuften pulmonalen Infektionen, kommen. Besteht eine Thymusvergrößerung über das 2. Lebensjahr hinaus, spricht man von einer *Thymuspersistenz.*

Behandlung: Durch Verabreichung von Kortison kommt es meist rasch zu einer Normalisierung der Thymusgröße. Bei erneutem Wachstum kann eine nochmalige Kortisontherapie erforderlich sein.

Thymom: Meist sehr bösartiger, von der Thymusdrüse ausgehender Tumor, der aus epitheloiden und lymphoiden Zellen besteht. Nur selten werden gutartige Thymome im Kindesalter beobachtet.

Klinische Zeichen: Während die seltenen gutartigen Thymustumoren sehr langsam wachsen, zeigen die bösartigen Geschwülste (Thymosarkome, Thymokarzinome) ein sehr rasches Wachstum. Durch die Kompression der oberen Hohlvene entsteht eine Einflußstauung: Das venöse Blut kann nicht ungehindert das rechte Herz erreichen, sondern es wird in den Venen zurückgestaut. Dyspnoe, Zyanose und Stridor sind hinweisend für die Beteiligung der Luftröhre am Tumorgeschehen.

Thymokarzinom und Thymosarkom zeichnen sich außerdem durch rasche Aussaat von Metastasen aus. Während das Sarkom meist in die lymphatischen Organe metastasiert, werden beim Thymokarzinom überwiegend Gehirn und Leber durch Tumorabsiedlungen geschädigt.

Behandlung: Der Nachweis, ob gutartig oder bösartig, kann nur durch Thorakotomie und Probeexzision (Entnahme eines Gewebestücks, das histologisch untersucht wird) geführt werden. Während kleinere Thymusgeschwülste exstirpiert werden können, gelingt dies bei bereits fortgeschrittenem Tumorwachstum nicht. Eine postoperative Strahlen- und Zytostatikabehandlung ist deshalb angezeigt.

Prognose: Sie ist trotz dieser Kombinationsbehandlung sehr schlecht.

Teratome und Dermoide: Überwiegend gutartige Tumoren zystischen Charakters. Teratome sind embryonale Mischgeschwülste, von den Keimblättern ausgehend. Bei ihnen ist eine maligne Entartung möglich (z.B. beim Hoden- oder Steißteratom).

Dermoide bzw. Dermoidzysten sind zystische Tumoren, die in ihrem Inneren Hautanhangsgebilde enthalten.

Klinische Zeichen: Da es sich meist um gutartige Tumoren handelt, ist ihr Wachstum entsprechend langsam, und Beschwerden sind nur zu erwarten, wenn durch übermäßige Größenzunahme Kompressionserscheinungen der Nachbarorgane auftreten. Die zystischen Tumoren neigen zu entzündlichen Veränderungen der Pleura, des Herzbeutels und der Lungen. Ein dem Bronchialbaum benachbarter Tumor kann in den Bronchus durchbrechen. Hierbei wird der Tumorinhalt (Haare und Zähne sowie teigige Massen) ausgehustet.

Behandlung: Chirurgische Entfernung der Geschwülste, die operativ keine Schwierigkeit bereitet.

Tumoren des mittleren Mediastinums

Bronchogene Zysten: Zystische Geschwülste des mittleren Mediastinums, die durch Keimversprengung bei der Abspaltung des Darmtrakts vom Respirationstrakt in der Fetalperiode entstehen.

Klinische Zeichen: Die meist solitären, flüssigkeitsgefüllten Zysten sind mit Flimmerepithel ausgekleidet. Eine Verbindung zum Bronchialsystem besteht nur ganz selten. Beschwerden stellen sich erst bei Größenzunahme der Zysten ein. Kompression des Bronchialbaums oder der Luftröhre führt zu Bronchitiden und zu Atembeschwerden.

Behandlung: Totalexstirpation der zystischen Geschwülste.

Enterogene Zysten: Mit Darmepithel ausgekleidete Zysten des mittleren, meist jedoch des hinteren Mediastinums, bei denen manchmal eine strangartige Verbindung durch eine Zwerchfellücke zum Darmtrakt besteht.

Entstehung: Durch Keimversprengung bei der Anlage des fetalen Darms.

Klinische Zeichen: Die enterogenen Zysten wachsen rasch, da von der Darmschleimhaut große Mengen von Sekret abgesondert werden. Beschwerden werden wie bei den anderen Mediastinaltumoren durch Kompression der sie umgebenden Organe hervorgerufen. Eine Besonderheit besteht darin, daß bei Auskleidung der Hohlräume mit Magenschleimhaut infolge der Salzsäureproduktion peptische Ulzerationen (durch Salzsäure bedingte Geschwüre) entstehen können. Der Durchbruch eines solchen Geschwürs hat eine schwere Entzündung des Mediastinums (Mediastinitis) zur Folge.

Behandlung: Wegen der zu erwartenden Komplikationen werden die enterogenen Zysten so rasch wie möglich entfernt.

Tumoren des hinteren Mediastinums

Die Geschwülste sind überwiegend neurogenen Ursprungs (vom Nervengewebe ausgehend), wobei folgende Formen unterschieden werden:

Neurinom (gutartige Nervenfasergeschwulst),

Neurofibrom (vom Bindegewebe eines Nervs ausgehender, gutartiger Tumor),

Neuroblastom (von den Neuroblasten – unausgereifte Nervenzellen –ausgehender, bösartiger Tumor).

Die gutartigen Neurinome und Neurofibrome treten beiderseits der Wirbelsäule auf und führen zur Kompression der Interkostalnerven (Interkostalneuralgien).

Neurinome und Neurofibrome sind im Kindesalter selten. Weit häufiger und deshalb klinisch wichtiger ist das Neuroblastoma sympathicum (Sympathoblastom).

Neuroblastoma sympathicum (Sympathoblastom): Überwiegend im Säuglings- und Kleinkindesalter auftretender, bösartiger, vom Grenzstrang ausgehender Tumor des hinteren Mediastinums. Er besteht aus Nervenzellen verschiedenen Reifegrades und neigt zur Metastasierung in das Skelettsystem.

Klinische Zeichen: Infolge schnellen Tumorwachstums kommt es zur Verdrängung der Lunge, was sich in Atemstörungen bemerkbar macht. Bei Einwachsen des Tumors in die Rippen (sehr selten) entstehen Schmerzen in der Thoraxwand (Interkostalneuralgien durch Kompression eines oder mehrerer Interkostalnerven). Häufig sind Hals- oder weitere Lymphome vorhanden.

Im Spätstadium finden sich Metastasen in den langen Röhrenknochen und im Schädel, seltener im Gehirn und in den Lungen. Der Befall der langen Röhrenknochen kann eine *pathologische Fraktur* zur Folge haben.

Diagnostik: Zusätzlich zu den radiologischen Untersuchungen sind Knochenmarkpunktat und Lymphknotenpunktion (Tumorzellnachweis) wie auch die Bestimmung der Vanillinmandelsäure (Abbauprodukt der Katecholamine) im Harn, die erhöhte Werte aufweist, von Bedeutung.

Behandlung: Entfernung der Geschwulst, Nachbestrahlung, Gabe von Zytostatika.

Das Sympathoblastom wird durch eine Thorakotomie freigelegt und so weit wie möglich entfernt. Da der Tumor häufig durch ein Zwischenwirbelloch in den Wirbelkanal einwächst, ist vielfach eine Zweitoperation erforderlich: Eröffnung des Wirbelkanals (Laminektomie) und Entfernung des extraduralen Tumoranteils.

Sympathikustumoren sind strahlenempfindlich. Das bedeutet, daß Tumorreste durch Nachbestrahlung völlig beseitigt werden können. Die Prognose des Sympathikoblastoms ist weitaus günstiger als die der bösartigen Thymusgeschwülste.

Gutartige Mediastinaltumoren

Neben den beschriebenen Geschwülsten des Mediastinums werden Tumoren beobachtet, die vom Bindegewebe ausgehen und durchweg gutartig sind. Hierzu zählen die Fibrome, Lipome und Chondrome. Auch das vom Hals ausgehende zystische Lymphangiom wächst leicht in das Mediastinum ein und führt dort zu Verdrängungserscheinungen.

Angeborene Herzfehler

Weiterentwicklungen in der Neugeborenenanästhesie, der Intensivpflege, in der kardiologischen Diagnostik, der Kardiochirurgie, des extrakorporalen Kreislaufs (Herz-Lungen-Maschine) sowie des Naht- und Prothesenmaterials ermöglichen es heute, fast jeden Eingriff am Herzen auch beim Neugeborenen und Säugling durchzuführen zu können.

Herztransplantationen müssen sinnvollerweise einer Spezialklinik mit einem Spezialteam vorbehalten sein. Dennoch können kleinere Eingriffe am Herzen, die keinen extrakorporalen Kreislauf erfordern, auch in einer kinderchirurgischen Klinik erfolgreich vorgenommen werden.

Hierzu zählen:

– Ductus arteriosus persistens (Botalli),
– frühkindliche Aortenisthmusstenose.

Persistierender Ductus arteriosus (Botalli)

Definition

Nach der Geburt bestehenbleibende Gefäßverbindung zwischen Aorta und A. pulmonalis, die zu einer Lungenüberlastung infolge eines Links-rechts-Shunts mit den Spätfolgen einer pulmonalen *Hypertonie* und Sklerose der Lungengefäße führen kann.

Anatomische Vorbemerkungen

Während der Fetalzeit, in der die Lungen nicht atmen, dient die Verbindung zwischen dem Hauptstamm der Pulmonalarterie und der Aorta der Umleitung des Blutes aus dem rechten Herzvorhof zur Plazenta, wo es mit Sauerstoff gesättigt wird. In den ersten 2 Tagen nach der Geburt verschließt sich der Ductus arteriosus, wobei die Erhöhung des O_2-Partialdrucks eine wesentliche Rolle spielt.

Entstehung

Bei Offenbleiben des Duktus *(Ductus arteriosus persistens)* tritt ein sogenannter Links-rechts-Shunt auf (Abfluß des Blutes aus der Aorta in die
Lungenarterie). Analog zur Größe der Gefäßverbindung kann es zu einer
Überlastung des rechten Ventrikels und der Lunge (pulmonale Hypertonie) kommen.

Ursachen

– Hypoxie (vermindertes O_2-Angebot),
– Frühgeburt,
– Rötelnembryopathie,
– Beatmungskinder.

Klinische Zeichen

Sie sind abhängig von dem Durchmesser des Ductus arteriosus. Das End-
resultat eines großen Links-rechts-Shunts, die Herzinsuffizienz, kündigt
sich beim Neugeborenen durch Tachypnoe (beschleunigte Atmung),
Trinkschwäche sowie chronisch-rezidivierende Bronchitiden an. Auskultationsbefund: ständiges systolisch-diastolisches Herzgeräusch. Dieses
ist auch im Phonokardiogramm (Aufzeichnung der Schallzeichen des
Herzens) sichtbar. Weiterhin zeigt sich ein sogenannter Pulsus altus
(schnellender Puls).

Diagnostik

Radiologisch ist eine Herzvergrößerung (Kardiomegalie) mit vorspringendem Pulmonalisbogen nachweisbar. Das Elektrokardiogramm (EKG)
zeigt bei großem offenem Duktus Zeichen der Linksherzinsuffizienz.

Gegebenenfalls ergänzen Herzkatheterismus und Angiokardiographie
die Diagnostik.

Behandlung

Es gilt als Regel, daß ein Ductus arteriosus (Botalli), der bis zum 3. Lebensjahr nicht geschlossen ist, operativ versorgt werden muß! Treten jedoch Frühsymptome auf, so kann vielfach der Eingriff schon beim Neugeborenen notwendig werden. Insbesondere bei Kindern, die langzeitbeat-
met sind, verschließt sich ein offener Ductus arteriosus selten, und auch
eine medikamentöse Behandlung (Indometacin) führt nicht zum Ziel.

Operatives Vorgehen: Nach Eröffnen der linken Pleurahöhle und Spalten
der Pleura mediastinalis läßt sich der Ductus arteriosus darstellen. Er
wird mit 2 nichtresorbierbaren Fäden umschlungen und ligiert (Abb. **66**).

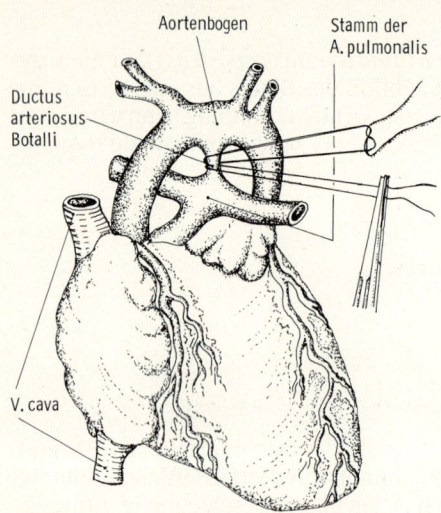

Abb. **66**   Ligatur des Ductus arteriosus

Eine Alternative hierzu ist die Duktusdurchtrennung und der Nahtverschluß beider Gefäßstümpfe. Nach Einlegen einer Thoraxsaugdrainage (für 24 bis 48 Stunden) wird der Eingriff beendet.

Rückgang von Kardiomegalie und klinischen Zeichen der Herzinsuffizienz weisen auf einen erfolgreich durchgeführten Eingriff hin.

■ **Postoperative Pflege**

◆ *Lagerung* des Frühgeborenen im Inkubator.

◆ Regelmäßige Kontrolle der *Blutgaswerte* (Blutgasanalyse).

◆ Bei Entfernung der *Thoraxdrainage* (nach Sistieren des operativ bedingten pleuralen Reizergusses) darf keine Luft in den Pleuraspalt einströmen! Entfernung der Drainage unter Dauersog oder manueller Überdruckbeatmung, um einen Pneumothorax zu verhindern. Die verbleibende kleine stichförmige Thoraxwunde kann mit einem synthetischen Gewebekleber oder mit einer Naht verschlossen werden.

Postoperative Pflege ■

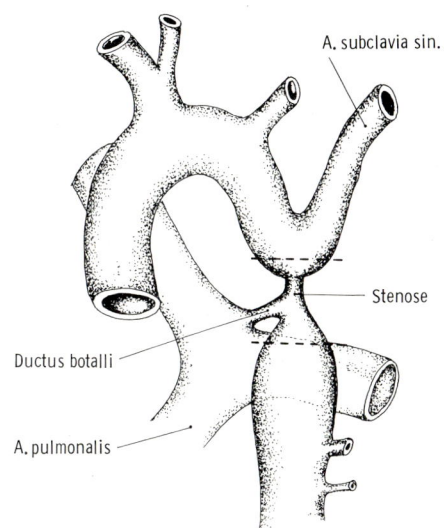

A. subclavia sin.

Stenose

Ductus botalli

A. pulmonalis

Abb. **67**   Aortenisthmusstenose.
Die Resektionsgrenzen sind markiert

Aortenisthmusstenose

Definition

Häufige kardiovaskuläre Mißbildung im Kindesalter. Sie besteht in einer
angeborenen umschriebenen Einengung der Aorta descendens in der Nä-
he des Ductus arteriosus (Abb. **67**).

Entstehung

Weitgehend unklar. Hämodynamische Faktoren in der Fetalperiode werden diskutiert.

Klinische Zeichen

Beim sogenannten infantilen Typ (es gibt auch eine „erwachsene" Form
der Aortenisthmusstenose beim älteren Kind) Auftreten von Herzinsuffizienz bald nach der Geburt. Sie zeigt sich durch erhöhten Blutdruck oberhalb der Stenose (Kopf, Arme) und eines erniedrigten unterhalb derselben (untere Extremitäten). Bei der infantilen Form der Stenose bleibt der
Ductus arteriosus stets offen. Die Durchblutung der unteren Körperhälfte
erfolgt über die A. pulmonalis und den Ductus arteriosus, von dem das
Blut dann in die Aorta descendens fließt. Da es sich um nichtsauerstoffge-
sättigtes Blut handelt, entsteht eine Mischzyanose. Somit zeigen sich in
der frühen Neugeborenenperiode: Tachypnoe, Tachykardie und infolge
des Blutrückstaus eine Lebervergrößerung (Hepatomegalie). Klinisch be-

weisend ist die Blutdruckdifferenz zwischen oberer und unterer Körperhälfte.

Diagnostik

Röntgenologisch zeichnet sich eine Kardiomegalie ab. Im EKG sind die Zeichen einer Rechtsherzhypertrophie sichtbar.

Zum Nachweis oder Ausschluß von Herzzusatzmißbildungen ist stets ein *Herzkatheterismus* erforderlich (von der A. femoralis aus). Durch Injektion von Kontrastmittel in den Katheter können die Kollateralkreisläufe (pathologische Erweiterungen der Interkostalarterien) sowie Anomalien der Aortenklappe sichtbar gemacht werden.

Behandlung

Operative Korrektur. Die Technik ist abhängig von der Ausbildung von Kollateralen (Umgehungsgefäße). Sind diese nicht in ausreichendem Maße vorhanden, sind durch intraoperative Abklemmung der Aorta *Rückenmarkschäden* zu erwarten, wenn keine Herz-Lungen-Maschine benutzt wird (extrakorporaler Kreislauf, S. 129). Ersatzweise kann prä- oder intraoperativ eine eisgekühlte physiologische Kochsalzlösung in den Thorax eingebracht werden (Hypothermie), um Rückenmarkschäden vorzubeugen. Die Beseitigung der Stenose erfolgt durch Resektion des verengten Anteils mit anschließender End-zu-End-Anastomose. Ist eine direkte Vereinigung beider Gefäßstümpfe nicht möglich, muß eine *Gefäßprothese* (Kunststoffgefäßersatz) implantiert werden.

■ Postoperative Pflege

◆ Sorgfältigste Beobachtung ist der Förderung der *Thoraxdrainage* zu schenken. Vermehrter Blutabgang kann auf eine Nahtundichtigkeit im Bereich der Anastomose hinweisen und eine Reoperation notwendig machen.

◆ Abdominale Zeichen wie Meteorismus, Schmerzen und Stuhlverhaltung können auf eine operationsbedingte Mangeldurchblutung des Darms hinweisen. Die sofortige Verabreichung blutdrucksteigernder, gelegentlich gerinnungshemmender Medikamente ist hier angezeigt.

◆ Ein langsam sich einstellender Blutdruckausgleich zwischen oberer und unterer Körperhälfte bei Rückgang der Zeichen der kardialen Insuffizienz deutet auf die erfolgreiche Beseitigung der Aortenisthmusstenose hin.

Herz-Lungen-Maschine

Die Herz-Lungen-Maschine (HLM), auch als extrakorporaler Kreislauf (EKK) bezeichnet, ermöglicht bei Operationen am eröffneten Herzen oder an den großen herznahen Gefäßen eine künstliche Blutversorgung. Dabei wird die Lungen- und die kardiale Durchblutung während der Operation ausgeschaltet. Kreislauf, Atmungs- und Stoffwechselfunktion können mittels des EKK für die Dauer der Herzoperation aufrechterhalten werden.

Schema des extrakorporalen Kreislaufs (Abb. **68**): Durch in die V. cava superior und inferior eingelegte Schläuche wird das venöse Blut in die HLM abgeleitet. Die arterielle Zufuhr zum Herzen wird durch Gefäßkompression unterbrochen, so daß die Herzinnenräume blutleer sind. In einem *Oxygenator* (Bläschen, Film-, Membranoxygenator) wird das venöse Blut mit O_2 gesättigt und zugleich das Kohlendioxid (CO_2) eliminiert.

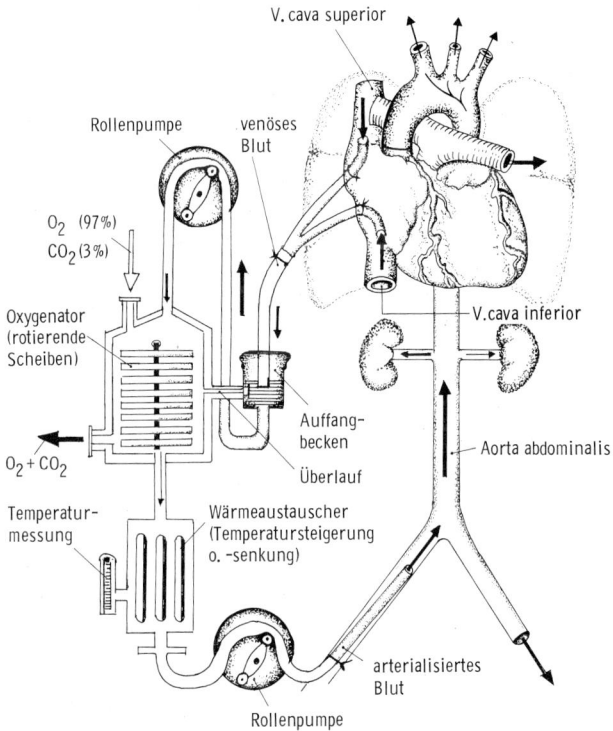

Abb. **68** Schema des extrakorporalen Kreislaufs (kardiopulmonaler Bypass)

Durch Zusatz von Narkosegasen kann die Narkose beliebig lange aufrechterhalten werden. Nach Arterialisierung des venösen Bluts wird das
in die HLM eingebrachte Spenderblut über Pumpen (Rollenpumpe) meist
über die A. iliaca zurückgefördert. Ein der HLM dazugeschalteter *Wärme-
austauscher* kann wechselweise in den venösen wie auch in den arteriellen apparativen Schenkel eingeschaltet werden.

Voraussetzung für die Funktionstüchtigkeit des extrakorporalen Kreislaufs ist die Ungerinnbarkeit des Blutes (Heparinisierung):

Ventrikelseptumdefekt (VSD)

Definition

Angeborener Defekt (membranös, muskulär) der Herzkammerscheidewand mit einem Links-rechts-Shunt einhergehend. Der VSD ist der häufigste Herzfehler im Kindesalter (Abb. **69**).

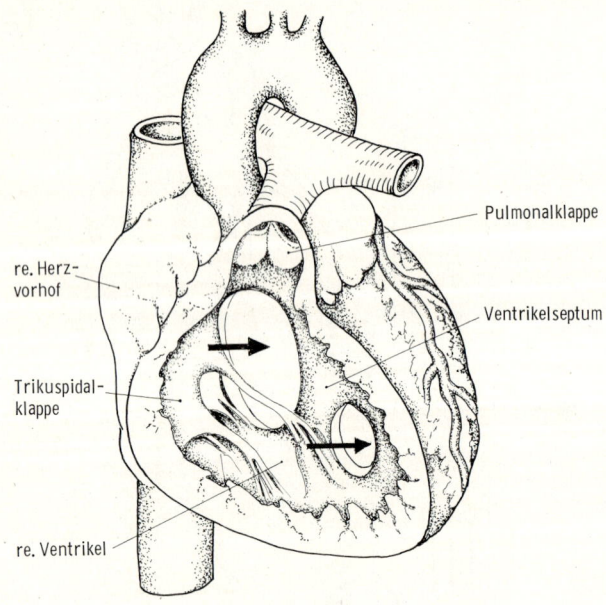

Abb. **69**   Formen des Ventrikelseptumdefekts

Entstehung

Kardiale Hemmungsmißbildung der 6. bis 7. Fetalwoche mit Ausbleiben des Septumverschlusses, der unter physiologischen Bedingungen von dem Muskelseptum, dem Konusseptum und den Endokardkissen her erfolgt.

Klinische Zeichen

Sie sind abhängig von der Defektgröße, wobei kleinere Septumlücken klinisch stumm bleiben. Bei größeren Defekten: Zeichen der Herzinsuffizienz (Müdigkeit, Schwitzen, Atemnot). Die stets vorhandene Trinkschwäche führt zu einer raschen Gewichtsreduktion. Tachypnoe, Tachykardie, Lebervergrößerung wie auch gehäufte pulmonale Infekte zeigen das fortgeschrittene Stadium an. Auskultationsbefund: holosystolisches Geräusch über dem IV. Interkostalraum links.

Diagnostik

EKG: Zeichen der Linkshypertrophie, Röntgenthorax: Kardiomegalie infolge Hypertrophie des linken Ventrikels. – Prominenz des Aortenbogens. Herzkatheterismus, Angiographie wie Blutgasanalyse zeigen infolge Übertretens oxygenisierten Blutes aus dem linken in den rechten Ventrikel eine *pathologisch* erhöhte Sauerstoffsättigung.

Behandlung

Beim großen VSD mit ausgeprägtem Links-rechts-Shunt sowie den Zeichen einer beginnenden pulmonalen Hypertonie ist der Eingriff schon in den ersten Lebensmonaten unumgänglich. Die Operation unterteilt sich in:

– Palliativeingriff,
– Totalkorrektur.

Ein *Palliativeingriff* ist gleichbedeutend mit einer lindernden Behandlung im Gegensatz zu einer heilenden Therapie, wie sie die Totalkorrektur darstellt.

Palliativoperation: Der Stamm der A. pulmonalis wird mit einem Kunststoffbändchen (Teflon) eingeengt (Cerclage). Sie beugt einer irreversiblen Druckerhöhung in den Lungengefäßen (pulmonale Hypertonie) vor und bietet den Vorteil eines schnellen, kleinen Eingriffs, der auch ohne extrakorporalen Kreislauf möglich ist.

Totalkorrektur. Vom rechten Herzrohr oder vom rechten Herzvorhof her wird der Defekt mit Nähten oder einer Kunststoffplatte (Patch) verschlossen.

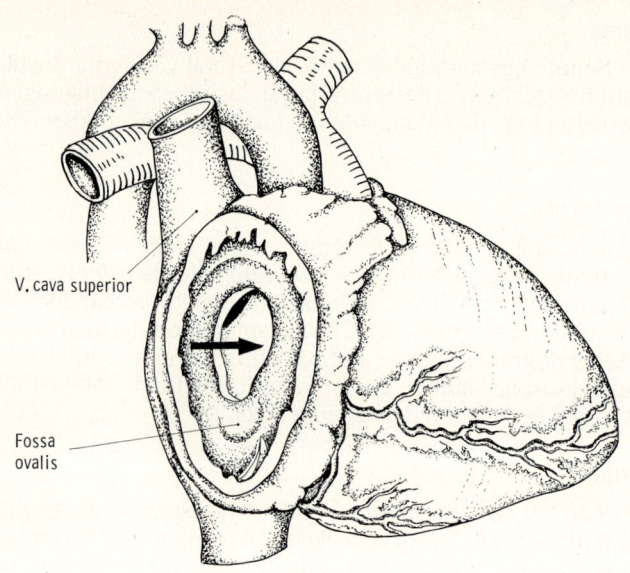

V. cava superior

Fossa
ovalis

Abb. **70** Vorhofseptumdefekt

Vorhofseptumdefekt (ASD)

Definition

Isoliert oder in Kombination mit anderen Herzfehlern zu beobachtender persistierender Defekt in der Vorhofscheidewand (Hemmungsmißbildung in der 4.–7. Fetalwoche). Die Abkürzung ASD leitet sich ab von Atriumseptumdefekt (Atrium = Vorhof, Abb. **70**).

Embryologie

In der 5. Fetalwoche beginnt die Unterteilung in den linken und rechten Herzvorhof durch Herabwachsen des sogenannten *Septum primum* in kraniokaudaler Richtung auf die Endokardkissen (natürliche Wucherungen des Endokards) zu, wobei eine physiologische Lücke, das *Ostium primum,* verbleibt. Durch Resorption des oberen Anteils des *Septum primum* entsteht das *Ostium secundum.* In der 7. Fetalwoche wächst eine 2. Anlage zur Scheidewand, das *Septum secundum,* von kaudal nach kranial. Das Septum secundum verdeckt das Ostium secundum, wodurch zwischen beiden Vorhofscheidewandblättern das *Foramen ovale* entsteht, das infolge der klappenartigen Anlage nur einen Blutübertritt von dem rechten in den linken Herzvorhof gestattet.

Durch Verklebung von Septum primum und Septum secundum innerhalb der ersten 2 Lebensjahre schließt sich gewöhnlich das Foramen ovale. Durch eine embryonale Entwicklungsstörung im Bereich des Septum
primum und/oder des Septum secundum entstehen die verschiedenen
Formen (unterschiedliche Höhenlokalisation) der Atrium-Septum-De-
fekte.

Klinische Zeichen

Sie sind abhängig von der Defektgröße (Links-rechts-Shunt). Kleine Defekte bleiben symptomlos. Bei größeren Defekten treten verlangsamte
körperliche Entwicklung, Müdigkeit und Atemnot bei Anstrengung zunehmend in den Vordergrund.

Diagnostik

– EKG: Typisch ist ein partieller Rechtsschenkelblock mit den möglichen
  Zeichen einer Rechtsherzhypertrophie,
– Auskultation: gespaltener, gedoppelter 2. Herzton,
– Röntgenbefund: Dilatation der Herzsilhouette mit vorspringendem
  Pulmonalisbogen und rechtem Herzvorhof,
– Echokardiogramm: Zeichen der Rechtsherzbelastung mit Hypertro-
  phie des rechten Ventrikels.
– Herzkatheterismus und Angiographie ergänzen die Diagnostik. Die
  Möglichkeit, den Herzkatheter durch die Herzscheidewand vorzu-
  schieben, ist für den Atriumdefekt beweisend.
– Die Blutgasanalyse aus dem rechten Herzvorhof zeigt stets eine erhöh-
  te O_2-Sättigung des Blutes.

Behandlung

Nur größere Vorhofscheidewanddefekte mit klinischer Symptomatologie erfordern die operative Korrektur. Unter Anwendung des EKK, früher
meist in *Hypothermie* (Senkung der Körpertemperatur auf 30 °C), wird
der Vorhofseptumdefekt mit Einzelnähten oder einem Kunststoffpatch
(Dacron) verschlossen.

Persistierender Atrioventrikularkanal (AV-Kanal)

Definition

Infolge fehlerhafter Entwicklung der Endokardkissen entstehender *tiefer*
Vorhofscheidewanddefekt, in Kombination mit einem *oberen* Kammer-
scheidewanddefekt sowie einer Defektbildung im Bereich der zwei- und
dreizipfligen Segelklappe (Valvula mitralis, links; Valvula tricuspidalis,
rechts): Spaltbildung zwischen beiden Segelklappen.

Klinische Zeichen

Diese Herzfehlbildung wird häufig bei der Trisomie 21 (Morbus Langdon-Down) beobachtet.

Partielle Defekte: isolierte Beteiligung des Vorhofs mit Spaltbildung im Bereich der Valvula mitralis. Die Kinder sind klinisch oft unauffällig.

Totale Form: Vorhofseptumdefekt, Kammerseptumdefekt mit Spaltbildung zwischen zweizipfliger und dreizipfliger Segelklappe. Die Zeichen einer Herzinsuffizienz treten schon innerhalb der ersten Lebenswochen auf: Tachypnoe, Tachykardie, mangelnde Gewichtszunahme, häufig eine Hepatomegalie.

Behandlung

Unter Anwendung des EKK Nahtverschluß des VSD, des ASD und Beseitigung der Mitral- bzw. Trikuspidalinsuffizienz (hervorgerufen durch Spaltbildung):

Fallot-Tetralogie (Vierfachfehlbildung)

Definition

Sehr häufiger, mit einer Zyanose einhergehender angeborener Herzfehler, dem pathologisch-anatomisch zugrunde liegen:

– Pulmonalstenose (infundibulär, valvulär),
– Ventrikelseptumdefekt (VSD),
– Rechtsverlagerung der Aorta („reitend" über dem VSD),
– Rechtshypertrophie (Abb. **71**).

Klinische Zeichen

Im Vordergrund steht die ausgeprägte Zyanose der Haut und der Schleimhäute, die schon kurz nach der Geburt auftreten kann.

Ein offener Ductus arteriosus Botalli kann die Symptome zunächst verhindern!

Infolge des Rechts-links-Shunts ist die Lungendurchblutung erheblich vermindert, so daß eine rasche Ermüdung der Kinder bei Belastung eintritt. Sie nehmen eine typische *Hockstellung* ein, die möglicherweise den Rechts-links-Shunt temporär vermindert. *Trommelschlegelfinger* und *Uhrglasnägel* wie anfallsweise hypoxämische Krisen sind für die Fallot-Tetralogie typisch. Die Blutuntersuchung zeigt eine *Polyglobulie* sowie pathologisch erhöhte Hämatokrit- und Hämoglobinwerte.

Auskultatorisch ist ein Crescendo-Decrescendo-Geräusch im 3. ICR (Interkostalraum) links erfaßbar.

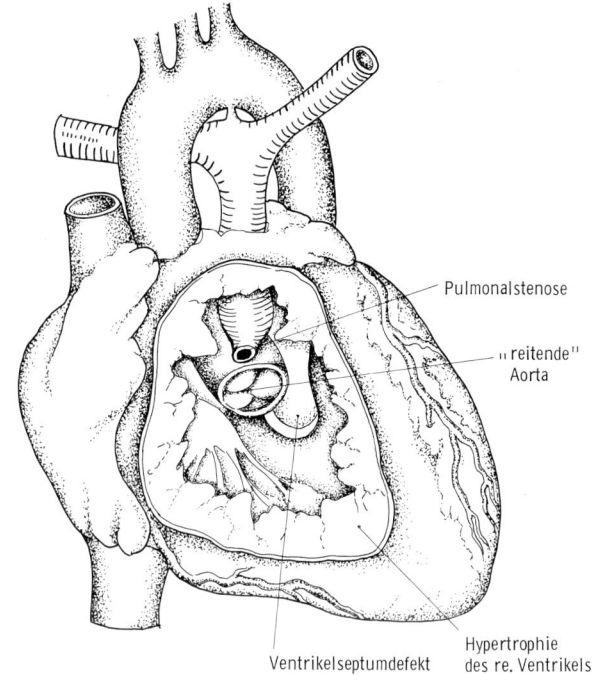

Pulmonalstenose

„reitende"
Aorta

Hypertrophie
des re. Ventrikels

Ventrikelseptumdefekt

Abb. 71   Fallot-Tetralogie

Radiologisch kann bei normaler Herzgröße eine Holzschuhformsilhouette des Herzens (infolge Einsinkens des Pulmonalisbogens) entstehen.

Elektrokardiographisch sind deutliche Zeichen der Rechtsherzhypertrophie erkennbar. Echokardiogramm, Herzkatheterismus wie Angiokardiographie vervollständigen die Diagnostik. Durch den Herzkatheterismus können weitere Fehlbildungen wie ein zusätzlicher ASD = Pentalogie nach Fallot (Fünffachfehlbildung) ermittelt werden.

Behandlung

Da die Kinder ohne rechtzeitige Therapie rasch ihrem Leiden erliegen oder neurologisch Ausfälle zu erwarten sind oder gar beobachtet werden, muß jede Tetralogie so rasch wie möglich operativ korrigiert werden, und zwar durch eine Palliativoperation mit dem Ziel, einen „künstlichen Ductus Botalli" zu schaffen und somit die Lungendurchblutung zu verbessern (Operation nach Blalock).

Hierbei wird die rechte A. subclavia mit dem Pulmonalisstamm durch eine End-zu-Seit-Anastomose verbunden oder ein Gefäßtransplantat zwischen beide Gefäße eingebracht. Der Vorteil dieses Vorgehens besteht in der Verhütung einer Minderdurchblutung des Arms.

Auch eine operative Verbindung zwischen der Pulmonalarterie und der absteigenden Aorta kommt als Palliativeingriff in Betracht.

Definitive Behandlung: Verschluß des VSD, Beseitigung der Pulmonalstenose.

Transposition der großen Arterien

Definition

Zyanotisches Herzvitium, bei dem infolge einer Entwicklungsstörung des primären Herzspetums die A. pulmonalis aus dem linken und die Aorta aus dem rechten Herzventrikel entspringt. – Zusätzlich können ein Ventrikelseptumdefekt wie eine Pulmonalstenose vorhanden sein (Abb. 72).

Klinische Zeichen

Das Ausmaß der Zyanose ist davon abhängig, ob beide Kreisläufe völlig voneinander getrennt sind oder Zusatzfehlbildungen wie ein VSD oder ein offener Ductus arteriosus bestehen. Sind diese nicht vorhanden, ist das Neugeborene nicht lebensfähig, da das venöse (CO_2-haltige) Blut in den Körperkreislauf einfließt, während das arterialisierte Blut aus den Lungenvenen in die A. pulmonalis und in den linken Ventrikel abgegeben wird.

Leitsymptom ist die postpartale Zyanose. Radiologisch ist der Herzschatten mit einem schräggestellten Ei (Eiherz) vergleichbar. Herzkatherismus und Kardioangiographie (Möglichkeit, den Herzkatheter von dem rechten Herzventrikel in die Aorta vorzuschieben) sind beweisend.

Behandlung

Fast immer ist primär ein Palliativeingriff kurz nach der Geburt unumgänglich. Er besteht in einer Kurzschlußverbindung zwischen linkem und rechtem Herzvorhof: Mit einem Ballonkatheter wird von der V. femoralis aus das Foramen ovale bis zum linken Vorhof durchdrungen. Nach Füllung des Ballonkatheters mit einem Kontrastmittel wird der Katheter dann zurückgezogen und die Vorhofscheidewand gesprengt (Ballonseptostomie). Dieser Shunt führt zu einer gewünschten Vermischung von arteriellem mit venösem Blut, wodurch die Lebenserwartung der Neugeborenen bis zu 12 Monaten gewährleistet sein kann.

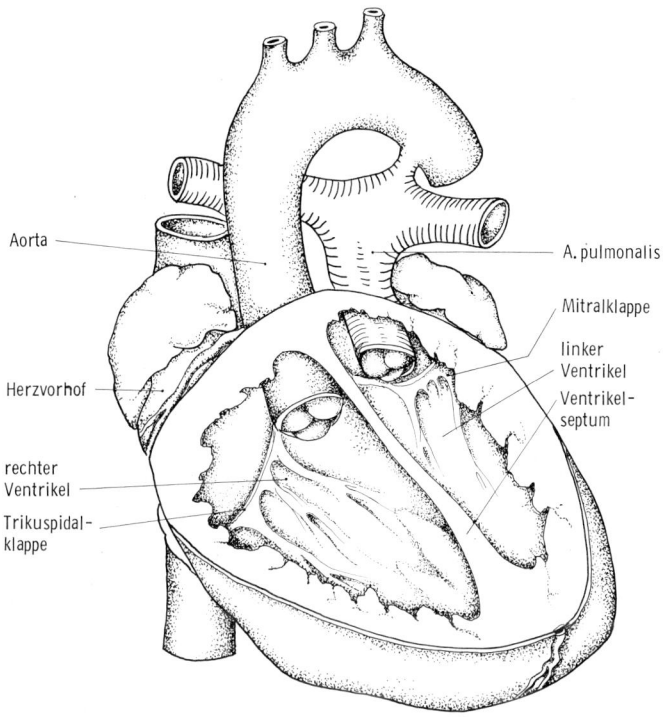

Abb. **72**   Transposition der großen Arterien

Totalkorrektur: Unter Anwendung des EKK wird vom rechten Herzvorhof die atriale Scheidewand partiell oder total reseziert, wodurch ein gemeinsamer Vorhof entsteht. Durch Unterteilung dieses Atrium commune mit einem Dacronpatch, der die Form einer Hose hat, kann die Einmündung der Lungenvenen in die rechte Herzkammer und die der Hohlvenen in den linken Herzventrikel durch die entsprechenden Klappen bewirkt werden.

Trikuspidalatresie (TA)

Definition

Dritthäufigster zyanotischer Herzfehler, bei dem infolge einer Entwicklungsstörung des Herzens die Dreizipfelklappe nicht angelegt ist und zudem stets eine Hypoplasie (mangelhafte Anlage) der rechten Herzkammer vorliegt (Abb. **73**).

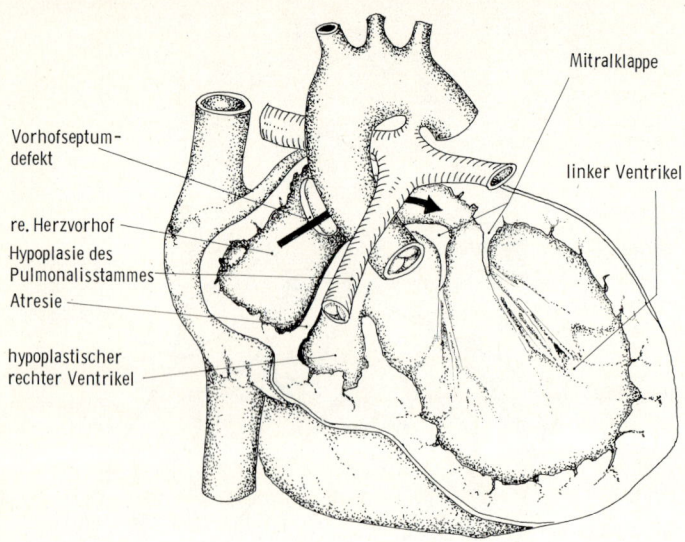

Abb. 73   Trikuspidalatresie. Der Pfeil deutet den Strom des venösen Blutes durch den ASD an

Das venöse Blut fließt aus dem rechten Vorhof durch einen ASD oder ein offenes Foramen ovale über den linken Vorhof in den linken Ventrikel.

Klinische Zeichen

Frühzeitige Zyanose, begünstigt und verstärkt durch eine zusätzliche Pulmonalstenose. Im EKG zeigt sich eine linksventrikuläre Hypertrophie wegen Unterentwicklung der rechten Herzkammer. Herzkatheterismus und Herzangiographie sichern die Diagnose.

Behandlung

Eine vollständige anatomische Korrektur dieser Fehlbildung ist nicht möglich. Eine Blalock-Anastomose kann hilfreich sein, um das Leben der Neugeborenen zu verlängern. Bei älteren Kindern kann eine Anastomose zwischen der V. cava superior und der rechten Lungenarterie erwogen werden wie auch eine Interposition einer Dacron-Prothese mit einer künstlichen Herzklappe zwischen dem rechten Vorhof und der rechten hypoplastischen Herzkammer.

Einzelventrikel (Single-Ventrikel)

Definition

Das einkammerige Herz ist ein seltener, oft zyanotischer Herzfehler, bei dem venöses und sauerstoffgesättigtes Blut in eine gemeinsame Herzkammer (ohne Herzscheidewand) strömt.

Diagnostik

- Röntgendarstellung des Thorax,
- EKG,
- Echokardiogramm,
- Herzkatheterismus,
- Herzangiographie.

Klinische Zeichen

Frühzeitige Zeichen einer Herzinsuffizienz sowie einer Zyanose bei ausgeprägter Pulmonalstenose.

Behandlung

Eine standardisierte Operation für diese kongenitale Fehlbildung gibt es bislang nicht. Bei nicht vorhandener Pulmonalstenose kann eine Cerclage der A. pulmonalis erwogen werden, um einer Lungengefäßerkrankung vorzubeugen. Bei extremer Pulmonalverengung hingegen muß ein operativer Kurzschluß zwischen Aorta und Lungenarterienstamm (aortopulmonaler Shunt) geschaffen werden.

Bei dem operativen Versuch, eine künstliche Herzkammerscheidewand zu implantieren unter gleichzeitiger Korrektur der übrigen Anomalien wird eine Operationsmortalität von über 50% angegeben.

Atemwege

Larynx- und Tracheafehlbildungen

Membranöse Verschlüsse des Kehlkopfes (Larynx), Stenosen (Verengung), angeborene Kehlkopfspalten und Trachealstenosen sind äußerst selten. Ihr gemeinsames Leitsymptom nach der Geburt ist das rasche Auftreten einer schweren Zyanose, da das Neugeborene nicht spontan atmen kann.

Angeborene Stenosen des Kehlkopfes: Ist eine Überwindung des Hindernisses durch eine Intubation nicht möglich, kann nur eine Soforttracheotomie das Leben des Neugeborenen retten. Dieses gilt auch für die angeborenen hohen Trachealstenosen, die meist durch eine Kompression von außen bedingt sind. Ursächlich kommen in Betracht: angeborene Vergrößerung von Schilddrüse, Thymusdrüse, Tumoren des mittleren Mediastinums, ein gedoppelter Aortenbogen sowie ein Fehlabgang der A. subclavia.

Erworbene Stenosen: Weitaus häufiger sind die erworbenen Stenosen im Bereich von Kehlkopf und Trachea. Ihre Entstehung ist entzündlicher oder traumatischer Natur (Verätzungsstenosen), durch Aspiration oder Inspiration ätzender Flüssigkeiten oder Gase. Eine Sonderform der Trachealstenose beim Früh- und Neugeborenen ist die *Intubationsstenose,* die infolge Langzeitbeatmung auftreten kann.

Auch in diesen Fällen kann eine Tracheotomie erforderlich werden.

Tracheotomie

Die Tracheotomie ist eine operative Eröffnung der Luftröhre *unterhalb* des Atemhindernisses mit der anschließenden Einführung einer Trachealkanüle zur Atmung oder Beatmung.

Indikation:

– innere oder äußere angeborene oder erworbene Trachealstenosen,
– angeborene Kehlkopfverschlüsse oder -spalten (sehr selten),
– intubationsbedingte Trachealstenosen nach Langzeitbeatmung,
– traumatische Kehlkopf- oder Luftröhrenverletzungen,
– Verätzungen.

Generell ist zwischen einer *Koniotomie* (Eröffnung der Luftröhre zwischen Schild- und Ringknorpel des Kehlkopfes), der oberen Tracheotomie unterhalb des Kehlkopfes und der unteren Tracheotomie zu unterscheiden.

Beim Säugling und Kleinkind besteht bei einer Koniotomie die Gefahr einer Ringknorpelverletzung, bei der oberen Tracheotomie die einer Schilddrüsenläsion. Deshalb stellt die *untere Tracheotomie* den Zugang der Wahl dar (Abb. **74**).

Behandlung

Wenn möglich, sollte dem Eingriff eine endotracheale Intubation vorangehen. Anderenfalls entscheidet die Schnelligkeit des operativen Vorgehens über das Überleben des Kindes. Intravenöse Analgesie und eine Maskenbeatmung können hilfreich sein. Bei überstrecktem Kopf und Längsschnitt in der Halsmitte, unter Schonung der venösen Strukturen, werden die Halsfaszien durchtrennt. Die Luftröhre wird im Bereich des 4. Trachealringes längs geöffnet und die Trachealkanüle nach Spreizen der Öffnung eingeführt (Abb. **75**). Für Säuglinge und Kleinkinder stehen

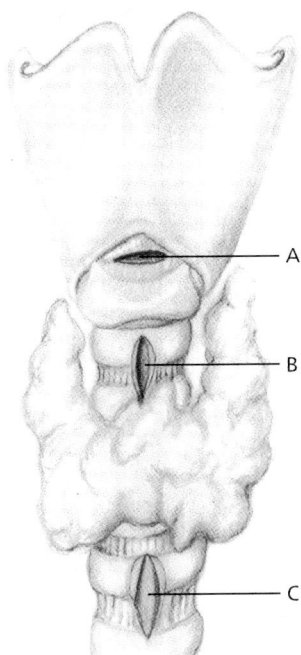

Abb. **74** Formen der Tracheotomie: Koniotomie (A), Tracheotomia superior (B), Tracheotomia inferior (C)

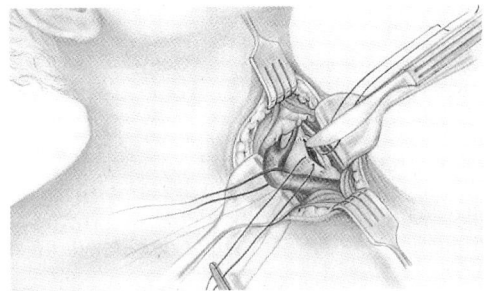

Abb. **75** Längsinzision der Tracheavorderwand im Bereich des 4. Trachealringes

schmiegsame Plastikkanülen unterschiedlicher Größe zur Verfügung, deren Länge individuell zurechtgeschnitten werden kann (Abb. **76a–c**). Für größere Kinder sind Tuben mit einer Ballonblockade geeignet. Eine zusätzliche Fixierung der Trachealkanüle erfolgt mittels eines Bandes um den Hals (Abb. **77**).

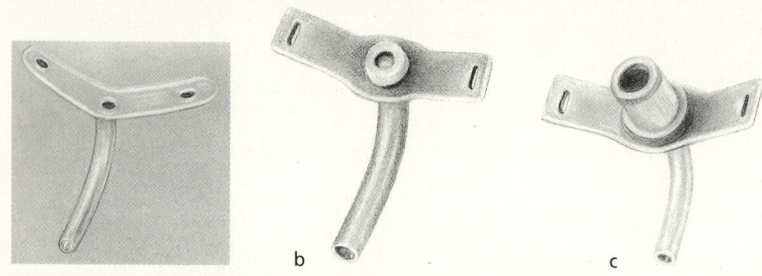

Abb. **76 a–c** Verschiedene Formen von Tracheotomiekanülen für Säuglinge und Kleinkinder. Da diese aus schmiegsamem Plastikmaterial bestehen, kann ihre Länge individuell zugeschnitten werden. Bei größeren Kindern werden Tuben mit Ballonblockade angewendet

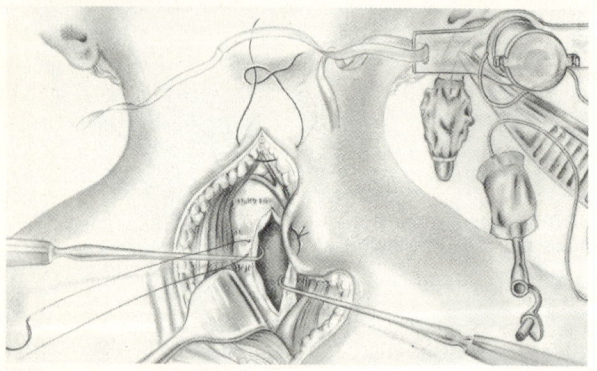

Abb. **77** Nach Nahtverbindung von Haut mit dem trachealen Schnittrand Einführen einer Ballonkanüle beim älteren Kind

Da die Kanülen bei Kleinkindern sehr leicht herausgleiten können, muß intraoperativ in jedem Fall die Haut mit der Tracheavorderwand verbunden werden. Ansonsten gleitet die Trachea zurück und ist schwer auffindbar, wodurch sehr leicht der Erstickungstod eintreten kann!

■ Postoperative Pflege

◆ Nach einer Tracheotomie sind zunächst die üblichen Überwachungen von Atmung, Herztätigkeit und Kreislauf *(Vitalfunktionen)* erforderlich, wie sie auch bei einem intubierten Kind notwendig sind.

◆ Eine stündliche Abtastung der Haut um das Tracheostoma herum dient der *Früherkennung eines Hautemphysems* (Papierknistergeräusch), wobei Luft in das Unterhautfettgewebe dringt und sich zunehmend ausbreiten kann.

◆ Der Gefahr der *Selbstdekanülisierung* wird durch Fixieren der Hände mit Manschetten vorgebeugt.

◆ Bei schmerzbedingter Unruhe werden Analgetika durch den venösen Zugang oder rektal appliziert.

◆ Ist die über dem Stoma plazierte Mullgazeplatte vom *Wundsekret* durchnäßt, wird sie vorsichtig entfernt, wobei eine 2. Pflegekraft die Position der Kanüle manuell sichert.

Beachte: Neben dem Bettchen oder Inkubator des tracheotomierten Kindes sollte eine sterile, passende Ersatzkanüle, Beatmungsbeutel (sog. Ambu-Beutel), eine Kindermaske, ein Absaugkatheter sowie ein Nasenspekulum (zum Spreizen der Trachealöffnung) bereit liegen.

◆ Durchgängigkeit der Trachealkanüle

Das Sekret aus der Trachea muß flüssig gehalten werden, um einer Verstopfung vorzubeugen. Da eine Luftbefeuchtung (Verneblersystem) nicht ausreicht, muß die Kanüle 1- bis 2 stündlich mit wenigen ml isotonischer Kochsalzlösung gespült werden, welche das Sekret verflüssigt, so daß es abgesaugt werden kann. Auch Nase und Mund sind durch Absaugung von einer Sekretanschoppung zu befreien. Bei größeren Kindern wird die Kanüle mit einer „künstlichen Nase" versehen. In dieser schlägt sich die Exspirationsluft an der Innenwand nieder und befeuchtet somit die Einatmungsluft.

◆ Kanülenwechsel

Er sollte alle 4 Tage bzw. individuell, dem Kind angepaßt, erfolgen. Er ist für das Kind angenehmer als ein Wechsel eines Endotrachealtubus oder dessen Pflege. *Obligat:* Stets 2 Personen wechseln die Trachealkanüle! Der regelmäßige Wechsel beugt einer längerdauernden und somit zunehmenden Keimbesiedelung wie auch einer Druckläsion der Trachea (Tracheomalazie) vor.

◆ Entfernung der Kanüle

Voraussetzung für die Entfernung der Trachealkanüle sind: Beseitigung der pathologischen Veränderungen im Bereich von Kehlkopf und Luftröhre, gleichbedeutend mit einer ungestörten Luftpassage (Inspiration, Exspiration). In der Praxis wird dem Kind hierzu eine zunehmend dünnere Trachealkanüle angeboten. Wird dieses toleriert, wird der Tubus einige Stunden abgestöpselt. Diesem Versuch schließt sich die Entfernung der Kanüle an, wobei das Stoma mit einem sterilen Tupfer und Pflaster luftdicht verschlossen wird.

Nachdem das Kind dekanülisiert ist, muß es kontinuierlich überwacht werden. Bei Unruhe können Sedativa erforderlich sein.

Eine Hochlagerung des Oberkörpers und Abklopfen des Thorax erleichtern das Abhusten von Sekret. Bei Bedarf wird Sauerstoff über eine Nasensonde zugeführt. Die Atemluft wird mit einem Vernebler befeuchtet. Auf thorakale Einziehungen, Stridor, Atemfrequenz und Veränderung der Hautfarbe (Zyanose) ist zu achten.

Eine Blutgasanalyse komplettiert das Überwachungsspektrum.

◆ Ernährung

Säuglinge erhalten in den ersten 24 Stunden ihre Nahrung durch eine Magensonde. Der Nahrungsbeginn erfolgt 3 – 4 Stunden nach Dekanülisierung. Ältere Kinder erhalten eine angedickte Nahrung. Bei ungestörtem Schluckakt dürfen dünnflüssige Speisen gegeben werden.

Postoperative Pflege ■

Beachte: Das Stoma nach Dekanülisierung verschließt sich meist spontan, wobei jedoch die Gefahr einer narbigen Trachealstenose besteht (Granulation). Eine solche Komplikation wird durch einen operativ-rekonstruktiven Verschluß verhütet.

Während der postoperativen Phase werden Antibiotika in altersgerechter Dosierung als Infektionsschutz verabreicht.

Lungenzysten

Definition

Im Lungenparenchym lokalisierte, *angeborene* oder *erworbene,* solitäre oder mulitple luft- oder flüssigkeitsgefüllte Hohlräume, deren Wandung aus Flimmerepithel und glatter Muskulatur besteht. Bei zystischer Umwandlung der gesamten Lunge liegt eine *Waben-* oder *Zystenlunge* vor.

Entstehung der angeborenen Lungenzysten

Abschnürung, Faltenbildung oder Keimversprengung bei der Entwicklung des Bronchialbaums (Abb. **78 a – c**).

Entstehung der erworbenen Lungenzysten

Meist entzündliche Veränderungen des Bronchialsystems, die zu einer Obstruktion führen mit nachfolgender Überblähung und zystischer Umwandlung des poststenotischen pulmonalen Bezirks.

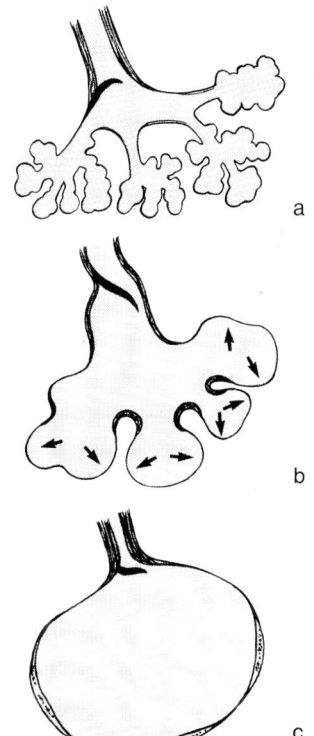

Abb. **78a–c** Entstehung einer angeborenen
Lungenzyste. **a** Inspirationsphase, **b** Exspiration,
c Endstadium der Zyste

Klinische Zeichen

Atembehinderung der befallenen Seite infolge zunehmenden Zysten-
wachstums, was eine Kompression des umgebenden Lungengewebes bewirkt. Überdehnung einer Lungenzyste kann zu einer *Spontanperforation*
führen, wobei eine Verbindung der Zyste zum Pleuraraum einen Pneumothorax verursacht.

Die stetig nachströmende Luft aus dem Bronchus über die Zyste in den
Pleuraspalt führt zu einer zunehmenden Verdrängung der Lunge (Spannungspneumothorax). Bei Durchbruch der Zyste in den Bronchus wird
der Zysteninhalt ausgehustet.

Röntgenologisch zeigen sich im Lungenparenchym gelegene runde Aufhellungen, von einer Kapsel umgeben. Bei Vorhandensein von Luft und
Flüssigkeit in der Zyste findet sich ein Flüssigkeitsspiegel.

Behandlung

Hat eine Lungenzyste Anschluß an das Bronchialsystem gefunden, ergibt sich die Möglichkeit der endotrachealen Absaugung des Zysteninhalts und der Bestimmung der sich in der Zystenflüssigkeit befindlichen Erreger.

Ansonsten ist die Behandlung der Lungenzysten chirurgisch. Wenn es nicht möglich ist, eine Zyste isoliert auszuschälen, wird das befallene Lungenareal entfernt (Segmentresektion, Lobektomie).

■ **Postoperative Pflege**

Sie entspricht den Maßnahmen, die nach Thoraxoperationen generell erforderlich sind (S. 105 ff).

Postoperative Pflege ■

Lungenpseudozysten

Definition

Durch Lufteintritt in das interstitielle Bindegewebe der Lunge bedingte Hohlräume, die im Gegensatz zu den echten Lungenzysten *nicht* mit Epithel ausgekleidet sind.

Entstehung

Die falschen Lungenzysten sind meist die Folge einer Überblähung von Lungenbläschen, die dann platzen (nach Bronchialobstruktion oder entzündlichen Prozessen), wodurch der Lufteintritt in das Bindegewebe der Lunge ermöglicht wird.

Klinische Zeichen

Zunehmende Vergrößerung der Zysten infolge nachströmender Luft, die nicht entweichen kann, führt zu einer Kompression des umgebenden Gewebes (Atelektase), Perforation der Pseudozyste in den Pleuraspalt zu einem Pneumothorax. Insgesamt stellen sich die Zeichen einer ventilatorisch-respiratorischen Insuffizienz infolge Verminderung der Atemfläche ein.

Behandlung

Wegen spontaner Rückbildungstendenz der Pseudozysten zunächst abwartende Haltung, evtl. Gabe von Sauerstoff. Bei Vorliegen eines Pneumothorax erfolgt die Lungenentlastung durch Anlegen einer Bülau-Saugdrainage.

Nur in seltenen Fällen ist die operative Entfernung des befallenen Lungenlappens oder des Lungensegments erforderlich.

Lobäres Lungenemphysem

Definition

Angeborene, meist einseitige Überblähung eines Lungenlappens infolge Minderwertigkeit des bronchialen Stützgewebes.

Auch embryonale Stränge oder pathologische Gefäßverläufe können ein lobäres Lungenemphysem hervorrufen.

Klinische Zeichen

Dyspnoe und Zyanose treten schon kurz nach der Geburt auf. Die betroffene Thoraxseite wölbt sich *sichtbar* vor. Die Röntgenaufnahme des Thorax zeigt eine Aufhellung und ein Fehlen von Lungenzeichnung des betroffenen Lappens (meist ist ein Oberlappen befallen). Das darunterliegende Lungengewebe dagegen weist eine vermehrte Streifenzeichnung infolge der Überblähung des Oberlappens auf. Das Zwerchfell wird nach kaudal gedrängt, desgleichen besteht meist eine Mediastinalverziehung zur Gegenseite hin (Abb. **79**).

Als Komplikation des lobären Emphysems droht der Spannungspneumothorax durch die Ruptur der starren Emphysemblasen.

Behandlung

Da es häufig zu einer spontanen Rückbildung des Emphysems kommen kann, zunächst abwartende Haltung. Tritt die Regression nicht ein, muß der betroffene Lappen operativ entfernt werden.

■ **Pflege**

Das Kind muß auf die kranke Seite gelagert werden. Zudem muß stets die Möglichkeit der raschen Sauerstoffzufuhr wie auch der endotrachealen Intubation gegeben sein.

Pflege ■

Bronchiektasen

Definition

Angeborene oder *erworbene,* nicht rückbildungsfähige Erweiterungen des Bronchialbaums mit chonisch entzündlichen Veränderungen des Lungengewebes.

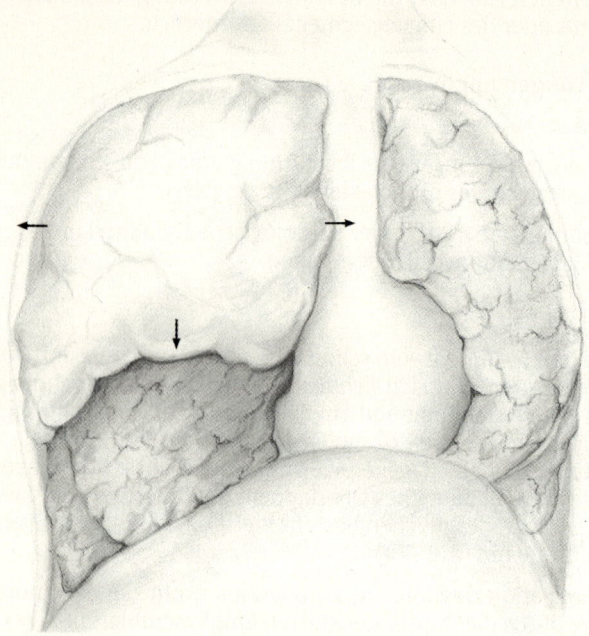

Abb. **79**   Angeborenes Emphysem des rechten Lungenoberlappens. Beachte die Vorwölbung der rechten Thoraxwand, die Kompression von rechtem Mittel- und Lungenunterlappen wie die Mediastinalverlagerung nach links

Formen

– zystische (angeborene),
– zylindrische, (erworbene),
– sackförmige (erworbene),
– Bronchiektasen.

Entstehung angeborener Bronchiektasen

Sie ist noch nicht völlig geklärt. Wahrscheinlich liegt eine primäre Schwäche der Bronchialwand vor. Auch eine familiäre Häufung wird beobachtet.

Entstehung der erworbenen Bronchiektasen

Immer im Gefolge von chronisch entzündlichen Veränderungen des Bronchialsystems (Fremdkörperaspiration oder tuberkulöse Erkrankung eines Bronchiallymphknotens, die zu einer Stenosierung des Bronchus führt). Auch bei der Mukoviszidose (zystische Pankreasfibrose) treten bei Mitbeteiligung der Lunge Bronchiektasen auf.

Auch die *Zystenlunge* (zystische Degeneration des gesamten Lungengewebes, ein- oder beidseitig) wird ihrer Entstehung nach zu den Bronchiektasen gezählt.

Klinische Zeichen

Ältere Kinder weisen eine längere Vorgeschichte auf mit gehäuft rezidivierenden Bronchitiden oder Bronchopneumonien. Die pulmonalen Infekte sind begleitet von Hustenanfällen, die oft mit eitrig-schleimigem Auswurf einhergehen. Je nach Ausdehnung der von den Bronchiektasen befallenen Lungenabschnitte entstehen als Ausdruck der verminderten Lungenbeatmung *Trommelschlegelfinger* und *Uhrglasnägel*. Bei angeborenen Bronchiektasen können die Zeichen ventilatorisch-respiratorischer Insuffizienz schon bei der Geburt vorhanden sein.

Diagnostik

Röntgenologisch finden sich Verdichtungen und Verschattungen im Bereich der befallenen Lungenbezirke. Beweisend ist das Bronchogramm (röntgenologische Darstellung des Bronchialbaums mittels eines wasserlöslichen Kontrastmittels). Hierbei zeigen sich büschelförmige Konfigurationen oder auch sackförmige Veränderungen, die den Bronchiektasen entsprechen (Abb. **80a** u. **b**). Ein Kontrastmittelstopp deutet auf eine Bronchialobstruktion hin (aspirierter Fremdkörper oder entzündlicher Prozeß).

Behandlung

Sie ist zunächst konservativ und besteht in Verabreichen von Antibiotika in hoher Dosierung (meist ist eine kombinierte antibiotische Behandlung indiziert) und in den Versuchen, das Sekret aus den Bronchiektasen zu entleeren. Hierzu dient die Quincke-Hängelage, unterstützt durch Klopfmassage der befallenen Lungenpartien. Bei Kleinkindern leistet eine elektrische Zahnbürste bei der „Vibrationsmassage" gute Dienste. Auch atemgymnastische Übungen und Freiluft sind hilfreich.

Ist keine Besserung durch diese Maßnahmen zu erzielen, muß der befallene Lungenabschnitt (meist ein Lappen) operativ entfernt werden.

Bei Bronchiektasen infolge einer Bronchusobstruktion (Fremdkörper) ist eine Ausheilung nur möglich, wenn die Ursache des Verschlusses beseitigt wird.

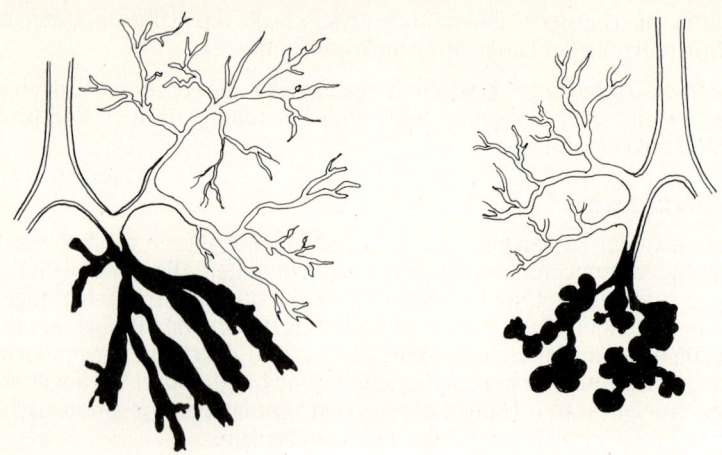

a   b

Abb. 80 a u. b   Bronchiektasen.
a Bronchographische Darstellung zylindrischer Bronchiektasen des linken Unterlappens
b sackförmige Bronchiektasen des rechten Unterlappens (schwarz)

Lungenfehlbildungen

Seltene *angeborene* Fehlbildungen (meist Hemmungsmißbildungen): Lungenagenesie, Lungenaplasie und Lungenhypoplasie.

Lungenagenesie. Fehlen einer Lungenhälfte sowie des entsprechenden Bronchus.

Lungenaplasie. Fehlen einer Lungenhälfte bei erhaltenem Bronchus.

Lungenhypoplasie. Angeborene Unterentwicklung eines Lungenflügels.

Lungenabszeß

Definition

Eitrige, abgekapselte Einschmelzung von Lungengewebe (solitär oder multipel).

Entstehung

Der Lungenabszeß, der überwiegend bei Säuglingen und kleinen Kindern auftritt, hat folgende Ursachen:

– *hämatogen* bei schweren Infektionen wie Osteomyelitis, Nabelsepsis, Scharlach und Angina,

– *bronchogen* durch Aspiration von Fremdkörpern, die zu einer Infektion führen, wie auch durch Bronchiektasen,
– *pneumogen* auf dem Boden einer Lungenentzündung = postpneumonischer Abszeß.

Klinische Zeichen

Sehr schweres Krankheitsbild, das mit hohem Fieber, beschleunigter BSG, Husten, Auswurf und Brustschmerzen einhergeht. Bei Verbindung des Lungenabszesses zum Bronchialsystem werden die Eitermassen ausgehustet. Bei Perforation des Abszesses in den Pleuraraum entsteht ein Pyopneumothorax.

Behandlung

Sie richtet sich nach der Lokalisation des Abszesses. Ist dieser wandständig, so kann er perkutan abpunktiert werden. Der Eiter wird bakteriologisch untersucht, und Antibiotika werden gezielt verabfolgt (auch lokal in die Abszeßhöhle). Beim ausgedehnten Pyopneumothorax wird eine Bülau-Saugdrainage angelegt. Tritt nicht innerhalb kurzer Zeit eine deutliche Besserung ein, so muß der Abszeß operativ entfernt werden.

■ Postoperative Pflege

Es gelten die nach Thoraxoperationen erforderlichen Maßnahmen (S. 105 ff).

Postoperative Pflege ■

Zwerchfell

Definition

Überwiegend angeborene (sehr selten traumatisch bedingte) Lücken im Zwerchfell mit Verlagerung von Bauchorganen in den Thorax. Bei *Fehlen* eines Bruchsacks (der die Baucheingeweide umgibt) liegt eine sogenannte intrathorakale *Eventration* vor.

Entstehung

Die angeborenen Zwerchfelldefekte sind Hemmungsmißbildungen, bei denen sich die *vordere* und die *hintere* Zwerchfellanlage nicht oder nur mangelhaft vereinigen (Abb. **81**).

Bruchpforten:

– Hiatus oesophageus,
– pleuroperitoneale Lücke,

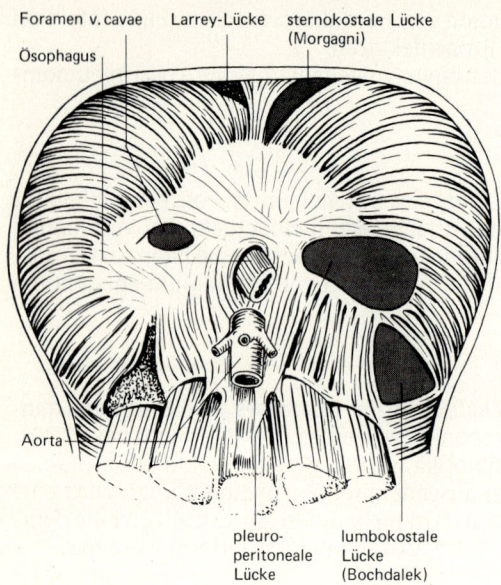

Foramen v. cavae Larrey-Lücke sternokostale Lücke
(Morgagni)

Ösophagus

Aorta

pleuro-   lumbokostale
peritoneale   Lücke
Lücke   (Bochdalek)

Abb. **81** Angeborene
Zwerchfellücken

– lumbokostale Lücke (Bochdalek-Hernie, S. 159 u. Abb. **87**),
– retrosternale Lücke (Larrey),
– sternokostale Lücke (Morgagni-Hernie).

Am häufigsten werden Hiatushernien und die Bochdalek-Hernie beobachtet.

Hiatushernien

Definition

Durch Hiatusschwäche bedingte Verlagerung von Magenanteilen in das Mediastinum.

Formen

– *Gleitende (axiale) Hiatushernie:* Magenmund (Kardia) sowie Anteile des Magens werden durch den Hiatusschlitz in den Mittelfellraum verlagert. Dieser Vorgang wiederholt sich bei jeder Atembewegung, d. h., der Magen gleitet zwischen Abdomen und Mediastinum hin und her (Abb. **82 a** u. **b**).
– *Paraösophageale Hernie* (S. 157 f): Allein der Magenfundus wird in das Mediastinum verlagert. Die *Kardia* ist an normaler Stelle fixiert (Abb. **83 a**). Mischformen werden beobachtet (Abb. **83 b**).

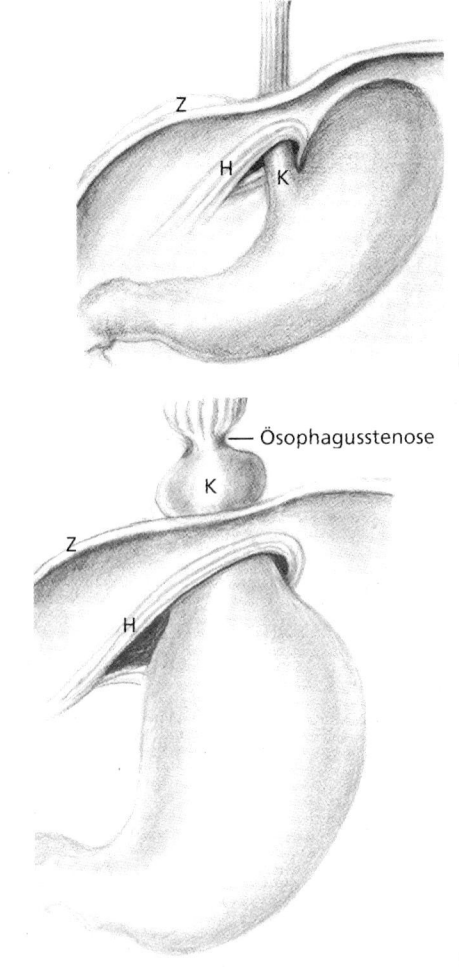

— Ösophagusstenose

Abb. **82 a** u. **b** Gleitende axiale Hiatushernie (**b**), normale Anatomie (**a**): Zwerchfell (Z), Hiatus oesophageus (H), Kardia (K). Infolge der Hiatusinsuffizienz gleitet die Kardia des Magens zwischen Bauch- und Mittelfellraum (Mediastinum) hin und her.

Klinische Zeichen

Die *axiale Gleithernie* entsteht durch mangelnde Verschlußfähigkeit der Kardia, die unter physiologischen Bedingungen einen Rückfluß des Mageninhalts in die Speiseröhre (gastroösophagealer Reflux) verhindert. Da der Verschlußmechanismus bei der Hiatushernie fehlt, gelangt salzsaurer Mageninhalt in die Speiseröhre und führt zu Veränderungen der Ösophaguswand *(Refluxösophagitis)*.

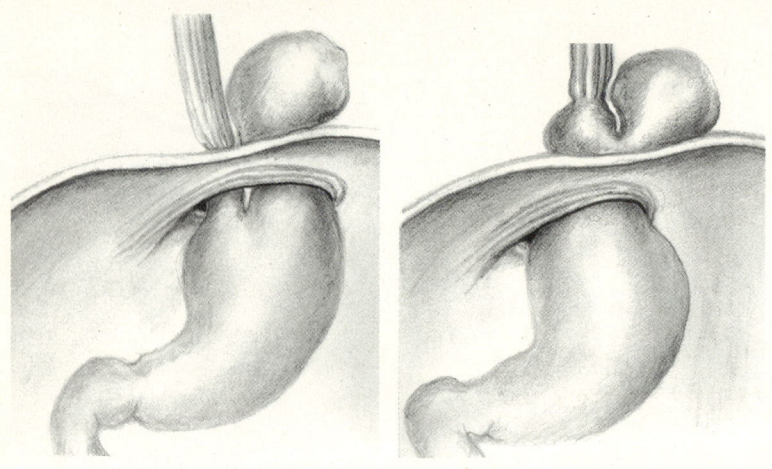

a   b

Abb. **83 a** u. **b**   Formen der Hiatushernien
a   Paraösophageale Hiatushernie,
b   selten wird eine Mischform zwischen axialer Gleithernie und Paraösophagealhernie
beobachtet

Die Kinder erbrechen ihre Nahrung kurz nach der Mahlzeit, jedoch wird
auch *nahrungsunabhängiges* Erbrechen beobachtet. Das Erbrochene kann
Blutbeimengungen (Hämatin) enthalten. Chronisch rezidivierender Blutverlust führt zu einer *hypochromen Anämie,* die die Hiatushernie später
immer begleitet, sowie eine Dystrophie.

Beim Neugeborenen und jungen Säugling droht ständig die Gefahr der
Aspirationspneumonie, da das Erbrochene nicht aus der Mundhöhle be-
fördert werden kann und bei der Atmung in Trachea und Bronchien gelangt.

Die Refluxösophagitis kann in eine *narbige Stenose* übergehen, die die
Nahrungsaufnahme erheblich erschwert. Der Nahrungsbrei bleibt vor
der Stenose stehen oder kann sie nur verzögert passieren. Die Folge ist eine zusätzliche Schädigung der Ösophaguswand sowie eine Erweiterung
der Speiseröhre vor der Stenose (prästenotische Dilatation).

Diagnostik

Der Nachweis der Hiatushernie erfolgt durch eine Röntgen-Kontrastdar-
stellung der Speiseröhre und des Magens in Kopftieflage. Bei der Durchleuchtung in dieser Position wird ein bestehender gastroösophagealer
Reflux sowie das Gleiten der Hernie sichtbar.

Hiatushernien gleiten nur im Frühstadium, später sind sie so durch Narben an die Umgebung fixiert, daß sie sich bei der Atmung nicht mehr hin- und herbewegen. Die Prallfüllung des Magens zeigt eine *epiphrenische Glocke*, wobei der Kardiaanteil des Magens glockenartig über dem Zwerchfell liegt (Abb. **82 b**, **83 b**).

Bei einer *Ösophagusstenose* infolge einer Hiatushernie gibt die instrumentelle Untersuchung der Speiseröhre (Ösophagoskopie) Auskunft über das Ausmaß der Schleimhaut- wie auch weiterer Wandveränderungen.

Weniger ausgeprägte Hiatushernien werden als Kleinformen (Formes mineures) bezeichnet. Sie sind meist symptomlos.

Behandlung

Konservativ: Ziel, den gastroösophagealen Reflux zu verhindern und Kardia und Magenfundus in ihrer normalen Position zu fixieren.

In Betracht kommen:

- Hochlagerung bzw. Aufrechtsitzen in kleinen Stühlchen (Hiatushernienstuhl),
- Andickung der Nahrung, die in 8 – 10 Portionen über den Tag verteilt wird,
- säurebindende Medikamente,
- bei gehäuftem blutigem Erbrechen Hämostyptika (blutungsstillende Mittel), die in den Magen instilliert werden. Bei einer *Anämie* sind Bluttransfusionen angezeigt,
- Seditiva.

Operativ: Tritt unter dieser Behandlung innerhalb von 8 – 10 Wochen keine deutliche Besserung ein, muß die Hiatushernie operativ beseitigt werden.

Präoperative Maßnahmen: Sie entsprechen den Vorbereitungen, die für eine Operation im Bauchraum erforderlich sind (S. 7 f).

Operatives Vorgehen: 1. *Einengung* des Hiatusschlitzes (Abb. **84 a**), 2. *Fundofixation* oder *Fundoplikation* (Abb. **84 b**). Hierbei wird der Magenfundus an die in den Bauchraum hinein gezogene Speiseröhre und an das Zwerchfell angeheftet. Hierdurch wird der His-Winkel neu gebildet und gleichzeitig ein Zurückgleiten des Magenfundus durch den Hiatusschlitz verhindert (His-Winkel = spitzer, physiologischer Winkel zwischen Kardia und Magenfundus).

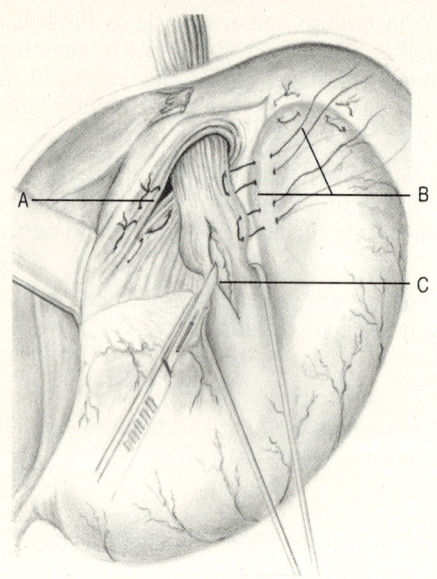

a

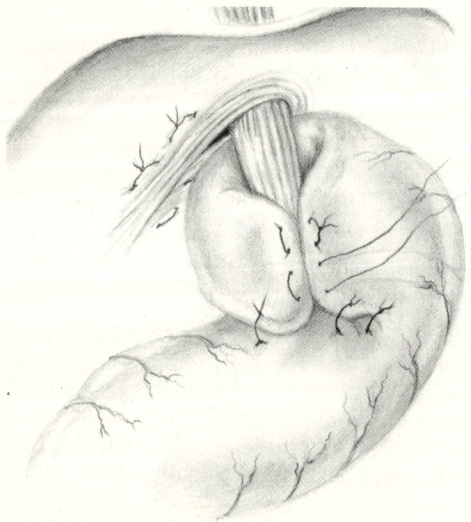

b

Abb. **84** a u. **b** Behandlung der Hiatushernien

a Operative Taktik bei der Beseitigung der axialen Gleithernie mit Ösophagusstenose: Einengung des Hiatusschlitzes (A), Fixierung des Magenfundus an den distalen Ösophagus und an dem Zwerchfell (B), Längsspaltung der Ösophagusmuskulatur im Stenosebereich (C) (Fundofixatio).

b Operative Taktik bei der Fundoplicatio. Nach Einengung des Hiatusschlitzes wird eine den distalen Ösophagus umschlingende Manschette aus dem Magenfundus gebildet.

■ **Postoperative Pflege**

◆ In den ersten Stunden nach dem Eingriff ist eine Seitenlage angezeigt. Nach Abklingen der Narkoseeinwirkung wird das Kind in eine Schräglage gebracht, wobei der Thorax mit einer zusammengefalteten Windel unterpolstert wird.

◆ Die Ernährung erfolgt in den ersten postoperativen Tagen parenteral, bis der gastrale Reflux versiegt. Menge und Beschaffenheit des sich über die Magensonde entleerenden Sekrets werden in der Pflegedokumentation vermerkt. In ihr ist auch die Sekretionsmenge zu berücksichtigen, denn diese muß dem Körper wieder zugeführt werden, indem der parenterale Flüssigkeitsbedarf erhöht wird.

Nach wieder eingetretener Darmmotilität, erkenntlich durch das Absetzen von Dünndarmstuhl, beginnt ein stufenweiser Nahrungsaufbau über die Magensonde, die nach 14 Tagen entfernt wird. Da die Sonde die Kinder manchmal belästigt, ist für eine ausreichende Sedierung zu sorgen.

Die *Wundfäden* werden am 7. postoperativen Tag gezogen. Wie bei allen größeren Operationswunden wird zunächst nur jeder 2. Hautfaden entfernt.

Postoperative Pflege ■

Prognose

Sie ist sehr gut. Rezidive werden nur ganz selten beobachtet. Ist dies der Fall, verlagert sich meist der fixierte Magen zusammen mit den umgebenden Zwerchfellanteilen in das Mediastinum (Rezidiv en bloc).

Paraösophageale Hernie

Definition

Seltenere Form einer Hiatushernie, bei der sich der Magenfundus *neben* der Speiseröhre durch den Hiatusschlitz hindurchzwängt. Die Kardia liegt stets an normaler Stelle unterhalb des Zwerchfells (Abb. **83a**).

Eine Sonderform der paraösophagealen Hernie ist der *Upside-down-Stomach,* auch als partieller Magenvolvulus bezeichnet (Abb. **85**). Hierbei bildet die nach oben geschlagene große Kurvatur des Magens den Bruchsackinhalt.

Klinische Zeichen

Da meist kein gastroösophagealer Reflux vorliegt, können klinische Beschwerden fehlen, außer eventuellem intermittierendem Erbrechen.

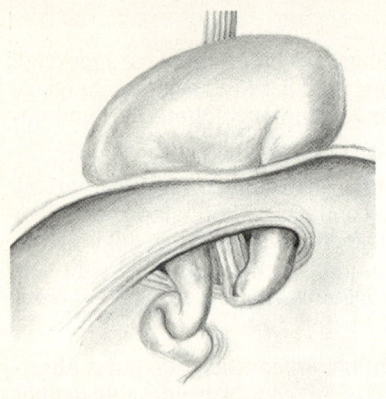

Abb. **85**   Partieller Magenvolvulus –
eine sehr seltene Form der Hiatushernie

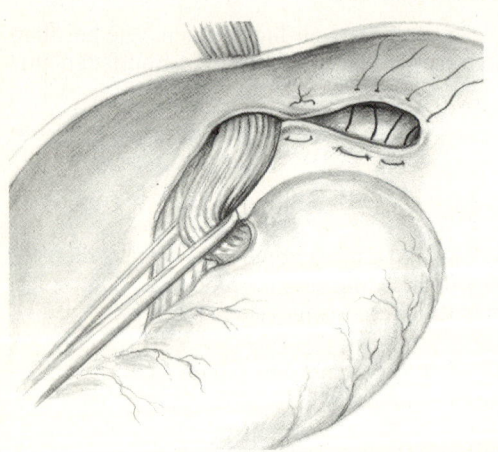

Abb. **86**   Operation der Paraösophagealhernie: dem
Nahtverschluß der paraösophagealen Bruchpforte
schließt sich eine Fundoplicatio an

Dem Erbrochenen ist nie Hämatin beigemengt. Dagegen deutet Blutabgang aus dem Darm, evtl. auch eine Anämie, auf ulzeröse Schleimhautveränderungen in dem inkarzerierten Magenabschnitt hin.

Behandlung

Sie entspricht weitgehend der der gleitenden Hiatushernie (Abb. **86**).

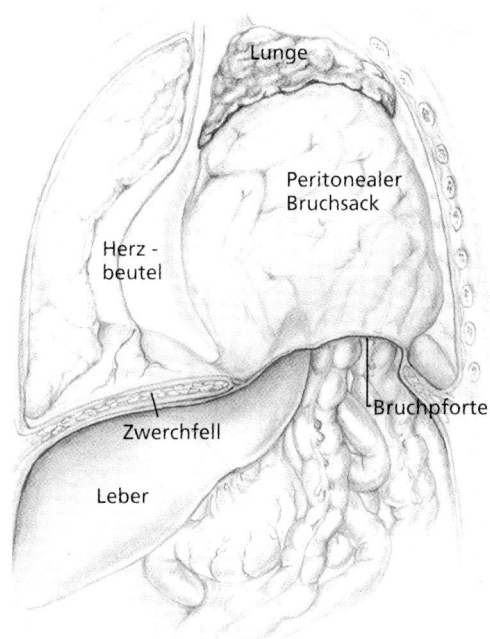

Abb. **87** Lumbokostale Zwerchfellhernie (Bochdalek). Beachte die Mediastinalverlagerung zur Gegenseite hin

Bochdalek-Hernie

Definition

Durch einen lumbokostalen angeborenen Zwerchfelldefekt bedingte Verlagerung von Bauchorganen in den Thorax. Im Gegensatz zur pleuroperitonealen Eventration findet sich bei der Bochdalek-Hernie ein *Bruchsack* (Abb. **87**).

Klinische Zeichen und Behandlung

Sie entsprechen denen der pleuroperitonealen Eventration (S. 159 ff).

Pleuroperitoneale Eventration

Definition

Verlagerung von Bauchorganen durch einen *angeborenen,* überwiegend linksseitig gelegenen (posterolateralen) Zwerchfelldefekt in den Thorax (Abb. **81**). Da ein die Bauchorgane bedeckender Bruchsack fehlt, handelt es sich nicht um eine Hernie, sondern um eine intrathorakale Eventration oder einen Prolaps (Vorfall).

Klinische Zeichen

Da es sich um einen angeborenen Defekt (Hemmungsmißbildung der 8.– 10. Fetalwoche) handelt, gelangen schon intrauterin Bauchorgane durch die Lücke in den Thoraxraum. Die Füllung des Darms nach der Geburt mit Luft führt zur Vergrößerung des intrathorakalen Konvoluts (Knäuel von Darmschlingen) und somit zu einer Verdrängung des Mediastinums auf die Gegenseite mit nachfolgender Lungenkompression.

Die *Lunge* der befallenen Thoraxseite ist entweder *primär minderwertig* angelegt oder infolge der langdauernden Kompression nicht mehr funktionstüchtig (Lungenhypoplasie, Abb. **88**).

Die Kinder zeigen schon kurz nach der Geburt eine erhebliche Dyspnoe und Zyanose. Das Abdomen ist klein (die Bauchorgane befinden sich im Thorax). Über der betroffenen Lungenhälfte sind keine Atemgeräusche, sondern vielfach plätschernde Darmgeräusche auskultierbar. Durch Abknickung der intrathorakalen Darmanteile kann ein Ileus (Darmverschluß) entstehen.

Diagnostik

Die Diagnose der pleuroperitonealen Eventration wird durch eine Röntgenaufnahme in hängender Position gesichert. Hierbei zeigen sich luft-

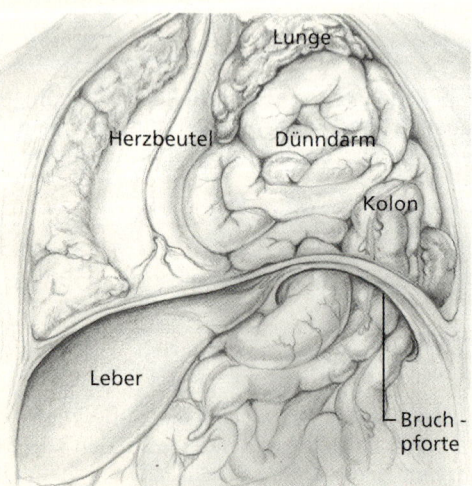

Abb. **88**   Intrathorakale pleuroperitoneale Eventration (Intrathorakaler Prolaps). Beachte die Kompression der Lunge wie auch die Mediastinalverlagerung zur Gegenseite

gefüllte Darmschlingen in der Pleurahöhle. Häufig ist eine Mediastinalverziehung zur Gegenseite sichtbar. Die Kontur des Zwerchfells fehlt im Bereich der Hernie.

Behandlung

Nur eine Soforttherapie kann das *Leben* des Kindes retten vorausgesetzt, das Krankheitsbild wird frühzeitig erkannt.

Maßnahmen in der geburtshilflichen Klinik:

– Lagerung auf die linke Seite (damit die übrige Lunge nicht zusätzlich in ihrer Funktion beeinträchtigt wird).
– Einführen einer Magensonde, durch die Luft und Magensaft in 10minütigem Abstand entleert werden. Hierdurch kann das Darmkonvolut im Thorax verkleinert werden. Zur Behebung der Zyanose ist Sauerstoffgabe erforderlich. Dies geschieht am besten durch endotracheale Intubation.

Beachte: Jede Maskenbeatmung ist gefährlich, da Luft nicht nur in die Lunge, sondern auch in den Magen gelangt.
Auch Beatmung nach endotrachealer Intubation ist nicht ohne Gefahr. Durch einen zu hohen Beatmungsdruck können die Alveolen (Bläschen) der Restlunge platzen und zu einem Spannungspneumothorax führen. Bei jeder Verschlechterung des Allgemeinzustands nach Beatmung ist an diesen Zwischenfall zu denken.
Die Punktion der Pleurahöhle mit einer durch einen Fingerling armierten Punktionskanüle wirkt lebensrettend.

Maßnahmen in der kinderchirurgischen Klinik: Durch die sofortige Eröffnung des Abdomens und Entfernung der Bauchorgane aus dem Thoraxraum bessert sich der Allgemeinzustand schlagartig: Verschwinden der Dyspnoe und der Zyanose.

Weiteres operatives Vorgehen: Legen einer Thoraxsaugdrainage. Sie dient der Entfernung der Luft, die bei Eröffnung des Abdomens in den Thorax gelangt ist, sowie der Ausdehnung der hypoplastischen Lunge. Der Defekt wird durch Vereinigung der Ränder des Zwerchfells verschlossen. Bei sehr großem Zwerchfelldefekt kann die primäre Nahtvereinigung Schwierigkeiten bereiten. Zur Stabilisierung der Bruchpforte kann dann ein gestielter Muskellappen benutzt werden. Bei der Reposition der Bauchorgane muß stets darauf geachtet werden, ob eine Lageanomalie oder zudem ein angeborener Darmverschluß vorliegt.

■ Postoperative Pflege

◆ Das Früh- oder Neugeborene mit einer operativ korrigierten pleuro-peritonealen Eventration wie auch einer anderen Zwerchfellhernie wird in der Regel über mehrere Tage maschinell beatmet. Mehrfach täglich durchgeführte Blutgasanalysen geben Auskunft über das Ausmaß der noch bestehenden respiratorischen oder metabolischen Azidose (Überwiegen der Säuren in dem unter physiologischen Bedingungen ausgeglichenen Säure-Basen-Haushalt des Körpers). Defizite werden durch Änderung des Infusionsschemas ausgeglichen.

◆ Das Abdomen ist in den ersten postoperativen Tagen gebläht und stramm, da die zurückverlagerten Bauchorgane ein Mißverhältnis zwischen der Größe des Bauchraums und seinem jetzigen Inhalt darstellen. Demzufolge besteht eine Darmtransportstörung in der postoperativen Phase, vergesellschaftet mit einem starken duodenogastralen Rückfluß. Dieser wird durch stündliches Absaugen beseitigt. Zunächst entleert sich über die gastrale Sonde dunkelgrüner Duodenalsaft, dessen Menge in der Pflegedokumentation protokolliert wird. Nach 3–4 Tagen beginnt der Reflux eine hellere Farbe anzunehmen unter gleichzeitigem Rückgang der Sekretmenge und Abgang von Dünndarmstuhl.

◆ Durch regelmäßiges rektales Anspülen des Darms mit physiologischer Kochsalzlösung kann das Ingangkommen der Darmmotilität beschleunigt werden. Peristaltikfördernde Medikamente (Parasympathikomimetika) sollten erst nach Sistieren des Refluxes appliziert werden. Feuchtwarme Wickel sind ebenfalls peristaltikfördernd.

◆ In gleicher Weise ist die postoperative Lungenfunktion streng zu überwachen. Zweitägige röntgenologische Thoraxkontrollen informieren über die Ausdehnung der hypoplastischen Lunge und über Sekretanschoppungen und intrapleurale Ergußbildungen.

Die Entfernung der *Pleuradrainage* erfolgt, nachdem keine Sekretion aus dem Thorax mehr stattfindet. Bei intrapulmonalem Sekretstau können durch den Endotrachealtubus gezielte Absaugungen erforderlich werden.

◆ Jedes Neugeborene mit einer Zwerchfellhernie erhält einen zentralvenösen Zugang, dessen Austrittsstelle sorgsam zu beobachten und zu pflegen ist. Sämtliche Manipulationen an dem Infusionsschlauch werden nach dessen Desinfektion mit sterilen Handschuhen vorgenommen.

Beachte: Bei plötzlichem Fieberanstieg oder akut einsetzender Verschlechterung des Allgemeinzustandes ist an eine bakterielle Infektion des zentralvenösen Zugangs zu denken. Somit sind *steril* Blutkulturen zu entnehmen, um einen Keimnachweis zu erbringen oder auszuschließen.

Nach Verbesserung der pulmonalen Situation wird die maschinelle Beatmung ersetzt durch eine sogenannte assistierte Atmung (CPAP = continuous positive airway pressure). Wird sie von dem Neugeborenen toleriert, wird es weiter von der Atemhilfe entwöhnt, bis eine Extubation aufgrund einer ausreichenden Eigenatmung erfolgen kann. Insbesondere diese Phase erfordert eine in der Intensivpflege erfahrene Kinderpflegekraft. Beatmungsbeutel und Intubationsbesteck sind griffbereit zu plazieren, um eine akut auftretende Atemstörung sofort beherrschen zu können.

Postoperative Pflege ∎

Rechtsseitige pleuoperitoneale Eventration

Sie findet sich seltener als der linksseitige Zwerchfelldefekt. Die Symptomatologie ist weniger ausgeprägt, da die Leber als Puffer wirkt und den Übertritt von Bauchorganen in den Thorax häufig verhindert. Oft führt nur eine Röntgenaufnahme wegen chronisch rezidivierender pulmonaler Infekte zur richtigen Diagnose.

Behandlung

Auch bei der rechtsseitigen Zwerchfellücke ist eine operative Indikation gegeben. Sie besteht in Reposition der prolabierten Leber und Verschluß des Zwerchfelldefektes.

Die postoperativen Maßnahmen entsprechen denen der linksseitigen pleuoperitonealen Eventration (S. 162).

Relaxatio diaphragmatica

Definition

Angeborener oder *erworbener,* partieller oder totaler einseitiger Zwerchfellhochstand, wobei die linke Seite häufiger als die rechte befallen ist (Abb. **89 a**).

Entstehung

Fehlbildung des Zwerchfells (angeborene Relaxatio) oder eine Verletzung des N. phrenicus (erworbene Relaxatio). Hierbei findet sich neben der pulmonalen Symptomatologie eine Armlähmung (Plexus brachialis-Parese).

Klinische Zeichen

Je nach Ausdehnung der Innervationsstörung können sie akut wie bei der pleuoperitonealen Eventration auftreten, sie können jedoch auch gering sein oder völlig fehlen.

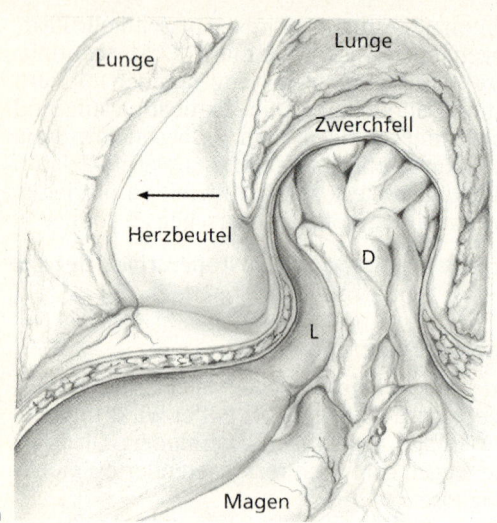

a

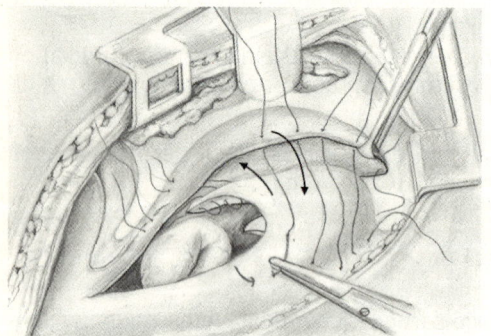

b

Abb. **89 a** u. **b**   Relaxatio diaphragmatica.
a Beachte die Mediastinalverlagerung auf die Gegenseite (Pfeil). Leber (L) und Dünndarm (D) sind in den Thoraxraum verlagert.
b Operative Korrektur der Relaxatio diaphragmatica durch Zwerchfelldoppelung. Die Pfeile deuten die Verschiebung der Lefzen durch die U-Nähte an.

Diagnostik

Chronisch rezidivierende pulmonale Infektionen infolge Minderbelüftung der Lunge führen zu der röntgenologisch gesicherten Diagnose des einseitigen Zwerchfellhochstands. Bei der Thoraxdurchleuchtung zeigen sich paradoxe Atembewegungen des Zwerchfells.

Behandlung

Je nach Ausmaß der klinischen Erscheinungen ist ein Soforteingriff wie bei der Zwerchfellhernie, in jedem Fall jedoch eine operative Versorgung erforderlich: Doppelung und Raffung der fehlangelegten oder nur mangelhaft innervierten Zwerchfellanteile (Abb. **89 b**).

Verdauungswege

Speiseröhre (Ösophagus)

Ösophagusatresie

Definition

Angeborene Trennung der Speiseröhre. Hierbei endet der obere Ösophagus blind. Meist hat der untere Ösophagusanteil eine fistelartige Verbindung zur Luftröhre *(ösophagotracheale Fistel)*.

Entstehung

Hemmungsmißbildung, die auf einer mangelhaften oder fehlerhaften Unterteilung des Vorderdarms in Speise- und Luftröhre beruht.

Es gibt etwa 30 Formen von Ösophagusfehlbildungen. Die wichtigsten und häufigsten sowie die isolierte H-Fistel (S. 167) sind in Abb. **90 a – d** dargestellt.

Die kongenitale (angeborene) Ösophagusatresie kann mit zusätzlichen Fehlbildungen wie angeborenen Herzfehlern, Hydrozephalie und Lippen-Kiefer-Gaumen-Spalten einhergehen.

Klinische Zeichen

Sie stellen sich *sofort* nach der Geburt ein und sind so typisch, daß bei Kenntnis des Krankheitsbildes immer die richtige Diagnose gestellt werden kann:

- übermäßiger Speichelfluß (Hypersalivation) aus Mund und Nase, bedingt durch Überlaufen des im oberen Ösophagusblindsack angesammelten Sputums, das nicht verschluckt werden kann.
- Dyspnoe und Zyanose infolge aspirierten Speichels, der zu entzündlichen Lungenveränderungen führt (Aspirationspneumonie).
- Husten und Erstickungsanfälle während der ersten Fütterung. Die Nahrung wird sofort nach Aufnahme wieder erbrochen.

■ **Pflege**

Sind die Symptome Speichelfluß und Dyspnoe/Zyanose vorhanden, sollte *ein Fütterungsversuch* unterbleiben und die Diagnostik des Krankheitsbildes beginnen.

Pflege ■

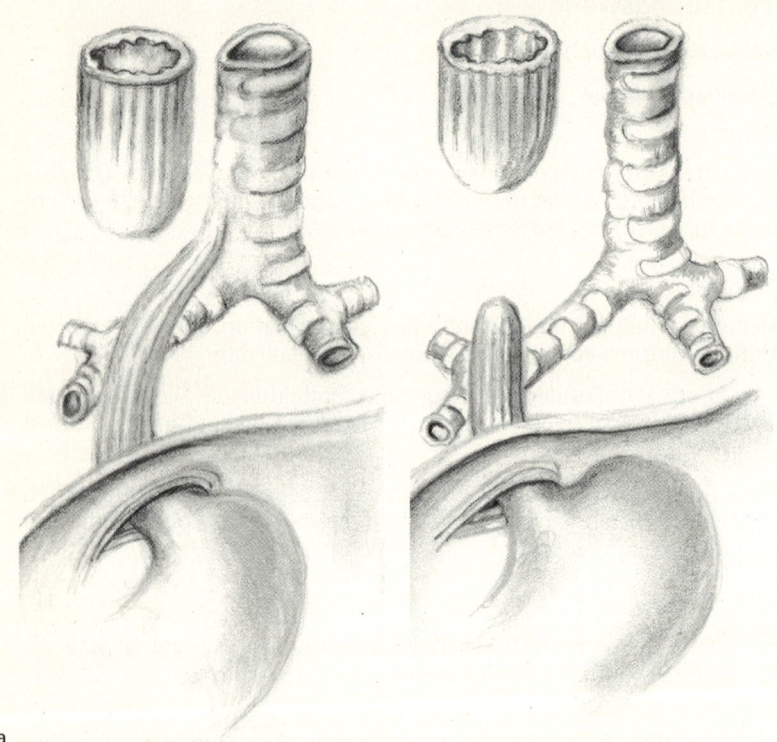

a   b

Abb. **90 a–d**   Formen der Ösophagusatresie
a Ösophagusatresie mit ösophagotrachealer Fistel vom unteren Segment ausgehend,
b Ösophagusatresie ohne Fistel zur Trachea

Diagnostik

Der einfachste Weg ist die Sondierung, am besten mit einer kontrastgebenden Sonde, die auch im Röntgenbild oder bei der Durchleuchtung sichtbar ist. Die durch die Nase eingeführte Sonde schlägt sich im oberen Ösophagusblindsack um und wird bei weiterem Vorschieben häufig im Rachen wieder sichtbar. Weiche Nasensonden jedoch können sich im Blindsack aufrollen, ohne in der Mundhöhle zu erscheinen. *Magensaft* kann *in keinem* Falle aspiriert werden (Abb. **91**).

Es ist falsch, eine Kontrastdarstellung der Speiseröhre vorzunehmen, da die Gefahr der Aspiration des Kontrastmittels mit der Folge der Aspirationspneumonie besteht.

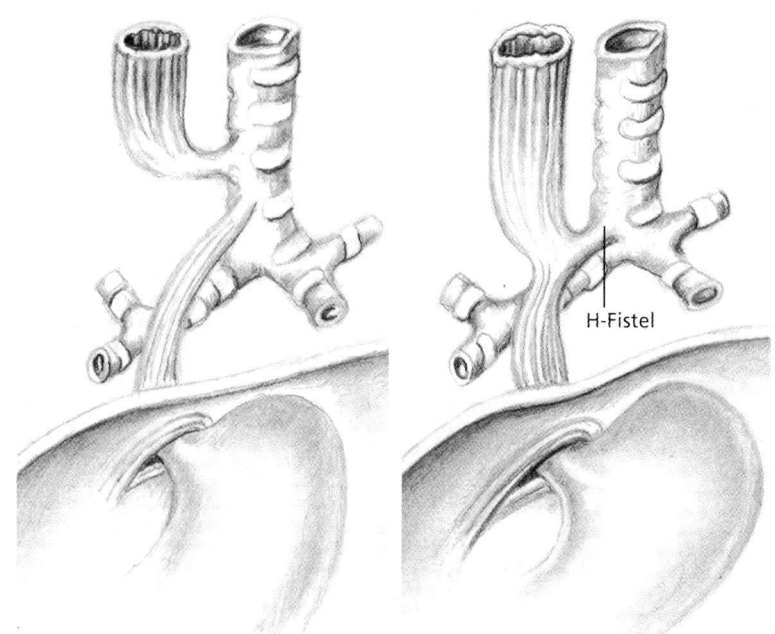

H-Fistel

Abb. 90 c–d
c Ösophagusatresie mit Fistelbildung vom oberen und unteren Segment zur Trachea
d H-Fistel: Durchgängigkeit der Speiseröhre mit Schrägverbindung zur Trachea

Wichtig ist zu wissen, ob neben der Ösophagusatresie eine ösophagotracheale Fistel besteht. Beweis ist die röntgenologische Darstellung einer *Magenblase.* Sie besagt, daß eine Fistel vorliegen muß, denn infolge der Kontinuitätshemmung der Speiseröhre kann die Luft nur über die Luftröhre durch die Fistel in den Magen gelangt sein. Bei Luftleere des Abdomens kann eine Fistel ausgeschlossen werden.

Ohne Behandlung treten bei der Ösophagusatresie mit ösophagotrachealer Fistel schon nach wenigen Tagen schwerste Störungen des Wasser- und Elektrolythaushalts auf, die zusammen mit der meist bestehenden Bronchopneumonie eine akute Lebensgefahr bedeuten. Deshalb ist die Frühdiagnose mitentscheidend für den Operationserfolg.

Präoperative Maßnahmen

Wird die Diagnose sofort nach der Geburt durch die routinemäßig durchzuführende nasoösophageale Sondierung gestellt, muß die Behandlung sofort einsetzen:

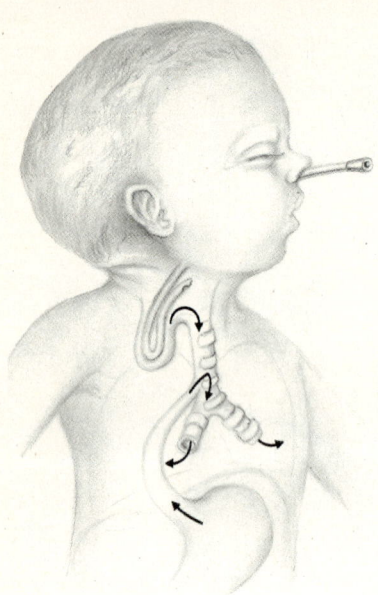

Abb. **91** Diagnostische Sondierung des Ösophagus – die Nasensonde schlägt sich im Blindsack um. Die Pfeile deuten den Übertritt von Speichel (aus dem Ösophagusblindsack) und Magensaft (durch die ösophagotracheale Fistel) in die Lunge an

– Einführen eines feinen Katheters durch die Nase in den Ösophagusblindsack, der alle 10 Minuten abgesaugt wird, um die Aspiration von Speichel zu verhindern,
– Lagerung des Neugeborenen auf den Bauch, wobei der zur Seite gedrehte Kopf tiefer liegen soll als der übrige Körper. Diese Lage beugt der Aspiration von Sputum vor,
– Sofortverlegung des Neugeborenen in einem Transportinkubator in die kinderchirurgische Klinik.

Bei Vorliegen einer Aspirationspneumonie (Dyspnoe, Zyanose, schlechter Allgemeinzustand des Neugeborenen) muß eine endotracheale Intubation vorgenommen werden. Durch den Tubus hindurch wird mit einer Sonde das Sekret aus dem Bronchialbaum entfernt. Auf eine ausreichende Sauerstoffzufuhr im Inkubator ist zu achten.

Maßnahmen in der kinderchirurgischen Klink. Sie richten sich nach dem Allgemeinzustand des Kindes. Häufig gelangen die Kinder erst sehr spät (nach 24 – 48 Stunden) in kinderchirurgische Behandlung, und der operative Eingriff muß infolge des schlechten Allgemeinzustands aufgeschoben werden.

Zur Beherrschung der Aspirationspneumonie ist auch in der Klinik zunächst die endotracheale Intubation mit Sekretabsaugung durchzuführen. Der Ösophagusblindsack wird durch eine Dauersaugung entleert. Hierbei bewährt sich eine doppelläufige Sonde, die das Festsaugen an der Ösophaguswand verhindert. Die Blutgasanalyse ergibt häufig Befunde im Sinne einer respiratorischen Azidose, die präoperativ zu beseitigen ist.

Bedarfsweise Erhöhung des Sauerstoffs im Inkubator. Sedierung des Kindes, um einen durch Pressen bedingten Anstieg von Magensaft in die Lunge zu verhindern. Verabreichen von Antibiotika, eines Vitamin-K-Präparates und eines Vagolytikums (Atropin) komplettieren die präoperativen Vorbereitungen.

Operatives Vorgehen

Nach Eröffnung des Brustkorbs auf der rechten Seite im 4. oder 5. Zwischenrippenraum wird das Mediastinum ohne Eröffnung der Pleura (extrapleurales Vorgehen) dargestellt. Der untere, in die Luftröhre mündende Ösophagusanteil wird aufgesucht, an der Mündungsstelle abgetrennt und die Luftröhre wasserdicht verschlossen. Der obere Ösophagusblindsack wird an seinem untersten Ende eröffnet, eine Ernährungssonde über den distalen Speiseröhrenanteil in den Magen vorgeschoben und eine End-zu-End-Vereinigung beider Ösophagussegmente vorgenommen. Ist die Pleura während des Eingriffs nicht eröffnet worden, erübrigt sich eine Thoraxdrainage, und der Eingriff wird durch Verschluß des knöchernen Thorax und der darüberliegenden Weichteile beendet.

■ Postoperative Pflege

◆ Das Neu- oder Frühgeborene mit einer operativ korrigierten Ösophagusatresie wird in dem Intensivpflegeinkubator auf dem Rücken gelagert bei leichter Erhöhung des Oberkörpers.

◆ Bei einer intraoperativ eingebrachten Thoraxdrainage ist auf eine störungsfreie Saugfunktion zu achten. Der Sog darf nicht zu hoch bemessen sein (minus 5 – 10 cm H_2O), da sonst die Gefahr besteht, daß durch den Unterdruck Lungengewebe angesaugt wird und die Öffnungen der Saugdrainage verlegt. Um ein Abknicken der Drainage zu verhindern, kann eine Unterpolsterung der rechten, operierten Thoraxhälfte dienlich sein.

Beachte: Es hat als Regel zu gelten, daß die Lagerung, bei der die geringste Atembehinderung besteht, angestrebt werden sollte. Durch häufiges Umlagern läßt sich rasch die optimale Position des Kindes im Inkubator ermitteln.

◆ Das Neugeborene hat weiterhin zur Schienung der Ösophagusanastomose (Nahtvereinigung beider Speiseröhrenenden) intraoperativ eine Magensonde zu erhalten.

Es ist darauf zu achten, daß es später die Sonde nicht selbst ziehen kann. Die Händchen werden deshalb mit Fixationsbändchen angeschlungen.

◆ Da das Kind nicht seinen Speichel verschlucken kann (infolge sehr enger Ösophaguslichtung und Sondenschienung), muß das sich im Rachen ansammelnde Sputum stündlich abgesaugt werden. Geschieht dieses nicht, besteht trotz Intubation die Gefahr, daß der Speichel in die Luftröhre gelangt und zu einer *Aspirationspneumonie* führt.

◆ Die Thoraxdrainage wird entfernt, wenn sie nicht mehr fördert. Dies ist daran erkennbar, daß das Sekret in dem Schlauch atemsynchron hin- und hergleitet.

◆ Frühgeborene und Neugeborene mit einer Ösophagusanastomose, die nur unter Spannung zu erzielen war, erhalten intraoperativ eine Magenfistel zur Sekretableitung und zur Ernährung. Eine Nahrungszufuhr über die Magenfistel erfolgt, sobald die Darmatonie beseitigt ist, entsprechend dem Sistieren des duodenogastralen Rückflusses. Das Eingeben der Nährflüssigkeit in die Magenfistel hat langsam zu erfolgen, um einen Nahrungsreflux in die Speiseröhre zu verhindern. *Gefahr:* Übertritt der Nahrung in die Trachea und in die Lunge.

◆ Die Ösophagussonde wird nach 10 Tagen gezogen. Eine Röntgendarstellung der Speiseröhre mit einem nicht ionisierenden, wasserlöslichen Kontrastmittel gibt Aufschluß über das operative Ergebnis.

In gleicher Weise zeigt die Ösophagusdarstellung, ob eine orale Ernährung möglich ist. Das ist gleichbedeutend damit, daß ein *Fütterungsversuch* gemacht werden kann, wenn keine extreme Einengung im Anastomosenbereich vorliegt. Gelingt die Fütterung, wird der Nahrungsaufbau über Milch in steigender Dosierung vorgenommen unter gleichzeitiger Reduktion der primär gering bemessenen parenteralen Infusion (Gefahr der Lungenüberlastung infolge überhöhter Flüssigkeitszufuhr).

Ist die orale Nahrungszufuhr sichergestellt, wird die in den Magen eingelegte Sonde entfernt. Die Fistelöffnung schließt sich innerhalb weniger Tage spontan.

Komplikationen

◆ Frühkomplikationen
Die häufigste Komplikation ist das Auseinanderweichen der meist unter Spannung stehenden Ösophagussegmente (Nahtinsuffizienz). Austritt von Sekret oder Speise in den Mittelfellraum führt zu einer Mediastinitis.

◆ Spätkomplikationen

Rezidiv einer ösophagotrachealen Fistel oder Stenosierung der Nahtstelle. Sie ist je nach dem Grad der Enge gekennzeichnet durch Schluckbeschwerden, Erbrechen von nicht angedautem Speisebrei und mangelnde Gewichtszunahme.

Die klinischen Zeichen stellen sich meist bei Umstellung der flüssigen Kost auf eine festere Nahrung ein.

Postoperative Pflege ■

Prognose

Die kongenitale Ösophagusatresie mit ösophagotrachealer Fistel galt (noch bis vor kurzer Zeit) als eine mit dem Leben nicht vereinbare Fehlbildung. Heute jedoch überleben bei rechtzeitiger Therapie weit über 80 % der Neugeborenen, wenn keine weiteren Mißbildungen vorliegen.

Isolierte ösophagotracheale Fistel (H-Fistel)

Definition

Fistelverbindung der Speiseröhre mit der Luftröhre meist im Halsbereich, ohne daß eine Kontinuitätstrennung der Speiseröhre vorliegt (Abb. **90 d**).

Entstehung

Wie bei der Ösophagusatresie entsteht die isolierte ösophagotracheale Fistel durch mangelhafte Trennung des Vorderdarms von dem Respirationstrakt.

Klinische Zeichen

Sie sind insgesamt nicht so ausgeprägt wie bei der Ösophagusatresie mit ösophagotrachealer Fistel und bestehen in rezidivierenden Hustenanfällen, Rasseln beim Trinken, gehäuftem Erbrechen sowie in pulmonalen Infekten bei Sekretübertritt in die Lunge durch den Fistelgang.

Diagnostik

Versuch der Darstellung des Fistelganges durch ein wasserlösliches Kontrastmittel, wobei durch Umlagerung des Kindes vielfach die Fistelverbindung sichtbar gemacht werden kann. Ist ihr Nachweis erbracht, wird operativ vorgegangen.

Behandlung

Von einem rechtsseitigen Halsschnitt hinter dem M. sternocleidomastoideus oder durch eine Thorakotomie werden Luft- und Speiseröhre freigelegt. Die Fistel wird doppelt ligiert und in der Mitte durchtrennt.

Angeborene Ösophagusstenose

Definition

Sehr seltene Fehlbildung, die mit einer lokalen Einengung der Speiseröhre einhergeht, wobei je nach Ursache innere und äußere Stenosen unterschieden werden können.

Innere Stenosen: Sie werden ihrer Form nach bezeichnet als

- Membranstenose: Verlegung der Ösophaguslichtung durch eine bindegewebige Membran, die in ihrem Zentrum eine Öffnung hat
  (Abb. 92 a),
- tubuläre Stenose: sanduhrförmige, lokale Einengung der Ösophaguslichtung (Abb. 92 b),
- fibromuskuläre Stenose: ringförmige, polsterartige Verdickung der
  Ösophagusmuskulatur (Abb. 92 c).

Äußere Stenosen: angeborene Einengung der Speiseröhre durch äußere
Kompression. Meist sind Gefäßmißbildungen wie atypische Gefäßverläufe oder Tumoren für die Ösophagusstenose verantwortlich (Abb. 93).

Entstehung

Die Ätiologie der inneren Stenosen ist nicht völlig geklärt. Möglicherweise handelt es sich um eine unvollkommene Rückumformung der primär
strangartig angelegten Speiseröhre in ein Hohlorgan.

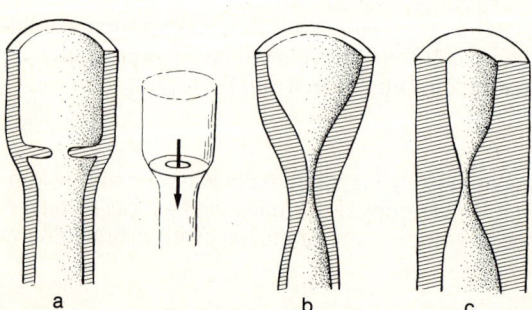

Abb. 92 a–c Formen
der angeborenen in-
neren Ösophagusste-
nose
a Membranstenose
b Sanduhrform infol-
ge tubulärer Ste-
nose
c fibromuskuläre
Stenose

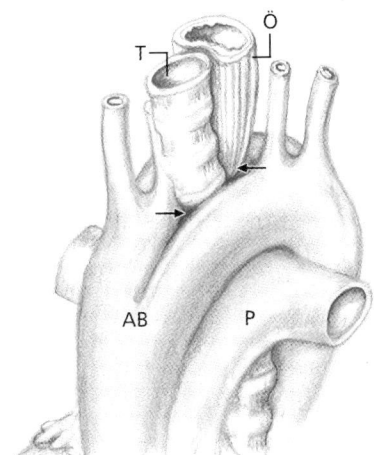

Abb. **93** Äußere angeborene Ösophagusstenose (und Trachealstenose) bei
Doppelung des Aortenbogens. Ösophagus (Ö), Trachea (T), Aortenbogen (AB),
A. pulmonalis (P). Die Pfeile markieren
die Stenosierung

Klinische Zeichen

Sie sind abhängig von dem Ausmaß der Einengung. Im Gegensatz zur
kongenitalen Ösophagusatresie stellen sich bei der Ösophagusstenose
die Beschwerden erst bei Umstellung der flüssigen Nahrung auf breiige
oder feste Kost ein. Es resultieren Schlingbeschwerden und Regurgitie-
rung (Heraufwürgen) der Speise. Bei Übertritt von Nahrung in die Lunge
droht die Gefahr der Aspirationspneumonie.

Längeres Bestehen der Ösophagusstenose ohne Behandlung führt zu Gedeihstörungen des Kindes. Da der Nahrungsbrei länger vor der Stenose
stehenbleibt, erweitert sich die Speiseröhre (prästenotische Dilatation).
Zudem treten entzündliche Veränderungen der Ösophagusschleimhaut
(Ösophagitis) auf.

Behandlung

Durch Beseitigung alter Nahrungsreste aus der prästenotisch erweiterten
Speiseröhre läßt sich der reduzierte Allgemeinzustand des Kindes häufig
rasch bessern. Gelingt der Versuch, eine Magensonde durch die Ösophagusenge hindurchzuführen, kann die Ernährung durch diese Magensonde erfolgen, was gleichzeitig den Rückgang entzündlicher Veränderungen der Speiseröhrenwand fördert. Gelingt das Einführen einer Magensonde nicht, wird operativ eine *Magenfistel* zur Ernährung des Kindes angelegt. Sie bietet den Vorteil einer ausreichenden Ernährung sowie der
Ruhigstellung der entzündlich veränderten Speiseröhre.

Operativ: Die endgültige Behandlung der Ösophagusstenose ist stets chirurgisch. Bei geringgradiger Ösophagusstenosierung ist der Versuch einer Bougierung gerechtfertigt. Diese erfolgt stets in Vollnarkose. Als Bougies werden starre, sich an ihrem Ende verjüngende Hartgummirohre unterschiedlicher Stärke bezeichnet, die vorsichtig, vom Mund aus eingeführt, die Stenose aufdehnen. Vielfach sind mehrere Bougierungen über einen längeren Zeitraum notwendig. Im übrigen richtet sich das operative Vorgehen nach der Art der Stenose. Bei langer stenotischer Strecke wird diese reseziert und eine End-zu-End-Vereinigung vorgenommen (Abb. **94a–c**).

Die Membranstenose kann durch Membranexzision mit anschließender Vernähung der Schleimhautränder korrigiert werden.

Bei *äußeren* Ösophagusstenosen muß die die Kompression bewirkende Ursache beseitigt werden.

Verätzungsstenose

Entstehung

Trinken zu heißer oder ätzender Flüssigkeiten (Säuren, Laugen oder Waschmittel).

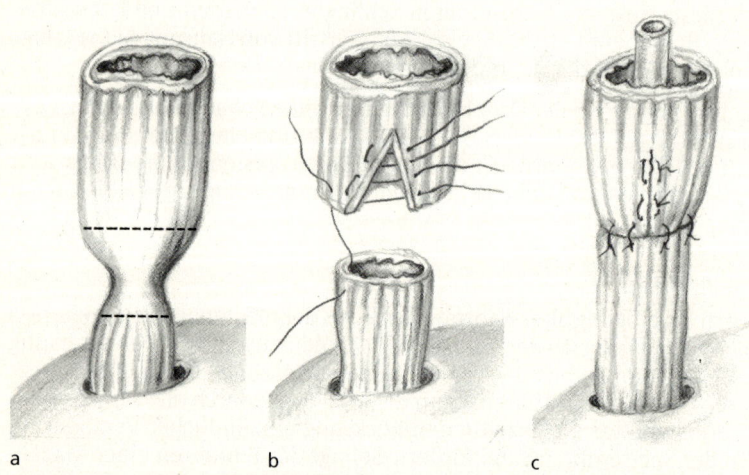

a b c

Abb. **94a–c** Operative Korrektur der kongenitalen Ösophagusstenose.
a Resektion des stenotischen Bezirks.
b End-zu-End-Anastomose nach Keilexzision aus dem oberen dilatierten Segment.
c Vollendete Anastomose mit temporärer Schienung (Magensonde)

Während größere Kinder die Flüssigkeit sofort wieder ausspucken, versuchen kleinere Kinder, diese so schnell wie möglich hinabzuwürgen, was zu schweren Verletzungen der Ösophaguswand führt.

Das Ausmaß der Verätzung ist abhängig von der *Menge* und der *Konzentration* des aufgenommenen Mittels.

Wird die Flüssigkeit sofort wieder ausgespuckt, resultiert eine Verletzung der Mundschleimhaut. Das Herunterschlucken kann Verätzungen der Ösophagusschleimhaut wie auch der Ösophagusmuskulatur zur Folge haben.

Die narbige Umwandlung der verätzten Speiseröhre führt in vielen Fällen zur *Stenose.*

Eine gefürchtete Komplikation ist die Perforation der Ösophaguswand und die Infektion des Mittelfellraums (Mediastinitis).

Klinische Zeichen

- Hypersalivation (vermehrte Speichelabsonderung),
- Erbrechen,
- retrosternaler Schmerz,
- Atemnot (infolge Ausdehnung der Speiseröhrenschwellung auf die Luftröhre),
- Schockzeichen (bei schweren Verätzungen).

Diagnostik

Inspektion der Mundhöhle und der Speiseröhre (Ösophagoskopie).

Behandlung

Schmerz- und Schockbekämpfung.

Bei starker Atemnot kann eine endotracheale Intubation erforderlich werden. Nur in sehr seltenen Fällen ist eine Tracheotomie indiziert. Die Gabe von neutralisierenden Mitteln (Natriumbikarbonat bei Säuren, saure Lösungen bei Laugen) ist selten erfolgreich, da der Verätzungsvorgang nach 60 Sekunden abgeschlossen ist.

Weitere Maßnahmen bestehen in der sofortigen Gabe von Kortison zur Verminderung der Narbenbildung und der Frühbougierung. Je nach Ausmaß der verätzungsbedingten Ösophagusschädigung können wiederholte Bougierungen über eine längere Zeit (Monate) erforderlich sein.

■ Pflege

◆ Bei hochgradigen Verätzungen der Speiseröhre, die keine ungestörte Nahrungszufuhr erlauben und die Sondierung des Ösophagus unmöglich machen, wird eine Ernährungsfistel am Magen angelegt *(Gastrostomie)*. Über eine eingebrachte Ernährungssonde kann die Nahrung mittels einer Spritze manuell oder über einen Perfusor appliziert werden. Es ist darauf zu achten, daß die Nahrungszufuhr langsam erfolgt, um einen Rückfluß in den Ösophagus zu verhindern.

◆ Eine Schräglage oder Hochlage des Oberkörpers wirkt einem gastroösophagealen Reflux entgegen.

◆ Bei starken Schmerzen sind Sedativa (Beruhigungsmittel) oder Analgetika (Schmerzmittel) als Suppositorien indiziert.

◆ Kann der Speichel in den ersten Tagen nicht verschluckt werden, ist ein regelmäßiges Absaugen der Mundhöhle erforderlich, um einer Speichelaspiration vorzubeugen.

Beachte: Eine plötzliche Verschlechterung des Allgemeinzustands, verbunden mit Atembeschwerden, Zyanose und einem Hautemphysem im Bereich des Halses und des Gesichts, deutet auf die gefürchtete Ösophagusperforation nach Verätzung hin. Dabei gelangt Luft über die Perforationsstelle im Ösophagus in das Mediastinum und von hier aus aufsteigend in das Unterhautfettgewebe von Hals und Gesicht, das unförmig aufgetrieben wird (Abb. 95).

◆ Ein gleichzeitiger Temperaturanstieg (38 bis 39 °C) deutet auf eine zusätzliche bakterielle Infektion des Mittelfellraums hin. Der diensttuende Arzt ist sofort zu informieren, da nur ein rasches Eingreifen das Leben des Kindes retten kann. Der Sofortintubation („Blitzintubation") schließt sich die Eröffnung der Jugulargrube an. Von hier aus wird ein Drain manuell in das Mediastinum eingeführt, wodurch die Luft entweichen kann (kollare Mediastinotomie, Mediastinalemphysem, S. 177, Abb. 95).

Pflege ■

Blindbougierung: Da die *Blindbougierung* der Speiseröhre nicht ungefährlich ist, ist in den ersten Tagen und Wochen eine sogenannte Endlos-Bougierung durchzuführen. Sie erfolgt mit Bougies, die sich zu ihrem Ende hin konisch verjüngen und in einen Nylonfaden auslaufen. Durch ein Schraubgewinde kann die Bougiespitze mit Gummibougies zunehmender Stärke verbunden werden.

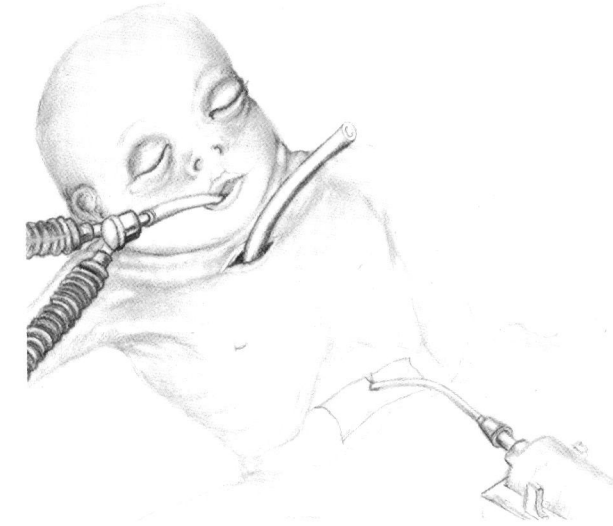

Abb. **95** Mediastinalemphysem nach Ösophagusperforation – beachte die unförmige Auftreibung von Halsregion und Gesicht infolge Ausbreitung von Luft im Subkutangewebe. In das oberhalb des Sternums eröffnete Mediastinum ist ein Drainageschlauch eingeführt (kollare Mediastinotomie)

Zunächst jedoch wird ein starker Seidenfaden primär über die Mundhöhle, dann durch die Speiseröhre geführt und aus dem Gastrostoma herausgeleitet. Zur Bougierung wird der orale Fadenteil mit dem Bougiefaden verknüpft, wodurch das Bougie gefahrlos durch den Ösophagus von oben nach unten gezogen werden kann. Nach Abschluß des Vorgangs wird der Seidenfaden gelöst und beide Fadenenden werden miteinander verknüpft.

Beachte: Endlosbougies finden auch bei kongenitaler Ösophagusstenose Anwendung.

Führen die Bougierungen nicht zu einer ungestörten Ösophaguspassage, muß der stenosierte Bereich rezesiert werden, gefolgt von einer Koloninterposition oder Verlagerung des Magens in das Mediastinum.

Megaösophagus

Definition

Angeborene spastische Verengung der unteren Speiseröhre, bei gleichzeitiger Erweiterung des darüberliegenden Abschnittes (Abb. **96**).

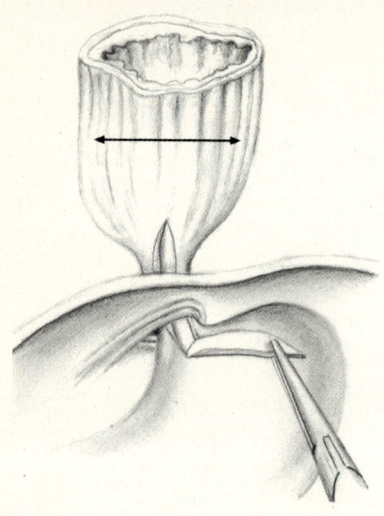

Abb. 96   Kongenitaler Megaösophagus. Beachte die prästenotische Speiseröhrenerweiterung infolge der Nahrungstransportstörung, bedingt durch Fehlen der Nervenzellen im Stenosebereich. Operative Korrektur durch Exzision eines ovalären Muskelstreifens ohne Eröffnung der Ösophagusmukosa mit nachfolgender Fundoplicatio (s. Abb. 84 b)

Synonyma des Krankheitsbilds: Kardiospasmus oder Achalasie des Ösophagus.

Entstehung

Durch angeborenes Fehlen der Nervenzellen in der Ösophaguswand (intramurale Ganglien) entfällt der Öffnungsreflex der Speiseröhre. Es resultiert ein „enges Segment", das sich nicht erweitern kann.

Die Entstehung des Megaösophagus ist vergleichbar mit dem Megacolon congenitum (Aganglionose des Dickdarms).

Klinische Zeichen

Im Gegensatz zu der angeborenen Ösophagusstenose und der Verätzungsstenose, bei denen es sich um organische Verengungen der Speiseröhre handelt, liegt beim kongenitalen Megaösophagus eine *funktionelle Stenose* vor. Dementsprechend sind die Symptome spärlich. Sie treten überwiegend um das 3. Lebensjahr, manchmal jedoch auch schon in der Säuglingsperiode auf.

Während flüssige oder breiige Speisen die kardianahe Enge passieren können, lagern sich feste Nahrungsbestandteile *vor der Stenose* ab und führen zu entzündlichen Veränderungen der Ösophaguswand.

Häufiges Erbrechen nach den Mahlzeiten und mangelnde Gewichtszunahme des Kindes deuten auf das Krankheitsbild hin. Das Erbrochene stinkt oft infolge Nahrungspersistenz in dem erweiterten Speiseröhrensack.

Bei jungen Säuglingen droht stets die Aspiration der Nahrungsreste.

Diagnostik

Röntgenkontrastdarstellung und Endoskopie der Speiseröhre. Hierbei ist der Ösophagus in einen weiten Sack umgeformt, der bis fast an das Zwerchfell heranreicht und dort abrupt in eine Enge übergeht. Unregelmäßigkeiten des Schleimhautreliefs wie auch Ulzerationen sind die Zeichen der chronischen Ösophagitis.

Behandlung

Konservativ: indiziert bei Fehlen von oder nur geringfügigen entzündlichen Schleimhautveränderungen:

- Entfernung alter Speisereste mittels eines Magenschlauches,
- Spasmolytika (krampflösende Medikamente), die 1/4 – 1/2 Stunde vor den Mahlzeiten verabreicht werden,
- breiige bis flüssige Mahlzeiten, 8- bis 10mal am Tag,
- beim Übergang auf festere Speisen ist auf gutes Kauen der Nahrung zu achten.

■ Pflege

◆ Die letzte Mahlzeit am Abend soll nicht zu spät erfolgen. Vor dem Einschlafen empfiehlt sich eine Probesondierung, durch die festgestellt wird, ob sich Speisereste im Ösophagus befinden (Gefahr der nächtlichen Aspiration).

◆ Lagerung der Kinder mit erhöhtem Oberkörper; auch sie beugt dem Regurgitieren von noch im Ösophagus befindlichen Speiseanteilen vor und fördert die Passage durch die Ösophagusenge.

Pflege ■

Operativ: Bei bereits entzündlichen Veränderungen der Ösophaguswand sind konservative Maßnahmen nicht mehr erfolgversprechend. Deshalb wird die starre Muskulatur im Bereich der stenotischen Strecke inzidiert, oder es wird ein wetzsteinförmiges Muskelstück exzidiert. Die Entnahme der Muskulatur erfolgt ohne Verletzung der Ösophagusschleimhaut in Längsrichtung der Muskelfasern (longitudinale Kardiomyektomie) (Abb. **96**). Ihr schließt sich eine Fundoplikation an (S. 156).

■ **Postoperative Pflege**

◆ Die Ernährung in flüssiger Form erfolgt in den ersten Tagen über die Ösophagussonde. Nach Entfernung der Sonde werden häufigere kleinere Mahlzeiten mit steigender Konsistenz gereicht.

◆ Eine Hochlagerung erleichtert den Schluckakt.

Postoperative Pflege ■

Nach 14 Tagen erste röntgenologische Kontrastmitteldarstellung oder Ösophagoskopie der Speiseröhre. Sistieren des Erbrechens sowie eine rasche, stetige Gewichtszunahme zeigen den Behandlungserfolg an.

Ösophagusdivertikel

Definition

Seltene Fehlbildung der Speiseröhre, wobei es zu kleineren oder größeren sackartigen Ausstülpungen der Seitenwand (insbesondere im Bereich des Laryngopharynx) kommt.

Entstehung

Ösophagusdivertikel sind entweder angeboren *(sog. Pulsionsdivertikel)*, oder sie entstehen nach Entzündungen von Halslymphknoten (durch Narbenzug).

Die erworbenen Divertikel werden auch als *Traktionsdivertikel* bezeichnet.

Klinische Zeichen

Sie fehlen meist. Erst beim Zurückbleiben von Speiseresten in recht großen engstieligen Divertikeln kommt es zu entzündlichen Veränderungen der Divertikelwandung. Sie äußern sich im gehäuften Aufstoßen und Erbrechen von oft stinkenden Nahrungsbestandteilen.

Behandlung

Kleinere Divertikel bedürfen keiner Behandlung. Größere werden, wenn sie Beschwerden verursachen, reseziert.

■ **Postoperative Pflege**

Die Ernährung der Kinder erfolgt in den ersten 14 postoperativen Tagen durch eine Magensonde, um eine ungestörte Wundheilung zu gewährleisten.

Postoperative Pflege ■

Ösophagusvarizen

Krampfaderartige Erweiterungen der Venen im Bereich der Speiseröhre. Krankheitsbild und Behandlung S. 276 ff.

Magen und Darm

Atresien und Stenosen

Angeborene (kongenitale) Verschlüsse kommen im gesamten Verdauungskanal vor, beginnend im Ösophagus bis zum Enddarm. Sie werden jeweils nach dem Ort, wo sie angesiedelt sind, benannt.

Definition

Der fetale Darm ist zunächst als ein Rohr angelegt, das sich im Laufe der Entwicklung wieder schließt. Er macht dann eine Rekanalisierung durch. Es bilden sich Höhlen *(Vakuolen),* die perlschnurartig aneinandergereiht und durch Septen (Scheidewände) voneinander getrennt sind.

Durch Rückbildung der Septen wird die Darmkontinuität wiederhergestellt. Bildet sich ein Septum nicht zurück, entsteht eine *Atresie.* Bildet es sich nur partiell zurück, entsteht eine *Stenose.*

Äußere Stenosen sind Einengungen des Lumens, die durch Kompression von außen bedingt sind, z. B. atypische Gefäßverläufe, Ringpankreas, Duplikaturen (Doppelbildungen), Tumoren.

Entstehung

Die angeborenen totalen oder partiellen Verschlüsse des Darmkanals sind Hemmungsmißbildungen innerhalb der 5. – 12. Fetalwoche.

Eine Hemmungsmißbildung ist eine Organfehlanlage. Sie ist bedingt durch Stillstand des physiologischen Entwicklungsprozesses zu einem ganz bestimmten Zeitpunkt, der für die Art und das Ausmaß der Funktionsstörung von entscheidender Bedeutung ist.

Atresieformen

- *Membranatresie:* Verschluß des Darmlumens durch ein bindegewebiges Septum (Abb. **97 a**).
- *Segmentatresie:* Eine mehr oder minder lange Darmstrecke ist nur strangartig angelegt (Abb. **97 b**).
- *Aplasie:* Eine längere oder kürzere Darmstrecke ist primär nicht angelegt. Die Darmabschnitte enden zur Aplasie hin blind (Abb. **97 c**).

Neben diesen angeborenen Atresien (primäre Darmverschlüsse) gibt es *sekundäre Atresien* als Folge einer intrauterinen Darmerkrankung.

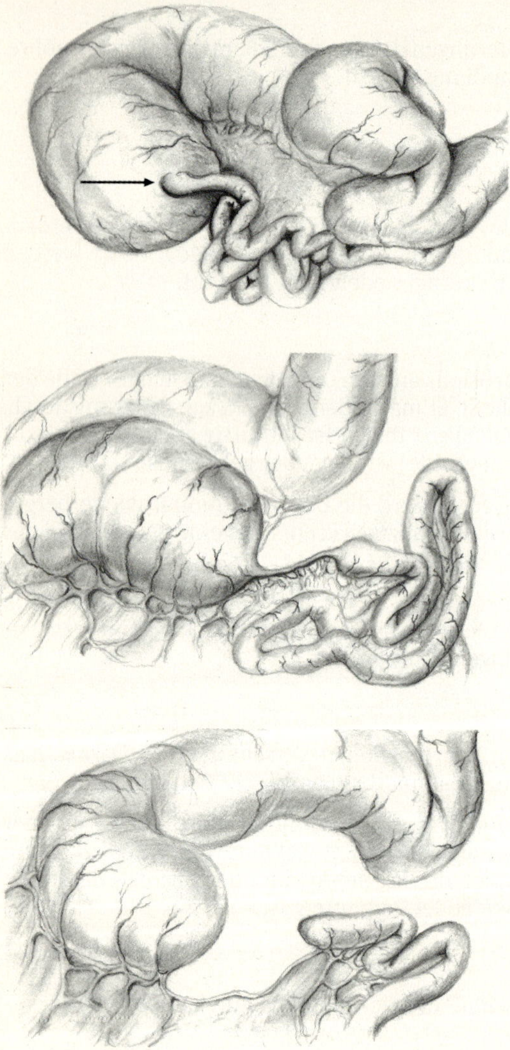

a

b

c

Abb. **97 a–c** Angeborene Atresien des Darmtrakts.
a Membranatresie (Pfeil). Beachte die extreme Erweiterung des Darms oberhalb der Atresie,
b Segmentatresie des Dünndarms,
c Dünndarmaplasie

Ursächlich kommen Abschnürungen oder ein *Mekoniumileus* in Betracht (Mekonium = erste Darmentleerung des Neugeborenen; Ileus = Darmverschluß) (S. 195 ff).

Klinische Zeichen

Sie unterscheiden sich nach dem Ausmaß der Obliteration und der Lokalisation.

Das bedeutet, die klinische Symptomatologie ist unterschiedlich bei Vorliegen einer Atresie, einer Stenose und wiederum bei einer Duodenaloder Rektumatresie. Gemeinsam ist allen totalen oder partiellen Passagestörungen des Darms das Erbrechen, das früher oder später, je nach Höhe der Obliteration (Verstopfung), nach der Geburt eintritt. Je tiefer die Atresie sitzt, desto ausgeprägter sind die Zeichen des Ileus. Findet sich der Verschluß unterhalb der Papilla duodeni (Einmündung des Gallen- und Pankreasganges in das Duodenum), ist dem Erbrochenen Galle beigemengt.

Bei *hohen Verschlüssen* ist das Abdomen naturgemäß klein, da der übrige Darm luftleer ist. Bei *tiefen Atresien* ist der Bauch gebläht und gespannt.

Der einmalige oder mehrmalige Abgang von Mekonium („Kindspech") spricht nicht gegen das Vorliegen einer Atresie, da es sich um Darminhalt handeln kann, der unterhalb des Verschlusses gebildet worden ist.

Beachte: Mekonium, das unterhalb einer Atresie gebildet worden ist, enthält *nie* Lanugohaare, die vom Fetus verschluckt, dem Mekonium beigemengt sind.

Diagnostik

Ob Mekonium Lanugohaare enthält oder nicht, wird mikroskopisch nachgewiesen.

Die Diagnosesicherung einer Darmatresie muß so schnell wie möglich erfolgen, da längeres Erbrechen zu schweren Elektrolytverlusten und Exsikkose des Neugeborenen führt. Sie wird durch eine Abdomenleeraufnahme des Kindes in hängender Position gesichert.

Beim Darmverschluß zeigen sich, je nach der Lokalisation (Abb. **98 a – d**), typische Spiegelbildungen.

Je tiefer die Atresie sitzt, um so mehr Spiegel sind nachweisbar. Eine Darmstenose, bei der auch Erbrechen auftritt, wird durch Gabe von Kontrastmittel gesichert. Hierbei zeigt sich vor der Stenose ein erheblich erweiterter Darmabschnitt, im Bereich der Einengung dagegen nur eine schmale Kontrastmittelstraße, die sich unterhalb der Stenose leicht verbreitert.

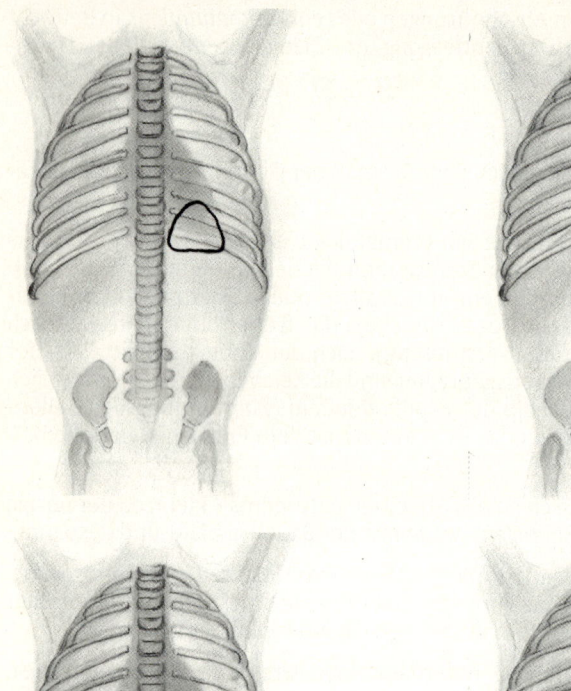
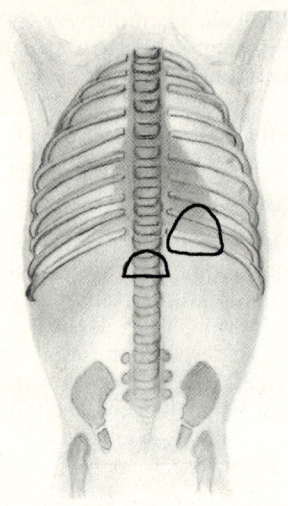
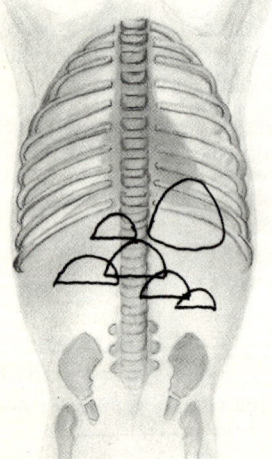
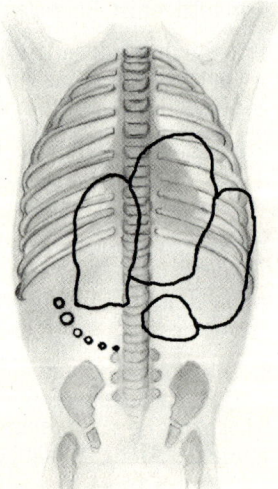

a

b

c

d

Abb. **98 a–d** Schema der Röntgenbefunde beim Neugeborenenileus: Die Darmspiegel in senkrechter Position des Kindes liefern wichtige Informationen über den Sitz des Darmpassagehindernisses.
a Pylorusatresie
b Duodenalatresie
c Ileumatresie
d Mekoniumileus

Behandlung

Jede Darmatresie oder -stenose muß operativ beseitigt werden, wobei die Dringlichkeit des Eingriffs vom Ausmaß der Fehlbildung abhängt.

■ Präoperative Pflege

◆ Da jede Darmunwegsamkeit zu einer Darmentleerung in die entgegengesetzte Richtung führt *(Reflux),* muß als Erstmaßnahme eine Magensonde gelegt werden, die am besten unter einem ständigen leichten Sog steht.

◆ Die Kontrolle der Serumelektrolyte sowie die Blutgasanalyse geben Aufschluß über die jeweilige Stoffwechsellage (Alkalose oder Azidose), die durch entsprechende Infusionen präoperativ ausgeglichen werden muß. Hierbei ist zu beachten, daß die verlorene Menge Magen- oder Darmsaft bei der Berechnung der parenteralen Flüssigkeitsmenge berücksichtigt wird. Ansonsten sind die Vorbereitungen zu treffen, wie sie vor Eingriffen im Abdomen erforderlich sind (S. 1 ff).

Beachte: Eine gute Operationsvorbereitung kommt dem Kind in der postoperativen Phase entscheidend zugute. Unbedachtes, zu hastiges operatives Vorgehen macht häufig den operativen Erfolg zunichte.

Präoperative Pflege ■

Pylorusatresie und -stenose

Definition

Sehr seltener, angeborener Verschluß des Magenausgangs (Pylorusatresie) oder membranöse Einengung des Pyloruskanals mit kleiner zentraler Öffnung (Stenose).

Klinische Zeichen

Sofort nach der Geburt auftretendes Erbrechen ohne Gallebeimengung weist auf eine *Pylorusatresie* hin. Das Abdomen ist klein und eingesunken.

Bei einer *Pylorusstenose* (ebenfalls ein sehr seltenes Krankheitsbild) fehlen zunächst die klinischen Symptome, jedoch deuten intermittierendes Erbrechen nach den Mahlzeiten – ohne Gallebeimengung – sowie mangelnde Gewichtszunahme auf ein hochsitzendes Passagehindernis hin.

Diagnostik

Die Abdomenübersichtsaufnahme zeigt eine luftleere Bauchhöhle. Lediglich eine große *Magenblase* im linken Oberbauch unterhalb der meist etwas hochstehenden Zwerchfellkuppe ist charakteristisch für eine Atresie (Abb. **98 a**). Bei einer Pylorusstenose fehlt eine Spiegelbildung. Durch Kontrastmittelgabe (Gastrografin) kann das Magenauslaßhindernis nachgewiesen werden.

Behandlung

Pylorusatresie und -stenose müssen operativ korrigiert werden.

Bei dünnwandiger Membran genügt deren Exzision mit anschließender Vernähung der Schleimhautränder

Bei dickwandiger Membran wird der gesamte atretische bzw. stenotische Bezirk reseziert und die Kontinuität anschließend durch eine End-zu-End-Anastomose wiederhergestellt.

■ **Postoperative Pflege**

◆ Eine intraoperativ gelegte, bis in den Zwölffingerdarm (über die Anastomose hinaus) reichende Sonde dient der Ernährung des Kindes und schützt zugleich die Magennaht.

◆ Entfernung der Ernährungssonde nach 14 Tagen.

◆ Nach 4 Wochen röntgenologische Kontrolle der Durchgängigkeit des Pyloruskanals.

Postoperative Pflege ■

Spastische hypertrophische Pylorusstenose

Definition

Angeborene Verengung des Magenausgangs (Pylorus), einhergehend mit einer Entleerungsstörung des Magens, die sich in schwallartigem Erbrechen sofort nach den Mahlzeiten äußert (Abb. **99**).

Entstehung

Die Ursache ist noch nicht geklärt. Es wird eine Innervationsstörung durch den 10. Gehirnnerv (N. vagus) angenommen. Zum anderen könnte eine vermehrte Produktion von Follikelhormon in der Schwangerschaft zu einer Hypertrophie des Pylorus führen. Diskutiert wird zudem eine

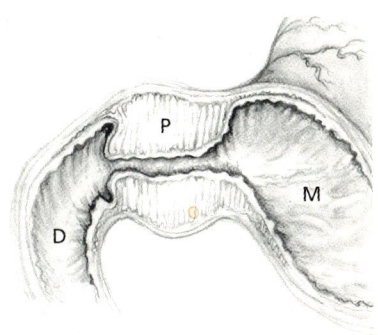

Abb. **99** Spastische hypertrophische Pylorusstenose mit Einengung des Magenausgangs. Magen (M), Pylorus (P), Duodenum (D)

Verminderung der Ganglienzellen im Bereich des Magenpförtners. Betroffen sind meist Jungen, bei denen es sich überwiegend um Erstgeborene handelt.

Klinische Zeichen

Leitsymptom ist das Erbrechen, das in der 3.–4. Lebenswoche beginnt und durch schwallartiges Herausbefördern der Nahrung charakterisiert ist. Längere Dauer hat eine Gewichtsreduktion sowie den Verlust von Wasser und Salzen zur Folge (Hypochlorämie). Diese Hypochlorämie bedingt eine metabolische Alkalose, aus der sich langsam ein Coma pyloricum entwickeln kann. Das Kind mit spastischer hypertrophischer Pylorusstenose wirkt greisenhaft infolge Austrocknung der Haut, die in Falten abhebbar ist (Exsikkose, Abb. **100**).

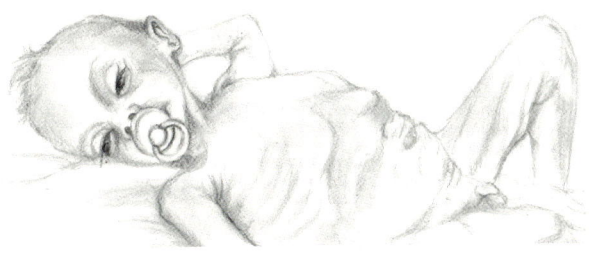

Abb. **100** Säugling mit spastischer hypertrophischer Pylorusstenose. Beachte das greisenhafte Aussehen des Kindes und die sichtbare Magenperistaltik

Behandlung

■ Präoperative Pflege

◆ Hochlagerung des Kindes.

◆ Verabfolgung von Sedativa und Spasmolytika.

◆ Häufige kleine Nahrungsportionen, die über den Tag verteilt werden sowie Magenspülungen.

Präoperative Pflege ■

Elektrolytverluste sind durch entsprechende Infusionen auszugleichen.

Operative Indikation: Sie ist gegeben, wenn innerhalb kurzer Zeit keine Besserung des Allgemeinzustands eintritt; sie ist gekennzeichnet durch Gewichtszunahme sowie durch Sistieren des Erbrechens.

Operation: Die verdickte Pylorusmuskulatur wird bis auf die Schleimhaut gespalten (extramuköse Pyloromyotomie nach Weber-Ramstedt, Abb. **101**).

■ Postoperative Pflege

◆ Beginn der oralen Nahrungszufuhr schon 4 Stunden nach der Operation. Es wird initial stündlich nur Tee, dann adaptierte Milch mit der Hälf-

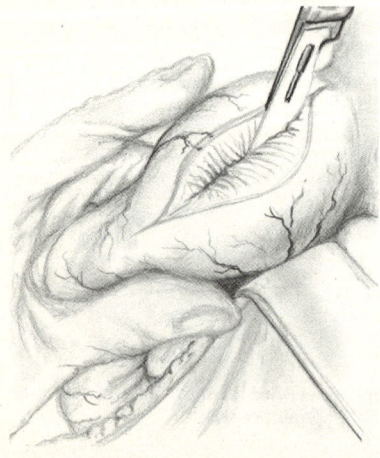

Abb. **101**   Operation der spatischen hypertrophischen Pylorusstenose: Durchtrennung des Muskelwulstes ohne Eröffnung der Schleimhaut (extramuköse Pyloromyotomie)

te der üblichen Pulverbeimengung gefüttert. Die Trinkmenge beträgt insgesamt die Hälfte der altersgemäß errechneten Nahrung. Die fehlende Menge wird i. v. appliziert. Der operative Erfolg zeichnet sich ebenfalls durch Sistieren des Erbrechens und durch Gewichtszunahme ab. Dementsprechend kann die Nahrungszufuhr auf die übliche Zeit der Mahlzeiten reduziert werden.

Beachte: Längeres postoperatives Erbrechen deutet, wenn keine fehlerhafte Operationstechnik vorlag, auf die Kombination einer spastischen, hypertrophischen Pylorusstenose mit einer Hiatushernie hin. Die Hiatusinsuffizienz ist als Folge der Magenentleerungsstörung zu betrachten (Roviralta-Syndrom).

Postoperative Pflege ■

Duodenalatresie und -stenose (Pancreas anulare)

Definition

Durch Fehlanlage der Bauchspeicheldrüse *(Pancreas anulare)* bedingter partieller oder totaler Verschluß des Zwölffingerdarms (Duodenum).

Entstehung

Das Pankreas entwickelt sich aus einer ventralen und einer dorsalen Anlage, die am Ende des 2. Fetalmonats miteinander verschmelzen (Abb. **102 a**).

Diese Vereinigung geht mit einer Duodenaldrehung einher. Bei Fixierung der ventralen Pankreasanlage entsteht ein den Zwölffingerdarm komprimierender Ring (Abb. **102 b**).

Klinische Zeichen

Sie entsprechen dem Bild einer hohen Duodenalstenose oder -atresie mit Erbrechen und kleinem, luftarmem oder luftleerem Abdomen (2 Luftspiegel über der Atresie, Abb. **98 b**).

Abhängig von der Höhe des Verschlusses kann dem Erbrochenen Galle beigemengt sein oder nicht.

Das Pancreas anulare ist häufig mit weiteren Fehlbildungen, wie zusätzlichen Darmobliterationen, Lageanomalien des Darms (Malrotation) oder Herzfehlern, vergesellschaftet. Auch beim Morbus Langdon-Down (Mongolismus) wird ein Ringpankreas sehr häufig beobachtet.

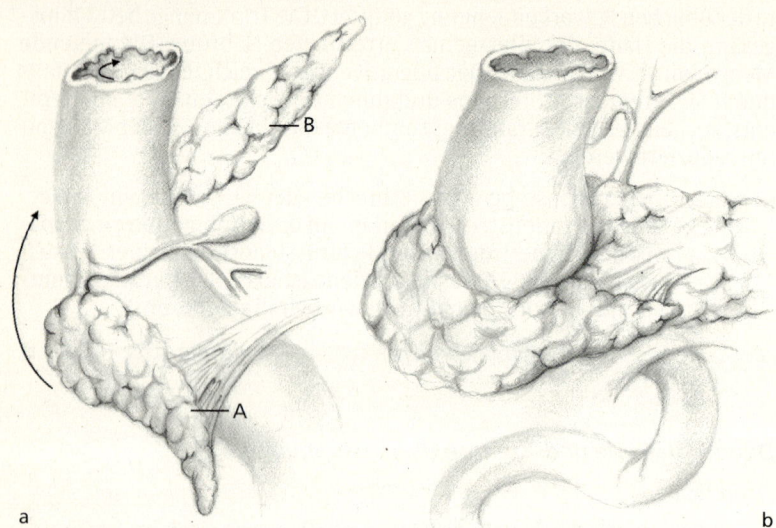

a   b

Abb. **102 a** u. **b**   Pancreas anulare
a Entstehung durch Strangfixierung der ventralen Pankreasanlage (A) bei drehungs-
   bedingter Vereinigung mit der dorsalen Anlage (B) bei gleichzeitiger Duodenaldrehung
b Ringpankreas nach vollzogener Drehung

Behandlung

Da das die Passage behindernde Pankreas nicht beseitigt werden kann,
muß eine *Umgehungsanastomose* durchgeführt werden.

Hierbei wird der Zwölffingerdarm oberhalb und unterhalb der Verlegung
quer inzidiert. Nach Schienung durch eine nasoduodenale Sonde werden
die Schnittränder miteinander durch Knopfeinzelnähte vereinigt (Duo-
denoduodenostomie), oder es wird eine Duodenojejunostomie durchgeführt (Abb. **103**).

Ladd-Syndrom

Definition

Sonderform einer Duodenalstenose, bei der das Duodenum durch Bindegewebsstränge (Briden), die vom Querdarm (Colon transversum) zur seitlichen Bauchwand führen, eingeengt wird. Gleichzeitig besteht ein Dünndarmvolvulus sowie eine ausgebliebene Darmdrehung (Nonrotation,
Abb. **104**).

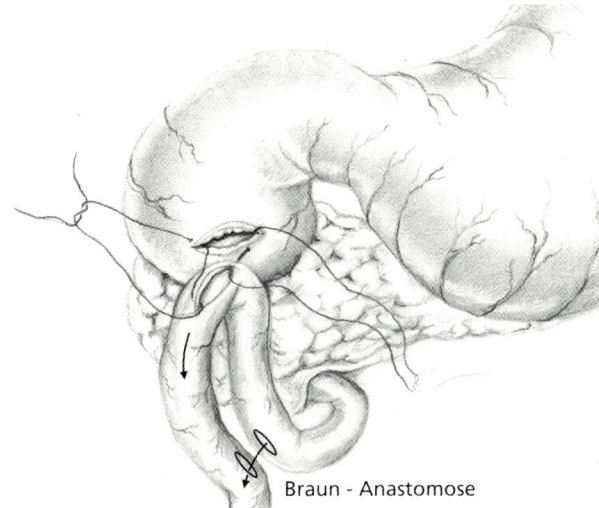

Braun - Anastomose

Abb. **103** Operative Korrektur des Pancreas anulare durch eine Umgehungsanastomose in Form einer Duodenojejunostomie. Der Pfeil deutet den Abfluß der Gallenflüssigkeit und der Nahrung über den abführenden Dünndarmschenkel an. Eine Seit-zu-Seitanastomose (Braun-Anastomose) kann erwogen werden (unterer Pfeil)

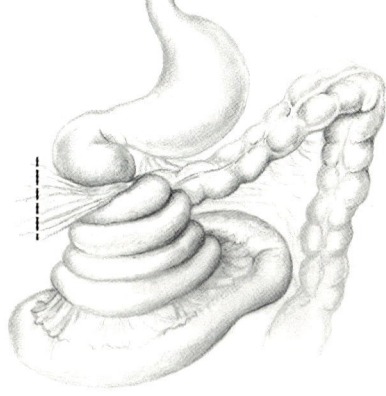

Abb. **104** Ladd-Stenose mit Dünndarmvolvulus. Therapie: Durchtrennung der das Duodenum komprimierenden Briden (gestrichelte Linie) und Rückdrehung des Volvulus, wonach das Bild einer Nonrotation erkennbar wird (Abb. 105)

Klinische Zeichen

Sie entsprechen denen des hohen Darmverschlusses.

Behandlung

Nach scharfer Durchtrennung der Ladd-Briden (Abb. **105**) und Derotation des Volvulus ist die Stenose beseitigt, wonach sich intraoperativ das Bild der Nonrotation mit Linksverlagerung des Colon ascendens und Colon transversum zeigt.

Dünndarmatresien

Die *angeborenen* Atresien treten im Verlauf des gesamten Dünndarms, singulär oder multipel, in Form einer Membran- oder Segmentatresie wie auch einer Aplasie in Erscheinung.

Klinische Zeichen, S. 183

Behandlung

Nach Eröffnung des Abdomens zeigt sich ein typisches Bild. Oberhalb des Verschlusses ist der Darm stets maximal erweitert. Die Muskulatur ist papierdünn ausgewalzt; der Blindsack zeigt die Stelle der Atresie (oder der Stenosierung) an. Die Darmschlingen unterhalb der Verlegung dagegen sind dünn und kollabiert, da noch keine Stuhlpassage stattgefunden hat (Abb. **106**).

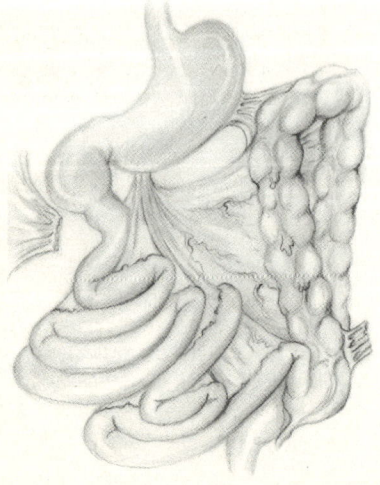

Abb. **105**   Zustand nach Druchtrennung der Ladd-Bänder und Derotation des Volvulus

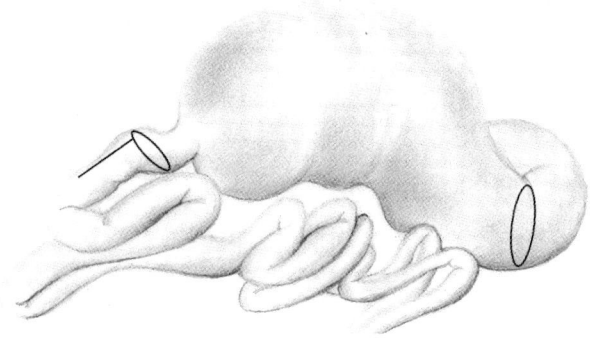

Abb. **106** Kongenitale Dünndarmatresie. Die Resektionsgrenzen wie die Schnittführungen zur Anastomosierung sind markiert

Diagnostik

Zum Ausschluß mehrerer Atresien wird eine Glukoselösung ins Lumen der kollabierten Darmschlingen injiziert. Ein Stopp des Injektionsmittels ist für einen weiteren Darmverschluß beweisend.

Operative Möglichkeiten:

– Resektion des verlegten wie des präatretisch erweiterten Darmblindsackes, aus dem zusätzlich ein Keil exzidiert wird, um eine Angleichung an das poststenotische Darmlumen zu erreichen, oder schräge Schnittführung im Bereich des distalen Darmteils, der zusätzlich längs in der gefäßfreien Zone inzidiert wird. Eine End-zu-End-Anastomose stellt die Darmkontinuität her (Abb. **107**).
– Bei einer Membranatresie ist die Exzision der Membran vielfach ausreichend.
– In ungünstigen Fällen kann eine Seit-zu-Seit-Anastomose der Darmabschnitte nach Resektion der Atresie und des präatretischen Bezirks durchgeführt werden.

Abb. **107** Operative Korrektur einer Dünndarmatresie. Zustand nach Resektion des atretischen Bezirks und des maximal dilatierten präatretischen Darmsegments. End-zu-End-Anastomose nach Inzision des kollabierten distalen Darmabschnitts (Pfeil) mit Knopfeinzelnähten

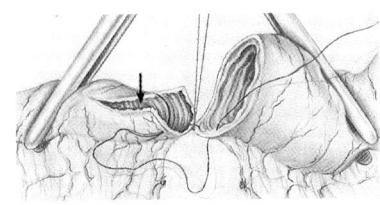

– Eine Verbindung des postatretischen Darmanteils ohne Resektion mit dem Magen (Gastroenterostomie) ist nur bei Undurchführbarkeit der End-zu-End- oder Seit-zu-Seit-Anastomose zu erwägen.

Die Gastroenterostomie ist infolge der unphysiologischen Darmpassage mit einer hohen Mortalität behaftet.

■ Postoperative Pflege

◆ Versorgung des Neugeborenen in einem Intensivpflegeinkubator, des Säuglings in einem Wärmebettchen.

◆ Hat das Kind einen peripheren venösen Zugang an einer Extremität erhalten, ist diese auf einer gepolsterten Kramer-Schiene zu lagern und zu fixieren. Die Binden dürfen nicht strangulierend um Arm oder Bein geführt werden. Eintrittsstelle der Punktionskanüle oder des Katheters wie auch die Finger sind frei zu lassen. Eine Schwellung im Bereich der Venenpunktion verweist auf eine paravenöse Flüssigkeitszufuhr. Sofortmaßnahmen: Abstellen der Infusion und Benachrichtigung des Arztes.

◆ Dies gilt auch, wenn Schmerzen auftreten. Diese können durch Reizung der Venenwand entstehen (Thrombophlebitis). Das Aufbringen einer heparinhaltigen Salbe oder kühler Kompressen wirkt schmerzlindernd.

◆ Hat das Kind ein Enterostoma erhalten, ist dieses zu kontrollieren (S. 207ff) und zu pflegen.

◆ Nach einer Darmanastomose kann eine längere parenterale Ernährung notwendig sein. Hier ist ein zentralvenöser Zugang vorzuziehen. Auf eine spannungsfreie Position des zuführenden Infusionsschlauches ist zu achten.

◆ Wurde intraoperativ eine Zieldrainage in das Abdomen eingeführt, sind Sekretart und Menge in der Pflegedokumentation zu protokollieren.

Es empfiehlt sich, den Drain an ein Ableitungssystem anzuschließen, da hierdurch eine Benetzung der Bauchhaut mit dem Sekret verhindert wird. Die Durchgängigkeit der Drainage ist zu beachten. Bei ihrer Verlegung (Blutkoagel, eingedicktes Sekret) wird eine Spülung mit physiologischer NaCl-Lösung vorgenommen. Die Austrittsstelle der Zieldrainage wird regelmäßig mit einer antiseptischen Lösung betupft. Ein Kürzen der Drainage erfolgt mit sterilem Instrumentarium und Handschuhen. Um ein Abgleiten des Drains in den Bauchraum zu verhindern, wird er mit einer Sicherheitsnadel fixiert, die mit 2 Pflasterstreifen auf der Bauchhaut angeklebt wird.

◆ Bei primärer Wundheilung sollte der *Wundverband* nicht *unnötig* erneuert werden!

◆ Ist das Abdomen noch nach mehreren Tagen nach dem Eingriff gebläht (intestinale Luftansammlung infolge postoperativer Darmatonie), kann vom Stoma oder von rektal eine Sonde oder ein Darmrohr eingeführt werden, um den Darm zu entlasten. Bei einer Anastomose im Rektum darf das Einführen eines Darmrohres *nie* gewaltsam erfolgen, da hierdurch ein Anastomosenleck hervorgerufen werden kann.

Feuchtwarme Wickel, auf das Abdomen aufgebracht, sind peristaltikfördernd!

Beachte: Bei präoperativ eingelegtem Periduralkatheter ist eine lokale Wärmeapplikation kontraindiziert, da durch das in den Katheter injizierte Anästhetikum die Sensibilität der Haut aufgehoben oder reduziert wird und es zu Verbrennungen kommen kann.

Peristaltikfördernde Medikamente sind erst dann sinnvoll, wenn die Operationseinwirkung auf den Darm abgeklungen ist. Werden sie vorher appliziert, haben sie eine gegenteilige Wirkung, indem sie den duodenogastralen Reflux verstärken, ohne den noch irritierten Darm propulsiv beeinflussen zu können.

◆ Bei liegender Magensonde ist es gestattet, trotz noch bestehender Darmatonie dem kleinen Patienten schlückchenweise Tee (gesüßt) zuzuführen, wenn er danach verlangt. Ein schrittweiser Nahrungsaufbau über flüssige und leichte Kost jedoch erfolgt erst dann, wenn das Kind Dünndarmstuhl entleert.

Beachte: Von dem geblähten, in der Regel nicht schmerzempfindlichen Abdomen ist das druckschmerzhafte, gespannte Abdomen zu unterscheiden. Es verweist auf eine erneute, postoperative Darmtransportstörung (Nahtinsuffizienz im Bereich der Darmanastomose oder auf einen mechanischen Darmverschluß) und verbietet weitere konservative Behandlungsversuche.

Postoperative Pflege ■

Mekoniumileus

Definition

Angeborene Passagestörung des Dünndarms durch Verlegung des Darmlumens mit eingedicktem Mekonium (Kindspech).

Der Mekoniumileus ist ein Teilkomplex der *Mukoviszidose.*

Entstehung

Rezessiv vererbliche Funktionsstörung der Schleim- und Schweißdrüsen des Körpers.

Klinische Zeichen

Im Gegensatz zur angeborenen Duodenal- oder Dünndarmatresie tritt nicht sofort nach der Geburt, sondern erst innerhalb der ersten Lebenstage Erbrechen auf.

Das Abdomen ist aufgetrieben. Mekoniumabgang fehlt (hierbei ist wichtig, daß der After normal angelegt ist).

Erbrechen erfolgt deshalb erst später, weil es sich um eine tiefsitzende Obliteration handelt.

Diagnostik

In der Abdomenübersichtsaufnahme (hängende Position des Kindes) finden sich geblähte Dünndarmschlingen meist ohne Spiegelbildung. Charakteristisch sind kleinfleckige Verschattungen im Unterbauch, durchsetzt mit kleinen Luftblasen, wobei die Verschattungen den gestauten Mekoniummassen entsprechen (Abb. **98 d**). Die rektale Verabreichung eines Kontrastmittels zeigt ein bleistiftdickes Kolon (Mikrokolon).

Weitere Maßnahmen nach konservativer oder operativer Beseitigung der Ileussituation: BM-Test (Schnelltest zum Nachweis von vermehrtem Albumin im Mekonium), Elektrolytanalyse des Schweißes (Schweißiontophorese).

Komplikation

Da die Eindickung des Mekoniums schon intrauterin erfolgt, kann durch den Druck der zähen Stuhlmassen eine Darmperforation entstehen (intrauterine Perforation).

Der Austritt von Mekonium in die Bauchhöhle führt zu einer sterilen Mekoniumperitonitis. Als Folge dieser „Bauchfellentzündung" können durch Verklebungen der Darmschlingen oder durch Abschnürungen Atresien auftreten. Diese werden als *sekundäre* Darmverschlüsse bezeichnet.

Behandlung

Konservativ: Bei unkompliziertem Mekoniumileus ohne Ausbildung von Atresien oder einer Darmperforation zunächst Versuch mit Oberflächenentspannern und einem Mukolytikum (schleimauflösendes Medikament). Die Oberflächenentspanner (z.B. Gastrografin) werden durch eine Sonde rektal eingeführt. Sie können die Mekoniumpfröpfe von der Darmwand ablösen. Das Mukolytikum wird oral und rektal verabreicht.

Operativ: Bleiben diese Maßnahmen erfolglos, muß operiert werden. Nach Eröffnung des Abdomens finden sich im Oberbauch massiv geblähte Dünndarmschlingen, mit Mekonium gefüllt. Sie gehen in kontrahierte Darmsegmente über, die ein perlschnurartiges Aussehen haben und sich meist bis zum Ileozäkalwinkel erstrecken (Abb. **108**).

Das Kolon ist verengt (Mikrokolon).

Durch lokale Injektion eines Mukolytikums werden die zähen Mekoniummassen aufgelöst, der Dünndarm eröffnet und der Darminhalt manuell ausgestrichen.

Stark erweiterte Dünndarmanteile, die peristaltiklos sind, werden entfernt, und es folgt eine End-zu-Seit-Anastomose im Endileum. Der distale Ileumschenkel wird aus den Bauchdecken herausgeleitet (Ileostomie, Abb. **109**). Durch Einlegen einer Kunststoffsonde in den oberen Dünndarm kann dieser abgesaugt und gleichzeitig ein Mukolytikum oder Traubenzucker injiziert werden.

Durch eine 2. Sonde, die in das Colon ascendens gelegt wird, besteht die Möglichkeit, das Kolon durch Injektion von physiologischer Kochsalzlö-

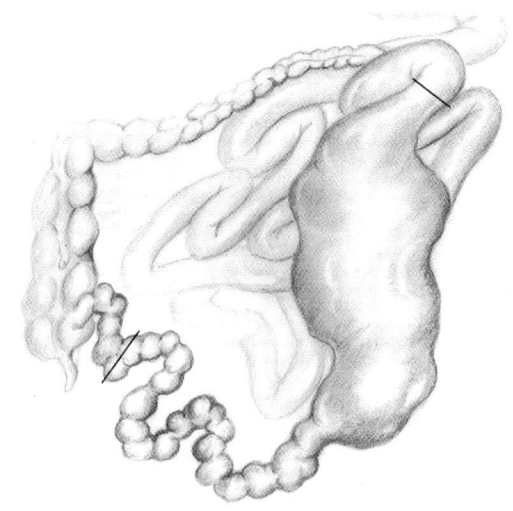

Abb. **108** Mekonium ileus. Beachte die Ausmauerung des Ileums mit kittartigem Mekonium, das sich zum Zäkum hin perlschnurförmig darstellt. Die Resektionsgrenzen sind markiert

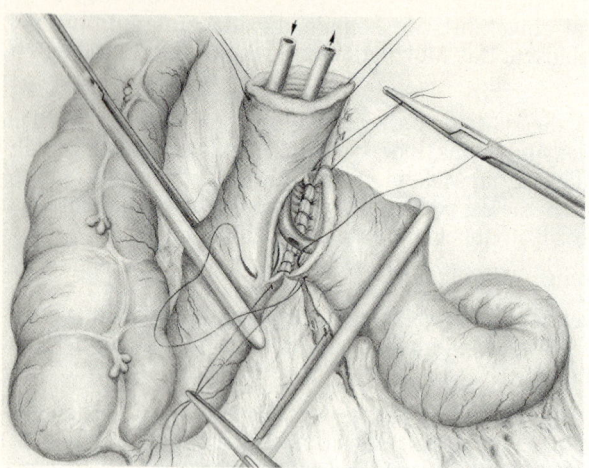

Abb. 109 Operative Technik der End-zu-Seit-Anastomose im Bereich des terminalen Ileums. Der distale Ileumschenkel wird als endständiges Stoma in die Bauchdecke eingepflanzt. Die Sonden zur Saugung und Spülung sind eingelegt

sung aufzuweiten und den Mekoniumabgang durch den Dickdarm zu erleichtern.

■ Postoperative Pflege

◆ Neben den Allgemeinmaßnahmen, die bei allen großen Eingriffen im Abdomen in Betracht kommen (S. 20ff), wird postoperativ die perorale Verabreichung eines Mukolytikums durch eine nasogastrale Sonde wie auch rektal fortgeführt (Instillation des Medikaments 3- bis 4stündlich).

◆ Die orale Ernährung kann erst erfolgen, wenn die Darmatonie völlig behoben ist. Indiziert ist die Gabe von Pankreasenzymen. Sie werden jeder Mahlzeit in steigender Menge zugesetzt.

Ist die Darmtätigkeit in Gang gekommen, können die Darmschienen entfernt werden.

Die Zurückverlagerung der Ileostomie erfolgt zu einem späteren Zeitpunkt.

◆ Eine Pneumonieprophylaxe ist beim Mekoniumileus besonders wichtig. Speziell bewähren sich Inhalationen, ebenfalls mit einem Mukolytikum, häufige Umlagerungen, Vibrationsmassage.

Postoperative Pflege ■

Prognose

Trotz erfolgreicher Behandlung des Mekoniumileus ist die Prognose bei der Mukoviszidose schlecht, da viele Kinder an Lungenkomplikationen sowie an Pankreasversagen sterben.

Analatresie, Rektumatresie, Analstenose

Fehlbildungen oder Anlagestörungen des Anus sind häufig mit anderen Mißbildungen, insbesondere der Nieren, der ableitenden Harnwege, des Herzens, des Kiefers sowie der Wirbelsäule, vergesellschaftet.

Definition

Analatresie. Fehlende Anlage der Analöffnung, bei gleichzeitigem Vorliegen einer fistelartigen Verbindung zwischen Rektum und Damm oder zur Harnröhre (Urethra) bei Jungen, bei Mädchen zum Damm, zum Scheidenvorhof (Vestibulum vaginae) oder zur Scheide (Vagina) selbst. Das Mekonium wird meist durch einen engen Fistelgang entleert. In seltenen Fällen fehlt die Fistel *(isolierte Analatresie)*. Formen S. 200 ff.

Rektumatresie. Bei dieser Fehlbildung ist der Anus normal angelegt und funktionstüchtig. Das Rektum jedoch kann in verschiedener Höhe durch eine Membran verlegt sein (Abb. **110**).

Analstenose. Hierbei ist die Analöffnung regelrecht angelegt. Der Anus ist zu eng und starr.

Entstehung

Die Anal- und Rektumatresie (membranöser Verschluß oder teilweise fehlende Anlage des Enddarms) ist eine Entwicklungsstörung in der

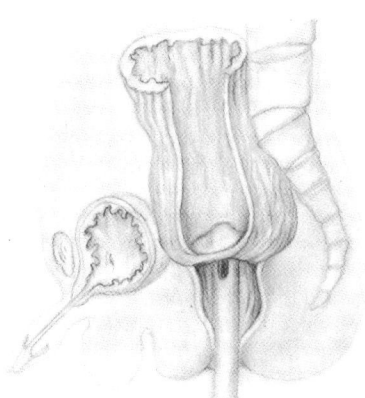

Abb. **110**   Rektumatresie. Durch den normal angelegten Anus ist ein Darmrohr eingeführt, das die verschließende Rektummembran (Atresie) vorwölbt

8. Fetalwoche (Hemmungsmißbildung). Sie ist dadurch bedingt, daß die Analmembran (primäre Trennwand zwichen dem Sinus urogenitalis und dem Anus) nicht einreißt, was sie unter physiologischen Bedingungen tut. Die nur *partielle* Rückbildung der Analmembran führt zu einem verengten Analausgang (Analstenose).

Anal- und Rektumatresie können kombiniert auftreten.

Formen der Analatresie

Sie ist die häufigste Form der Analfehlbildung. Entsprechend der Höhe, in der der Rektumblindsack endet, werden unterschieden:

Tiefliegende Atresie: Das Rektum reicht bis auf wenige Millimeter an die Analhaut heran. Der Analausgang ist durch eine Membran verschlossen (Abb. **111 a**). Meist befindet sich im Bereich des Damms (Perineums) eine grübchenförmige Einziehung (Analgrübchen).

Mittelhohe Atresie: Hierbei endet das Rektum in Höhe der Levatorschlinge (quergestreifter, zwingenartiger Muskel, der ein Bestandteil des analen Kontinenzorgans ist, Abb. **111 b**).

Supralevatorische Atresie (hohe Form): Der Rektumblindsack befindet sich *über* der Levatorschlinge (hohe Form), zeigt meist eine Fistelmündung in die Urethra wie auch ins Perineum beim Jungen, beim Mädchen in die Vagina, ins Vestibulum oder zum Perineum hin.

Das anale Kontinenzorgan

besteht aus 3 Muskeln (Abb. **112**): dem

– quergestreiften äußeren Verschlußmuskel (M. sphincter ani externus),
– inneren Schließmuskel, der eine Fortsetzung der Ringmuskulatur des Enddarms (M. sphincter ani internus) und sensibel innerviert ist,
– M. levator ani, einem willkürlich innervierten Muskel, der vom Steißbein zur Symphyse zieht und mit 2 Muskelzügen das Rektum und die Harnröhre umfaßt.

Die Analfehlbildungen sind zu 70% mit Fisteln kombiniert, deren Mündung nach Geschlecht des Kindes und nach Höhe der Fehlanlage unterschiedlich ist.

Die tiefe Form der Analatresie geht bei Jungen und Mädchen meist mit einer perinealen Fistel (Dammfistel) einher. Bei der intermediären Form kann die Fistel vom Rektum in die Urethra oder in das Vestibulum vaginae wie auch in die Vagina münden (Abb. **113**).

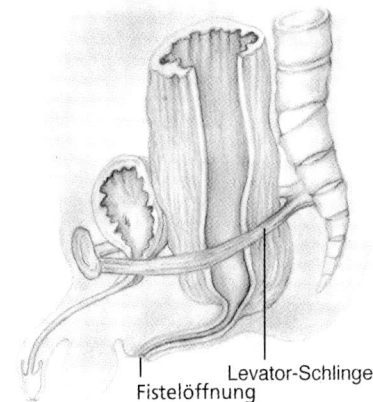

Levator-Schlinge
Fistelöffnung

a

Abb. **111a** u. **b**   Formen der Analatresie beim Knaben
a Infralevatorische (tiefe) Atresie
mit perinealer Fistel. Der M.
sphincter ani externus ist stets angelegt.
b Translevatorische (mittelhohe)
Analatresie mit rektourethraler
Fistel. Der M. sphincter ani externus ist im Gegensatz zur suprale-
vatorischen Form (hohe Analatresie) meist angelegt. Die Levatorschlinge ist gestrichelt markiert.

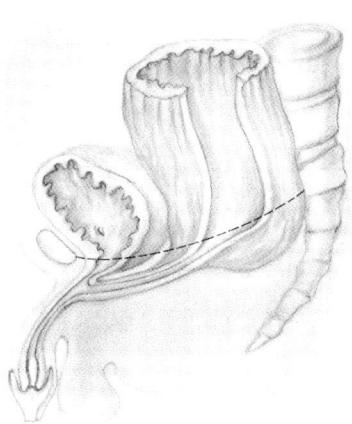

b

Klinische Zeichen der Analatresie

Die Diagnose wird durch die Inspektion nach der Geburt schon von der
Pflegekraft auf der Neugeborenenstation bzw. von der Hebamme in der
Geburtsklinik gestellt! Die erste Temperaturmessung muß *sublingual* er-
folgen.

Klinische Zeichen der Analstenose

Infolge der Analstenose kann der Abgang von Mekonium und später von
Stuhl nur ungenügend erfolgen. Es resultiert ein Rückstau, der eine Obsti-

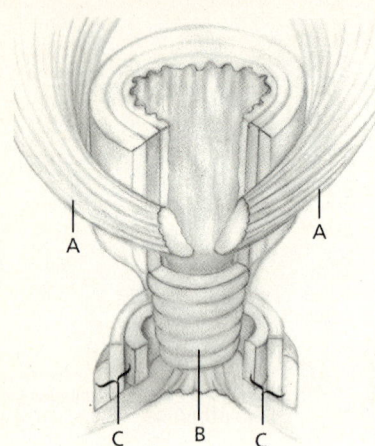

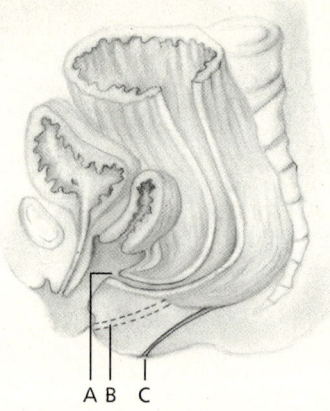

Abb. **112** Schema der Anatomie des analen Kontinenzorgans: M. puborectalis (Levatorschlinge) mit motorischer Innervation (A), M. sphincter ani internus mit sensibler Innervation (B), M. sphincter ani externus mit motorischer Innervation (C)

Abb. **113** Fistelformen bei weiblicher Analatresie: rektovaginale Fistel (A), rektovestibuläre Fistel (B), rektoperineale Fistel (C)

pation, verbunden mit aufgetriebenem Abdomen und Gedeihstörungen, zur Folge hat.

Diagnostik der Analatresie

Inspektionsbefund: Vielfach von einem angedeuteten Analgrübchen nach ventral unter der Haut ziehender bläulich durchschimmernder Fistelgang (er enthält Mekonium). Er kann offen oder häutig verschlossen sein. Durch Einführung einer Knopfsonde in die Fistel ist es möglich zu unterscheiden, ob es sich um eine tiefe oder um eine höhere Form der Analfehlbildung handelt. Bei der tiefen Form gleitet die Sonde unter der Perinealhaut waagerecht in Richtung des Analgrübchens.

Bei der höher gelegenen Analatresie ist ein schräger Sondenverlauf zu beobachten.

Weitere diagnostische Maßnahmen:

– Abdomenleeraufnahme in Kopftieflage des Neugeborenen. Durch die nach oben steigende Luft, die sich im Dickdarm befindet, kann die Höhe des Blindsacks bestimmt werden. Meist ist dieser Luftnachweis erst

12–20 Stunden nach der Geburt möglich, da der Dickdarm vorher noch nicht luftgefüllt ist.
– Kontrastmittelinjektion vom Analgrübchen aus oder bei Vorliegen eines perinealen Fistelgangs durch Fistelfüllung.
– Mikroskopische Untersuchung des Blasenharns. Der Nachweis von Lanugohaaren oder Mekoniumpartikelchen im Urin ist beweisend für eine rektourethrale Fistel und somit eine höhere Form der Analatresie.
– Ultraschalluntersuchung zur Lokalisation des Rektumblindsacks.

Behandlung

Die exakte Differenzierung zwischen Analstenose und tiefer wie intermediär-hoher Form der Analatresie mit und ohne Fistel ist entscheidend, da für die Fehlbildungen unterschiedliche Korrekturmaßnahmen in Betracht kommen.

Behandlung der tiefen Form der Analatresie

Die perineale Fistel wird über eine Sonde bis zum Rektumblindsack gespalten und dessen Schleimhaut mit der Perinealhaut vernäht.

Zehn Tage nach der Operation wird eine Bougierungsbehandlung mit Hegar-Stiften angeschlossen.

Behandlung der hohen und der mittelhohen Form der Analatresie

Hohe und intermediäre Form erfordern ein zweizeitiges Vorgehen.

Wegen des bestehenden tiefen mechanischen Ileus wird zunächst ein doppelläufiger Anus praeternaturalis (transversus) angelegt. Nach dem ersten Lebenshalbjahr wird vom Abdomen her der Dickdarm vor dem Blindsack quer durchtrennt, nach Entfernung der Mukosa des Blindsakkes durch diesen kaudal hin durchgezogen und nach Bildung einer Analöffnung an der Perinealhaut fixiert. Die Kolostomie wird später beseitigt.

Der Durchzug des Sigmas durch die puborektale Muskelschlinge gewährleistet eine Teilkontinenz, die jedoch nicht ausreichend ist. Deshalb galt die Suche nach kontinenzverbessernden und unterstützenden Nachoperationen, wobei gestielte (mit erhaltener Gefäßversorgung und Innervation) und freitransplantierte Muskulatur zur Anwendung kamen. Das postoperative Ergebnis hinsichtlich der Kontinenzverbesserung war insgesamt enttäuschend, so daß die endständige Kolostomie (Anus praeter) mit Pelottenversorgung heute noch vielfach die einzige Behandlungsmöglichkeit der schweren Formen der Analatresie darstellt.

Neuere Versuche stellen sich in der manschettenförmigen Umschlingung des „Neorektums" mit glatter, vorgedehnter Dickdarmmuskulatur dar.

Auch die sogenannte Umstülpplastik (Muffplastik), bei der nach Rektum-
durchzug 4 – 5 cm des distalen Darms von der Schleimhaut befreit, umge-
stülpt und über der Darmwand unter Spannung vernäht werden, könnte
eine kontinenzfördernde Methode darstellen. Spätergebnisse jedoch liegen noch nicht vor (Abb. **114** und **115**).

Behandlung der isolierten Rektumatresie

Nach Resektion des Steißbeins wird das Rektum freigelegt und die verschließende Membran entfernt, wenn eine endoskopische Membranexzision nicht oder nur unzulänglich gelingt.

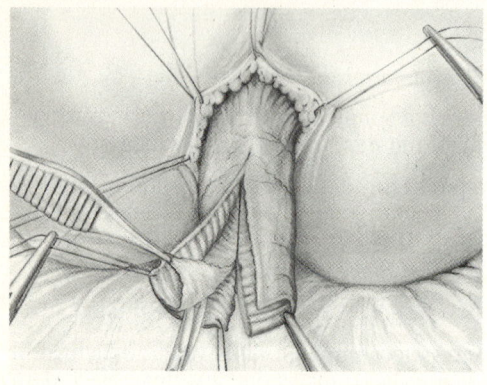

Abb. **114** Umstülpplastik.
Das durchgezogene „Neo-
rektum" wird von der
Schleimhaut befreit

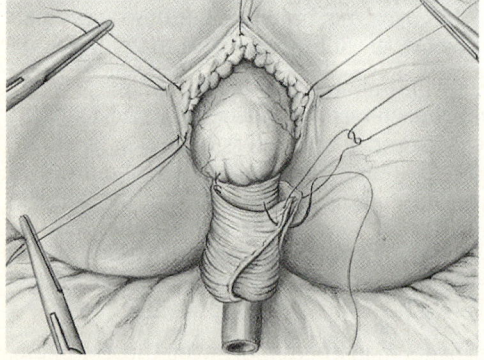

Abb. **115** Die umgestülpte
Muskulatur wird unter
Spannung über einem ein-
geführten Darmrohr ver-
näht. Nach Reposition des
Dickdarms wird die Darm-
muskulatur mit der Peri-
nealhaut durch Nähte ver-
einigt

Behandlung der Analstenose

Meist ist eine Dehnungsbehandlung mit Hegar-Stiften zunehmender Stärke ausreichend, um die Verengung zu beseitigen.

Erste Bougierungen werden stets in Kaudal- oder Inhalationsanästhesie vorgenommen. Zu forsche Steigerung der Bougie-Stärke führt zu Schleimhauteinrissen mit der Gefahr erneuter Narbenstriktur und den Folgen der erneuten Obstipation, da die Stuhlpassage den Kindern Schmerzen bereitet.

Führen Bougierungen nicht zum Ziel, wird die Stenose in Narkose längs gespalten. Die Wundränder werden anschließend quer mit resorbierbaren Nähten vereinigt. Postoperativ wird ein Salben- oder ein Fettgazestreifen in den Analkanal eingeführt, der nach der Defäkation erneuert wird.

Enterostoma

Definition

Ein Stoma oder eine Stomie (Mündung, Öffnung) ist die operative Verbindung (Fistel) zwischen einem inneren Hohlorgan und der äußeren Haut. Stomata sind am häufigsten im Bereich des Magen-Darm-Trakts (Enterostomie) und des Harnwegssystems (Urostoma, S. 351). Tab. 8 zeigt die häufigsten Stomata des Magen-Darm-Trakts.

Bei dem Enterostoma ist zwischen einer temporären Darmfistel und einem endgültigen Stoma in Abhängigkeit von der Grundkrankheit zu unterscheiden. Nach Art des herausgeleiteten Organs wird zwischen einem

Tabelle **8** Formen und Lokalisation der gebräuchlichsten Stomata im Bereich des Gastrointestinaltrakts

Organ	Bezeichnung	Lokalisation
Magen	Gastrostomie	linker Oberbauch
Jejunum	Jenunostomie	rechter oder linker Oberbauch
Ileum	Ileostomie	rechter Unterbauch
Dickdarm	Kolostomie	s. u.
Zökum	Zökalfistel	rechter Unterbauch
Colon transversum	Transversostomie	Oberbauch
Colon descendens	Deszendostomie	linker Mittel- und Unterbauch
Sigma	Sigmoidostomie	linker Unterbauch

endständigen (terminalen) Stoma und einem doppelläufigen Stoma unterschieden (Abb. **116** und **117**).

Endständiges Stoma: Es gibt in der Bauchhaut nur eine Öffnung, die zu einer zuführenden proximalen Darmschlinge gehört (bei notwendiger Resektion des unteren Darmabschnitts, z.B. bei Colitis ulcerosa oder familiärer Polyposis coli). Sonderform: endständiges Ileostoma mit End-zu-Seit-Anastomose (Mekoniumileus, Abb. **109**).

Doppelläufiges Enterostoma: Meist handelt es sich um ein Kolostoma. Es dient der Ruhigstellung des abführenden Darmabschnitts, z.B. zum Schutz einer Dickdarmanastomose oder als temporäre Stuhlfistel bei stenosierenden Prozessen im Bereich des Sigmas oder des Anorektums. Nach Beseitigung des distalen Passagehindernisses (z.B. Analatresie) erfolgt die Rückverlagerung der Kolostomie durch eine End-zu-End-Anastomose.

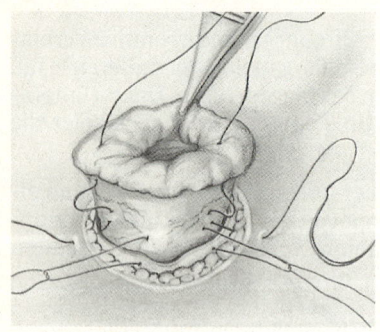

Abb. **116**   Operative Technik beim endständigen Enterostoma (Dünndarm, Dickdarm)

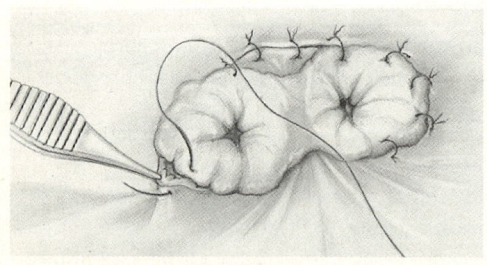

Abb. **117**   Darm-Haut-Anastomose beim doppelläufigen Enterostoma (Dünndarm, Dickdarm)

Beachte: Ein definitives endständiges oder doppelläufiges Ileo- oder Kolostoma wird auch als Anus praeter naturalis (nicht natürlicher After) bezeichnet.

Häufige Komplikationen

Stomaprolaps: Die terminal herausgeleitete Dünn- oder Dickdarmschlinge stülpt sich vor der Bauchhaut aus (Abb. **118**).

Stomaretraktion: Zurückgleiten des Stomas unter das Niveau der Bauchdecke (Abb. **119**).

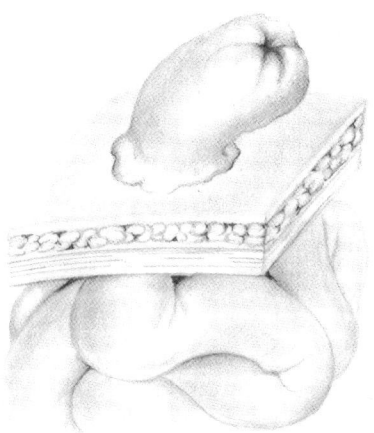

Abb. **118** Stomaprolaps

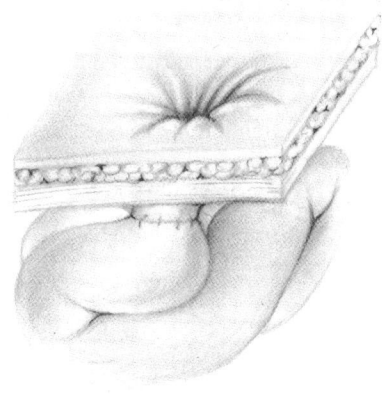

Abb. **119** Stomaretraktion

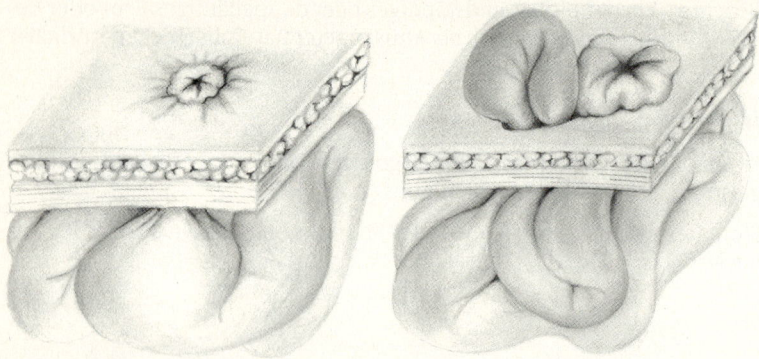

Abb. **120**   Stomastenose   Abb. **121**   Stomaherniation

Stomastenose: Einengung des Ileo- oder Kolostomas infolge ringförmiger Narbenbildung im Bauchhautbereich (Abb. **120**).

Stomanekrose: Devitalisierung des obersten Darmanteils infolge Mangeldurchblutung.

Stomaherniation: Eindringen einer Darmschlinge neben dem herausgeleiteten Darm in und durch die Bauchdecken (selten) (Abb. **121**).

■ Pflege

◆ **Mangeldurchblutung**
Stoma. *Ödem* und leichte Blauverfärbung (venöser Stau) bis zum 2. postoperativen Tag sind normal und bilden sich zurück. Dann sieht das Stoma rosig aus. Eine länger dauernde zunehmende Zyanose der Schleimhaut wie auch eine Anämisierung sind erste Anzeichen einer Mangeldurchblutung, die einer sofortigen Korrektur bedarf.

◆ **Stuhl**
Die Beschaffenheit und Menge des Stuhls werden in der Pflegedokumentation registriert. Bei fehlendem Stuhlgang wird das Stoma mit physiologischer Kochsalzlösung über ein dünnes Darmrohr angespült. Besonders beim Neugeborenen muß die Stomasondierung sanft und ohne Gewaltanwendung erfolgen, um Blutungen oder eine Darmperforation zu verhindern.
Die Darmperforation führt stets zur *Peritonitis,* die sich durch Blähung des Abdomens, Fieber, Schmerzen und Verschlechterung des Allgemeinzustands auszeichnet.
Schon bei Verdacht auf eine *Fehllage des Darmrohrs* ist eine Röntgenaufnahme des Abdomens erforderlich.

◆ Hautpflege

Einer besonderen Pflege bedarf die das Stoma umgebende Haut. Insbesondere der aus dem Ileostoma austretende Dünndarmsaft oder Stuhl ist sehr aggressiv und zerstört schon nach wenigen Tagen den Säureschutz der Haut. Rötung als Zeichen der Entzündung (Stomadermatitis), Hautmazeration (Erweichung), Follikulitis, Soorbefall oder Granulationen sind typische Veränderungen, die eine intensive Hautpflege erfordern.

Vorbeugende Maßnahmen: Abtupfen des Stomas und der Haut mit einer Kamillosanlösung, Abdeckung der Wundränder mit Salben (z.B. Zinkpaste). Zum Auffangen des Stuhls gibt es aufklebbare Plastikbeutel unterschiedlicher Größe.

Beachte: Die Öffnung im Beutel muß das Stoma eng umschließen! Die empfindliche Haut von Neugeborenen und Kleinkindern toleriert einen dauernd angelegten Beutel vielfach nicht, deshalb ist zum Hautschutz intermittierend auf Kochsalzkompressen und Windeln auszuweichen. Bei größeren Kindern bewährt sich oft eine Kautschukplatte mit individuell ausschneidbarer zentraler Öffnung, die das Stoma eng umschließt.

◆ Ernährung

Bei Kindern mit einem Ileostoma ist neben dem üblichen Nahrungsaufbau nach Operationen darauf zu achten, daß stark zellulosehaltige Nährmittel wie Hülsenfrüchte, Orangen, Trauben oder Spargel nicht zu reichlich zugeführt werden, da sie einen Dünndarmverschluß (Ileus) bewirken können. Denn: Die richtige Ernährung des Kindes mit einem Enterostoma ist die, die weder eine Diarrhöe noch eine Obstipation hervorruft.

Pflege ■

Angeborene Darmlageanomalien

Entwicklungsstörungen des Magen-Darm-Kanals sind häufig und führen meist frühzeitig zu klinischen Erscheinungen: Darmverschluß (Ileus) oder Stenose.

Die Vielfalt der Darmanomalien erklärt sich aus dem Zeitpunkt und der Art der Anlagestörung bei der physiologischen Entwicklung des Magen-Darm-Trakts.

Normale Entwicklung der Darmanlage

In der 4. Embryonalwoche steht das primitive Darmrohr in einer medianen Sagittalebene (Abb. **122**). Bis zur 8. Woche dreht sich die Nabelschleife um 90 Grad entgegen dem Uhrzeigersinn in die Horizontalebene (Abb. **123**).

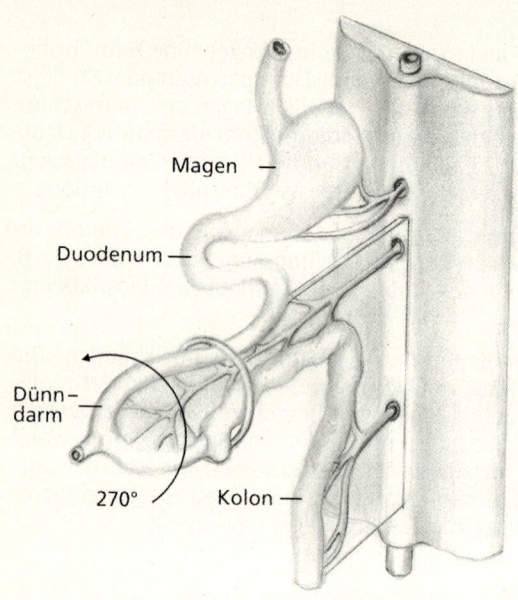

Magen

Duodenum

Dünn-
darm

270°   Kolon

Abb. **122**   Schema der fetalen Magen-Darm-Anlage: Position der Nabelschleife in der Sagittalebene vor der Darmdrehung um 270° entgegen dem Uhrzeigersinn (Pfeil) in der 4. Fetalwoche

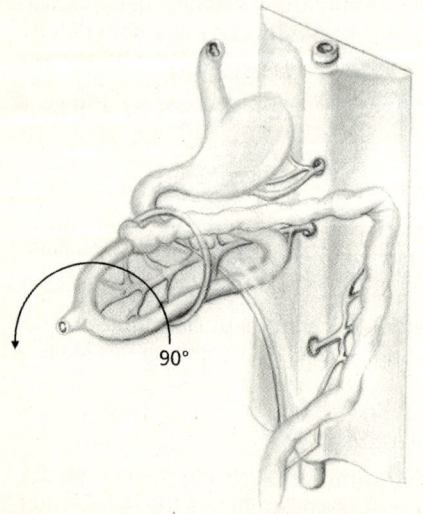

90°

Abb. **123**   Schema der fetalen Darmdrehung nach Rotation der Nabelschleife um 90° entgegen dem Uhrzeigersinn in die Horizontalebene (Pfeil) in der 8. Fetalwoche

Aus dem rechten oberen Schenkel der Nabelschleife entwickeln sich Jejunum und oberes Ileum, aus dem unteren Schenkel das distale Ileum und das Kolon bis zum Querbereich (Colon transversum). Bis zur 10. Fetalwoche dreht sich die Nabelschleife unter Retraktion in die Bauchhöhle um 3mal 90 Grad entgegen dem Uhrzeigersinn, wodurch sich das Duodenum hinter die Gefäßachse verlagert (Abb. **124**).

Gestörte Entwicklung der Darmanlage

Bleibt die physiologische Darmdrehung aus oder verläuft sie fehlerhaft oder bleibt sie vorzeitig stehen, resultieren daraus die vielfältigsten Lageanomalien. Die wichtigsten und häufigsten sind:

Ausbleiben der fetalen Darmdrehung. Diese Entwicklungsstörung wird nur bei Neugeborenen mit einer Omphalozele (Nabelschnurbruch) beob-

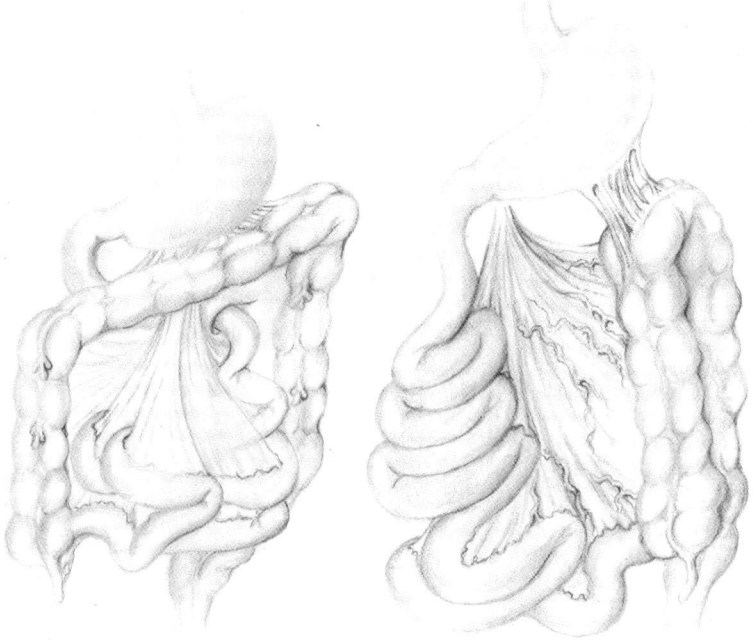

Abb. **124** Zustand nach Vollendung der physiologischen Darmdrehung

Abb. **125** Non-Rotation

achtet (S. 284 ff). Dünn- und Dickdarm hängen an einem gemeinsamen Mesenterium und bilden den Bruchsackinhalt der Nabelschnurhernie.

Nonrotation

Hierbei kommt die Drehung der Nabelschleife schon nach 90 Grad entgegen dem Uhrzeigersinn zum Stehen. Hierdurch erreicht der Dünndarm eine Rechtslage, das Zökum und das Colon ascendens eine Linkslage. Diese Lageanomalie, fälschlicherweise als Non-Rotation bezeichnet (besser: Minimalrotation), ist die häufigste Lageanomalie. Das Duodenum liegt rechts von der Mesenterialwurzel. Das Ileum mündet von rechts in das Zökum. Die Fehlbildung ist sehr häufig mit einem Volvulus kombiniert (Ladd-Stenose, Abb. **125**).

Malrotation I. Hierbei bleibt die Nabelschleife nach einer Drehung von 180 Grad stehen. Der untere Anteil des Duodenums verlagert sich *hinter* die Mesenterialwurzel. Zökum und Colon ascendens bleiben in der Mittellinie stehen, wobei das Zökum einen fehlerhaften Hochstand durch Wachstumshemmung einnimmt (Abb. **126**).

Malrotation II. Darmanlageanomalie, bedingt durch eine Nabelschleifendrehung, zuerst von 90 Grad entgegen, dann weiter um 90–180 Grad im Uhrzeigersinn (inverse Drehung). Sie verlagert die Pars inferior duodeni immer vor die Mesenterialwurzel, während das proximale Kolon hinter den Mesenterialstiel gelangt (Abb. **127**).

Merke: Malrotation I: Duodenum hinter dem Mesenterialstiel,
Malrotation II: Duodenum vor der Mesenterialwurzel.

Mesenterium commune. Bei allen Drehungsanomalien ist der Mesenterialstiel nicht an der hinteren Bauchwand fixiert. Die Mesenterialwurzel ist ein schmaler Stiel, an dem der Dünndarm und auch der Dickdarm (partiell) hängen. Dieses wird als gemeinsames Mesenterium (Mesenterium commune) bezeichnet. Die mangelhafte Fixierung des Mesenteriums führt sehr häufig zu einem *Volvulus*, wobei sich der Dünndarm und zum Teil auch der Dickdarm korkenzieherartig um den Gefäßstiel winden und ihn komprimieren. Die Folge ist eine schwere Durchblutungsstörung, die innerhalb von Stunden zu einer Darmgangrän (Absterben des Dünndarms) führt. Abhilfe kann nur eine manuelle Derotation (Rückdrehung) schaffen, die jedoch sehr rasch operativ erfolgen muß.

Weitere klinische Zeichen: Sie sind abhängig vom Ausmaß der durch die Fehldrehung bedingten Passagestörung. *Symptome:* Gehäuftes Erbrechen, Appetitverlust, kolikartige Schmerzattacken, geblähtes Abdomen, Stuhlunregelmäßigkeit wie auch generell Gedeihstörungen weisen auf eine mögliche Darmfehldrehung hin und erfordern umfassende Diagnostik und Therapie.

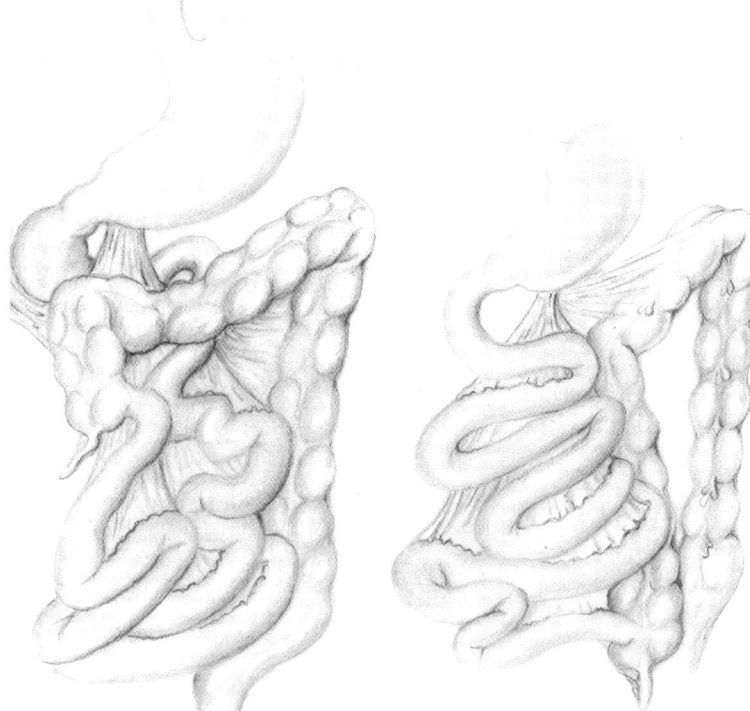

Abb. **126** Malrotation I mit
Wachstumshemmung des Colon
ascendens. Beachte die Lage des
Duodenums hinter der Mesenterialwurzel

Abb. **127** Malrotation II: Beachte die
Lage der Mesenterialwurzel hinter
dem Duodenum

Beachte: Hinter der im Kindesalter oft diagnostizierten „Nabelkolik"
verbirgt sich häufig eine Malrotation!

Behandlung

Der Nachweis jeder nicht symptomlosen Darmlageanomalie erfordert
operative Korrektur. In der Regel ist es nicht möglich, einen normalen Or-
gansitus herzustellen, jedoch ist es stets möglich, Verhältnisse für eine
ungestörte geregelte Darmpassage zu schaffen.

Eine prophylaktische Appendektomie sollte die operativen Maßnahmen
in jedem Fall ergänzen.

Intermittierender Volvulus

Definition:

Intermittierende Drehung des Dünndarms beim älteren Kind mit einem Mesenterium commune mit Tendenz zu spontaner Rückdrehung.

Die intermittierende Form wird *nie* im Neugeborenen- und Kleinkindes-alter beobachtet.

Chilaiditi-Syndrom

Definition

Lageanomalie des Querkolons (Interpositio hepatodiaphragmatica) Die rechte Kolonflexur (Flexura coli hepatica) ist nicht wie normalerweise *unter* der Leber gelegen, sondern sie befindet sich *hinter* der Leber unter-halb der Zwerchfellkuppe.

Klinische Zeichen

Manchmal werden Stuhlunregelmäßigkeiten (Obstipation) wie auch Druck- oder Schmerzgefühl im rechten Oberbauch beobachtet.

Überwiegend ist jedoch das Chilaiditi-Syndrom ein röntgenologischer Zufallsbefund.

Diagnostik

Die Abdomenleeraufnahme zeigt mehrere Luftblasen unterhalb der rechten Zwerchfellkuppe mit Verlagerung der Leber nach kaudal. Da eine Fehldeutung dieses Befundes im Sinne einer Perforation (Luftsichel) un-ter dem Zwerchfell ausgeschlossen werden muß, ist ein Kolonkon-trasteinlauf durchzuführen, der die atypische Lage des Kolons beweist.

Behandlung

Sie ist nur dann erforderlich, wenn Beschwerden bestehen. Das Kolon wird aus seiner Lage hinter der Leber befreit und unterhalb derselben mit wenigen Nähten am Peritoneum fixiert.

Duplikaturen

Definition

Angeborene partielle oder vollständige Doppelungen des gesamten Ma-gen-Darm-Trakts, die stets am Mesenterium gelegen sind und infolge ei-ner Passagebehinderung Ileuszustände hervorrufen können.

Entstehung

Sie ist nicht völlig geklärt. Wahrscheinlich handelt es sich um eine Hemmungsmißbildung bei der Trennung der Chorda dorsalis (aus ihr entwickelt sich später das Rückenmark) vom Urdarm.

Die Duplikaturen können deshalb strangartige Verbindungen zum Rückenmark hin haben, die einen Verschluß der Wirbelbögen verhindern (Wirbelbogenspalte).

Vorkommen

Doppelbildungen können im Verlauf des gesamten Verdauungsstraktes, von der Speiseröhre bis zum Mastdarm (Rektum) hin, auftreten (Abb. **128**). Am häufigsten jedoch finden sich Duplikaturen des Dünndarms.

Ihrer Form nach werden *runde* (zystische) und *langgestreckte* (tubuläre) Duplikaturen unterschieden (Abb. **129 a** u. **b**). Die Duplikaturen sind stets am Mesenterialansatz gelegen und werden von denselben Gefäßen wie der normale Darm versorgt.

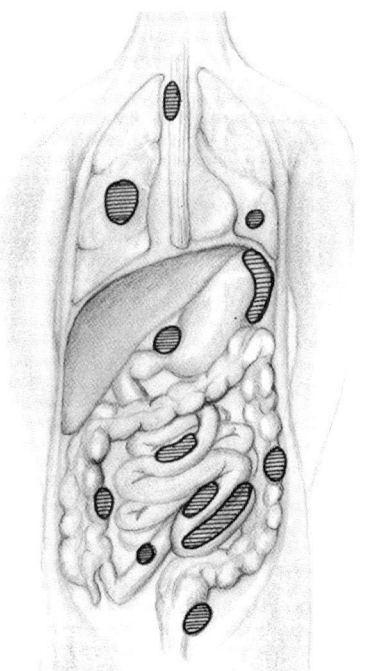

Abb. **128** Lokalisation der Duplikaturen des Verdauungstrakts (u. Thorax)

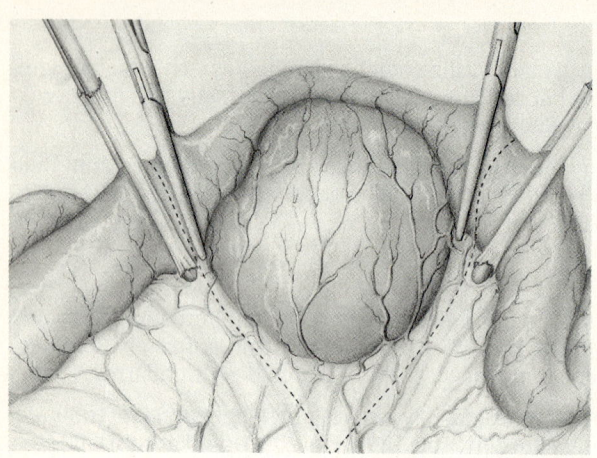

a

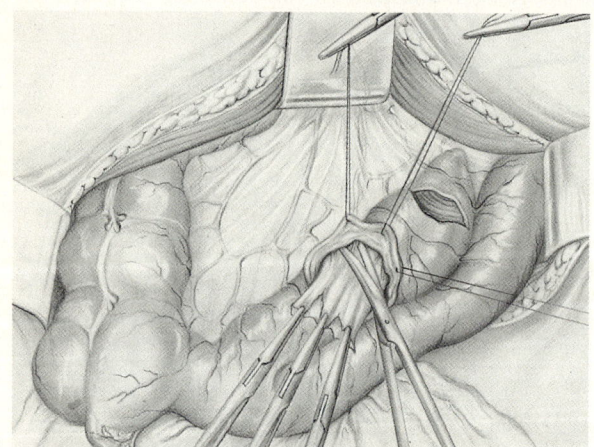

b

Abb. 129 a u. b Dünndarmduplikaturen
a Zystische Duplikatur des Dünndarms. Die Resektionsränder von Darm und Mesenterium sind markiert. Beachte die gemeinsame Gefäßversorgung von Doppelbildung und benachbartem Darm
b Entfernung der Mukosa aus der langstreckigen Duplikatur von mehreren Schnitten aus

Ihr Wandaufbau entspricht dem des Nachbarorgans, jedoch können versprengte Schleimhautinseln (z.B. Magenschleimhaut) angetroffen werden.

Die Verlagerung einer Duplikatur ins Mediastinum wird als *enterogene Zyste* bezeichnet.

Duplikaturen gehen häufig mit Fehlbildungen der Wirbelkörper einher. Die Doppelungen können völlig vom Darm abgeschlossen sein; sie können aber auch eine Kommunikation zum Darm aufweisen.

Klinische Zeichen

Infolge des raschen Wachstums der Duplikaturen treten meist schon im Säuglingsalter Ileuszeichen auf. (Die Duplikatur komprimiert von außen das Lumen des benachbarten Darmabschnitts.)

Bei Vorhandensein von Magenschleimhaut kann es zu intermittierenden Blutungen wie auch zu Darmperforationen kommen.

Diagnostik

Im Röntgenbild (Übersichtsaufnahme in hängender Position) finden sich Spiegelbildungen. Durch die Kontrastmitteluntersuchung (Magen-Darm-Passage) läßt sich meist eine Verdrängung und Einengung der benachbarten Darmabschnitte feststellen.

Bei Kommunikation der Duplikatur mit dem normalen Darm stellt sich die Doppelung als langgestrecktes oder rundes Gebilde dar.

Behandlung

Die isolierte Entfernung einer Duplikatur unter Belassung des benachbarten Darmsegments ist unmöglich, da stets eine *gemeinsame Gefäßversorgung* vom Mesenterium her erfolgt. Deshalb wird eine zystische Duplikatur (Abb. **129 a**) oder kurzstreckige tubuläre Duplikatur zusammen mit dem angelagerten normalen Darmanteil reseziert und eine End-zu-End-Anastomose angeschlossen.

Bei langstreckigen Doppelbildungen wie auch bei Duplikaturen im Bereich des Ösophagus, des Duodenums, des terminalen Ileums oder des Rektums besteht die Behandlung wegen der Unmöglichkeit der Resektion in einer Eröffnung der Doppelbildung und Aushülsung der Schleimhaut. Danach kommt es zu einer Schrumpfung des Anhangsgebildes (Abb. **130**). Bei vorhandener Verbindung der Duplikatur zum Gastrointestinaltrakt wird diese mit einer Naht verschlossen. Die alleinige Fensterung einer nicht resezierbaren Duplikatur unter Belassung der Schleimhaut ist unsicher, da bei heterotoper Schleimhaut (z.B. Magenschleim-

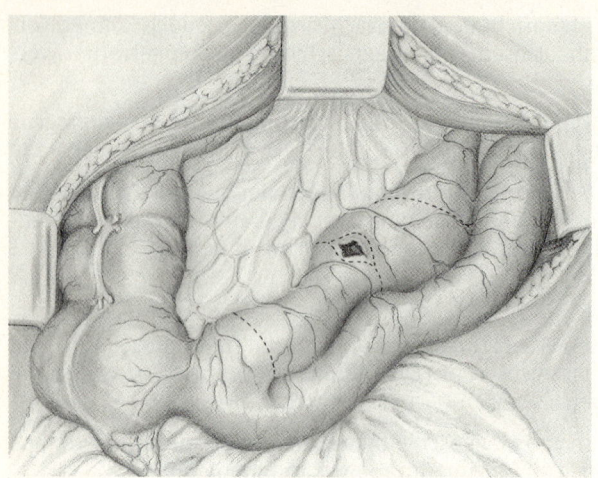

Abb. **130**   Tubuläre Doppelbildung des terminalen Ileums mit Perforation. Um eine Resektion des Darms zu vermeiden, wird die Schleimhaut aus der Duplikatur entfernt (s. Abb. **129 b**). Die Hilfsschnitte sind markiert

hautinseln) die Gefahr der Geschwürbildung wie auch der Blutung und der Perforation bestehen bleibt.

Hinweise zur postoperativen Pflege s. Eingriffe im Abdomen, S. 22 ff.

Invaginationen

Akute Invagination (Intussuszeption)

Definition

Einstülpung eines Darmteils in andere Darmabschnitte, was zu einer Verlegung des Darmlumens führt (Invaginationsileus).

Entstehung

Nicht immer kann die Ursache einer Invagination geklärt werden.

Vielfach jedoch entsteht sie durch *Behinderung* der Peristaltik, z. B. durch ein Meckel-Divertikel (Abb. **131**), einen *Tumor,* große mesenteriale *Lymphknoten* und in seltenen Fällen infolge einer *Hyperperistaltik* (übermäßige Darmbewegung).

So können Dyspepsien oder Enteritiden infolge gesteigerter Darmmotilität auch als auslösende Faktoren für eine Invagination in Frage kommen.

— Meckel-Divertikel

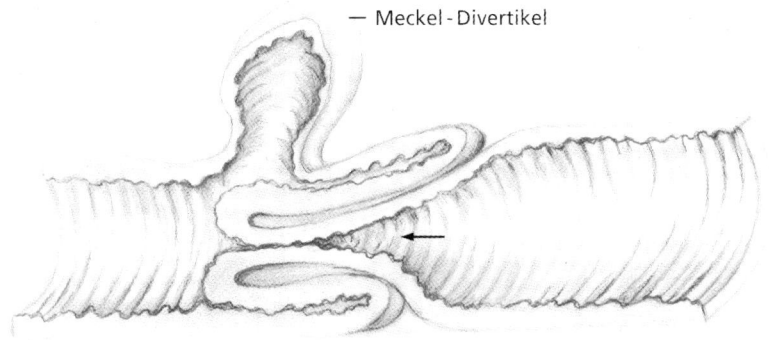

Abb. **131** Dünndarminvagination infolge Behinderung der Peristaltik durch ein Meckel-Divertikel

Invaginationsvorgang: Durch den Druck der Peristaltik stülpt sich der obere Darmanteil handschuhfingerartig in den unteren. Der Darmteil, der eingestülpt ist, wird als Invaginat bezeichnet. Durch Abschnürung der ernährenden Darmgefäße kommt es rasch zu einer Schwellung (Tumor). Längeres Bestehen der venösen Stauung führt zu Blutungen und einer Nekrose des Darms.

Am häufigsten wird die Invagination im Bereich der Ileozäkalklappe angetroffen (Invaginatio ileocolica). Werden gleichzeitig Blinddarm (Zäkum) und Wurmfortsatz (Appendix) mit eingestülpt, liegt eine Invaginatio ileocaecocolica vor (Abb. **132**).

Sehr selten sind die isolierten Dünndarminvaginationen, bei denen sich ein Dünndarmteil in den anderen stülpt (Invaginatio ileoilealis).

Invaginationen werden hauptsächlich bei Kindern zwischen dem 2. Lebensmonat und 4. Lebensjahr beobachtet. Später sind die Darmeinstülpungen nur sehr selten.

Eine Ausnahme bildet die *chronisch rezidivierende Invagination*, bei der der invaginierte Darm spontan in seine normale Lage zurückgleiten kann.

Klinische Zeichen

Die Symptomatologie der akuten Invagination ist dramatisch und charakteristisch.

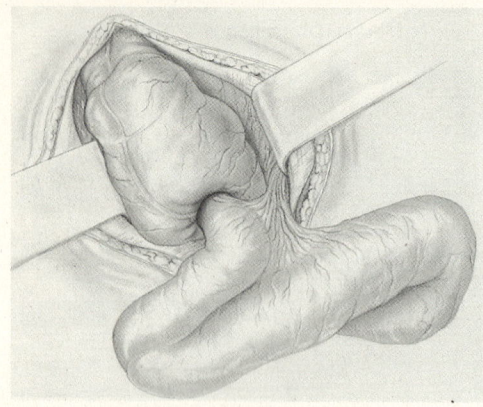

Abb. **132** Intraoperativer Befund einer Einstülpung von terminalem Ileum, Zäkum und Appendix in das Colon ascendens (Invaginatio ileocaecocolica)

Aus voller Gesundheit heraus treten krampfartige Bauchschmerzen, Erbrechen und Stuhlverhaltung auf. Bei der Untersuchung zeigt sich ein weiches, eingesunkenes Abdomen. Die Kinder sind graublaß und apathisch (Kollapszeichen). Im rechten Unterbauch ist meist ein derber Tumor (Invaginationstumor) zu tasten. Findet sich bei der rektalen Untersuchung Blut am untersuchenden Finger, ist dies beweisend für eine Invagination.

Beachte: Bei Fehlen der rektalen Blutung kann eine Invagination nicht ausgeschlossen werden.

In seltenen Fällen kann der Dünndarm sich so weit in den Dickdarm hineinschieben, daß der Kopf des Invaginats aus dem After hervorschaut bzw. mit dem Finger im Rektum zu palpieren ist. Die länger bestehende Invagination geht mit den Zeichen des fortschreitenden Darmverschlusses einher.

Behandlung

Äußerst wichtig ist die Frühdiagnose der Invagination, da innerhalb der ersten 12 Stunden, bei noch gutem Allgemeinzustand des Kindes, eine konservative Therapie möglich ist.

In Vollnarkose wird unter Durchleuchtung nach vorangegangener, orientierender Sonographie ein Kolonkontrasteinlauf durchgeführt. Hierbei ist je nach Sitz der Invagination im Colon descendens, Colon transversum oder Colon ascendens ein becherförmiger bzw. zapfenförmiger Kontrastmittelstopp nachweisbar, der dem Kopf des Invaginats entspricht. Das unter leichtem Druck ins Kolon einlaufende Kontrastmittel (Bariumbrei) vermag oft, unterstützt durch manuelles Streichen durch die Bauchdecken hindurch, das Invaginat zu lösen.

Bei der gelungenen Reposition tritt das Kontrastmittel ins Ileum (Krummdarm) über.

Der Repositionsversuch eines Invaginats durch Kontrastmittel darf nie unter starkem Druck erfolgen, da die Gefahr einer Darmperforation mit Übertritt des Kontrastmittels in die freie Bauchhöhle besteht.

Nach erfolgreicher Desinvagination wird ein Darmrohr eingeführt, aus dem sich das Kontrastmittel entleeren kann. Reste des Bariumbreis können nach einigen Stunden durch einen Reinigungseinlauf entfernt werden.

Bei Nichtgelingen des Repositionsversuches wird in derselben Narkose die Bauchhöhle eröffnet.

Es findet sich stets ein großer, derber Tumor, der aus den beiden ineinandergeschobenen Darmanteilen besteht. Durch vorsichtigen Druck auf den Invaginationstumor kann das Invaginat oft ohne Darmresektion reponiert werden.

Der Versuch, den Invaginationstumor durch *Ziehen* zu beseitigen, ist fehlerhaft, da der schon geschädigte Darm zusätzlich verletzt wird und durch dieses unsachgemäße Vorgehen eine Invagination nie beseitigt werden kann.

Über die gleichzeitige Entfernung des Wurmfortsatzes wird intraoperativ entschieden.

Nach Desinvagination wird das terminale Ileum mit 3–4 Einzelknopfnähten an das Zäkum geheftet (Ileozäkopexie), um ein Rezidiv zu verhüten. Bei einem mobilen Zäkum ist zusätzlich eine Nahtfixation des Blinddarms an das seitliche Bauchfell notwendig (Abb. **133**).

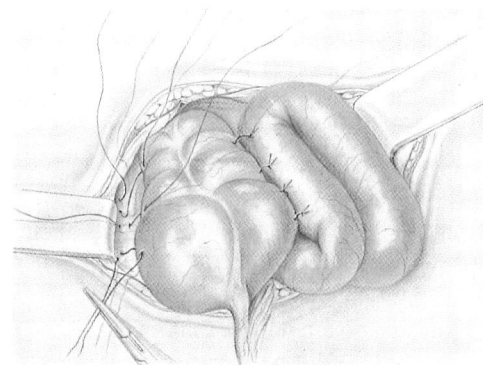

Abb. **133** Rezidivprophylaxe durch Fixierung des Ileums an das Zäkum und Naht desselben an das seitliche Peritoneum

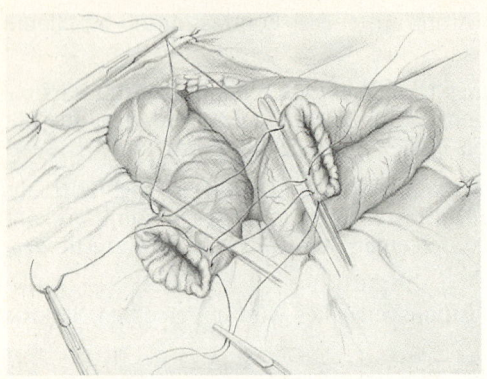

a

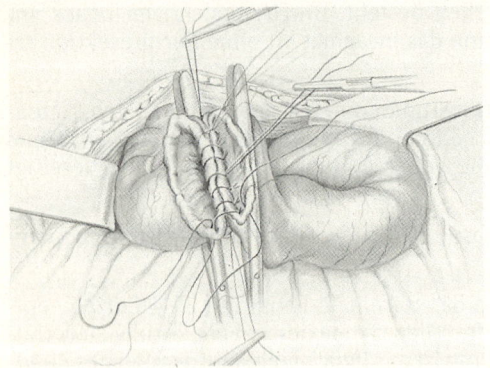

b

Abb. **134a u. b** Zustand
nach Resektion von Zäkum
wie devitalisiertem Ileum.
a Beginn der ileokolischen
End-zu-End-Anstomose
mit seromuskulösen Hin-
terwand-Einzelknopf-
nähten
b Die Hinterwandnähte
der Anastomose sind ge-
legt. Vorderwandnähte
komplettieren die Darm-
kontinuität

Länger bestehende Invaginationen (12 – 24 Stunden) erfordern stets eine
Laparotomie und vielfach die Resektion der bereits nekrotischen Darmanteile. Der intakte Darm – meist ist eine Ileozäkalresektion erforderlich
– wird durch eine End-zu-End-Anastomose vereinigt (Abb. **134a** u. **b**).

■ Postoperative Pflege

In den ersten 2 Tagen nach der Desinvagination erhält das Kind eine Dauertropfinfusion.

Nach Entleerung von Dünndarmstuhl kann mit der oralen Ernährung begonnen werden. Hierbei ist auf einen vorsichtigen Nahrungsaufbau zu
achten, weil die Kinder zu Dyspepsien neigen.

Ansonsten gelten die Maßnahmen, die nach Eingriffen am Darm erforderlich sind.

Die Dauer der parenteralen Nahrungszufuhr richtet sich danach, ob die Invagination manuell beseitigt werden konnte ober ob eine Darmresektion erforderlich war.

Auch bei operativer Beseitigung der Invagination ist, wie schon beim konservativen Repositionsversuch angegeben, beim Übergang von parenteraler Ernährung auf orale Kost der *Aufbau nur langsam* vorzunehmen.

Postoperative Pflege ■

Chronisch rezidivierende Invagination

Definition

Seltenes Krankheitsbild, bei dem es zu wiederholten Darmeinstülpungen kommt, die sich spontan wieder lösen.

Entstehung

Häufig bedingt durch tumoröse oder entzündliche Prozesse im Bereich der Ileozäkalklappe, wie vergrößerte Lymphknoten, Darmtumoren, Polypen, Darmduplikaturen, Mesenterialzysten oder einer Ileitis terminalis (entzündliche Veränderung des distalen Ileums).

Klinische Zeichen

Die Kinder erkranken aus voller Gesundheit heraus, wobei unklare abdominelle Beschwerden vorherrschen.

Nach längerer oder kürzerer Zeit tritt völlige Beschwerdefreiheit ein. Dieses wechselhafte Bild führt oft zur Fehldiagnose einer „Nabelkolik" oder psychogener Beschwerden.

Die chonisch rezidivierende Invagination führt fast nie zu einem Ileus, sondern nur zur zeitweiligen Obstruktion des Darms, die sich in Stuhlunregelmäßigkeiten (Obstipation) und Schmerzen äußert. Selten finden sich auch Diarrhöen sowie Blut- und Schleimbeimengungen im Stuhl.

Behandlung

Operative Beseitigung des jeweiligen Hindernisses durch Resektion des befallenen Darmabschnittes und anschließender End-zu-End-Anastomose. Ist eine isolierte Entfernung des Hindernisses (Lymphknoten, Mesenterialzyste) möglich, ist diesem Verfahren der Vorzug zu geben.

Meckel-Divertikel

Definition

Durch nur unvollständige Rückbildung des embryonalen Ductus omphaloentericus bedingte fingerartige Ausstülpung der Darmwand im Bereich des unteren Ileums. Die häufigsten Formen der Meckel-Divertikels sind in Abb. **135 a** u. **b** wiedergegeben.

Der Ductus omphaloentericus (Dottergang) stellt in der Fetalzeit (2. Monat) eine Verbindung zwischen der Nabelschleife und dem Nabel dar.

Klinische Zeichen

Ein Meckel-Divertikel wird in 2 – 3 % bei der Appendektomie (Entfernung des Wurmfortsatzes) gefunden. Jungen sind häufiger betroffen als Mäd-

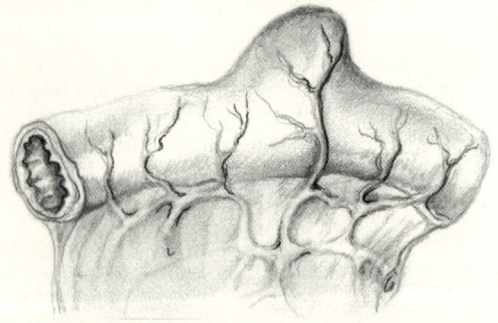

a

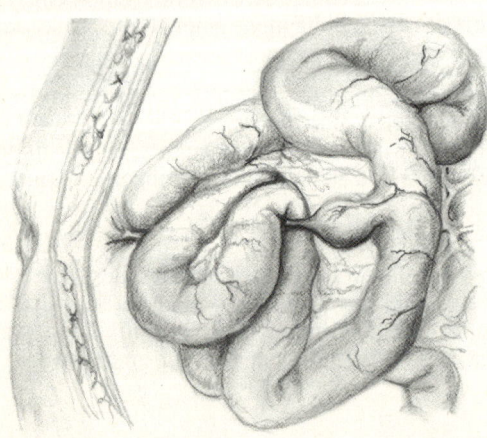

b

Abb. **135 a** u. **b**   Formen des Meckel-Divertikels
a Breitbasiges Meckel-Divertikel
b Gestieltes Meckel-Divertikel mit Strangverbindung zur vorderen Bauchwand. Beachte die Gefahr eines Strangulationsileus

chen. Die Ursache hierfür ist nicht geklärt. Das Divertikel kann, wenn es entzündet ist, die gleichen klinischen Zeichen wie eine akute Appendizitis verursachen.

Weitere Komplikationen:

- Behinderung der Peristaltik, was zu einer Invagination führen kann.
- Durch dystope Schleimhaut (Magenschleimhaut), die sich im Divertikel befindet, können Geschwüre entstehen, die eine Darmblutung zur Folge haben.
- Das Divertikel kann eine strangartige Verbindung zur vorderen Bauchwand aufweisen. Um diesen Bindegewebsstrang kann sich Darm schlingen und zu einem Strangulationsileus führen.

Behandlung

Das Meckel-Divertikel, das bei der Revision des Dünndarms im Rahmen der Appendektomie gefunden wird, muß stets entfernt werden (Divertikelektomie), um den beschriebenen Komplikationen vorzubeugen (Abb. **136 a – c**).

Megacolon congenitum

Definition

Angeborene Erkrankung des Kolons (überwiegend des Sigmas), die mit einer maximalen Dickdarmerweiterung über einer unterschiedlich langen, enggestellten Darmstrecke (aganglionäres Segment) einhergeht. Nach ihrem Erstbeschreiber wird das Krankheitsbild als Hirschsprung-Krankheit bezeichnet.

Entstehung

Im Rektum vom After (Anus) aufwärts fehlen in unterschiedlich ausgedehnten Darmabschnitten die intramuralen Ganglien (Plexus myentericus und Plexus submucosus). Die Darmstrecke, die keine Nervenzellen aufweist, wird als *aganglionäres Segment* bezeichnet. Sie geht nach kranial in einen Darmteil über, in dem die normale Nervenzahl vermindert ist *(Hypoganglionose)*. Das Fehlen der intramuralen Ganglien bewirkt eine Engstellung des Darms (enges Segment), der in diesem Bereich keine Peristaltik aufweist (Abb. **137**).

Histochemisch ist hier eine erhöhte Aktivität der Azetylcholinesterase nachweisbar. Der über dem engen Segment gelegene Darmabschnitt erweitert sich maximal (das enge Segment wirkt als funktionelle Stenose), die Muskulatur hypertrophiert (Arbeitshypertrophie), die Tänien sind verbreitert und ausgewalzt (Megakolon).

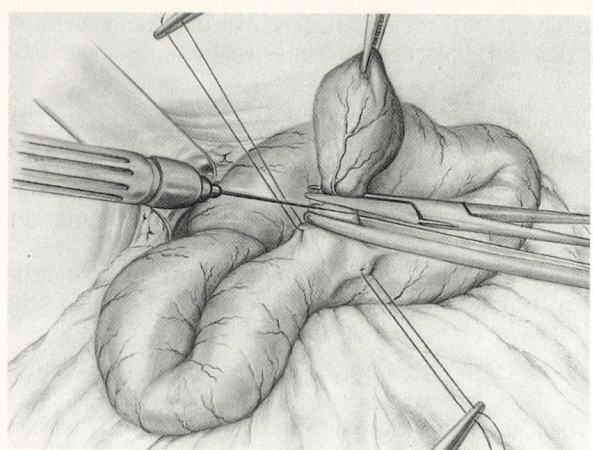

a

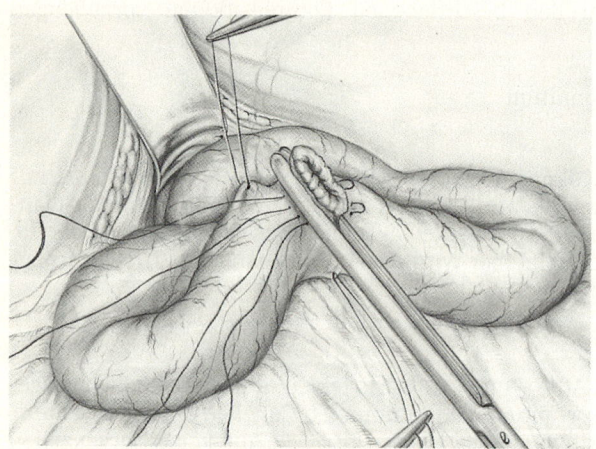

b

Abb. 136a–c   Operation eines Meckel-Divertilels
a Zwischen zwei Klemmen wird das Divertikel basisnahe mit dem Thermokauter abgesetzt
b Legen mehrerer U-Nähte und Knüpfen derselben nach Entfernung der Darmklem-
me. Entlang der Quetschzone wird der überstehende Darmsaum mit einer feinen
Schere abgetragen
c Mittels feiner seromuskulärer atraumatischer Einzelnähte wird die erste Nahtreihe
versenkt. Digitale Überprüfung der Durchgängigkeit des Darms im Bereich der Ab-
tragungsstelle des Meckel-Divertikels

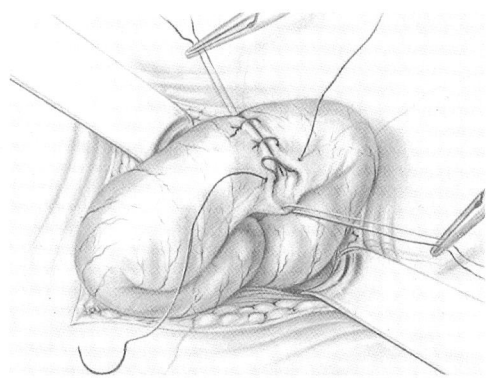

Abb. **136 c**

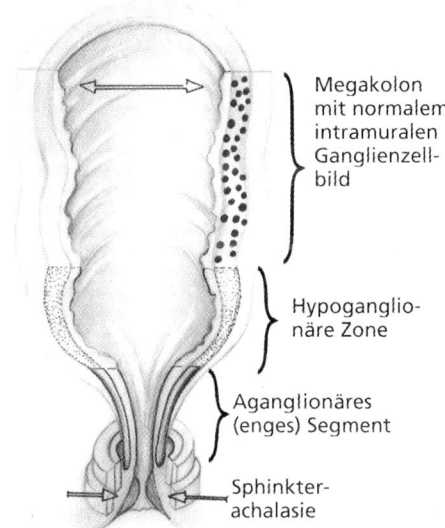

Abb. **137** Schema der
Ganglienzellen in den verschiedenen Abschnitten des
Rektums beim Megacolon
congenitum

Megakolon
mit normalem
intramuralen
Ganglienzell-
bild

Hypoganglio-
näre Zone

Aganglionäres
(enges) Segment

Sphinkter-
achalasie

Eine *selektive* Aganglionose des Analbereichs wird als *ultrakurzes* enges
Segment bezeichnet. Hierbei ist die Rektumampulle extrem erweitert. In
sehr seltenen Fällen werden totale Aganglionosen beobachtet. Hierbei
fehlen die intramuralen *Ganglien* im Bereich des gesamten Dickdarms,
wobei die Aganglionose sich auch in den Dünndarm fortsetzen kann
(Zuelzer-Wilson-Syndrom).

Raritäten sind Darminnervationsstörungen, die sich vom Analkanal bis zum Zwölffingerdarm erstrecken.

Klinische Zeichen

Leitsymptom ist die von Geburt an bestehende Obstipation (wöchentlich meist nur eine Entleerung). Das Abdomen ist aufgetrieben infolge der Kotballen, die sich über dem engen Segment anstauen. Durch mangelhafte Resorption von Nährstoffen tritt bei chronischem Verlauf eine Dystrophie ein. Die Kinder erbrechen häufig und gedeihen sehr schlecht. Dyspnoe und Zyanose deuten auf einen Zwerchfellhochstand hin, der durch die Volumenzunahme des Abdomens bedingt ist.

Akute Verlaufsform

Dieser chronischen Verlaufsform des Morbus Hirschsprung steht der akute Verlauf gegenüber: Hierbei kann es schon in der Neugeborenenperiode durch Überdehnung der Darmschlingen, die vor dem engen Segment liegen, zu einer Darmperforation mit nachfolgender Perforationsperitonitis kommen, insgesamt den klinischen Zeichen eines tiefsitzenden mechanischen Ileus.

Diagnostik bei der chronischen Form

- Abdomenübersicht (Leeraufnahme): luftgefülltes, erweitertes Kolon, das bis zur Höhe des engen Segments reicht.
- Kolonkontrasteinlauf. Er zeigt die Lage und Ausdehnung des aganglionären Segments sowie die Erweiterung der prästenotischen Darmabschnitte.
- Elektromanometrie des Rektums und des distalen Kolons (instrumentelle Messung der Druckverhältnisse in verschiedenen Dickdarmabschnitten). Sie zeigt beim Megacolon congenitum eine typische Verlaufskurve. (Die unter physiologischen Bedingungen durch eine rektale Druckerhöhung induzierte Sphinktererschlaffung fehlt beim Morbus Hirschsprung.)
- Nachweis einer erhöhten Azetylcholinesterase-Aktivität. Er ist möglich durch die Entnahme von Rektumschleimhautzylindern vom Anus beginnend (mittels Saugbiopsie), die histochemisch untersucht werden.
  Azetylcholin, ein Azetylester des Cholins, überträgt die Nervenimpulse von einem Nerven auf den anderen oder auf ein Zielorgan, z.B. den Darm. Hier wirkt Azetylcholin an der motorischen Endplatte des Parasympathikus peristaltikauslösend und -fördernd. Die Azetylcholinesterase ist ein Enzym, das Azetylcholin durch enzymatische Spaltung inaktiviert. Da im aganglionären Segment beim Morbus Hirschsprung

keine Nervenzellen in der Darmwand vorhanden sind (Innervationsblockade), kommt es zu einer unphysiologischen Vermehrung von parasympathischen Fasern, einer „Anschoppung" von Azetylcholin und zu dem Versuch der Esterasen, das Azetylcholin in Cholin und Azetessigsäure abzubauen.

- Rektale Untersuchung. Hierbei findet sich eine leere Rektumampulle. Wenn der Finger das enge Segment passiert hat, entleert sich unter Druck alter, stinkender Stuhl.
- Prüfung des Sphinktertonus. Dieser ist beim Megacolon congenitum stets erhöht *(Sphinkterachalasie)*.

Diagnostische Schwierigkeiten können beim Vorliegen einer perianalen Aganglionose *(ultrakurzes Segment)* entstehen, da das Röntgenbild dem Befund beim sogenannten idiopathischen Megakolon gleicht.

Idiopathisches Megakolon

Das idiopathische Megakolon, dessen Entstehung nicht geklärt ist, führt ebenfalls zu einer Obstipation. Diese jedoch ist nicht so hochgradig und die Erweiterung des Kolons nicht so ausgeprägt wie beim kongenitalen Megakolon. Die Ganglienzellen in der Darmwand sind beim idiopathischen Megakolon regelrecht angelegt. Desgleichen zeigt sich keine Erhöhung der Azetylcholinesterase-Aktivität. Im Gegensatz zur Sphinkterachalasie ist der Sphinkter beim idiopathischen Megakolon schlaff, oder er weist einen normalen Tonus auf.

Das Megacolon idiopathicum kann mit Erweiterungen der ableitenden Harnwege wie mit einer Blasenvergrößerung (Megavesika) oder Dilatation der Harnleiter (Megaureter) einhergehen. Möglicherweise liegt diesen Veränderungen eine zentralnervöse Störung zugrunde.

Behandlung

Megacolon idiopathicum: überwiegend konservative Maßnahmen (Diät, Laxanzien, Darmtraining, in schweren Fällen Darmspülungen).

Megacolon congenitum: stets chirurgisch. Bei akutem Verlauf Sofortlaparotomie und Anlage eines Anus praeternaturalis (künstlicher After), da der Allgemeinzustand der jungen Säuglinge meist reduziert ist.

Die endgültige Operation besteht in einer Teilresektion des aganglionären Segments und des dilatierten Darmabschnitts mit anschließender End-zu-End-Anastomose (intraabdominale Resektion). Sie kann nach Beendigung des 1. Lebenshalbjahres erfolgen (Abb. **138**).

Die intraabdominale Resektion der pathologisch veränderten Darmabschnitte wird auch bei der chronischen Verlaufsform durchgeführt. We-

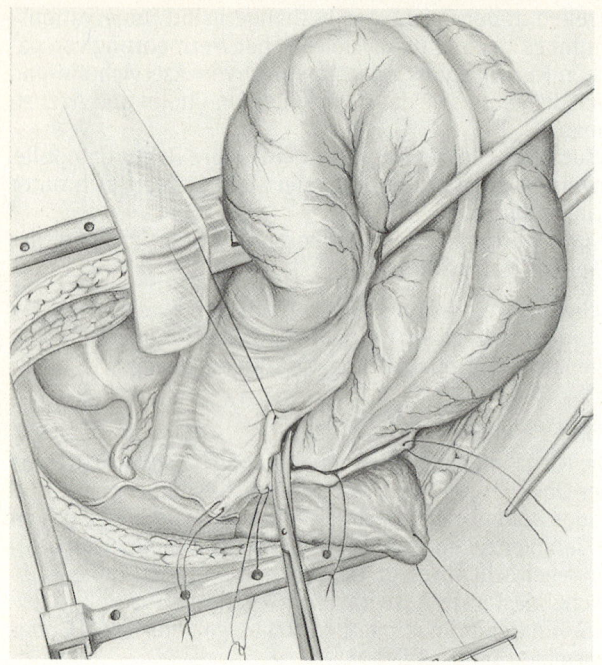

Abb. 138 Intraoperativer Befund beim Megacolon congenitum. Beachte die maximale Sigmaerweiterung oberhalb des engen Segments (gestrichelte Linie)

gen des fehlenden Öffnungsreflexes des Anus (Achalasie) ist nach jeder Resektion eine kräftige Sphinkterdehnung oder eine Sphinkterspaltung unter Entnahme eines Muskelstreifens durchzuführen (Abb. **139a** u. **b**).

Präoperative Maßnahmen bei chronischem Megacolon congenitum

Häufig haben sich im Laufe der Zeit riesige, oft steinharte Kotballen (Skybala) vor dem engen Segment angestaut. Sie müssen vor der Resektion durch Darmspülungen entfernt werden. Da diese Behandlung häufig 2 – 3 Wochen in Anspruch nimmt, muß entsprechend früh damit begonnen werden.

■ Präoperative Pflege

◆ Es empfiehlt sich, die Darmspülung nur jeden 2. Tag vorzunehmen, da die Manipulation die Kinder erheblich belastet. Die Spülflüssigkeit besteht aus warmer physiologischer Kochsalzlösung sowie einem Malzzuk-

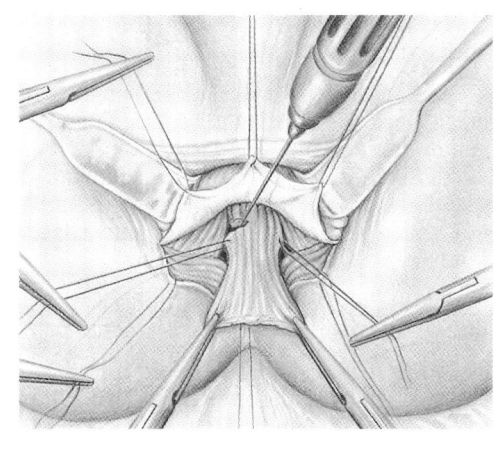

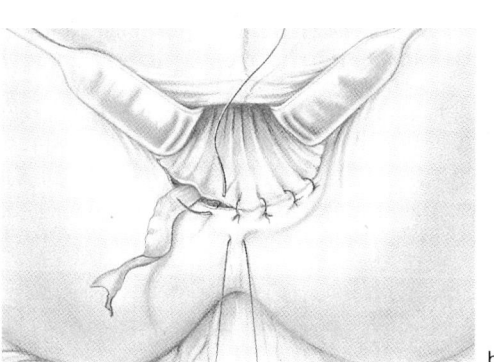

Abb. **139a** u. **b**   Technik der Sphinktermyektomie zur Beseitigung der krankheitsbedingten Sphinkterachalasie (**a**). Rekonstruktion des anokutanen Areals (nach Einbringen einer Gummilasche oder einer Redon-Drainage) mit Mukosa-Hautnähten (**b**)

kerzusatz (2 Eßlöffel Malzzucker pro Liter Spülflüssigkeit). In der Neonatologie ist das Spülen des Darmes mit Glucose 5%ig, 10%ig oder 20%ig gebräuchlich.

Beachte: Es ist falsch, die Darmspülung nur mit Wasser vorzunehmen, da durch Resorption der Spülflüssigkeit eine gefährliche Verschiebung im Wasser-Salz-Haushalt des Körpers zuungunsten der Salze auftreten kann (sogenannte Wasserintoxikation). Durch physiologische Kochsalzlösung wird dies verhindert.

Der Zucker (Glukose, Maltose) unterstützt die Auflösung der Kotballen. Die Spülflüssigkeit wird 15 Minuten im Darm belassen. Anschließend ist darauf zu achten, daß der verflüssigte Stuhl restlos entfernt wird. Deshalb wird 1 Stunde nach Beendigung der Darmspülung nochmals ein

Darmrohr eingeführt, aus dem sich der noch verbliebene Darminhalt entleeren kann.

Die Kotmassen, die sich lange Zeit im Darm befinden, enthalten Giftstoffe, die bei der Auflösung frei werden und von der Darmschleimhaut aufgenommen werden können. Dies kann zu einer lebensbedrohlichen Intoxikation führen. Der Nachweis von Indikan im Urin ist ein Hinweis für Resorption solcher Substanzen. Deshalb sind neben der Harnuntersuchung Kontrollen der Serumelektrolyte sowie des Säure-Basen-Haushalts während der Spülperiode erforderlich.

Auch das Einführen des Darmrohrs kann oft Schwierigkeiten bereiten, insbesondere wenn das enge Segment hoch hinaufreicht.

Beachte: Jeder Versuch, das Darmrohr über die enge Strecke mit Gewalt hinwegzuführen, ist falsch, da die Gefahr einer Perforation besteht!

◆ Wichtig ist weiterhin eine völlige Keimfreiheit des Dickdarms, da die Darmbakterien die Wundheilung beeinträchtigen können. Bei kleinen Kindern Beginn der Entkeimung 2 Tage, bei größeren Kindern 4 Tage vor dem geplanten Eingriff. Sie besteht in der rektalen Instillation eines nicht resorbierbaren, gegen Kolikeime wirksamen Antibiotikums, das zusätzlich auch peroral verabreicht wird.

◆ Die Kost vor der Operation soll schlackenarm und kalorienreich sein. Am Vortag der Operation ist nur noch flüssige Nahrung gestattet.

Präoperative Pflege ■

■ **Postoperative Pflege**

◆ Allgemeine Maßnahmen, S. 20 ff.
Wegen der meist tiefsitzenden Darmanastomose ist Vorsicht beim Einführen eines Darmrohres geboten. Die Stuhlkonsistenz soll in den ersten postoperativen Wochen weich bis flüssig sein.

Postoperative Pflege ■

Mechanischer und paralytischer Ileus

Der Ileus (Darmverschluß) ist das Leitsymptom sehr vieler abdominaler Erkrankungen. Die Differenzierung zwischen *Darmobstruktion* und *Paralyse* ist für die Therapie und somit für das Überleben des Kindes von entscheidender Bedeutung.

Mechanischer Ileus

Definition

Unterbrechung der Darmpassage durch ein mechanisches Hindernis. Nach Art der Obstruktion muß zwischen *Okklusions*ileus und *Strangulations*ileus unterschieden werden.

Okklusionsileus. Verlegung des Darmlumens durch Atresien, Stenosen, Fremdkörper, Tumoren. Der Selbstversuch des Darms, das Hindernis durch Steigerung der Peristaltik zu überwinden, scheitert. Auskultationsbefund: sehr lebhafte, zum Teil klingende Darmgeräusche (Stenoseperistaltik).

Auch die häufig durch die Bauchdecke hindurch zu beobachtenden Darmsteifungen sind Ausdruck eines mechanischen Passagehindernisses. Weiterhin sind Erbrechen, evtl. mit Stuhlbeimengungen *(Miserere),* aufgetriebenes Abdomen und Sistieren des Stuhlgangs charakteristisch.

Bei längerem Bestehen des Krankheitsbildes ist eine rapide Verschlechterung des Allgemeinzustandes unter den Zeichen der Azidose und der Intoxikation zu beobachten. Neben der Auskultation ist das Röntgenbild (Abdomenübersicht in hängender Position) beweisend.

Der Ileus zeichnet sich, abhängig von der Höhe der Obstruktion, durch typische Spiegelbildung aus (Abb. **98**, S. 184).

Strangulationsileus. Die gleichen Symptome bestehen auch beim Strangulationsileus, dessen Ursache sehr häufig Verwachsungen oder Bindegewebsstränge nach vorangegangenen intraabdominalen Operationen sind. *Gleichzeitig* besteht jedoch immer eine Kompression der den Darm ernährenden Gefäße, was eine Ernährungsstörung der Darmwand zur Folge haben kann.

Paralytischer Ileus

Definition

Durch toxische Prozesse bedingte Darmlähmung, wobei ein mechanisches Hindernis nicht vorliegt.

Ursachen

Am häufigsten führt die *Säuglingsdyspepsie* infolge übermäßiger Gärung zu einer Darmüberblähung mit nachfolgender Lähmung.

Auch eine Mangeldurchblutung des Darms disponiert zur Paralyse. Sie wird ausgelöst durch bakterielle und Virusinfektionen sowie durch Erkrankungen des Respirationssystems.

Im Gegensatz zum mechanischen Ileus fehlt bei der Paralyse die Hyperperistaltik. Auskultatorisch ist kaum ein Darmgeräusch zu hören (Ausdruck der ausgedehnten Darmlähmung). Das Abdomen ist gebläht. Es besteht ein erheblicher Reflux, der Stuhlgang sistiert.

Diagnostik

Röntgenologisch können in der Abdomenleeraufnahme hochaufgestellte, weite flüssigkeitsgefüllte Darmschlingen nachgewiesen werden.

Auch die beim mechanischen Ileus zu beobachtenden Darmsteifungen fehlen.

Behandlung

Während der mechanische Ileus sofort eine chirurgische Intervention erfordert, muß beim paralytischen Ileus, abgesehen vom Vorliegen einer postoperativen Darmatonie, stets die Grundkrankheit diagnostiziert und behandelt werden.

Es ist fehlerhaft, den paralytischen Ileus chirurgisch anzugehen.

Eine operative Revision der Darmparalyse ist nur in verzweifelten Fällen innerhalb der Säuglingsperiode erlaubt, wo alle konservativen Maßnahmen versagen. Sie besteht in der Eröffnung des Abdomens und dem manuellen Ausstreichen der überblähten und mit Flüssigkeit überladenen Darmschlingen zum Magen hin.

Dieses Vorgehen dient der Entlastung des Darms, und die Peristaltik kann leichter in Gang kommen, unterstützt durch medikamentöse Behandlung.

Bei älteren Kindern steht bei hypoxiebedingter Darmparalyse stets die Beseitigung des Sauerstoffmangels im Vordergrund.

Beispiel: Bei Vorliegen einer Zwerchfellhernie oder Erkrankung des Respirationstraktes wie auch einer metabolischen Azidose kann erst nach Beseitigung der primären Erkrankung der Rückgang der Darmparalyse erwartet werden.

Entzündliche Dünn- und Dickdarmkrankheiten

Nekrotisierende Enterokolitis (NEC)

Definition

In der peri- und postpartalen Periode akut auftretende schwerste Entzündungen im Bereich des gesamten Gastrointestinaltrakts mit der Gefahr der Darmnekrose und Austritt von Darminhalt in das Abdomen (fötide Peritonitis).

Entstehung

Sie ist nicht völlig geklärt. Wahrscheinlich jedoch führt ein reduzierter Blutstrom im Bereich der Darmgefäße in Notsituationen (Schock, Asphyxie usw.) zunächst zu einem lokalen Zelluntergang, ausgehend von der Darmschleimhaut, der die gesamte Organwand fortschreitend durchsetzt. Die sich rasch anschließend ausbreitende bakterielle Besiedlung dieser minderdurchbluteten Bezirke führt zu einer zunehmenden Zerstörung der Darmwand bis zur Perforation. Betroffen sind häufig Frühgeborene wie Kinder mit weiteren Risikofaktoren.

Klinische Zeichen

Sie sind abhängig vom Schweregrad des Krankheitsbildes und der Erkrankungsdauer vor Behandlungsbeginn.

Es finden sich:

- aufgetriebenes Abdomen,
- Erbrechen und pathologisch erhöhte Magenreste,
- blutig-schleimige Stühle
- Rötung der Bauchdecke.
- Fieber, Leukozytose, Anämie und extreme Erhöhung der Blutsenkungsgeschwindigkeit.

Radiologische Zeichen:

- Pneumatosis intestini (Gasblasen in der Darmwand),
- Spiegelbildung (Zeichen des Ileus),
- Pneumoperitoneum (Zeichen der Perforation mit Nachweis freier Luft im Abdomen),
- Luft in der Pfortader als Zeichen der Bakterienpenetration in die Lebergefäße.

Behandlung

Sie besteht in sofortiger Absetzung der oralen Nahrungszufuhr, dafür parenterale hochkalorische Ernährung (meist über einen zentralvenösen Katheter). Eine gezielte Antibiotikagabe (nach Resistogramm = Erregernachweis im Stuhl oder Blut) ergänzt die Therapie.

Eine diffuse Peritonitis wie auch eine konservativ nicht beherrschbare Darmtransportstörung erfordern die *Laparotomie:* Hierbei entscheidet der intraoperative Befund, entsprechend dem Ausmaß der Organläsion, über die notwendigen Maßnahmen. Da meist der Dickdarm betroffen ist, ist vielfach eine Dickdarmausschaltung (Resektion oder Herausleiten des Ileums) erforderlich.

Rekonstruktive Maßnahmen (Wiederherstellung der Darmverbindung) können erst nach Ausheilung der Erkrankung vorgenommen werden.

Bei Vorliegen einer oder weniger Perforationen kann eine Übernähung der Darmwand in diesen Bezirken erfolgreich sein.

■ **Postoperative Pflege**

◆ Das Neu- oder Frühgeborene wird im Intensivpflegeinkubator betreut. In der Regel ist postoperativ eine mehrtägige maschinelle Beatmung unumgänglich. Auf eine sichere Fixierung des über die Nase eingeführten Endotrachealtubus ist zu achten. Zum Schutz der Haut ist ein hautfreundliches Pflaster zu wählen.

◆ Der zentralvenöse Katheter, der meist am Hals austritt, ist sorgsam zu sichern. Die Anwendung durchsichtiger Klebefolien ermöglicht jederzeit die Inspektion der Austrittsstelle. Rötung der Haut oder Sekretion können erste Anzeichen einer Katheterinfektion sein. Es muß deshalb eine regelmäßige lokale Desinfektion mit einer antiseptischen Lösung erfolgen. Sterile Handschuhe und Tupfer sind obligat.

◆ Hat das Kind einen künstlichen Darmausgang erhalten, so ist er regelmäßig zu überprüfen.

Bei der Notwendigkeit, den gesamten Dickdarm vorübergehend auszuschalten, wird das Ileum endständig aus den Bauchdecken herausgeleitet, gleichbedeutend mit einem *Ileostoma* (Stoma = Öffnung). Als *Kolostoma* hingegen wird ein künstlicher Darmausgang im Dickdarmbereich bezeichnet. Ein doppelläufiges Stoma ist eine Darmausleitung (Dünn- oder Dickdarm), bei dem nur die Vorderwand des Darms im Ausleitungsbereich eröffnet wird. Das doppelläufige Darmstoma hat somit 2 Öffnungen, die ein Spülen oder Absaugen in beiden Richtungen gestatten.

◆ Wichtig ist die Beurteilung der Stomaschleimhaut. Eine gute Durchblutung ist durch eine rosige Schleimhaut gekennzeichnet. In den ersten Stunden nach einer Operation sieht das Stoma leicht violett aus, ohne daß eine Durchblutungsstörung vorliegt. Erst eine länger bestehende violette oder gar schwarze Schleimhautverfärbung ist Ausdruck einer arteriellen Mangelversorgung des ausgeleiteten Darmabschnitts.

Naturgemäß unterscheidet der aus einem Ileostoma sezernierte Stuhl sich hinsichtlich Farbe und Konsistenz von dem, der durch ein Kolostoma ausgeschieden wird. Stuhlmenge und Beschaffenheit sind in der Pflegedokumentation zu vermerken.

◆ Stomapflege
Zu beachten, daß die Säuberung der Haut um das Stoma herum von *außen nach innen* erfolgt!

Bei Andauen der Haut um das Stoma herum, was sehr häufig bei Kindern mit einem Ileostoma vorkommt (sogenannte Hautmazeration, bedingt durch die Verdauungssäfte), ist der Hautbereich um den Anus praeternaturalis herum sehr empfindlich und bereitet Schmerzen. Hier empfiehlt sich eine Abdeckung der betroffenen Hautareale mit Salben (z. B. Zinkpaste).

Bei der Reinigung bereits mazerierter Haut sind Kinderöle zu verwenden, da sie keine zusätzliche Hautirritation und Schmerzen hervorrufen.

Selbstklebende sog. *Adhäsivplatten* (vielfach Kautschukringe) verhindern Hautirritationen und ermöglichen die Ableitung des Darmsafts oder des Stuhls in einen wechselbaren Auffangbeutel.

Beachte: Bei Kindern mit einer entzündlichen Darmerkrankung wie einer Enterokolitis erfolgt der enterale Nahrungsaufbau erst dann, wenn die klinischen Parameter auf ein Abklingen der Infektion hinweisen. Zudem hat die Steigerung der Nahrungsmenge *langsam* zu geschehen. Die Bestimmung des sog. Magenrestes (Sondierung des Magens und Abmessen seines Inhalts 2 Stunden nach der Fütterung) ist ein wichtiges Indiz, ob die angebotene Menge von dem Verdauungstrakt verarbeitet werden kann. Bei wiederholtem Nachweis eines erhöhten Magennahrungsrests wird die perorale Nahrung quantitativ reduziert und die Infusion entsprechend gesteigert.

◆ Ein wichtiger Hinweis für die rückläufige Darminfektion bei Neugeborenen mit einer NEC ist ausbleibender Nachweis von Blut im Stuhl.

◆ Wird eine orale, sich langsam steigernde *Nahrungszufuhr* toleriert, sollte der zentralvenöse Katheter alsbald entfernt werden, da er stets eine Quelle erneuter Infektion darstellt.

Postoperative Pflege ■

Postoperative Behandlung

Komplikationen eines künstlichen Darmausgangs sind: 1. Darmprolaps (Abb. **118**) und 2. Stenosierung (Abb. **120**).

Die Einengung des herausgeleiteten Darms erfolgt durch narbige Schrumpfung der Haut. Regelmäßige Bougierungen (3mal täglich) mit Hegar-Stiften steigender Größe führen in der Regel zu einer ausreichenden Stuhlexkretion. Bevor der Metallstift eingeführt wird, wird er mit einer Fettsalbe bestrichen, um keine Schleimhautläsionen zu setzen.

Ein Darmprolaps muß sofort nach seinem Auftreten reponiert werden, um eine Durchblutungsstörung der vorgefallenen Darmanteile zu verhüten. Schon nach wenigen Stunden kann sich ein zunehmendes Ödem in diesem Bereich ausbilden, das den Versuch der manuellen Reposition scheitern läßt.

Appendizitis

Definition

Entzündliche Veränderung des Wurmfortsatzes (Appendix), fälschlicherweise häufig als Blinddarmentzündung bezeichnet.

Entstehung

Sie ist noch nicht völlig geklärt. Wahrscheinlich sind bakterielle Infektionen auslösend, wobei die Appendizitis auf hämatogenem Wege entsteht. Bekannt sind Appendizitiden im Gefolge von Masern, Scharlach und Angina.

Auch durch eine Obstruktion des Appendixlumens, durch Oxyuren (Madenwürmer), Kotsteine, Fremdkörper usw. wird das entzündliche Geschehen begünstigt.

Nach dem Schweregrad der Infektion werden unterschieden:

- *Katarrhalische Appendizitis* (Appendicitis catarrhalis). Es besteht eine Schwellung und Rötung infolge vermehrter Gefäßinjektion des Wurmfortsatzes.
- *Ulzeröse Appendizitis* (Appendicitis ulcerosa). Es kommt zur Ausbildung von Geschwüren.
- *Phlegmonöse Appendizitis* (Appendicitis phlegmonosa). Sie ist gekennzeichnet durch Abszesse in der Appendixwand.
- *Perforierte Appendizitis* (Appendicitis perforata). Die schwerste Form der Entzündung, bei der durch Nekrosen in der Darmwand eine Perforation stattfindet. Als Folge entsteht eine lokale Peritonitis (Pelviperitonitis), die jedoch in eine diffuse Bauchfellentzündung übergehen kann.
- *Chronische Appendizitis* (Appendicitis chronica). Durch einen schubweisen Verlauf gekennzeichnet, wobei die entzündlichen Veränderungen nur leichten Grades sind und sich häufig spontan wieder zurückbilden (S. 241 f).

Die Appendizitis kann in jedem Lebensalter auftreten. Häufigkeitsgipfel jedoch liegen zwischen dem 4. und 20. Lebensjahr sowie im Alter (Altersappendizitis). Bei Neugeborenen und Säuglingen wird die Appendizitis nur sehr selten beobachtet.

Klinische Zeichen

Obwohl die Appendizitis zu den häufigsten chirurgisch zu behandelnden Erkrankungen des Kindesalters gehört, bereitet ihre Diagnose sehr häufig große Schwierigkeiten, da die Symptomatologie, im Gegensatz zu der des Erwachsenen, ganz uncharakteristisch sein kann und auch bei anderen Erkrankungen, wie z. B. Ileitis terminalis, unspezifischen Enteritiden, Bronchopneumonien, chronischen Obstipationen und Invaginationen zu beobachten ist.

Bei Mädchen werden die differentialdiagnostischen Erwägungen auf Entzündungen der Tube, des Ovars wie auch auf prämenstruelle Beschwerden erweitert.

Meist beginnt die akute Appendizitis mit Übelkeit und Erbrechen, verbunden mit linksseitigen Oberbauchbeschwerden, die sich nach Stunden in den rechten Unterbauch verlagern.

Bei der Palpation des Abdomens findet sich eine gesteigerte Druckschmerzhaftigkeit am McBurney-Punkt, einem Punkt, der sich auf einer gedachten Linie zwischen der Spina iliaca anterior superior und dem Nabel befindet.

Als *Loslaßschmerz* wird ein Phänomen bezeichnet, bei dem nach Loslassen der eingedrückten linksseitigen Unterbauchdecken ein vermehrter Schmerz in der Appendixregion empfunden wird.

Auch die Schmerzhaftigkeit im Douglas-Raum bei rektaler Untersuchung ist hinweisend auf eine Entzündung des Wurmfortsatzes.

Des weiteren besteht häufig eine Temperaturerhöhung, wobei ein Temperaturunterschied *von einem Grad* (1 °C) zwischen axillärer und rektaler Messung zu beobachten ist.

Bei Lokalisation des entzündeten Wurmfortsatzes im kleinen Becken können Miktionsbeschwerden bis zur Harnverhaltung hin bestehen.

Ohne Behandlung kann es schon innerhalb weniger Stunden zu Temperaturen über 39 °C, erheblicher Reduktion des Allgemeinzustands und diffusen Bauchschmerzen kommen. Bei der Palpation findet sich ein hartes, gespanntes Abdomen, was auf eine Peritonitis hinweist, deren Ursache eine Perforation des Wurmfortsatzes ist.

Behandlung

Sie besteht in der Frühappendektomie (Abb. **140 a–c**): Entfernung des entzündlich veränderten Wurmfortsatzes, bevor die entzündlichen Veränderungen auf die Umgebung (freies Abdomen, Douglas-Raum) übergegriffen haben.

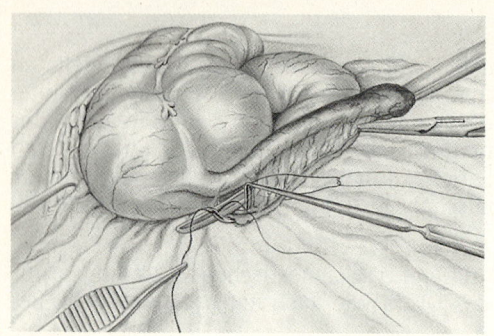

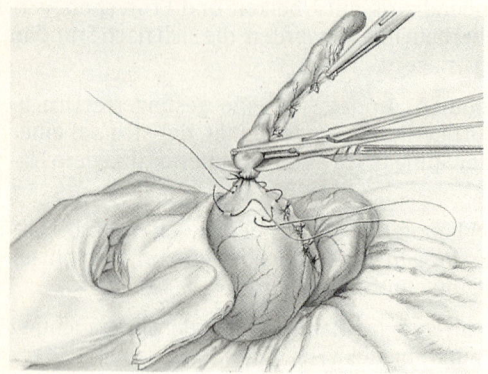

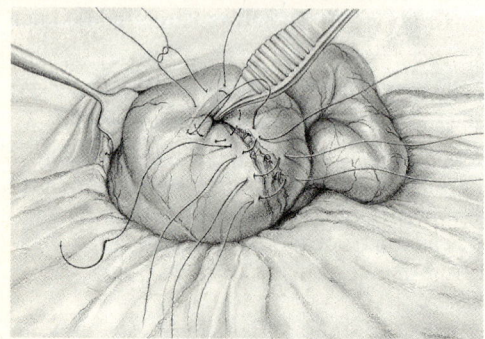

Abb. **140 a–c** Appendektomie
a Entfernung des Wurmfortsatzes: Durchtrennung der Gefäße nach Unterbindung
b Ligatur und Absetzen des Wurmfortsatzes
c Versenken des Appendixstumpfes. Deckung desselben mit einer Tabaksbeutelnaht

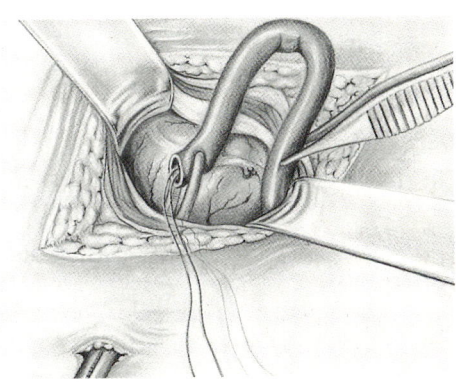

Abb. **141** Drainage des Bauchraums nach Perforation des Wurmfortsatzes

Bei Vorliegen eines *perityphlitischen Infiltrats* oder eines Douglas-Abszesses (Abszedierung und Eiteransammlung um die Appendix herum wie im Douglas-Raum) ist die Appendektomie nicht mehr angezeigt. In diesem Falle wird nach Eröffnung des Abdomens der Eiter durch eine Drainage entleert (Abb. **141**). Die Entfernung des Wurmfortsatzes selbst erfolgt, nachdem die entzündlichen Erscheinungen abgeklungen sind, im sog. „freien Intervall". In der Regel wird etwa 3 Monate nach erlittener Appendixperforation die Appendektomie vorgenommen.

Hinweise zur postoperativen Pflege, S. 22 ff u. S. 242.

Chronisch rezidivierende Appendizitis

Definition
Durch rezidivierende Bauchschmerzen, die oft als Nabelkoliken gedeutet werden, charakterisierte geringgradige Entzündung des Wurmfortsatzes, die zur Vernarbung und Bridenbildung führt und *nie* das *akute* Bild der Appendizitis entstehen läßt.

Ursachen
Verlegung des Appendixlumens durch Kotsteine oder Würmer. Auch Fehllagen des Wurmfortsatzes (retrozäkale, intrapelvine oder retrovesikale Position) können das Bild der chronisch rezidivierenden Appendizitis hervorrufen.

Klinische Zeichen
In Intervallen auftretende Bauchschmerzen, meist im rechten Unterbauch lokalisiert, manchmal verbunden mit Übelkeit, selten mit Erbre-

chen. Häufig werden Stuhlunregelmäßigkeiten beobachtet. Eine Temperaturerhöhung fehlt. Das Abdomen ist weich, desgleichen fehlen Abwehrspannung und Klopfschmerz.

Diagnostik

Ein viel verwandtes diagnostisches Hilfsmittel ist die Röntgenkontrastdarstellung des Wurmfortsatzes durch eine Magen-Darm-Passage.

Bei nicht intaktem Wurmfortsatz ist dieser häufig röntgenologisch nicht darstellbar.

Behandlung

Nach genauer Durchsuchung und Abgrenzung der chronischen Appendizitis gegen andere Krankheitsbilder, die mit einer ähnlichen Symptomatik einhergehen, bewährt sich die Appendektomie. Sie wird, da sie nicht im akuten Stadium vorgenommen wird, als Appendektomie *en froid* bezeichnet. Häufig kann durch diesen Eingriff Beschwerdefreiheit erzielt werden.

■ Postoperative Pflege

Akute und chronische Appendizitis. Sie gestaltet sich komplikationslos, wenn der Eingriff rechtzeitig durchgeführt wurde.

◆ Sechs Stunden nach der Operation wird Tee in kleinen Portionen gereicht. Die Nahrung am 1. postoperativen Tag besteht in Tee mit Traubenzucker. Erweiterung der Kost am 2. Tag durch Zugabe von Haferschleim, Zwieback und Milch, woran sich nach Ingangkommen der Peristaltik ein Nahrungsaufbau über leichte Kost zur Vollnahrung anschließt.

◆ Um die Darmmotilität zu fördern, Verabreichung von Laxanzien sowie rektale Glyzerininjektionen.

◆ Bei unkomplizierter Wundheilung werden die Fäden am 7. postoperativen Tag entfernt.

Postoperative Pflege ■

■ Pflege

Perforierte Appendizitis.

◆ Wegen der stets bestehenden Peritonitis ist in den ersten postoperativen Tagen eine *parenterale Ernährung* erforderlich.

◆ Das Kopfende des Bettes wird hochgestellt, um eine Ausbreitung von Eiter im Abdomen zu verhindern.

Diese Schräglagerung fördert zudem den Abfluß des Eiters in den Douglas-Raum, wo er im Bedarfsfalle durch rektale Punktion entfernt werden kann.

◆ Die Kürzung des aus den Bauchdecken herausgeleiteten Wunddrains erfolgt schrittweise, doch erst dann, wenn die Eitersekretion aus dem Bauchraum sistiert.

Beachte: Der gekürzte Drain ist stets mit einer Sicherheitsnadel zu versehen, die das Zurückgleiten des Gummischlauches in das Abdomen verhindert.

◆ Solange eine Eiterabsonderung besteht, ist ein täglicher Verbandwechsel notwendig. Panthenol wird der intravenösen Infusion schon am ersten postoperativen Tag zur Förderung der Peristaltik zugesetzt.
Des weiteren Prostigmininjektionen sowie Glyzerineinläufe, wenn die Darmmotilität nicht spontan in Gang kommt.
Es bewährt sich, schon am 1. postoperativen Tag ein Darmrohr zu legen, um den Darm von Gasansammlungen zu befreien.

◆ Kinder mit perforierter Appendizitis werden 4–6 Wochen stationär behandelt. Während dieser Zeit sind bis zur Normalisierung der Blutsenkungsgeschwindigkeit Antibiotika erforderlich.

Pflege ■

Yersiniose

Definition

Durch die Yersinia pseudotuberculosis (gramnegatives, aerobes Stäbchen) hervorgerufene Retikulolymphadenitis, die eine Appendizitis imitieren kann.

Klinische Zeichen

Wie bei der akuten Appendizitis sind Appetitlosigkeit, Übelkeit, Erbrechen und Unterbauchschmerzen die ersten Symptome. Begleiterscheinungen können Kopfschmerzen wie auch ein Erythema nodosum (Knotenrose = hellrot-blaue, druckschmerzhafte Knoten an den Streckseiten der Unterschenkel) sein. Neben stark erhöhten Temperaturen (über 40 °C) wird eine Leukozytose (mit Lymphozytose) beobachtet.

Behandlung

Die meisten Kinder werden unter der Verdachtsdiagnose akute Appendizitis operiert.

Der intraoperative Befund zeigt erheblich vergrößerte und vermehrt durchblutete Lymphome im Ileozäkalwinkel wie im Mesenterium ohne oder nur mit geringer entzündlicher Beteiligung des Wurmfortsatzes. Zur Diagnosesicherung wird neben der Appendektomie eine Lymphknotenbiopsie durchgeführt.

Beachte: Auch ohne Appendektomie heilt die retikulozytäre Lymphadenopathie innerhalb von 3 Wochen ab.
Da manchmal der Erregernachweis im Blut gelingt, sollte bei Verdacht auf eine Yersiniosis der Yersiniose-Titer bestimmt und kontrolliert werden.

Verlauf

Selten wird bei Kindern nach dem 15. Lebensjahr ein septischer schwerer Krankheitsverlauf beobachtet. Komplizierend können Mitbeteiligung von Herz, Nieren und Lungen sein. In diesen Fällen ist eine antibiotische Behandlung angezeigt wie auch eine Beseitigung des Aszites oder eines vorliegenden Serothorax.

Colitis ulcerosa

Definition

Schwerste entzündliche Erkrankung von Rektum und Kolon, wobei es zu Geschwür- und Abszeßbildung in der Darmwand wie auch zu schweren Darmblutungen kommt.

Entstehung

Sie ist nicht völlig geklärt. Möglicherweise sind körpereigene Allergene (sogenannte Autoaggressionskrankheit) als auslösende Faktoren anzusehen. Auf psychosomatische Faktoren könnte hindeuten, daß meist sensible, introvertierte Kinder von dem Leiden betroffen sind.

Klinische Zeichen

Zu Beginn diffuse, manchmal kolikartige Bauchschmerzen, die mit oft schleimigen, durchfälligen Stühlen, denen Blut beigemengt ist, einhergehen. Der anfänglich nur diskrete Blutabgang kann sich rasch zu einer massiven Darmblutung ausweiten. Infolge der gesteigerten Darmperistaltik und der gehäuften Darmentleerungen wird häufig ein Darmvorfall (Rektumprolaps) beobachtet.

Längeres Bestehen der Erkrankung führt stets zu einer Blutungsanämie. Durchbricht der entzündliche Prozeß die Darmwand, kommt es zur *Perforationsperitonitis*. Häufiger jedoch finden sich als Komplikation *Darm-*

stenosierungen, die durch narbige Umwandlung der Darmwand hervorgerufen werden.

Durch den Selbstversuch des Dickdarms, die Scheimhaut- und Muskulaturveränderungen zu reparieren, kommt es vielfach zu überschießenden Gewebswucherungen (Hyperplasien). Sie bergen die Gefahr einer Karzinomentstehung in sich.

Die Colitis ulcerosa zeigt einen schubweisen Verlauf, der für das Krankheitsbild charakteristisch ist. Es wechseln sich akute Phasen mit Blutung und Reduzierung des Allgemeinzustandes mit völlig symptomlosen Intervallen ab.

Diagnostik

- Kolonkontrasteinlauf,
- Rektoskopie (Enddarmspiegelung), bzw. Kolonoskopie (Spiegelung des gesamten Dickdarms):

Die Kontrastmitteldarstellung des Dickdarms läßt die verschiedenen Stadien des Krankheitsverlaufs erkennen. Hinweisend sind Defekte oder völliges Fehlen der Schleimhaut (Mukosa) wie auch spastische Darmstenosen.

Im fortgeschrittenen Stadium imponiert das Kolon als starres peristaltikloses Rohr.

Die Rekto- bzw. Kolonoskopie, die bei kleinen Kindern immer in Narkose durchgeführt werden muß, zeigt im akuten Stadium der Erkrankung eine flammend rote, geschwollene Schleimhaut, die mit multiplen Geschwüren durchsetzt ist. Auffällig ist die starke Blutungsneigung der entzündlich veränderten Mukosa (Kontaktblutung).

Behandlung

Sie ist zunächst konservativ und besteht in oraler Nahrungskarenz und Gaben von Kortison sowie von Medikamenten, die die Eigenantikörperbildung und deren Angriff auf die Darmwand verhindern *(Immunsuppressiva).*

Größere Blutungen erfordern die Gabe von blutungshemmenden Medikamenten *(Hämostyptika),* Flüssigkeits- wie auch Blutersatz.

Ist die Darmblutung konservativ nicht beherrschbar, muß nach Stabilisierung der Kreislaufverhältnisse chirurgisch vorgegangen werden:

Das gesamte Kolon wird bis auf einen kurzen Rektumstumpf entfernt und das terminale Ileum aus den Bauchdecken herausgeleitet (terminale Ileostomie).

Der endgültige Eingriff erfolgt ein halbes Jahr später: Die entzündlich veränderte Rektumschleimhaut wird insgesamt entfernt (Mukosektomie). Der Rektummuskelschlauch bleibt erhalten. Durch diesen Kanal wird das Endileum, das aus den Bauchdecken herausgelöst ist, hindurchgeführt und mit der Analhaut durch eine End-zu-End-Anastomose vereinigt (ileoanale Durchzugsplastik, Abb. **143**, **144**).

Es ist wichtig, von der hochsensiblen Analhaut einen 1 – 1,5 cm breiten Streifen zu erhalten, da sonst ein Verlust der Stuhlkontinenz zu befürchten ist.

■ Postoperative Pflege

◆ Neben den Allgemeinmaßnahmen, wie sie bei großen Operationen im Abdominalbereich erforderlich sind (S. 22 f), ist nach der ileoanalen Durchzugsplastik zu beachten: Aus dem Ileum werden in den ersten postoperativen Tagen und Wochen häufige dünnflüssige Stühle abgesetzt, da dem Dünndarm die Möglichkeit noch fehlt, den Stuhl einzudikken.

◆ Entsprechend diesen frequenten Entleerungen können Wasser- wie auch Elektrolytverluste auftreten. Deshalb sind ständige Kontrollen des Säure-Basen-Haushalts sowie der Serumelektrolyte durchzuführen.

◆ Durch Quellmittel, die der Nahrung zugesetzt werden, wie Rohfaserprodukte aus Karotten oder Apfelpulver, kann die Stuhleindickung gefördert werden.

◆ Im Laufe der Zeit paßt sich das Endileum an seinen neuen Funktionsbereich an. Das bedeutet, der Stuhl wird zunehmend eingedickt, die Frequenz der Entleerungen reduziert. Patienten mit einer ileoanalen Durchzugsplastik haben täglich 2 – 4 Entleerungen von breiiger Konsistenz. Ausnahmen sind Diarrhöen infolge eines Diätfehlers oder eines intestinalen Infektes.

◆ Gehäufte Stuhlentleerungen reizen die perianale Haut und rufen sogar schwere Entzündungen hervor. Die postoperative Hautpflege ist (das gleiche gilt bei Patienten, die einen künstlichen Darmausgang haben) äußerst wichtig. Sie besteht im Auftragen von entzündungshemmenden und hautschützenden Salben wie auch in Rotlichtbestrahlung.

Morbus Crohn

Definition

Chronische, segmentale, granulomatöse Erkrankung des Verdauungstrakts, insbesondere des Dünndarms.

Entstehung

Wie bei der Colitis ulcerosa ist sie nicht geklärt.

Da Colitis ulcerosa und Morbus Crohn klinisch viele Gemeinsamkeiten aufweisen, wodurch sie manchmal schwer voneinander abzugrenzen sind, besteht die Möglichkeit, daß beiden Erkrankungen die gleiche Ursache zugrunde liegt. Diskutiert werden immunologische Faktoren, Infektionen wie auch Vererbung.

Häufigkeit

Der Morbus Crohn (Enteritis regionalis) ist überwiegend eine Erkrankung des Erwachsenen und wird beim Kind in der Regel erst im Alter von 10–12 Jahren und darüber hinaus klinisch manifest. Eine Häufung des Leidens beim Kind scheint sich in den letzten Jahren abzuzeichnen. Die Ursache hierfür ist ebenfalls nicht geklärt.

Diagnostik

Röntgenologische Kontrastmitteldarstellung von Dünndarm (Magen-Darm-Passage) und des Kolorektums (Kontrastmitteleinlauf), Endoskopie.

Klinische Zeichen

Im Initialstadium vielfach uncharakteristisch, was die oft verspätete Diagnosestellung erklärt. Meist ist der Krankheitsbeginn schleichend, so daß erst der zunehmende und persistierende Gewichtsverlust (bis zur Kachexie) und der Entwicklungsstillstand zu einer umfassenden Diagnostik veranlassen. Hinweisend sind weiter:

– intermittierende Bauchschmerzen (Tenesmen),
– durchfällige bis blutige Stühle (selten),
– perianale Fisteln und Abszeßbildung (typisch!),
– Gelenkbeschwerden,
– Erythema nodosum (Knotenrose),
– Stomatitis (Zahnfleischentzündung, typisch!),
– Mundwinkelrhagaden (typisch),
– Herzbeteiligung in Form einer Myokarditis, ein seltenes Zeichen eines fortgeschrittenen Stadiums, wohl als Ursache der eingetretenen Kachexie.

Laborbefunde

Erhöhung der Blutsenkungsgeschwindigkeit, Leukozytose mit Linksverschiebung, Anämie (infolge Blutung oder Vitamin-B_{12}-Resorptionsstörung bei Befall des terminalen Ileums). Hypoproteinämie (infolge chronischen Eiweißverlustes).

Röntgenologische Charakteristika

- Isolierte oder multiple Stenosierungen im oberen und/oder unteren Dünndarmbereich,
- Auseinanderdrängung der Darmschlingen durch extreme entzündlich-ödematöse Wandverdickungen,
- sogenanntes Pflastersteinrelief, bedingt durch Einkerbungen der verdickten und verschwollenen Darmschleimhaut,
- Fistelbildung zwischen den einzelnen Dünndarmschlingen,
- im Spätstadium radiologische (wie auch klinische) Ileuszeichen mit Spiegelbildung, geblähtem Abdomen und Stuhlverhaltung.

Behandlung

Da alle operativen Maßnahmen, wie Darmresektionen, zur Beseitigung von Fisteln und Stenosen mit einer hohen Rezidivquote belastet sind, muß eine konservative Behandlung im Vordergrund stehen. Lediglich ein totaler Darmverschluß, eine Darmperforation wie auch perianale Abszesse erfordern chirurgische Notmaßnahmen.

Zielsetzung der Behandlung:

- den reduzierten Allgemeinzustand zu verbessern. Hier eignet sich die Zufuhr hochkalorischer Nahrungsstoffe, am besten parenteral (intravenöse Zufuhr über einen peripheren oder zentralen Venenkatheter). Gegebenenfalls ist einer Elementardiät der Vorzug zu geben.
  Bei Vorliegen einer *Steatorrhö* (Fettdurchfall infolge einer Fettresorptionsstörung) komplettieren mittelkettige Triglyzeride (Neutralfette, die Gemische aus Triglyzeriden höherer Fettsäuren darstellen) das Behandlungsschema wie auch Eisensubstitution und Multivitaminpräparate.
- Entzündungshemmend, und somit remissionsfördernd, ist die simultane Gabe von Kortikosteroiden und evtl. Immunsuppressiva über einen längeren Zeitraum (Langzeitbehandlung). Vitamin-B_{12}-Gaben sind bei Befall des terminalen Ileums (Vitamin-B_{12}-Resorptionsstörung) regelmäßig indiziert, um einer perniziösen Anämie vorzubeugen.

In der Regel sind nach erfolgreicher Behandlung der Kachexie auch kardiovaskuläre Störungen und perianale Läsionen (Fistel-Abszeßbildung) rückläufig.

Prognose: Karzinomatöse Entartungen sind beim Morbus Crohn wesentlich seltener im Kindesalter als bei der Colitis ulcerosa, dennoch ist eine Dauerüberwachung und -behandlung unumgänglich, um ein Rezidiv (schubweiser Krankheitsverlauf) wie auch Komplikationen rechtzeitig erkennen zu können.

Chylaszites, Chyloperitoneum

Definition

Austritt von Lymphe in das freie Abdomen oder in den Retroperitonealraum infolge angeborener Anomalien der Lymphabflußbahnen (Atresie, Stenose), durch Tumorkompression der Lymphwege wie auch bei thrombotischem Verschluß der Halsvenen und der Hohlvene.

Klinische Zeichen

In Abhängigkeit von der Ursache und dem Alter des Kindes sind vorgewölbtes Abdomen, Austritt von Chylus in einen offenen Processus vaginalis peritonei *(Chylozele)* wie auch ein Lymphstau im Bereich der unteren Extremitäten diagnostisch wegweisend.

Diagnostik

Sonographie mit dem Nachweis freier Flüssigkeit im Abdomen oder Retroperitonealraum. Aszitespunktion mit Analyse der Flüssigkeit, wobei spezifisches Gewicht, Eiweißgehalt, Lymphozyten und insbesondere das milchfarbene Aussehen auf den Charakter des Transsudates hinweisen.

Behandlung

Konservativ: wie beim Chylothorax (S. 112 f), einmalige oder, wenn notwendig, wiederholte perkutane Punktionen im Bereich des linken Unterbauchs.

Perorale Nahrungskarenz wie die intravenöse Verabfolgung mittelkettiger Triglyzeride vermindern den Chylusfluß, da diese Substanzen direkt vom Pfortadersystem aufgenommen werden.

Operativ: bei Versagen der konservativen Behandlungsschritte, bei den Zeichen eines akuten Abdomens. Beseitigung der Grundursache (z. B. Tumor, Zyste), Nahtverschluß oder Unterbindung der defekten Lymphbahn.

Tumoren

Unter den bösartigen (malignen) Geschwülsten im Kindesalter haben das Neuroblastoma sympathicum, der Wilms-Tumor, das Steißteratom wie auch das Karzinom und das Sarkom Bedeutung.

Gutartige Geschwülste sind Mesenterialzysten, Ovarialtumoren, Lymphangiome, Hämangiome sowie Polypen.

Mesenterialzysten

Zystische, lymphangiomatöse Tumoren, die vom Mesenterium oder vom großen Netz ausgehen und zur Kompression des Darms führen können wie auch zu einer Invagination.

Ovarialtumoren

Vom Ovar (Eierstock) ausgehende, meist zystische Geschwülste, die infolge schnellen Wachstums zur Verlegung des Darms oder der ableitenden Harnwege führen können.

Behandlung

Stets chirurgisch, die Prognose ist immer gut.

Wilms-Tumor, S. 336 ff

Neuroblastoma sympathicum

Definition

Vom Nervengewebe (Grenzstrang und Nebennierenmark) ausgehender bösartiger Tumor, der zu einer raschen Metastasierung in die *Leber*, in die intraabdominalen Lymphknoten wie auch in das Skelettsystem neigt.

Klinische Zeichen

Beginn häufig uncharakteristisch mit abdominalen Beschwerden und Temperaturerhöhung, wobei der Allgemeinzustand nicht beeinträchtigt ist.

Infolge Volumenzunahme des Tumors kommt es zur Auftreibung des Abdomens, zu intermittierenden diffusen Bauchschmerzen, Obstipation und bei Verlegung des Darms zu Ileuserscheinungen.

Unter den laborchemischen Untersuchungen weist insbesondere die Erhöhung der *Vanillinmandelsäure* auf ein Neuroblastoma sympathicum hin.

Behandlung

Frühexstirpation des Tumors bei gleichzeitiger Verabreichung zytostatischer Medikamente und Nachbestrahlung des Tumorbetts.

Regelmäßige postoperative Röntgenkontrollen und Untersuchungen des Harns auf Vanillinmandelsäure sind unerläßlich, um ein Rezidiv nicht zu übersehen.

Prognose: Sie ist abhängig vom Alter des Kindes, der Lokalisation des Tumors, seiner Ausdehnung sowie vom Zeitpunkt des Behandlungsbeginns.

Allgemein scheint die Überlebenschance der Patienten *umgekehrt proportional* zu ihrem Alter zu sein. Das bedeutet: Je jünger das Kind, um so größer ist die Aussicht auf Heilung.

Die Überlebensrate bei Kindern unter 1 Jahr beträgt etwa 60 – 70 %, im Alter von 1 – 2 Jahren 20 – 30 %. Bei älteren Kindern besteht nur in 5 – 10 % eine günstige Prognose.

Steißteratom (sakrokokzygeales Teratom)

Definition

Angeborene, vom Steiß- oder Sitzbein ausgehende Geschwulst, die aus den Geweben aller 3 Keimblätter bestehen kann. Vielfach finden sich lymphangiomatöse und lipomatöse Anteile, des weiteren Knochen, Knorpel, Haare sowie auch Drüsengewebe.

Eine primäre bösartige Degeneration der Tumoren ist möglich. Es gibt jedoch auch Teratome, deren Bestandteile primär gutartig sind, sich aber im Laufe der Zeit in Geschwulstgewebe umwandeln können.

Klinische Zeichen

Das Steißteratom kann schon vor der Geburt eine solche Größe erreichen, daß Schwierigkeiten bei der Entwicklung des Kindes entstehen (Abb. **142**).

Der Tumor breitet sich hinter dem Rektum aus und kann Darm und Analöffnung verlegen. Wichtig für den Verlauf ist die Bestimmung eines Eiweißkörpers (α-Fetoprotein) im Serum.

Behandlung

Wegen der schon bestehenden oder zu erwartenden Bösartigkeit ist die radikale Exstirpation der Geschwulst angezeigt. Der frühzeitige operative Eingriff verhindert vielfach eine Tumoraussaat in die Lungen, Leber und in das Skelett, wozu die Steißteratome im besonderen Maße neigen.

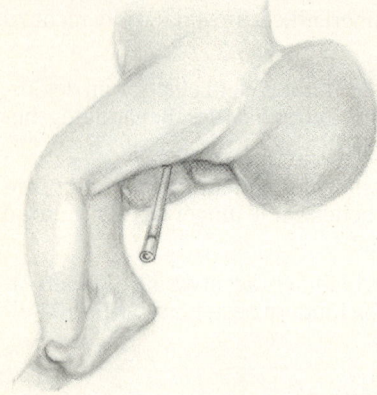

Abb. **142** Riesiges Steißteratom. In den durch den Tumor nach ventral verlagerten Analkanal ist ein Darmrohr eingeführt

Polyposis coli (Dickdarmpolypen)

Definition

Einzeln oder gehäuft im Bereich des gesamten Kolons, überwiegend jedoch im Rektum auftretende, meist gestielte Geschwülste, die überwiegend gutartig sind, aber auch maligne entarten können.

Sie unterteilen sich nach ihrem histologischen Aufbau in *Hamartome* (Geschwülste, die aus atypisch differenziertem Keimgewebe bestehen) und *Adenome* (Geschwülste, die den normalen Drüsenaufbau nachahmen).

Die Hamartome sind, von seltenen Ausnahmen abgesehen, immer gutartig.

Die Adenome werden unterteilt in Geschwülste, bei denen stets eine maligne Entartung eintritt (erbliche Kolonadenomatose), und Tumoren, bei denen eine maligne Degeneration möglich ist, aber nicht immer vorkommt. Hierzu zählen die nicht vererbbaren Solitäradenome des Dickdarms.

Klinische Zeichen

Das Leitsymptom des juvenilen Kolonpolypen ist die rektale Blutung. Daneben können kolikartige Schmerzen (bedingt durch Zug am Tumorstiel) wie auch blutig-schleimige Diarrhöen auf das Krankheitsbild hinweisend sein.

Als Folge chronisch rezidivierender Blutabgänge stellt sich eine sekundäre Anämie ein.

Tiefsitzende gestielte Rektumpolypen können durch den Anus prolabieren.

Durch Kompression des Tumorstiels durch den analen Schließmuskel wird die Blutversorgung der Geschwulst unterbrochen. Sie wird nekrotisch und kann abgestoßen werden (Selbstamputation).

Diagnostik

– Rektoskopie, die eine Erweiterung in der Glasfiberkolonoskopie findet (Glasfiberkolonoskop; biegsames, aus mehreren Glasfasern bestehendes Instrument, das eine Besichtigung des gesamten Dickdarms ermöglicht).
– Kolonkontrasteinlauf: Die Polypen erscheinen auf dem Röntgenbild als kugelige Kontrastmittelaussparungen.

Behandlung

Die Therapie des *Solitärpolypen* ist problemlos. Er kann vom Rektum her abgetragen oder in höher gelegenen Dickdarmabschnitten endoskopisch (Faßzange des Kolonoskops) entfernt werden.

Von besonderer Bedeutung dagegen ist die *hereditäre Kolonadenomatose,* da diese Geschwülste stets maligne entarten.

Adenomatosis coli familiaris

Definition

Seltene, im jugendlichen Alter auftretende, dominant vererbliche adenomatöse Kolonerkrankung, die mit chronisch rezidivierender Darmblutung und karzinomatöser Entartung der Geschwülste einhergeht.

Diagnostik

Infolge der familiären Belastung ist eine frühzeitige Diagnostik der Kinder, insbesondere der Jungen, anzustreben. Neben der diagnostischen Kolonoskopie kann eine Spiegelung des Augenhintergrundes wegweisend sein, da die Erkrankung mit fleckartiger Pigmentierung der Netzhaut einherzugehen vermag.

Klinische Zeichen

Zunächst unspezifische abdominale Beschwerden wie Schleim- und Blutabgang bei der Defäkation. Bei längerem Bestehen Gewichtsabnahme, Minderung des Allgemeinzustands und Blutungsanämie.

Diagnostik

Bei der Röntgendarstellung des Kolons finden sich dichtgedrängte Füllungsdefekte, die auf den rasenartigen Befall des Darms hinweisen. Eine Endoskopie mit gleichzeitiger Gewebsentnahme aus den Tumoren ist bei dieser Erkrankung stets notwendig.

Die histologische Untersuchung der Gewebeprobe ermöglicht die Unterscheidung zwischen dem gutartigen Hamartom und dem Adenom bzw. der bereits eingetretenen bösartigen Degeneration.

Behandlung

Sie muß im Kindesalter radikal und zugleich kontinenzerhaltend sein. Wie bei der Colitis ulcerosa besteht sie in totaler Entfernung des Kolons mit anschließender ileoanaler *Durchzugsplastik* nach Aushülsung der adenomtragenden Rektumschleimhaut (Abb. **143** und **144a** u. **b**).

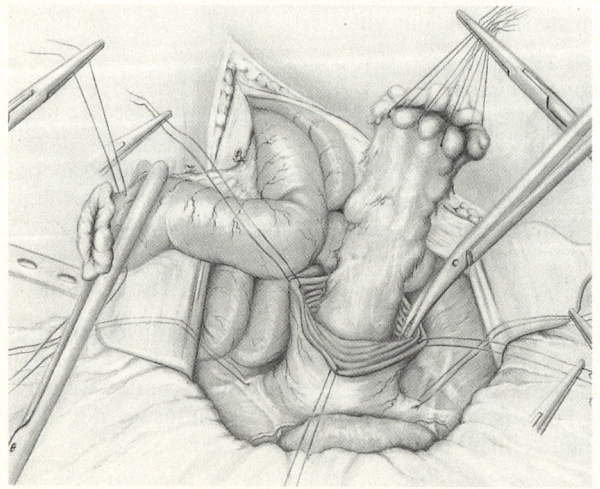

Abb. **143**   Adenomastosis coli familiaris. Zustand nach Entfernung des gesamten tumorbehafteten Kolons. Die Schleimhaut aus dem Rektum wird scharf ausgelöst

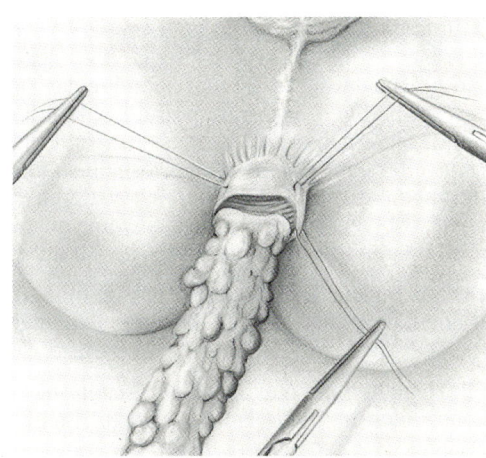

a

Abb. **144 a** u. **b** Der ausge-
hüllte Rektumschleimhaut-
zylinder ist analwärts
durchgezogen und ausge-
stülpt.
a Resektion der tumortra-
genden Schleimhaut.
b Zustand nach Entfernung der Rektummuko-
sa. Das terminale Ileum
wird mit der Rektum-
muskulatur durch Nähte
verbunden und das aus-
gestülpte Darmareal re-
poniert (s. Pfeil)

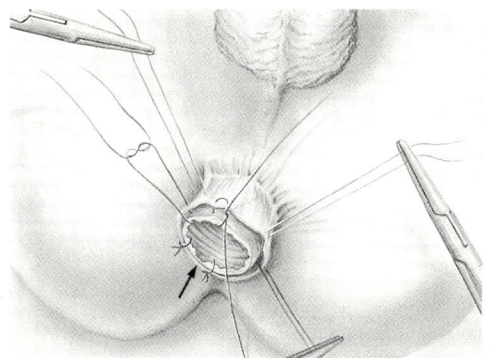

b

■ Postoperative Pflege

Der Operationsablauf bei der ileoanalen Durchzugsplastik erfolgt in 2
Schritten, um die Belastung für das Kind zu minimieren. Nach der Kolek-
tomie wird der Rektumstumpf verschlossen und das terminale Ileum als
temporäres Ileostoma in die Bauchhaut eingenäht.

◆ Die Ernährung erfolgt bis zum Abklingen der postoperativen Darmparalyse parenteral über einen ZVK. Ihr schließt sich ein langsamer oraler
Nahrungsaufbau an bei gleichzeitiger Reduktion der Infusionsmenge.
Beginnend mit Tee wird die Nahrung über Schleim und Zwieback auf pas-
sierte und leichte Kost erweitert.

◆ Infolge der raschen Dünndarmpassage wird aus dem Ileostoma dünnflüssiger Stuhl bei großer Frequenz entleert. Der Dünndarmsaft bzw. -stuhl ist sehr aggressiv und kann die das Stoma umgebende Haut sehr rasch schädigen. Mazeration und Follikulitiden sind nicht nur schmerzhaft, sondern machen vielfach das Aufbringen einer selbstklebenden Hautschutzplatte unmöglich. Deshalb sollte, sobald geringe Blutabsonderungen aus dem Wundbereich sistieren, sofort die Hautschutzplatte angepaßt werden, wobei sie das Stoma eng umschließen muß. „Saftlükken" im peristomalen Hautbereich sind unbedingt zu verhindern.

Die Säuberung des Ileostomas erfolgt mit lauwarmem Wasser und einer milden, neutralen Seife (Kernseife). Bei eingetretener Hautläsion leistet das Auftragen von Zinkpaste gute Dienste.

Pilzbefall bedarf einer antimykotischen Lokalbehandlung, während benzoesäureenthaltende Tinkturen (z. B. Tinctura benzoes) oder Salben der Follikulitis entgegenwirken.

Bei Hautintegrität wird der Dünndarminhalt in einem durchsichtigen „Ausstreifbeutel" aufgefangen, wobei der Flüssigkeitsverlust gemessen und ersetzt werden muß.

Nach Auflösung der Ileostomie und Durchzug des Dünndarms durch den Rektumzylinder stellen sich die gleichen Pflegeprobleme. Während der Dünndarmstuhl in den ersten postoperativen Tagen über ein Darmrohr abgeleitet wird, ist eine Abdeckung der Perianalhaut mit Zinkpaste erforderlich. Tägliche Kamillensitzbäder oder Abtupfen der Haut mit einer Kamillenlösung (z. B. Kamillosan) dienen der Protektion des kutanen Säuremantels.

◆ Um den anfänglich ständig fließenden Dünndarmstuhl zu reduzieren, ist die vorübergehende Ernährung mit einer aufgeschlossenen Formuladiät (sogenannte Astronautenkost) zu erwägen. Unterstützend kann die subkutane Injektion des Hypophysenpräparats Somatostatin wirken.

Im Laufe der Zeit entwickelt das in den Analkanal verlagerte Ileum eine zunehmende Speicherfunktion, was eine Eindickung und Frequenzminderung der Stühle zur Folge hat. Ansonsten ist für ein Kind mit ileoanaler Kontinenzplastik die Ernährung als optimal anzusehen, die weder diarrhö- noch obstipationsfördernd wirkt.

Postoperative Pflege ■

Weitere Polypenerkrankungen

Polypen werden im Bereich des gesamten Gastrointestinaltrakts beobachtet, wie schon erwähnt jedoch am häufigsten im Kolon.

Pigmentfleckenpolypose (Peutz-Jeghers-Syndrom): Erkrankung, bei der neben einer pathologischen Hautpigmentierung der gesamte Gastrointestinaltrakt von Hamartomen befallen sein kann. Eine bösartige Degeneration ist möglich.

Gardner-Syndrom: Koinzidenz von Kolonadenomen, die stets bösartig degenerieren, Knochentumoren und Geschwülsten des Bindegewebes (Desmoide).

Erkrankungen des Analkanals

Rektumprolaps (Vorfall des Enddarms)

Definition

Infolge Bindegewebsschwäche oder durch Stuhlunregelmäßigkeiten bedingter Vorfall der Rektum- und Analschleimhaut bei der Defäkation.

Entstehung

Der Anal- und Rektumprolaps entsteht meist infolge einer Bindegewebsschwäche des Beckenbodens, wobei eine gleichzeitige Obstipation den Krankheitsverlauf verstärken kann. Desgleichen können chronisch rezidivierende Diarrhöen bei Säuglingen die Vorwölbung der Rektumschleimhaut durch den Anus fördern.

Stets ist auch an eine *Mukoviszidose* als auslösende Ursache eines Rektumprolapses zu denken.

Klinische Zeichen

Während und nach der Defäkation entsteht eine rosettenartige Schleimhautgeschwulst, die in extremen Fällen über 20 cm betragen kann (Abb. **145 a – d**). Der ausgestülpte Enddarm kann infolge Strangulation ödematös anschwellen und zu Blutungen und Nekrosen führen.

Wird nur der pararektale Anteil ausgestülpt, liegt ein Prolaps des Anus vor. Bei Evertierung weiterer Darmabschnitte entsteht ein Rektumvorfall.

Die Kinder mit einem Darmvorfall werden meist von den besorgten Eltern sofort in die kinderchirurgische Klinik gebracht.

In der Analregion findet sich ein mehr oder minder langes, blaurot ödematös verändertes, geschwulstartiges Gebilde, das dem kleinen Patienten starke Schmerzen verursacht.

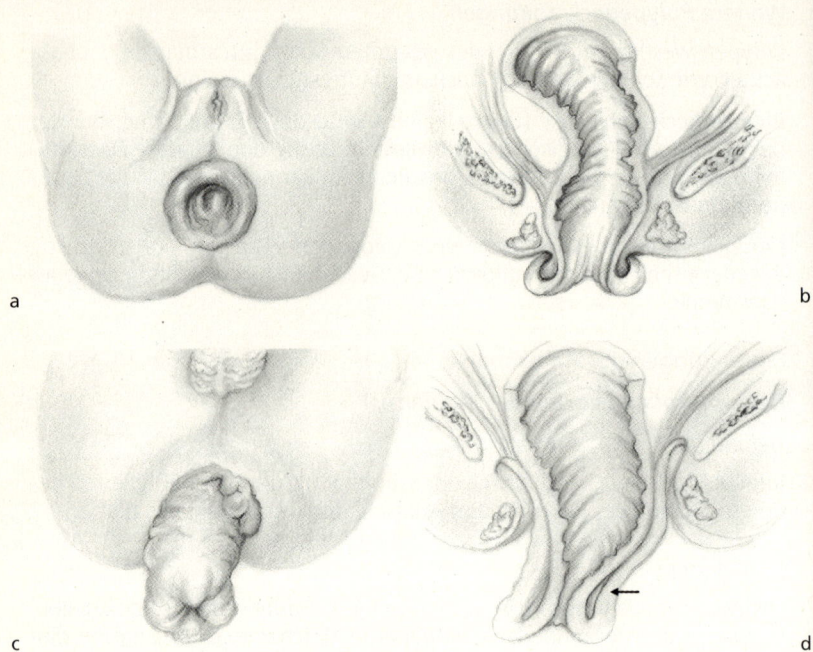

a
b
c
d

Abb. **145 a–d**   Anal- und Rektumprolaps
a Rosettenförmiger Analprolaps
b Analprolaps im Längsschnitt. Im Gegensatz zum Rektumprolaps ist nur der Analbereich vorgelagert
c Rektumprolaps
d Längsschnitt: Beachte das Freiliegen der ausgestülpten Mukosa (Pfeil) wie der gesamten Rektumwand

Behandlung

Als Soforttherapie ist ein Repositionsversuch indiziert, um Strangulationsschäden des Enddarms zu verhüten. Ist dies spontan nicht möglich (meist wegen des bestehenden erheblichen Ödems), muß die Reposition in Narkose erfolgen.

Definitive Behandlungsmaßnahmen bestehen, nach dem Ausmaß des Darmvorfalls, neben der immer notwendigen Regulierung der Darmtätigkeit in:

– submuköser Sklerosierungsbehandlung beim Analprolaps (Mukosaprolaps).

Methodik: perianale, submuköse Injektion einer hypertonen (20- bis 30%igen) NaCl-Lösung oder einer 0,5%igen Alkohollösung, wodurch es zu einer sterilen Entzündung mit reaktiver Bindegewebsumformung und einer Verfestigung des perirektalen Gewebes kommt,
– operativ-fixierenden Maßnahmen (Rektopexie) beim Rektumprolaps (Prolaps des Rektosigmoids und des Douglas-Peritoneums).
Uns hat sich die Rektopexie mittels eines perkutan eingeführten Seidenfadens, bei der das Rektum am Steißbein fixiert wird, bewährt (Abb. **146**).

Das Prinzip dieser Methode besteht darin, daß sich entlang dem vom Darm aus gelegten Faden infolge einer Infektion Verwachsungen der Hinterwand des Rektums mit dem Kreuz- und Steißbein einstellen.

Stets jedoch ist gleichzeitig die Ursache des Rektumvorfalls abzuklären und zu behandeln (z. B. Mukoviszidose). Der auf den Analring beschränkte Schleimhautvorfall (falscher Prolaps = Schleimhautrosette) bedarf keiner chirurgischen Therapie. Bei gehäuftem Auftreten sind stuhlregulierende Maßnahmen und eine Beckenbodenmassage angezeigt.

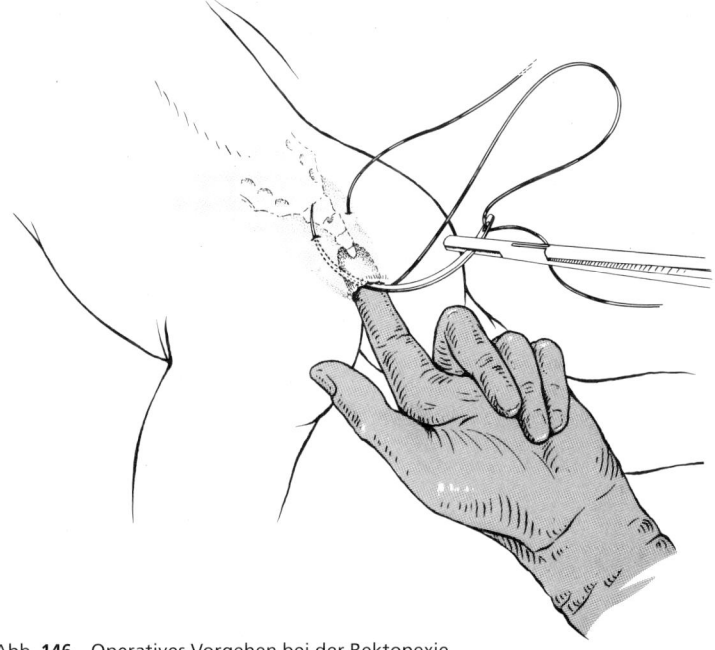

Abb. **146** Operatives Vorgehen bei der Rektopexie

■ **Postoperative Pflege**

◆ Lagerung des Kindes auf die Seite.

◆ Die Nahrungszufuhr erfolgt per os, wobei auf eine flüssige Konsistenz zu achten ist.

◆ Die Zeichen einer geringgradigen Infektion der Haut im Bereich des geknoteten Fadens werden durch antiseptische Maßnahmen wie Aufbringen mit in jodhaltiger Lösung getränkten Tupfern (Betaisodona) eingedämmt.

◆ Bei Stuhlunregelmäßigkeit Anspülen des Enddarms mit temperierter Kochsalzlösung.

Keine Antibiotika, da sie möglicherweise die gewünschten Verwachsungen zwischen Rektum und Präsakralraum beeinträchtigen können.

◆ Der Pexie-Faden wird schmerzlos am 14. postoperativen Tag gezogen. Granulationen über den Austrittsstellen bilden sich unter antiseptischer Pflege rasch zurück.

Postoperative Pflege ■

Analfissur (Fissura ani)

Definition

Einrisse der Analhaut, die bei der Defäkation zu Schmerzen und Blutungen führen können.

Entstehung

Ursache sind häufig Erkrankungen, die infolge von Juckreiz zum Kratzen animieren und so Epitheldefekte verursachen. Die Vernarbung dieser Epitheldefekte führt zur Fissur, die bei Dehnung (Defäkation) erhebliche Schmerzen bereitet. Der Schmerz hat eine Zurückhaltung des Stuhlgangs zur Folge und löst somit vielfach eine Obstipation aus.

Diagnostik

Die Diagnose ist sicher durch die Inspektion der Analregion zu stellen: Im Bereich des Anus finden sich radiäre Furchen, die schon bei vorsichtiger digitaler Dehnung des M. sphincter ani externus zu Blutungen neigen.

Da dieser Dehnungsvorgang bei jeder Defäkation erfolgt, wird verständlich, warum das Krankheitsbild der Analfissur sich zunehmend verstärkt.

Beachte: Analfissuren wie Analfisteln beim jungen Säugling können auf eine Agranulozytose (schweres Krankheitsbild, hervorgerufen durch Fehlen der Granulozyten), beim älteren Kind auf einen Morbus Crohn hinweisen.

Behandlung

Generell ist eine Beseitigung bzw. Therapie der Grundursache (chronische Obstipation, Wurminfektionen, Morbus Crohn, Mykosen, mangelhafte Hygiene) vorrangig.

Anästhesierende Salben oder Suppositorien wirken schmerzlindernd, führen jedoch in der Regel nicht zur Ausheilung, insbesondere beim Morbus Crohn, so daß als nächster Behandlungsschritt eine digitale oder instrumentelle Sphinkterdehnung angezeigt ist. Führt auch diese nicht zum Erfolg, wird die Fissur mit dem elektrischen Messer (Thermokauter) verschorft.

■ **Postoperative Pflege**

◆ Kamillosan-Sitzbäder, schmerzlindernde Suppositorien.

◆ Regulierung der Stuhlkonsistenz, so daß dieser eine weiche, jedoch nicht flüssige Konsistenz erhält (hierzu eignen sich Gleitmittel oder Lactulose: ein Zucker, der nicht resorbiert wird und Wasser in den Dickdarm zieht).

Postoperative Pflege ■

Analfistel

Definition

Meist angeborener, selten erworbener Fistelgang zwischen Anus oder Rektum und umgebender Analhaut. Je nach Ausdehnung werden *komplette* oder *inkomplette* Fisteln unterschieden. Nach ihrer Beziehung zum M. sphincter ani externus ist zudem eine Differenzierung in *extrasphinktäre, transsphinktäre und ischiorektale* Analfisteln möglich. Die extrasphinktäre Fistel mündet submukös außerhalb des M. sphincter ani externus in der Perinealhaut.

Die transsphinktäre Fistel penetriert den Schließmuskel, während die ischiorektale Fistel oberhalb des Sphinkters verläuft (Abb. **147**).

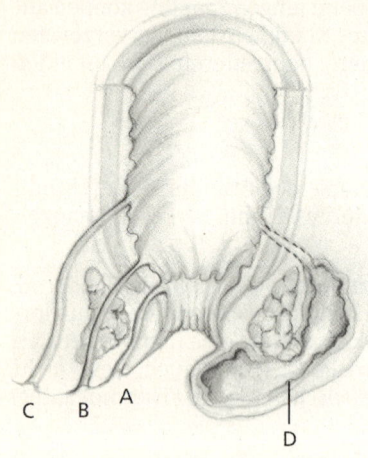

Abb. **147** Anorektalfisteln: extrasphinktäre Fistel (A), transsphinktäre Fistel (B), ischiorektale Fistel (C), periproktitischer Abszeß (D)

Klinische Zeichen

Juckreiz, Nässen und Schmerzen bei der Defäkation.

Der Verschluß des Fistelausgangs führt zum Sekretanstau, zu einer sekundären Infektion und zur Entstehung eines *periproktitischen* Abszesses:

Krankheitsbild, das mit starken Schmerzen, Verminderung des Allgemeinzustandes und akut entzündlichen Zeichen (Tumor, Rubor, Dolor, Calor) in der Analregion einhergeht (Abb. **147, 148**).

Behandlung

Eine Ausheilung der Fistel ist nur durch radikale Entfernung des Fistelganges möglich.

Die Wunde wird nicht durch eine Naht geschlossen, sondern muß durch Granulation zuheilen. Unterstützende Maßnahmen sind heilungsfördernde Salben sowie gerbende Essenzen (Kaliumpermanganat-Sitzbäder). Auch auf eine Verflüssigung des Stuhls ist in der ersten postoperativen Phase zu achten.

Der periproktitische Abszeß wird gespalten, und es wird eine Lasche eingelegt. Eine postoperative Badebehandlung fördert den Heilungsprozeß.

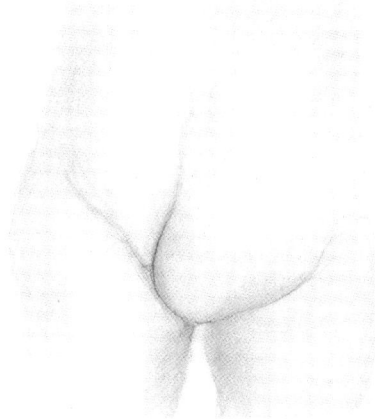

Abb. **148**   Großer periproktitischer
Abszeß. Beachte die Verlegung der
Glutäalfalte (Rima ani)

Hämorrhoiden

Definition

Durch Stauung hervorgerufene Vergrößerung des anorektalen arterio-
venösen Gefäßplexus.

Der Plexus arteriovenosus rectalis vervollständigt die Kontinenz, indem
er den Analkanal polsterartig abdichtet.

Entstehung

Die Vergrößerung des Gefäßplexus kann Folge einer chronischen Obstipation wie auch einer Bindegewebsschwäche sein.

Auch bei einer portalen Hypertension (Pfortaderhochdruck) kann es zu
Hämorrhoidalknoten kommen (S. 277 f).

Klinische Zeichen

Schmerzen bei der Defäkation, Stuhldrang, anale Sekretion und rezidivierende Blutungen. Hierbei ist typisch, daß dem Stuhl hellrotes Blut auf-
gelagert ist. In der Regel lassen die Schmerzen im Analbereich nach einer
Hämorrhoidalblutung schlagartig nach.

Behandlung

Durch Beseitigung der Grundkrankheit (Obstipation, portale Hypertension) bilden sich die Knoten zurück.

Unterstützende Maßnahmen sind entzündungshemmende Zäpfchen (z.B. Kortison-Suppositorien), die nach dem Stuhlgang eingeführt werden.

Bei rezidivierenden Blutungen ist die Beseitigung der Hämorrhoiden indiziert. Sie besteht in der Sklerosierung der Knoten oder ggf. in der Umstechung und Unterbindung der zuführenden Gefäße und der anschließenden Exstirpation der Hämorrhoiden.

■ Postoperative Pflege

◆ Ein Salbenstreifen wird eingelegt, der täglich gewechselt werden muß.

◆ Für flüssigen Stuhlgang ist zu sorgen.

◆ Sitzbäder mit Kamillosan, einer Jodkomplex-Lösung oder Kaliumpermanganat beschleunigen den Heilungsvorgang.

Postoperative Pflege ■

Blutungen

Blutungen aus dem Gastrointestinaltrakt sind im Kindesalter selten und stets als ernstzunehmendes Symptom anzusehen. Die blutige Verfärbung des Stuhls oder des Erbrochenen ist oft hinweisend auf die *Blutungsquelle.*

Erbrechen hellroten Blutes wird bei Verletzungen des Mundes, des Rachens, des Ösophagus und – nur sehr selten – des Magens beobachtet (wenn infolge einer sehr starken Blutung die Salzsäure nicht ausreicht, das Blut in Hämatin umzuwandeln).

Hämatinerbrechen ist beweisend für Läsionen der Magenschleimhaut. Eine Ausnahme bildet verschlucktes Blut aus Mund, Nase oder Rachenhöhle, das in den Magen gelangt, zu Hämatin umgewandelt und dann erbrochen wird.

Die Vermischung von Blut aus dem Magen oder dem oberen Dünndarm und Stuhl wird als *Teerstuhl* bezeichnet.

Mischung des *Stuhls mit hellrotem Blut* spricht für eine Blutung aus dem Dickdarm, während Blutauflagerungen *auf dem Stuhl* auf eine sehr tiefe Blutungsquelle hinweisen.

Ursachen

- *Blutabgang aus Nase, Mundhöhle* und *Rachen:* Er wird meist ausgelöst durch eine Fremdkörperverletzung oder ein Schädel-Hirn-Trauma.
- *Blutungen aus der Speiseröhre:* Sie entstehen bei Ösophagusvarizen, hämorrhagischer Ösophagitis, bei Hiatushernien oder Ösophagusverätzungen.
- *Blutungen aus dem Magen:* Häufigste Ursache ist ein blutendes Magenulkus, des weiteren Verätzung des Magens (Säuren, Laugen), nur selten Magenvarizen (bei portaler Hypertension), noch seltener Tumoren des Magens (z. B. polypöse Geschwülste).
- *Dünndarmblutung:* Sie wird meist durch ein Zwölffingerdarmgeschwür ausgelöst. Auch das Meckel-Divertikel wie Duplikaturen können eine Darmblutung verursachen. Des weiteren sind ein Volvulus wie auch Hämangiome des Darms als Blutungsursache zu nennen.
- *Blutungen aus dem Dickdarm:* Bei Enterokolitis, Colitis ulcerosa, Invagination, Polyposis oder hämangiomatösen Tumoren.
- *Blutungen aus dem Analbereich:* Polypen, Rhagaden (Schrunden), Hämorrhoiden, Anal- und Rektumprolaps, Verletzungen.

Diagnostik

Die gastrointestinale Blutung erfordert stets eine genaue Diagnostik.

Durch das flexible Endoskop ist die Besichtigung fast des gesamten Magen-Darm-Trakts möglich, wodurch die Blutungsquelle in der Regel feststellbar ist. Zudem ermöglicht die Endoskopie vielfach die Beseitigung der Blutungsursache (Abtragen eines blutenden Polypen oder Verschorfung eines Hämangioms) sowie die Entnahme einer Gewebeprobe zur feingeweblichen Untersuchung wie auch zum Bakteriennachweis (z. B. Helicobacter pylori beim Magenulkus).

Der Untersuchungsbefund ist therapeutisch wegweisend, wobei sich die definitive Behandlung an dem jeweiligen Grundleiden (z. B. erosive Gastritis, Magenulkus, diffuse Enterokolitis) zu orientieren hat.

Fremdkörperingestion

Definition

Als Fremdkörperingestion (Aufnahme von Fremdstoffen oder auch Fremdkörpern) wird jeder Zustand bezeichnet, bei dem eine nicht verdauliche, den Körper möglicherweise oder mit Sicherheit schädigende Substanz (flüssige oder feste Konsistenz) unbeabsichtigt (Kleinkinder) oder beabsichtigt (ältere Kinder, in der Hoffnung, sich soziale Vorteile verschaffen zu können, meist Heimkinder) verschluckt werden.

Sonderform: die ungewollte *Fremdkörperaspiration,* bei der der Fremdkörper in das Bronchialsystem gelangt und es verlegt.

Klinische Zeichen

Nach der Aspiration von Fremdkörpern (Erdnußkerne!) treten Husten und Atembeschwerden auf (radiologisch Zeichen einer einseitigen Lungenüberblähung). Der *verschluckte* Fremdkörper kann jedoch je nach Beschaffenheit und Position im Verdauungskanal symptomlos bleiben. Er geht mit dem Stuhl ab oder führt bei Mißverhältnis zwischen der Größe und dem Verdauungskanal zu unterschiedlicher Symptomatologie.

Steck-, Näh- oder sich öffnende Sicherheitsnadeln können die Magen- oder Darmwand durchdringen und aufgrund der stetigen Bewegungen im Bauchraum (Peristaltik) zu Gefäßverletzungen führen.

Vielfach werden vom Kleinkind Münzen geschluckt, die in der Speiseröhre stecken bleiben. Sie verursachen erhebliche Schluckbeschwerden. Von besonderer Bedeutung ist die Ingestion von Knopfbatterien, die bei Passage des Digestionstrakts angedaut werden, wobei die in der Batterie befindlichen Schwermetalle frei werden und zu einer *Intoxikation* führen.

Behandlung

Kleinere, nicht andaubare Fremdkörper (Plastikspielsteine, kleine Münzen oder andere metallische Gegenstände) können, wenn sie nicht von selbst abgehen, konservativ behandelt werden.

Um die Magen-Darm-Passage zu erleichtern, erhält das Kind eine Mischung von Zellstoff und Apfelmus oder Sauerkraut, um den Fremdkörper einzuwickeln und seine Passage zu erleichtern.

Medikamentös sind Substanzen (z. B. Paspertin) sinnvoll, um den Fremdkörper über die Magenpförtnerenge zu transportieren.

Batterien aller Art sollten so rasch wie möglich aus dem Magen entfernt werden. Da sie magnetisch sind, gelingt in der Regel ihre Extraktion mit einer über den Ösophagus eingeführten Magnetsonde oder mit einer korbartigen Schlinge.

Bei Verschlucken von ätzenden Substanzen (Säure, Laugen) ist eine spezielle Therapie angezeigt (S. 175 ff).

Fremdkörper aus dem Bronchialsystem werden in Intubationsnarkose unter Sicht mit einer Biopsiezange des Bronchoskops entfernt.

Leber

Mißbildungen der Gallenwege

Definition

Fehlende, fehlerhafte oder unvollkommene Anlage der extra- oder/und intrahepatischen Gallengänge (Normalbefund) (Abb. **149**).

Es werden unterschieden:

Intrahepatische Gallengangsatresie: Bei dieser seltenen Form sind die äußeren Gallenwege Ductus hepatici, Ductus choledochus und Gallenblase normal angelegt, ohne jedoch Galle zu enthalten (Abb. **150**). Die angeborenen Verschlüsse liegen innerhalb des Leberparenchyms im Bereich der kleinen Gallengangsäste.

Extrahepatische Gallenwegsatresie mit Verschluß des Ductus hepaticus mit seinen beiden Ästen und des Hepatocholedochus (Abb. **151**).

Extrahepatische Gallengangsatresie mit isoliertem Verschluß oder Stenose des Ductus choledochus (Abb. **152**).

Völlige Atresie der intra- und extrahepatischen Gallengänge (Abb. **153**).

Gallengangshypoplasie (unvollkommene Entwicklung der Gallengänge).

Idiopathische Choledochuszyste (Abb. **154**).

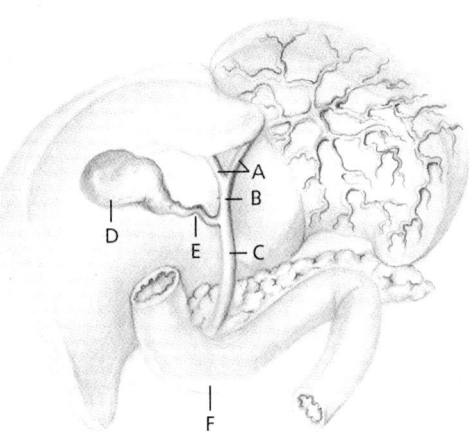

Abb. **149** Anatomie der extrahepatischen und intrahepatischen Gallenwege (im linken Leberlappen eingezeichnet). Ductus hepatici (A), Ductus hepatocholedochus (B), Ductus choledochus (C), Gallenblase (D), Ductus cysticus (E), Duodenum (F)

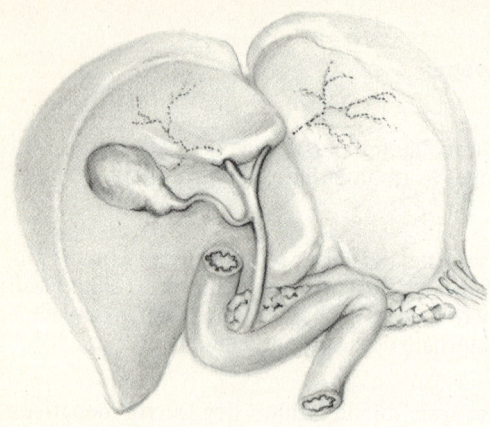

Abb. **150** Intrahepatische Gallengangsatresie bei normaler Anlage der extrahepatischen Gallenwege

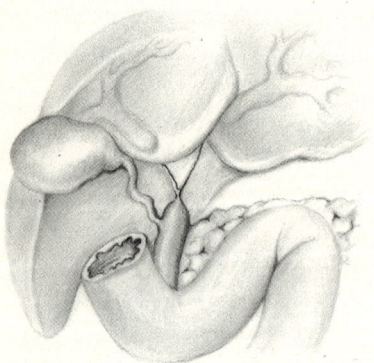

Abb. **151** Atresie der Ductus hepatici und des Ductus hepatocholedochus. Die normal ausgebildete Gallenblase enthält keine Gallenflüssigkeit. Beachte die gestauten intrahepatischen Gallengänge

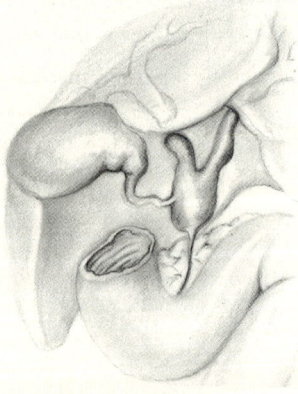

Abb. **152** Isolierte Atresie des distalen Ductus choledochus

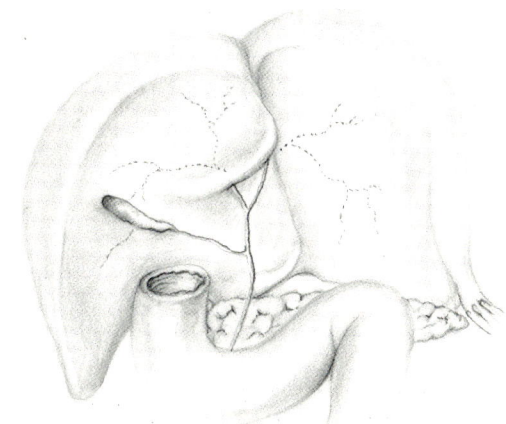

Abb. **153** Atresie der in-
tra- und extrahepati-
schen Gallengänge

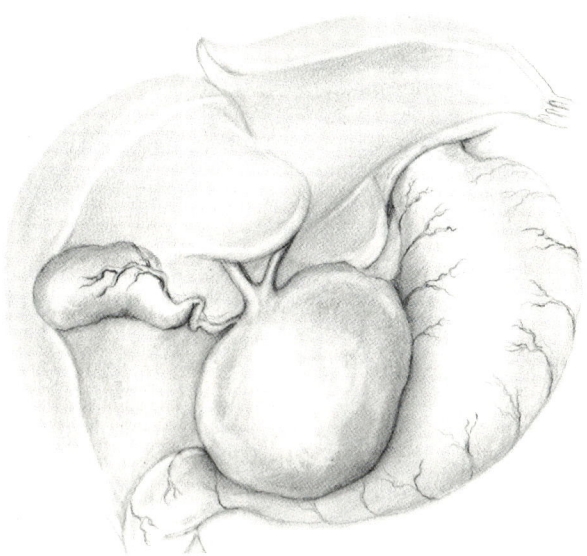

Abb. **154** Idiopathische Choledochuszyste mit Kompression des Magenausgangs

Entstehung

Sie ist weitgehend ungeklärt. Möglicherweise liegt, wie bei den Darmatresien, eine mangelhafte oder ausbleibende Verschmelzung der Vakuolen vor.

Auch eine entzündliche Genese im Sinne einer intrauterin durchgemachten Hepatitis (Leberentzündung) wird bei der Gallengangsatresie und -hypoplasie diskutiert.

Klinische Zeichen

Jeder Ikterus (Gelbsucht), der länger als bis zur 2. Lebenswoche besteht, ist verdächtig auf entzündliche oder verlegende Prozesse im Bereich des Leber-Gallenweg-Systems.

Der Stuhl ist hell, fast weiß infolge des fehlenden Gallenfarbstoffes (Acholie).

Der Harn ist dunkelbraun (Ausscheidung von Bilirubin).

Palpatorisch findet sich meist eine Vergrößerung der Leber, bei gleichzeitig bestehendem Milztumor.

Die Abgrenzung der angeborenen Gallengangsatresie gegenüber entzündlichen Leberveränderungen ist oft schwierig. Dieses gilt insbesondere für die hepatische Verlaufsform der Zytomegalie, einer Viruskrankheit, die über die Plazenta auf den Fetus übertragen wird und beim Neugeborenen mit einer Hepatosplenomegalie (Vergrößerung von Leber und Milz), einer Thrombozytopenie (Verminderung der Blutplättchen) und einem Ikterus prolongatus einhergeht.

Der Erreger, das Zytomegalievirus, steht dem Varizellenvirus nahe. Seine Bestimmung erfolgt serologisch (Antikörper), aus Speichel und Magensaft wie durch eine Leberpunktion.

Diagnostik

Weitere Maßnahmen:

– Leberfunktionsproben.
– Leberbiopsie (durch perkutane Punktion wird ein Gewebezylinder aus der Leber entnommen und histologisch untersucht).
– Bestimmung des α-Fetoproteins, das bei der Gallengangsatresie im Gegensatz zu der Hepatitis keine erhöhten Werte aufweist.

Präoperative Maßnahmen

Bei allen Kindern, bei denen eine Leberschädigung vorliegt bzw. zu erwarten ist, muß vor jedem chirurgischen Eingriff eine exakte Bestimmung des Gerinnungsstatus durchgeführt werden.

Durch Gabe von Vitamin K sowie Lösungen, die die entsprechenden Gerinnungsfaktoren enthalten (Cohn-Fraktion oder antihämophiles Globulin), können Störungen der Blutgerinnung beseitigt werden.

Behandlung

Nur in etwa 30% ist nach dem anatomischen Befund eine operative Korrektur der Gallengangsatresien möglich. Generelle Voraussetzung dafür ist das Vorhandensein der intra-hepatischen Gallengänge. Dieses gilt auch für die intrahepatische Gallengangshypoplasie, bei der eine postpartale Ausreifung möglich ist. Bei Atresie der intrahepatischen Gallengänge stellt sich innerhalb weniger Monate eine biliäre Zirrhose (durch Gallestau bedingter degenerativer Leberumbau) ein, der die Kinder erliegen. Als Ultima ratio ist eine Lebertransplantation zu erwägen.

Nur die extrahepatische Gallenwegsatresie ist in Abhängigkeit vom Sitz der Fehlanlage bedingt oder absolut operativ zu korrigieren.

Mit Ausnahme der kurzstreckigen papillennahen Choledochusatresie, bei der eine Resektion mit anschließender Anastomose zwischen Ductus choledochus und dem Duodenum einen ungestörten Gallenfluß ermöglicht, ist bei allen anderen Formen der extrahepatischen Atresien die *Hepatoportojejunostomie* Therapie der Wahl.

Operative Technik: z.B. Verbindung leberpfortennaher Stümpfe der Ductus hepatici mit einer oberen Jejunalschlinge (Abb. **155**). Bei Atresie der Ductus wird die Leberpforte freipräpariert, bis Gallenflüssigkeit austritt. Das eröffnete Jejunum wird direkt mit der Leber anastomosiert. Die anschließende End-zu Seit-Verbindung des Dünndarms dient der Nahrungspassage.

Eine Erweiterung der geschilderten operativen Technik stellt sich in einer sogenannten Lymphdrainagenoperation dar. Ziel der Lymphdrainage ist ein Einsprossen von Lymphbahnen aus der Leberpforte in den Dünndarm, dessen Überzug (Serosa) im Anastomosenbereich entfernt wird, gefolgt von einer Deckung mit dem Lig. hepatoduodenale mit anschließendem Übertritt von Galle über die Lymphbahnen in das Jejunum (Abb. **156**).

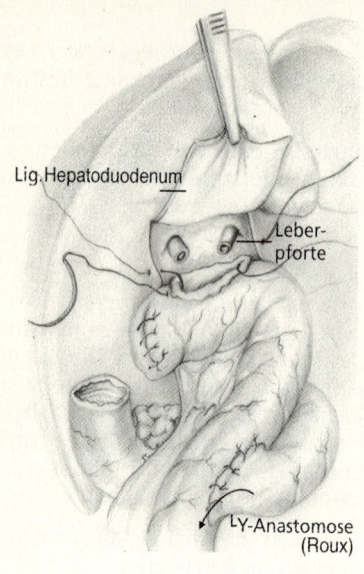

Abb. **155**   Operative Taktik bei der Hepatoportojejunostomie: Nahtvereinigung einer eröffneten, ausgeschalteten Dünndarmschlinge mit der freigelegten Leberpforte. Die Darmkontinuität wird über eine Y-Anastomose nach Roux (s. Pfeil) hergestellt.

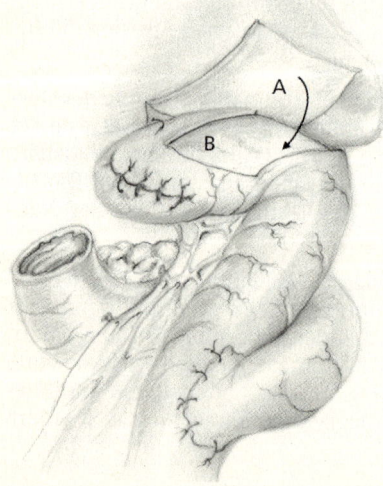

Abb. **156**   Erweiterung der Hepatoportojejunostomie durch eine sog. Lymphdrainage: das Ligamentum hepatoduodenale (A) wird auf die von ihrer Serosa befreiten Dünndarmschlinge (B) aufgesteppt

Gallengangspfropfsyndrom

Definition

Durch eingedickte Gallenflüssigkeit im Ductus choledochus bedingter Gallerückstau, der infolge des prolongierten Ikterus eine Gallengangsatresie vortäuschen kann.

Die Diagnose wird intraoperativ durch Kontrastmittelgabe in die Gallenblase gestellt. Ein Kontrastmittelstopp im Ductus choledochus verweist auf das Hindernis, zu dessen Beseitigung die Injektion von physiologischer NaCl-Lösung stets ausreichend ist.

Prognose

Sie ist sehr gut. Der durch den Gallerückstau bedingte Ikterus verschwindet rasch, desgleichen weisen Stuhl und Harn bald eine normale Färbung auf (allerdings sind Rezidive möglich). Eine ebenfalls recht gute Prognose hat auch die extrahepatische *Gallengangshypoplasie,* da eine spätere Ausreifung der Gallengänge zu erwarten ist.

Als prognostisch ebenfalls günstig sind die operablen Formen der extrahepatischen Gallengangsatresien einzustufen, wenn die operative Korrektur frühzeitig erfolgt.

■ Postoperative Pflege

◆ Bis zum Eintritt der normalen Darmtätigkeit wird das Kind parenteral ernährt. Eine längere parenterale Nahrungszufuhr (über einen ZVK) ist jedoch vorzuziehen, um die Leber-Darmanastomose nicht zu belasten. Die Nährinfusion enthält reichlich Glukose bzw. Fruktose, wobei sich handelsfertige ausgewogene Lösungen bestens eignen.

◆ Farbe, Menge und Konsistenz des Stuhls werden im Pflegeprotokoll vermerkt. Regelmäßige Stuhluntersuchungen auf Gallebeimengung sind obligat, wie auch Bilirubinbestimmungen im Serum.

Beachte: Verschlechterung des Allgemeinzustands – Unruhe, gespanntes Abdomen und Temperaturanstieg – weisen auf eine Anastomoseninsuffizienz mit zu befürchtender bakterieller oder galliger Peritonitis hin. Auch eine Keimbesiedlung des ZVK ist in Betracht zu ziehen.
Stuhlverhalt mit Zunahme des duodenogastralen Refluxes deuten auf eine Darmobstruktion hin und bedürfen der Abklärung. Siehe auch Pflegemaßnahmen nach Abdominaleingriffen (S. 22 ff).

Postoperative Pflege ■

Idiopathische Choledochuszyste

Definition

Angeborene zystische Erweiterung des Ductus choledochus, einhergehend mit Gallerückstau und einer Einengung des Duodenums.

Entstehung

Wahrscheinlich liegt der Gallengangszyste eine muskuläre Schwäche der Wand des Ductus choledochus zugrunde. Er ist hierbei sackförmig in einem umschriebenen Bezirk aufgetrieben und führt zu einer Kompression des Zwölffingerdarms (Abb. **154**). Infolge des Abflußhindernisses wird die Galle zunehmend eingedickt und rückgestaut. Längeres Bestehen der Erkrankung führt zur Leberzirrhose.

Klinische Zeichen

Leitsymptom ist der zunehmende Ikterus. Intermittierende Bauchbeschwerden, Erbrechen nach den Mahlzeiten verbunden mit mangelnder Gewichtszunahme – sowie ein tastbarer Tumor – geben Anlaß zu einer umfassenden Diagnostik, in der die Ultraschalluntersuchung hinweisend ist.

Behandlung

Eine operative Korrektur ist wegen der stets zu befürchtenden biliären Zirrhose obligat. Sie besteht in der Anastomosierung der Zyste mit einer ausgeschalteten Jejunalschlinge (Choledochozystojejunostomie), oder wie bei den Gallenwegsatresien angegeben, in einer Resektion der Zyste mit anschließender Hepatoportojejunostomie (S. 271 f).

Der an die Zyste oder Leber herangeführte Dünndarmschenkel sollte 20 cm betragen, um einer aszendierenden Cholangitis vorzubeugen. Durch Schrumpfung der Zyste wird die Duodenalkompression aufgehoben.

Postoperative Rückbildung des Ikterus, Besserung des Allgemeinbefindens, Normalfärbung des Stuhls und Rückgang der pathologischen Leberbefunde deuten auf einen ungestörten Galleabfluß hin.

Cholezystitis und Cholelithiasis

Definition

Cholezystitis: Entzündung der Gallenblase.

Entstehung

Nach einer sich auf dem Blutweg ausbreitenden Infektion wie auch nach Darmerkrankungen (Typhus oder Paratyphus).

Cholelithiasis (Gallensteinerkrankung): Sie tritt meist nach hämolytischen Prozessen auf, die mit einer Eindickung der Galle einhergehen. Im Kindesalter ist sie sehr selten.

Klinische Zeichen

Rechtsseitige Oberbauchschmerzen, Erbrechen, erhöhte Temperaturen und bei Steinen kolikartige Oberbauchbeschwerden, manchmal verbunden mit einem Ikterus, wenn der Stein die Passage im Ductus choledochus verlegt.

Gallenblasensteine können im intravenösen Cholezystogramm (Darstellung der Gallenblase durch Applikation eines intravenösen Kontrastmittels) wie auch sonographisch dargestellt werden.

Auch das negative Cholezystogramm, bei dem sich nach Kontrastmittelgabe die Gallenblase nicht darstellt, deutet auf einen pathologischen Prozeß hin.

Behandlung

Bei der Cholezystitis stets konservativ. Ist der Steinnachweis erbracht, muß die Gallenblase entfernt werden (Cholezystektomie).

Lebertumoren

Lebergeschwülste werden in gutartige und bösartige Tumoren unterteilt.

Gutartige Lebertumoren

Formen

- *Leberadenom:* von den Leberzellen ausgehender epithelialer Tumor.
- *Mesenchymale Geschwülste:* Hierzu zählen Hämangiome und Lymphangiome.
- *Hamartome:* Geschwülste aus atypisch differenziertem Keimgewebe.
- *Teratome:* embryonale Mischgeschwülste.
- *Leberzysten:* Sie können solitär oder multipel auftreten. Bei der polyzystischen Leberdegeneration ist das Parenchym mit Zysten unterschiedlicher Größe durchsetzt.
- *Parasitäre Zysten:* Infolge einer Wurmerkrankung (meist Bandwürmer) hervorgerufene Parenchymzysten, die eine erhebliche Größe erreichen können.

Klinische Zeichen

Sie sind abhängig von der Größe der Geschwulst. Durch Kompression der Gallengänge kann ein Ikterus entstehen. Bei übergroßen Tumoren treten Passagestörungen des Darms, ebenfalls durch Kompression, auf.

Diagnostik

Neben den Leberfunktionsproben, die pathologische Werte aufweisen können, gibt die Leberszintigraphie (Untersuchung parenchymatöser Organe mit radioaktiven Stoffen), die Sonographie (Ultraschalldiagnostik) oder die Computertomographie einen Hinweis auf Vorliegen einer Zyste oder eines soliden Tumors.

Behandlung

Exstirpation der Zysten oder Tumoren. Lassen sich diese nicht isoliert aus dem Lebergewebe herausschälen, muß eine Leberteilresektion erfolgen (Lebersegment- oder Lappenresektion).

Bösartige Lebertumoren

Formen

Zu den häufigsten malignen Lebergeschwülsten gehören die primären Karzinome und Sarkome.

Karzinome: embryonales Hepatoblastom, ein sehr bösartiger Tumor, der aus embryonalem Lebergewebe besteht. Leberzellkarzinom, das überwiegend im Säuglingsalter auftritt und zu rascher Metastasierung neigt.

Lebersarkom: bösartiger, vom Bindegewebe ausgehender Tumor.

Behandlung

Die Prognose ist nur im Frühstadium günstig, das bedeutet bei noch nicht eingetretener Metastasierung. Bei örtlicher Begrenzung muß eine Leberteilresektion durchgeführt werden. Liegen bereits Metastasen vor, ist eine kausale Therapie kaum möglich, da auch die Wirkung zytostatischer Medikamente auf die bösartigen Lebertumoren nur unzureichend ist.

Portale Hypertension (Pfortaderhochdruck)

Definition

Durch ein mechanisches Abflußhindernis im Pfortaderstromgebiet bedingte venöse Druckerhöhung, die mit einer Hepatosplenomegalie Aszites und Blutungen aus dem Magen und dem Ösophagus (Ösophagusvarizen) einhergehen kann.

Anatomische Vorbemerkungen

Die V. portae (Pfortader) setzt sich aus den venösen Gefäßen der unpaaren Bauchorgane zusammen, die das Blut der Leberpforte zuführen und Eiweiß sowie auch Fette in die Leber transportieren (Darm, Milz).

Die Pfortader hat Verbindungen (Anastomosen) zur V. cava (Hohlvene), die auch als Kollateralkreisläufe bezeichnet werden.

Hierzu zählen:

– Vv. gastricae breves, die eine Verbindung von der Milz zum Magen darstellen.
– V. coronaria ventriculi (V. gastrica sinistra, dextra und V. praepylorica), die über die Ösophagusvenen mit der oberen Hohlvene anastomosiert.
– Verbindung der Hämorrhoidalvenen mit der unteren Hohlvene (V. cava inferior).
– Verbindung der Paraumbilikalvenen (Vv. paraumbilicales) mit den epigastrischen Venen (Vv. epigastricae).

Der Pfortaderverschluß kann vor der Leber (prähepatischer Block), in der Leber (intrahepatischer Block) oder zwischen Leber und Herz liegen (posthepatischer Block). Beim Kind liegt überwiegend ein *prähepatischer* Block vor. Er führt zu einem venösen Rückstau in den Pfortaderästen und zur Erweiterung der genannten Kollateralkreisläufe.

Ursachen des prähepatischen Pfortaderverschlusses

– Verlegung der Gefäße durch Thromben, z. B. nach infektiösen Prozessen, die vom Nabel ausgehen (Nabelsepsis, Nabelvenenkatheter).
– Angeborene Verengungen der Pfortader (Abb. **157**).

Sehr selten sind die intrahepatischen Verschlüsse, denen eine Leberzirrhose infolge einer Gallengangsatresie oder eine entzündliche Leberveränderung (Virushepatitis) zugrundeliegen kann.

Ebenfalls selten sind auch Lebertumoren Ursache eines Pfortaderhochdrucks (intrahepatischer Block).

Klinische Zeichen

Sie entstehen durch massiven Blutrückstau im Pfortaderstromgebiet. Hieraus resultieren:

Schwellung der Milz (Milztumor): führt nach längerem Bestehen zum Krankheitsbild einer *splenogenen Markhemmung*. Das bedeutet Hemmung der Ausschüttung und Reifung von Blutzellen aus dem Knochenmark. Sie führt zu Anämie, Verminderung der Leukozyten (Leukopenie) und der Thrombozyten (Thrombozytopenie).

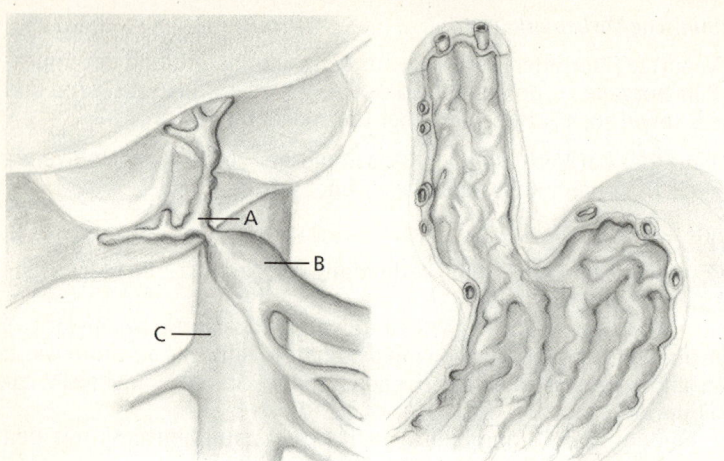

Abb. **157** Thrombose des lebernahen Pfortaderstammes (A); beachte die Erweiterung der V. mesenterica superior (B), die die Vena cava inferior (C) überkreuzt

Abb. **158** Ösophagus- und Magenvarizen als Folge eines Pfortaderverschlusses

Ösophagusvarizen: krampfaderartige Erweiterung der Magen- und Ösophagusvenen. Durch Ruptur der ektatischen Gefäße können massive Blutungen aus Speiseröhre und Magenwand entstehen (Abb. **158**).

Aszites: Durch die Pfortaderstauung bedingter Austritt von seröser Flüssigkeit aus den Gefäßen in die freie Bauchhöhle (Bauchwassersucht).

Weitere Symptome: vermehrte Venenzeichnung um den Nabel herum (Caput medusae), Hämorrhoiden sowie Ikterus.

Diagnostik

– Röntgendarstellung der Speiseröhre und des Magens,
– Ösophagoskopie,
– Splenoportograpie: Röntgendarstellung des Pfortaderverlaufes durch Kontrastmittelinjektion in die Milz. Die perkutane Milzpunktion muß stets in Narkose durchgeführt werden.

Behandlung der akuten Ösophagusvarizenblutung

Sie ist zunächst konservativ und besteht in der Gabe von Hämostyptika (blutstillenden Mitteln) sowie Blutersatz oder Blut.

Sehr wirkungsvoll kann auch der Behandlungsversuch mit einer Doppelballonsonde (Sengstaken-Blakemore-Sonde) ein. Sie wird in den Magen eingeführt, und der untere Ballon wird aufgebläht. Durch Zurückziehen der Sonde verschließt der Ballon den Mageneingang. Jetzt wird der 2. Ballon, der sich in Höhe der Ösophagusvarizen befindet, aufgeblasen. Er komprimiert die gestauten, blutenden Venen und führt somit zur Blutstillung (Abb. **159**).

Operatives Vorgehen: Wiederholte Ösophagusvarizenblutungen stellen eine dringende Indikation zum chirurgischen Eingriff dar, um das im Pfortaderbereich zurückgestaute Blut unter Umgehung des Hindernisses in die untere Hohlvene (V. cava inferior) abzuleiten.

Portokavale Anastomose: Operative Verbindung der Pfortader (V. portae) mit der unteren Hohlvene. Da eine direkte Verbindung des oft sehr kurzen und im Kindesalter meist pathologisch veränderten Pfortaderstammes mit der V. cava oft nicht möglich ist, kommt die Verbindung einer der Pfortaderzuflüsse mit der unteren Hohlvene oder der Nierenvene (V. renalis) in Betracht.

Mesenterikokavale Anastomose: Verbindung der V. mesenterica superior mit der V. cava (Abb. **160**).

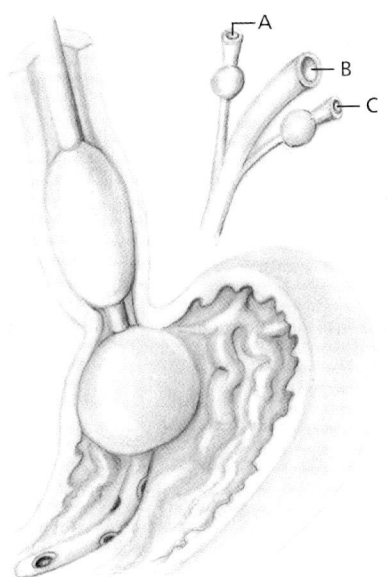

Abb. **159** Kompression blutender Ösophagusvarizen mit der Doppelballonsonde nach Sengstaken-Blakemore. Der Magenballon verhindert ein Herausgleiten der Sonde. Inset: Zufuhr zum Ösophagusballon (A), Magensonde (B), Zufuhr zum Magenballon (C)

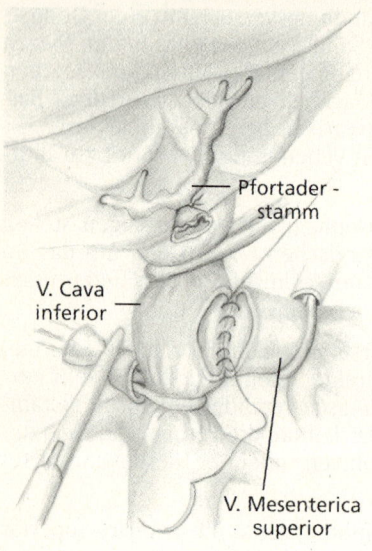

Pfortader-stamm

V. Cava inferior

V. Mesenterica superior

Abb. **160** Operative Taktik bei mesenterikokavaler Anastomose

Splenorenale Anastomose: Venöser Kurzschluß zwischen der V. lienalis (Milzvene) und der V. renalis.

Wegen der Kleinheit der kindlichen Gefäße ist eine Shuntoperation (venovenöser Kurzschluß) erst im Alter von 6–8 Jahren möglich.

Ist ein operativer Eingriff vor diesem Zeitpunkt erforderlich, kommen Maßnahmen in Betracht, die den Zufluß zu den Ösophagusvenen verhindern (z. B. Unterbindung oder Umstechung der Varizen), wie auch eine Verödung der Venen durch Injektion sklerosierender Medikamente unter ösophagoskopischer Kontrolle in die Ösophaguswand (*paravenöse* Injektion).

Komplikationen der portalen Hypertension

– Nicht beherrschbare Blutung aus den Ösophagusvarizen.
– Intoxikation des Gehirns durch Ammoniak.

Die Ammoniakschädigung des Gehirns beruht darauf, daß die Leber nicht in der Lage ist, das durch den gesteigerten Blutzerfall frei werdende Ammoniak zu entgiften. Unter physiologischen Bedingungen wird das anfallende Ammoniak durch einen komplizierten Stoffwechselprozeß über die Harnstoffsynthese entgiftet und über die Nieren ausgeschieden.

Pankreas

Chirurgisch zu behandelnde Pankreasaffektionen, ausgenommen die traumatisch bedingte (S. 442 f) und das Pancreas anulare (S. 189 ff), sind im Kindesalter selten. Sie beschränken sich auf das *Inselzelladenom,* die *Inselzellhyperplasie* und die *Nesidioblastose,* deren gemeinsames klinisches Leitsymptom die *Hypoglykämie* darstellt.

Anatomische Vorbemerkungen

Das Pankreas (Bauchspeicheldrüse), im Retroperitonealraum zwischen Magen und Duodenum gelegen, hat eine *endokrine* und eine *exokrine* Funktion, die an Inselorgan und Pankreaszellen gebunden ist. Während im Inselorgan die Hormone Insulin (Blutzuckersenkung) und Glukagon (Blutzuckeranstieg) gebildet und freigesetzt werden, scheiden die exkretorischen Drüsenzellen des übrigen Pankreaskörpers Enzyme ab, die der Spaltung mehrerer Nahrungsstoffe dienen:

Proteasen: Trypsin, Chymotrypsin,

Esterasen: Lipase, Phosphatase, Cholinesterase,
Karbohydrase: Amylase,
Nuklease: eiweißspaltendes Enzym.

Inselzelladenom

Definition

Im Kindesalter seltener, meist gutartiger Tumor des Inselapparats, dessen klinisches Leitsymptom die therapieresistente Hypoglykämie darstellt (Absinken der Blutzuckerkonzentration unter physiologische Werte).

Da der Hypoglykämie im Neugeborenen- und frühen Kindesalter fast stets pädiatrisch abzuklärende Ursachen zugrunde liegen, wird in Anbetracht der Seltenheit des Krankheitsbildes die Diagnose oft verspätet gestellt und erst nach Auftreten schwerwiegender neurologischer Symptome in das differentialdiagnostische Spektrum mit einbezogen.

Klinische Zeichen

Meist morgendlich auftretende Zustände von Hypoglykämie, verbunden mit Schweißausbrüchen, Muskelzittern (Tremor), Herzrhythmusstörungen (Tachykardie, Bradykardie) und Krämpfen, die bis zur Bewußtlosigkeit (Somnolenz, Koma) führen können.

Im Säuglingsalter stehen Unruhe, Schreiattacken, Zyanose- und Apnoeanfälle im Vordergrund.

Diagnostik

– Bestimmung des Blutzucker- und des Insulinspiegels beim nüchternen Kind, ergänzt durch intravenöse Glukosebelastungsproben,
– Angiographie zur Darstellung des Pankreastumors,
– Tumordarstellung mittels Sonographie und Computertomographie.

Behandlung

Sie ist ausschließlich chirurgisch: Tumorentfernung. Da die Geschwulst jedoch manchmal nicht auffindbar ist, muß eine subtotale Pankreatektomie durchgeführt werden.

■ Postoperative Pflege

◆ Überwachung der Kinder auf der Intensivstation.

◆ Regelmäßige Blutglukose- und Insulinspiegelkontrollen sind erforderlich.

◆ Eine totale parenterale Ernährung erfolgt nach subtotaler oder nach totaler Pankreatektomie innerhalb der ersten postoperativen 14 Tage.

◆ In der Regel ist keine Insulinsubstitutionsbehandlung nach *subtotaler* Pankreasentfernung erforderlich.

Postoperative Pflege ■

Prognose

Bei rechtzeitiger Diagnosesicherung können die Kinder nach Tumorentfernung bzw. subtotaler Pankreatektomie geheilt werden. In der Regel jedoch erfolgt die Diagnosesicherung zu spät, und die bereits eingetretenen neurologischen Störungen sind nicht mehr reparabel.

Inselzellhyperplasie und Nesidioblastose

Definition

Inselzellhyperplasie: Im Gegensatz zum Inselzelladenom nur in der Neugeborenenperiode und in den ersten Lebensmonaten zu beobachtende therapieresistente Hypoglykämie infolge einer Vermehrung der Langerhans-Inseln (β-Zellen).

Nesidioblastose: Neubildung von verstreuten Inselzellen (β-Zellen), die sich in dem Gewebe des exokrinen Pankreasapparates entwickeln.

Klinische Zeichen

Das klinische Bild der beiden ist identisch mit dem des Inselzelladenoms.

Behandlung

Bei Versagen einer konservativen Therapie, ist ein frühzeitigs operatives Vorgehen, das ebenfalls in einer subtotalen Pankreatektomie besteht, indiziert, um neurologischen Spätschäden vorzubeugen.

Bauchwand

Bauchmuskelhypoplasie (Bauchmuskeldefekt)

Definition

Sehr seltenes *angeborenes* Mißbildungssyndrom, das durch Fehlen oder Unterentwicklung der Bauchdeckenmuskulatur, Mißbildungen des Urogenitaltraktes (Megavesika, Megaureteren, Nierendysplasie, Blasenscheiteldivertikel), des Herzens und des Darms wie durch Bauchhoden *(Kryptorchismus)* gekennzeichnet ist.

Klinische Zeichen

Infolge Fehlens oder Unterentwicklung der Bauchdeckenmuskeln gleicht das Abdomen einem schlaffen Sack, der bei der Palpation hin- und herpendelt, und durch den die inneren Organe zu tasten sind. Die Haut ist gefältet und schrumplig (Abb. **161**).

Charakteristisch ist eine tiefe Hautfurche von der Symphyse (Schambeinfuge) bis zur Nabelgrube. Die faltenreiche Bauchhaut hat dem Krankheitsbild auch den Namen „Prune-belly-syndrome" (Syndrom der getrockneten Pflaume) verliehen. Die Hoden sind im Skrotum nicht tastbar (Leisten-Bauchhoden).

Infolge der mannigfaltigen Mißbildungen der Nieren und der ableitenden Harnwege ist das Leben dieser Kinder durch Einschränkungen oder Versagen der Nierenfunktion gefährdet.

Behandlung

– Operative Korrektur der Harnwegsanomalien bei absoluter Dringlichkeit (Harnverhaltung, drohende Nierendekompensation). In Frage kommende Maßnahmen, S. 339f.
– Stützung der Wirbelsäule und der schlaffen Bauchdecken durch elastische Bindenverbände oder ein Korsett, Physiotherapie („Bauchmuskeltraining").

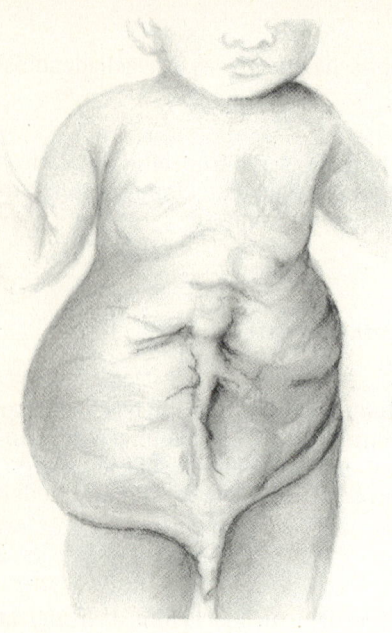

Abb. **161** Kongenitale Bauchmus-
kelhypoplasie. Beachte die Schlaff-
heit der Bauchdecke, die typische
Mittelfurche und das Fehlen der Hoden in dem kaum ausgebildeten
Skrotum

Hernien und Fisteln

Omphalozele (Nabelschnurbruch)

Definition

Angeborene Bauchdeckenlücke im Nabelbereich, durch die die Bauchorgane tumorartig in die Nabelschnur vorfallen. Die Omphalozele ist von
einem zarten, durchsichtigen Bruchsack, der aus einer dünnen Schicht
Nabelschnurgewebe besteht, umgeben (Abb. **162**).

Entstehung

Hemmungsmißbildung der 6. – 10. Fetalwoche, in der normalerweise die
Darmschlingen noch in die Nabelschnur hineinragen. In der Folgezeit
tritt eine Retraktion des Darms bei gleichzeitiger Verkleinerung der Nabellücke ein. Ausbleiben dieses Rückbildungsvorgangs führt zur Entstehung der Omphalozele.

Klinische Zeichen

In der Nabelregion findet sich meist ein Tumor unterschiedlicher Größe,
der aus prolabierten Darmschlingen, dem Magen sowie Anteilen der Le-

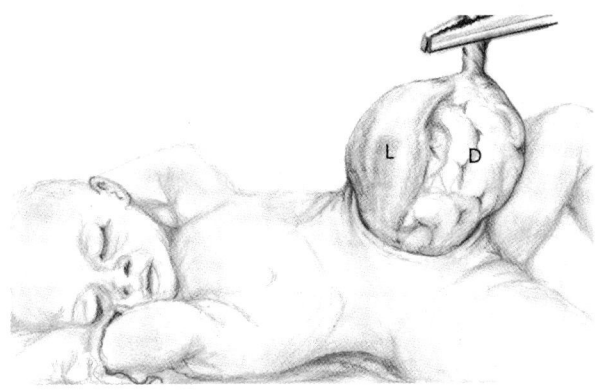

Abb. **162** Große Omphalozele (Nabelschnurbruch). Leber (L) und Darmkonvolut (D) bilden den Inhalt des transparenten Bruchsacks

ber bestehen kann. Die Bauchorgane sind von einem durchsichtigen Bruchsack bedeckt, der sich an der Spitze in eine normal ausgebildete Nabelschnur fortsetzt. Das Abdomen ist immer klein und eingesunken. Durch Austrocknung an der Luft verliert der Bruchsack schon bald seine Durchsichtigkeit. Er wird trüb und faltig.

Der Nabelschnurbruch ist häufig mit Mißbildungen wie Herzfehlern, abnormaler Lungenanlage, Zwerchfelldefekten, Lageanomalien des Darms wie auch Atresien vergesellschaftet.

Fehlender Mekoniumabgang in dem ersten Lebenstagen ist sehr verdächtig auf eine Darmatresie.

Bei einer sehr engen Nabelbruchpforte, durch die sich die Bauchorgane vorgestülpt haben, kann infolge einer Darmkompression eine *sekundäre Atresie* entstehen. Eine lebensbedrohliche Komplikation des Krankheitsbildes ist die Perforation des sehr dünnen Bruchsacks. Die Bauchorgane sind jetzt nicht mehr geschützt, und es stellt sich ohne Behandlung innerhalb weniger Stunden eine schwere Peritonitis (Bauchfellentzündung) ein, der die Kinder rasch erliegen können.

Behandlung

Sie ist von 2 Faktoren abhängig: ob

– eine weite oder eine enge Bruchpforte vorliegt,
– der Bruchsack geschlossen oder rupturiert ist.

Geschlossene Omphalozele. Bei ausreichend weiter Bruchpforte wird zunächst konservativ behandelt.

Hierbei ist Behandlungsziel, die Wand der Omphalozele zu stabilisieren: Die normal ausgebildete Nabelschnur wird mit einem sterilen Seidenfaden umschlungen und unter leichter Anspannung am Dach des Inkubators fixiert. Hierdurch entsteht ein sanfter Dauerzug, der einmal der Entlastung des Abdomens, zum anderen einer Dehnung der Bauchdecken und somit einer Spontanreposition der Intestinalorgane dient. Anschließend wird auf den Bruchsack eine 2%ige Quecksilberverbindung (Mercurochrom) aufgetragen. Diese Lösung führt innerhalb kurzer Zeit zur derben Verfestigung der Bruchhülle.

■ **Pflege** ▬▬▬▬▬▬▬▬▬▬▬▬▬▬▬▬▬▬▬▬▬▬▬▬▬▬▬▬▬▬▬

Der Mercurochromanstrich darf nur *einmal* vorgenommen werden, da bei Wiederholungen die Gefahr einer Quecksilberintoxikation besteht!

◆ Durch tägliches Besprühen des Bruchsacks mit antibiotikahaltigen Sprays kann einer Infektion vorgebeugt werden.

◆ Stets ist eine nasogastrale Sonde einzuführen, da bei Kindern mit einer Omphalozele häufig ein erheblicher Rückfluß aus Magen und Dünndarm besteht. Die Ernährung in den ersten Tagen ist parenteral, und erst bei ausreichendem Abgang von Mekonium wird mit oraler Nahrungszufuhr begonnen.

▬▬▬▬▬▬▬▬▬▬▬▬▬▬▬▬▬▬▬▬▬▬▬▬▬▬▬▬▬ **Pflege** ■

Innerhalb weniger Wochen (der Dauerzug an der Nabelschnur, die schon bald austrocknet, bleibt zunächst bestehen) tritt von den Seiten her eine Überhäutung der Omphalozele ein.

Die den Bruch bedeckende Haut schützt zwar vor Infektion und Perforation, jedoch ist die Bauchdecke infolge Fehlens der Muskulatur instabil (*Bauchwandhernie*, Abb. **163**). Dieser Bauchwandbruch wird im Alter von 1 – 2 Jahren durch eine plastische Operation beseitigt (Kutislappenplastik).

Ruptierte Omphalozele:

Bei enger Bruchpforte (Behinderung der Darmpassage!) sowie Ruptur des Bruchsacks ist ein sofortiges operatives Vorgehen angezeigt.

Kleine Omphalozele: Die gerade Bauchmuskulatur kann nach Reposition der Intestinalorgane gerafft und die Haut darüber verschlossen werden (einzeitiges Vorgehen).

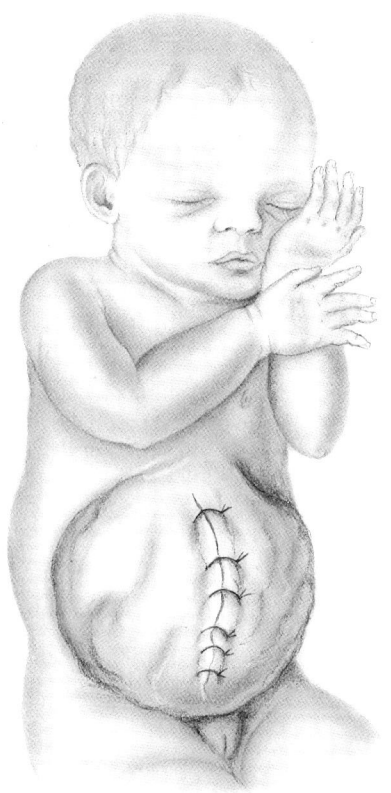

Abb. **163** Typischer Befund einer Bauchwandhernie nach großer Omphalozele oder Eventration

Sehr große Omphalozele: Die primäre Reposition der Bauchorgane mit Vereinigung der Bauchdecken darüber ist nicht möglich, und nur in wenigen Fällen gelingt es unter Spannung, die Haut über dem Defekt zu vereinigen. Bei übergroßen Nabelschnurbrüchen mit enger Bruchpforte oder nach Perforation des Bruchsacks muß deshalb zum Schutz eine gewebsfreundliche Kunststoffolie an der geraden Bauchmuskulatur fixiert werden. Sie hat die Form eines Plastikbeutels und wird wie die Nabelschnur mit Fäden am Inkubatordach aufgehängt. Durch sukzessive Verkleinerung der Silasticfolie wird ein langsamer, jedoch stetiger Druck auf die Bauchorgane ausgeübt (bei gleichzeitigem Zug an den Bauchdecken), so daß nach und nach das Mißverhältnis zwischen Hernie und Abdomen ausgeglichen wird. Ist ein spannungsfreier Verschluß der Bauchhaut gewährleistet, wird die Silikonfolie entfernt und die Haut verschlossen. Die verbleibende Bauchwandhernie wird ebenfalls durch eine plastische Operation beseitigt.

In den letzten Jahren hat sich uns die Omphalozelendeckung mittels mütterlichem Amnion (Eihaut) ausgezeichnet bewährt, da es sich um körpereigenes Gewebe handelt, das rasch einheilt. Steht die Plazenta nicht zur operativen Verfügung, können die Intestinalorgane mit sterilem, in Alkohol konservierten Pferdeperikard gedeckt werden.

Die zu rasche Reposition einer Omphalozele führt infolge des Mißverhältnisses zwischen Abdomen und Hernie zu einem Zwerchfellhochstand und zu lebensbedrohlicher Atembehinderung.

Dyspnoe und Zyanose wie auch Verschlechterung des Allgemeinzustandes deuten die Verminderung der respiratorisch-ventilatorischen Funktion an. Desgleichen ist ein zunehmender duodenaler Reflux nach einer Reposition stets auf unphysiologisch erhöhte Druckverhältnisse im Abdomen hinweisend.

Prognose

Die Lebenserwartung der Neugeborenen mit einer Omphalozele ist gut, wenn die Indikation zu konservativer oder operativer Behandlung richtig gestellt wird, wenn keine weiteren schweren Mißbildungen vorliegen und wenn in der postoperativen Phase die erwähnten Warnzeichen rechtzeitig erkannt werden.

Paromphalozele

Definition

Ein angeborener Bauchwanddefekt, aus dem Bauchorgane ohne umhüllenden Bruchsack austreten (Abb. **164**).

Synonyme: Gastroschisis, ventrale Bauchspalte, Eventration.

Beachte: Bei der *Paromphalozele* ist der Nabelring stets erhalten und die Nabelschnur normal ausgebildet.

Die Paromphalozele liegt überwiegend rechts vom Nabel.

Entstehung

Wie bei der Omphalozele handelt es sich um eine Hemmungsmißbildung innerhalb der ersten Fetalwochen.

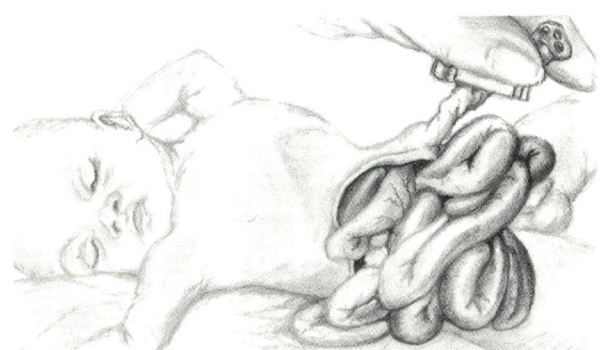

Abb. **164**   Eventration. Beachte den rechts neben dem Nabel gelegenen Bauchwanddefekt (Paromphalozele)

Klinische Zeichen

Große Anteile des Dünn- und Dickdarms, der Leber sowie des Magens liegen frei vor dem Abdomen. Der Bruchpfortendurchmesser ist meist klein.

Da die Eventration schon intrauterin erfolgt, zeigen die Darmschlingen
bei der Geburt immer die Zeichen einer Peritonitis: Sie sind miteinander
zu einem unförmigen Konvolut verklebt. Ihre Wandung ist infolge Fibrin-
auflagerung verdickt.

Das Abdomen der Neugeborenen (meist Frühgeborene) ist wie bei der
Omphalozele stets zu klein angelegt. Eine Kombination mit weiteren
Mißbildungen, insbesondere Herzfehlern, wird häufig beobachtet.

■ Präoperative Pflege

Die in der Geburtsklinik eingeleiteten Sofortmaßnahmen entscheiden
vielfach über den operativen Erfolg in der kinderchirurgischen Klinik.
Das Neugeborene muß in einem Transportinkubator gelagert werden.
Die Möglichkeit der Sauerstoffgabe bzw. die der endotrachealen Intubation muß gegeben sein. Die eventrierten Bauchorgane werden mit feuchten (physiologische Kochsalzlösung) Kompressen steril abgedeckt.

Beachte: Es ist stets warmes Kochsalz zu verwenden, da durch kalte
Schutzverbände eine zusätzliche Auskühlung des Frühgeborenen droht.
– Fixierung eines Urinbeutels, um Reizungen der Darmschlingen zu verhindern (♂).

Präoperative Pflege ■

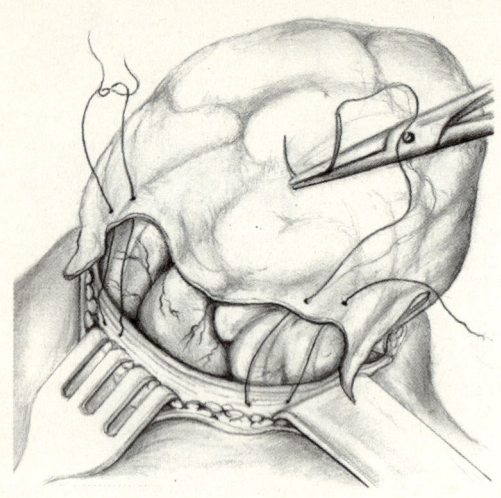

Abb. **165** Operative Taktik bei großer Paromphalozele (Eventration): Deckung der freiliegenden vorgelagerten Bauchorgane mit mütterlichem Amnion

Behandlung

Die Paromphalozele muß sofort operativ angegangen werden. Da eine primäre Reposition der Intestinalorgane mit Verschluß der Bauchdecke fast *nie* gelingt, kommt, wie bei der großen Omphalozele (Ruptur, enge Bruchpforte), ein mehrzeitiges Vorgehen (Bedeckung der Intestinalorgane mit einer Silasticfolie, mütterlichem Amnion oder Pferdeperikard) in Betracht (Abb. **165**).

Intubation und maschinelle Beatmung in der postoperativen Frühphase wie Applikation von Antibiotika und parenterale Ernährung über einen zentralvenösen Katheter sind unerläßlich.

Dem regelmäßigen Erregernachweis aus dem liegenden Endotrachealtubus, der Wunde, Drainageröhrchen oder zentralem Venenkatheter kommen besondere Bedeutung zu, da nur hierdurch eine gezielte antibiotische Behandlung möglich.

■ Postoperative Pflege

Omphalozele und Paromphalozele

◆ Betreuung des Neu- oder Frühgeborenen in einem Intensivpflegeinkubator.

◆ Ein zentralvenöser Zugang ist obligat. Eine Ausnahme bildet eine kleine Omphalozele, bei der die Bauchdecken *primär* verschlossen wurden.

◆ Sämtliche pflegerischen Maßnahmen sind mit sterilen Handschuhen vorzunehmen, da Frühgeborene, aber auch reife Neugeborene, infolge der Schwere der Fehlbildung im höchsten Maße infektionsgefährdet sind.

Das implantierte Amnion verfestigt sich nach einigen Tagen und nimmt einen pergamentförmigen Charakter an.

◆ Aufmerksamkeit ist den Wundrändern zu schenken! Rötung und Sekretion beweisen die Infektion. Das Betupfen dieser Areale mit einer antiseptischen Lösung (z. B. einer Jodkomplexlösung) vermag eine Keimbesiedlung zu reduzieren. Diese Maßnahmen werden auch angewendet, wenn ein Silasticbeutel zur Deckung benutzt wurde.

Bei übergroßen, dem Abdomen vorgelagerten Darmanteilen neigen diese infolge ihres Gewichts zur seitlichen Verlagerung und damit zur Abknickung, so daß eine Abstützung des Eventrats auf steriler Unterlage (Alu-Folie) durch Schaumgummikissen sinnvoll ist.

◆ Der gastroduodenale Rückfluß, der sehr lange besteht, erfordert keine übertriebenen Maßnahmen, da der Darminhalt gewissermaßen erst einen Berg zu erklimmen hat, um sich entleeren zu können. Unterstützend wirkt das Legen eines dünnen Darmrohrs in das Rektum.

◆ Kinder mit operierter Omphalozele oder einer Eventration bedürfen stets einer länger dauernden maschinellen Beatmung, da durch das Verlagern der Intestinalorgane in den stets zu klein angelegten Bauchraum ein Zwerchfellhochstand bewirkt wird, der die spontane Eigenatmung erheblich beeinträchtigt.

◆ Die Überwachung der Durchgängigkeit des Endotrachealtubus und seiner richtigen Position erweitert den Kontrollbereich der betreuenden Pflegekraft. Unruhe, Zyanose und erschwerte Atmung können auf eine Verlegung des Tubus durch Bronchialsekret wie auch auf eine Lageveränderung der Endotrachealkanüle hinweisen.

Beachte: Selbst das Frühgeborene versucht nicht selten, sich selbst zu extubieren. Somit bedarf es vielfach einer Fixierung der Händchen.

Wichtig: erfahrene Pflegekraft, die den aktuellen Allgemeinzustand des Kindes beurteilen kann:

◆ Veränderung der Vitalfunktionen während der postoperativen Phase zum Positiven wie zum Negativen sowie das Erfassen auch geringgradiger Veränderungen in der Verhaltensweise des Neugeborenen.

◆ Dem Hautturgor ist Aufmerksamkeit zu schenken. Infolge unzureichender Harnausscheidung kann es zu Ödemen kommen. Die Haut ist gespannt und glänzend. Bei Eindrücken der Haut mit einem Finger verbleibt eine Delle, die beweisend für eine vermehrte Wasseransammlung im Unterhautfettgewebe ist. Gefürchtet ist das *Sklerödem*, bei dem die Haut teigig verschwollen ist. Beim Betasten fühlt sie sich hart an. Das Sklerödem ist stets Ausdruck eines schlechten Allgemeinzustandes. Es ist häufig bei Frühgeborenen zu beobachten. Eine Ödembildung geht mit einer sprunghaften Gewichtszunahme einher. Es ist stets abzuklären, ob der pathologischen Wasseransammlung im Gewebe eine *renale* oder *kardiale* Dysfunktion zugrunde liegt.

◆ Eine orale Nahrungszufuhr ist erst dann gestattet, wenn eine ungestörte Darmpassage vorhanden ist. Der Nahrungsaufbau hat *langsam* zu erfolgen, da bei einer Überbelastung des Darms die Gefahr der Entstehung einer nekrotisierenden Enterokolitis droht. Somit sollte mehrmals täglich der Magenrest bestimmt und der Stuhl auf okkultes Blut untersucht werden. Sichtbare Blutbeimengungen zwingen zum sofortigen Absetzen der Nahrung.

Postoperative Pflege ■

Prognose

Trotz rechtzeitig einsetzender Therapie ist im Gegensatz zum Nabelschnurbruch die Lebenserwartung des Neugeborenen mit einer Eventration wegen der vielfach nicht zu beherrschenden Infektion des Bauchraums, Lungenveränderung (bronchopulmonale Dysplasie) infolge notwendiger Dauerbeatmung wie vielfacher Zusatzmißbildung (z. B. Herzfehler) eingeschränkt. Die Überlebensrate ist mit 60 – 70 % anzusetzen.

Ductus omphaloentericus persistens

Definition

Angeborene fistelartige Verbindung zwischen Dünndarm und Nabel.

Anatomische Vorbemerkungen

Darm-Nabel-Fistel: Der Ductus omphaloentericus ist ein embryonaler Verbindungsgang zwischen der fetalen Nabelschleife und dem Dottersack. Unter physiologischen Bedingungen bildet er sich in der 7. Embryonalwoche zurück. Bleibt er ganz bestehen oder findet nur eine partielle Rückbildung statt, resultiert eine Darm-Nabel-Fistel oder eine Zyste (Abb. **166**).

Meckel-Divertikel: partielle Ausstülpung des Dünndarms ohne oder nur mit strangartiger Verbindung zum Nabel (S. 224).

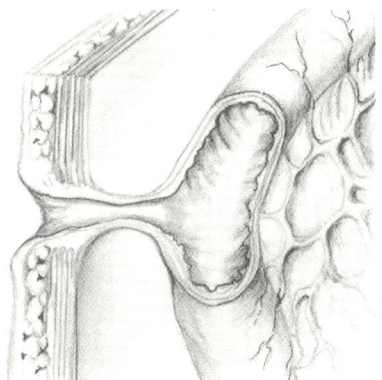

Abb. **166**   Ductus omphaloentericus persistens

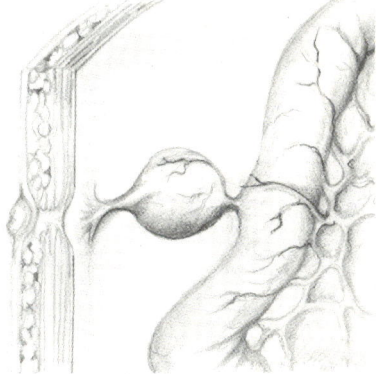

Abb. **167**   Enterozystom

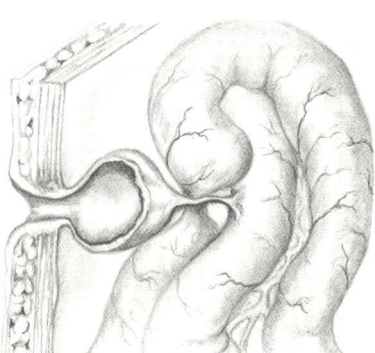

Abb. **168**   Nabelzyste mit Strang zum Dünndarm

Enterozystom: zystische Auftreibung im obliterierten Nabel-Darm-Gang (Abb. **167**).

Nabelzyste: partielle Erweiterung hinter dem Nabel ohne oder nur mit strangartiger Verbindung zum Darm (Abb. **168**).

Klinische Zeichen

Sie sind abhängig davon, ob ein Ductus omphaloentericus persistens, eine Nabelzyste, ein Enterozystom oder ein Meckel-Divertikel vorliegt.

Absonderungen von Schleim und Dünndarmstuhl aus dem Nabel sind beweisend für einen offenen Fistelgang zwischen Ileum und Nabel. Die

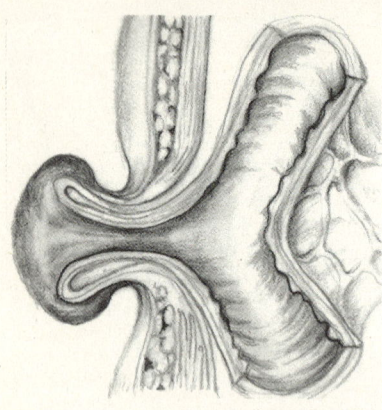

Abb. **169** Dünndarmprolaps bei Ductus omphaloentericus persistens

Nabelregion ist entzündlich gerötet und neigt zu Blutungen. Beim Pressen, Husten oder bei der Defäkation besteht die Gefahr der Dünndarmausstülpung (Dünndarmprolaps, Abb. **169**). Die außerhalb des Abdomens gelegenen Dünndarmanteile können durch Kompression des Nabelrings von der Gefäßversorgung abgeschnitten und nekrotisch werden.

Die gleichzeitig bestehende Behinderung der Stuhlpassage führt zu den Zeichen eines mechanischen Ileus: gespanntes Abdomen, Erbrechen, Sistieren von Stuhl und Winden.

Aus einer Nabelzyste wird lediglich Schleim abgesondert. Das Enterozystom ist symptomlos, wenn es nicht durch Größenzunahme Kompressionserscheinungen verursacht. Die Strangverbindung zwischen Nabelzyste oder Enterozystom birgt stets die Gefahr eines Ileus in sich. Er entsteht dadurch, daß sich Dünndarmanteile um den die Bauchhöhle frei durchziehenden Gewebsstrang herumschlingen.

Diagnostik

Durch Sondierung des Fistelgangs wie auch durch Kontrastmitteldarstellung sind Nabelzyste wie auch Ductus omphaloentericus peristens nachweisbar. Das Enterozystom stellt sich sonographisch dar.

Behandlung

Nach Diagnosesicherung werden die Rudimente oder der offene Nabel-Darm-Gang operativ entfernt. Das Meckel-Divertikel ist meist ein Zufallsbefund bei der Appendektomie und wird ebenfalls entfernt, da die Möglichkeit der Ulzeration, der Blutung oder der Invagination besteht.

Urachus persistens (Urachusfistel)

Definition

Rückbildungshemmung des Harngangs (Urachus). Bei unvollständigem Verschluß bleibt ein Fistelgang zwischen Harnblase und Nabel bestehen (Urinabgang aus dem Nabel).

Anatomische Vorbemerkungen

Der Urachus stellt in der Fetalzeit eine Verbindung zwischen dem Nabel und der Blase her. Es setzt sich am Nabel in den Allantoisgang fort. Unter physiologischen Bedingungen veröden Allantoisgang und Urachus im 2. Fetalmonat zu einem strangartigen Gebilde: Lig. vesicale mediale.

Klinische Zeichen

Vergleichbar mit den Rückbildungsstörungen des Ductus omphaloentericus können folgende Formen unterschieden werden:

– komplette Urachusfistel (Abb. **170** und **171**),
– Urachuszyste (Abb. **172**),

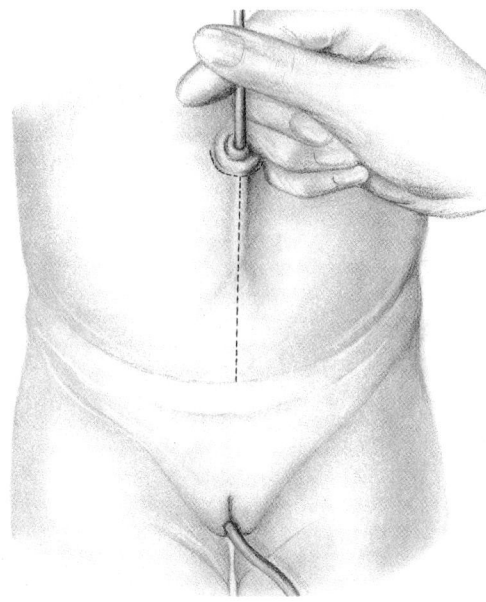

Abb. **170** Sondierungsversuch beim Urachus persistens (kompletter Nabel-Harnblasen-Gang). Die Schnittführung zur operativen Beseitigung ist markiert

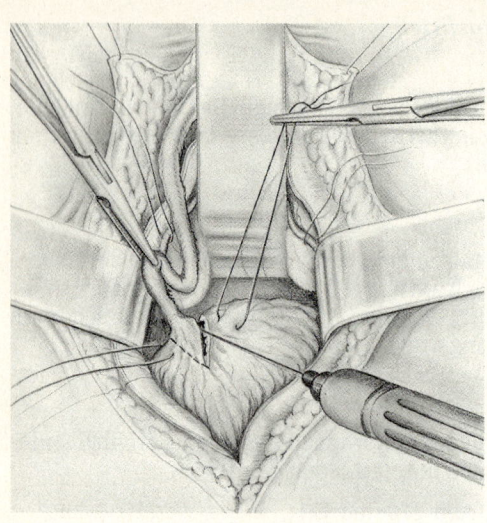

Abb. 171 Entfernung des Fistelgangs komplett bis zur Harnblase

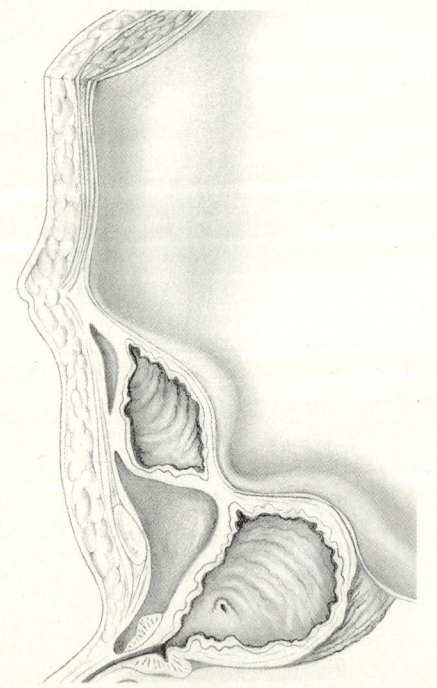

Abb. 172 Urachuszyste

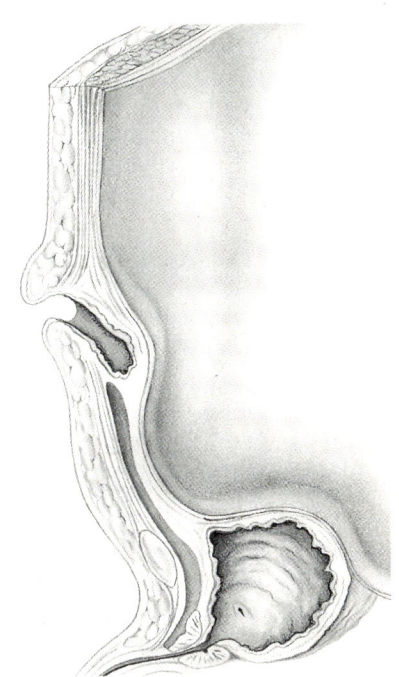

Abb. **173** Nabelfistel

– äußere Nabelfistel (Abb. **173**),
– Blasenscheiteldivertikel.

Nabelfistel: Trübes Sekret geht aus der Nabelgrube ab (nässender Nabel).

Urachuszyste: Sie wächst infolge Sekretion aus dem Urothel, mit dem sie ausgekleidet ist. Sie macht sich durch Kompresssion benachbarter Organe klinisch bemerkbar.

Komplette Urachusfistel: Urin wird aus der Nabelgrube abgesondert. Bei Druck auf die Blase entleert sich Harn im Strahl. Infolge des Urins mazeriert die den Nabel umgebende Bauchhaut.

Das *Blasenscheiteldivertikel,* ein dem Blasendach aufsitzender Rest des Harngangs, begünstigt Harnwegsinfektionen und neigt bei engem Divertikelhals zur Steinbildung. Nicht selten werden im späteren Alter Karzinome beobachtet („Prune-belly-Syndrom", S. 283).

Diagnostik

Der Nachweis eines offenen Urachusgangs läßt sich durch Konstrastmittelinjektion wie auch durch Einspritzen einer Blaulösung vom Nabel aus führen. Das Methylenblau wird durch die Harnröhre ausgeschieden, das Kontrastmittel ist im Röntgenbild in der Blase nachweisbar.

Behandlung

Nabelfistel, Urachuszyste sowie der offene Urachus müssen operativ entfernt werden. Bei dem letzten ist zu beachten, daß wegen der Gefahr der malignen Entartung die Ursprungsstelle des Blasen-Nabel-Gangs am Blasenscheitel mitentfernt werden muß (Abb. **171**).

Postoperativ Einlegen eines Blasenverweilkatheters oder einer Pigtaildrainage bis zur Wundheilung bei gleichzeitiger Antibiotikagabe (Infektionsprophylaxe). Auch der Raum vor der Blase (Spatium retropubicum) wird stets drainiert, um bei Harnaustritt durch eine nicht dichte Blasennaht einer Urinphlegmone (eitrige Zellgewebsentzündung mit Neigung zur Ausbreitung) vorzubeugen.

Nabelhernie (Nabelbruch)

Definition

Angeborene Nabellücke, die durch mangelhaften Verschluß des Nabelrings nach Abfallen der Nabelschnur bedingt ist. Durch die Bruchpforte können sich Anteile des Dünndarms wie auch des großen Netzes vorwölben oder einklemmen.

Klinische Zeichen

Vom Nabel ausgehender Tumor (manchmal bis zu Pflaumengröße), der mit Haut überzogen ist (Abb. **174**). Der Tumor vergrößert sich beim Schreien und Pressen. Die Inkarzeration von Bauchorganen ist bei sehr enger Bruchpforte möglich, jedoch sehr selten. Häufig hingegen sind Schmerzen und Unruhe.

Behandlung

Da eine Nabelhernie innerhalb der ersten Lebensjahre rückbildungsfähig ist, ist zunächst eine abwartende Haltung bis zum Ende des 3.–4. Lebensjahres angezeigt.

Eine Ausnahme bildet die übergroße Hernie, bei der kein Spontanverschluß zu erwarten ist.

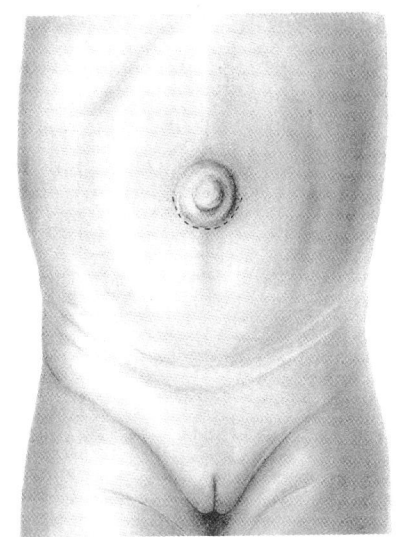

Abb. **174** Typischer Aspekt einer großen Nabelhernie mit evertiertem und
verstrichenem Nabelfaltenrelief

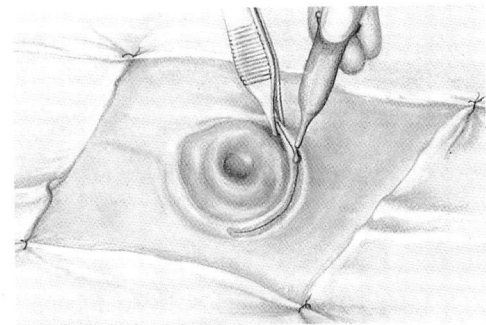

Abb. **175** Nahtloser
Wundverschluß nach Na-
belherniotomie

Fehlerhaft ist die Behandlung des Nabelbruches mit dem noch sehr häufig gebrauchten Nabelpflaster. Es wird unter Spannung auf die Bauchdek-
ke aufgezogen, unter der Vorstellung, daß sich hierdurch die Nabelhernie
verkleinern ließe. Jedoch sind Infektion der Haut wie auch Mazeration eine nicht ausbleibende Folge dieses Behandlungsverfahrens.

Tritt keine spontane Verkleinerung der Nabellücke ein, wird die
Bruchpforte durch einen kleinen operativen Eingriff (Nabelherniotomie)
verschlossen. Wundschluß mit synthetischem Gewebekleber (Abb. **175**).

■ **Postoperative Pflege**

◆ 6 Stunden nach der Operation perorale Gabe von Tee mit Traubenzuker, am ersten postoperativen Tag Erweiterung der Ernährung auf leichte Kost. Säuglinge erhalten eine „Infektnahrung".

◆ Unterstützung der Darmmotilität am 2. postoperativen Tag durch ein Glyzerinklistier wie auch durch Laxanzien (wenn erforderlich).

Beachte:

Nabelwunden heilen vielfach schlecht, und es tritt eine Sekundärheilung ein, die sich durch Wundranddehiszenz (Auseinanderweichen der Wundränder) und Sekretabsonderung kennzeichnet. In diesen Fällen ist eine antibiotische Behandlung angezeigt.

Fehlerhaft sind Salbenverbände wie auch Vollbäder.

◆ Sind die Kinder in den ersten postoperativen Tagen sehr unruhig (Wundschmerz), können analgetische Suppositorien verabreicht werden.

Postoperative Pflege ■

Supraumbilikalhernie

Definition

Stets über dem Nabel gelegene, angeborene, häufig sehr kleine Bauchdeckenlücke, durch die sich ein Zipfel des großen Netzes vorwölben und auch dort verwachsen kann. Der Nabelring kann geschlossen oder offen sein (Abb. **176** [A]).

Klinische Zeichen

Beim Schreien und Pressen sich vorwölbender, oberhalb des Nabels gelegener Tumor von Erbsen- bis Kirschgröße.

Behandlung

Resektion des inkarzerierten Netzzipfels und Verschluß der Bruchpforte durch Fasziendopplung.

Epigastrische Hernie

Definition

Angeborene Faszienlücke in der Mittellinie des Abdomes (Linea alba), durch die sich Fettbürzel (präperitoneale Lipome) vorwölben können.

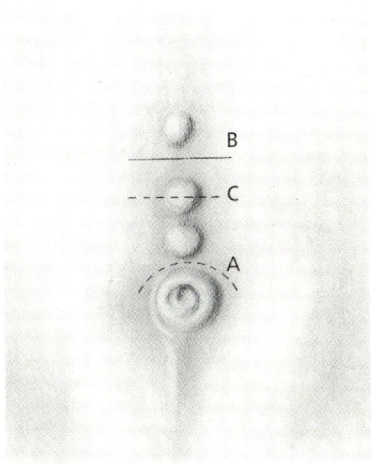

Abb. **176** Supraumbilikalhernie (A)
und 2 epigastrische Hernien (B, C)

Lokalisation

Sie treten solitär oder multipel vom Nabel bis zum Handgriff des Brustbeins auf (Abb. **176** [B, C]).

Klinische Zeichen

Palpatorisch findet sich ein unter der Haut gelegener, oft druckempfindlicher, nicht verschiebbarer Tumor von Erbsen- bis Kirschgröße.

Epigastrische Hernien lassen sich am besten bei Anspannung der Bauchdeckenmuskulatur tasten.

Durch Einklemmung des Fettbürzels können kolikartige Bachschmerzen auftreten, die vielfach als Nabelkolik gedeutet werden.

Behandlung

Operative Entfernung des Lipoms und Verschluß der Faszienlücke (Abb. **177 a** u. **b**).

Indirekter Leistenbruch (Hernia inguinalis indirecta)

Definition

Durch unvollkommenen Verschluß des inneren Leistenrings bedingte Vorwölbung des Peritoneums (Bauchfell) mit Netz, Darmanteilen wie auch des Ovars in den Leistenkanal.

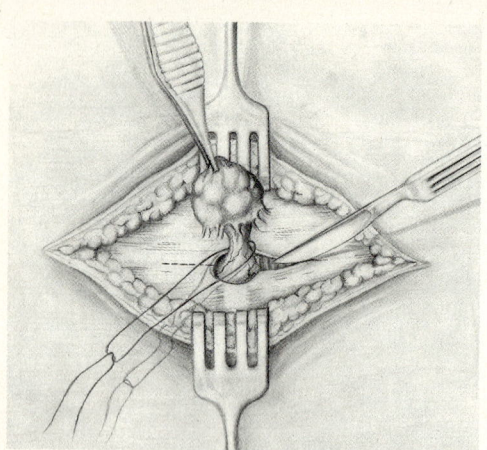

a

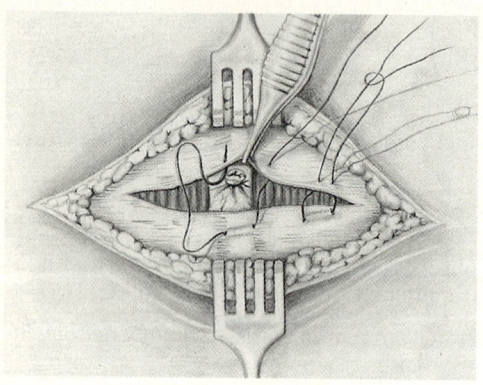

b

Abb. 177 a u. b Epigastrische Hernie
a Operatives Vorgehen bei epigastrischer Hernie: Resektion des präperitonealen Lipoms
b Verschluß der Bruchpforte (Faszienlücke) durch Nahtdoppelung

Die angeborene Leistenhernie, die ein- oder doppelseitig auftreten kann, ist eine *indirekte* Hernie, da der Bruch sich durch einen präformierten Kanal vorwölbt. Tritt ein Bruch infolge einer Muskel- oder Faszienschwäche auf, wird dieser als direkte Leistenhernie bezeichnet.

Beachte: Beim Kind liegt fast immer eine indirekte, beim Erwachsenen überwiegend eine direkte Leistenhernie vor.

Entstehung

Innerhalb des 2.–3. Fetalmonats bildet das Bauchfell im Bereich des inneren Leistenrings eine Vorwölbung, die bei Knaben in Richtung Skrotum

(Hodensack) wächst und den Leistenkanal mit einer Peritonealhülle auskleidet (offener Processus vaginalis peritonei).

Die Hoden steigen während des 7. Fetalmonats außerhalb der Peritonealhülle (retroperitoneal) durch den Leistenkanal in das Skrotum hinab, das sie noch vor der Geburt erreichen. Der Deszensus der Hoden ist eines der *Reifezeichen*. Ist der Deszensus erfolgt, verödet der offene Processus vaginalis peritonei unter physiologischen Bedingungen. Bleibt er offen oder obliteriert er nur teilweise, entstehen hieraus die verschiedenen Formen der Leistenhernie bzw. der Hydrozele (Wasserbruch).

Die verschiedenen Leistenhernien

Skrotalhernie: Bis in das Skrotum herabreichender indirekter Leistenbruch bei völlig offenem Processus vaginalis peritonei (Abb. **178 a**).

Inguinalhernie: Verödung des Processus vaginalis bis auf einen Anteil vor dem inneren Leistenring (Abb. **178 b**).

Hydrocele funiculi spermatici: Der offene Processus vaginalis verödet im Bereich des inneren Leistenrings und im Bereich des Skrotums. In der Mitte verbleibt ein zystisches Gebilde, das beim Jungen als Hydrocele funiculi spermatici, beim Mädchen als Nuck-Zyste bezeichnet wird (Abb. **178 c**).

Hydrocele testis: Obliteration des Processus vaginalis peritonei bis auf einen skrotalen Anteil (Abb. **178 d** und **179**).

Das gleichzeitige Auftreten einer Leistenhernie, einer Hydrocele funiculi spermatici wie auch einer Hydrocele testis ist möglich.

Klinische Zeichen

Etwa 5 % aller Kinder, davon überwiegend Jungen, haben eine angeborene Leistenhernie. Der Bruch findet sich meist auf der rechten Seite. Er kann aber auch doppelseitig auftreten.

Die angeborene Leistenhernie macht sich in den ersten Lebenstagen oder -wochen durch eine prallelastische Vorwölbung in der Leistenbeuge bemerkbar (Abb. **180**).

Die Geschwulst vergrößert sich beim Schreien oder Pressen. In Ruhe wird meist eine spontane Rückverlagerung der Hernie in das Abdomen erfolgen, oder der Bruch kann durch leichten manuellen Druck reponiert werden.

Die Möglichkeiten der spontanen wie der manuellen Reposition sind nur gegeben, wenn eine weite Bruchpforte (innerer Leistenring) vorliegt. Die enge Bruchpforte dagegen behindert das Zurückgleiten der Bauchorgane

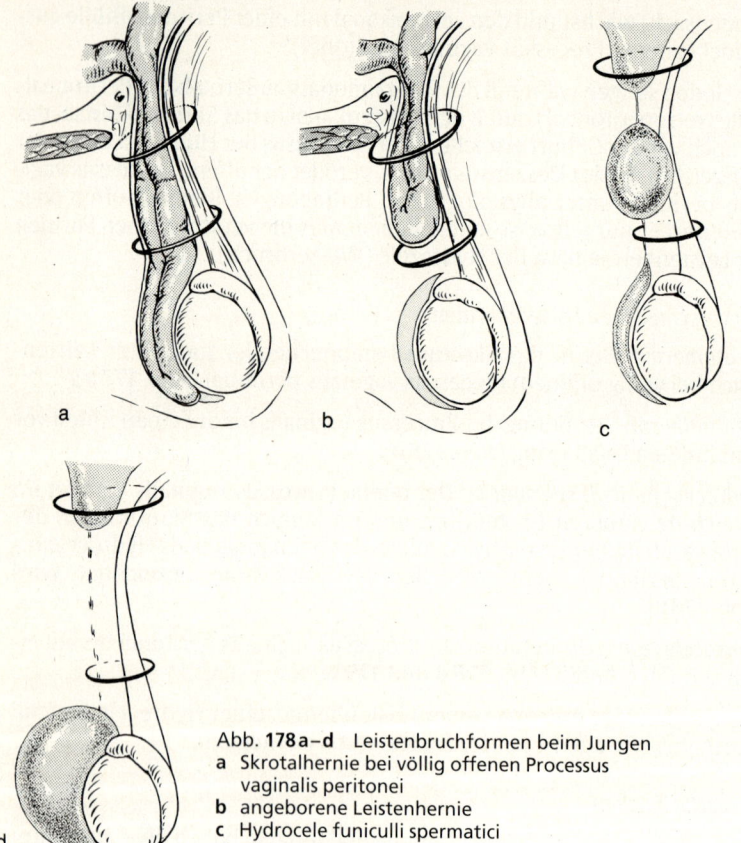

Abb. 178 a–d   Leistenbruchformen beim Jungen
a   Skrotalhernie bei völlig offenen Processus
     vaginalis peritonei
b   angeborene Leistenhernie
c   Hydrocele funiculi spermatici
d   Hydrocele testis

(Darm, Netz, Appendix, Ovar). Es entsteht der eingeklemmte Leistenbruch (inkarzerierte Hernie, Abb. **181**).

Zeichen der Einklemmung: Unruhe, Schmerz in der Leistenbeuge, Erbrechen und Stuhlverhaltung. In der Leistenregion ist ein harter, druckschmerzhafter Tumor tastbar.

Jede länger bestehende Brucheinklemmung führt zur Ernährungsstörung und somit zur Nekrose des Bruchsackinhalts.

Behandlung der Leistenhernie beim Jungen:

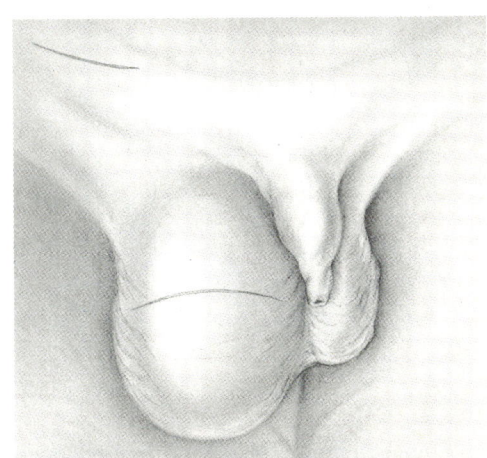

Abb. **179** Rechtsseitige Hydrocele testis. Der Hautschnitt zur Korrektur von skrotal ist markiert.

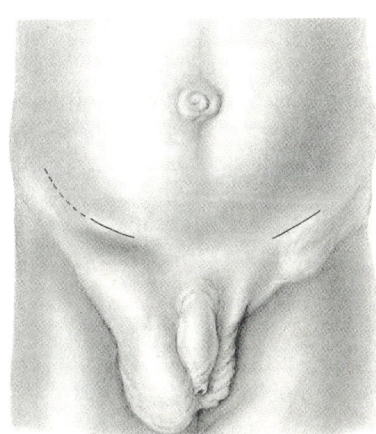

Abb. **180** Typischer Aspekt einer rechtsseitigen Skrotalhernie und einer linksseitigen Leistenhernie beim Jungen. Die Hautschnitte zur operativen Korrektur sind markiert.

Jeder Leistenbruch muß operativ beseitigt werden. Bei einer Inkarzeration ist der Versuch einer vorsichtigen Reposition gestattet. Erleichtert wird das Vorgehen durch Gabe von Sedativa (Beruhigungsmitteln). Gelingt der Repositionsversuch nicht, muß sich die Leistenbruchoperation sofort anschließen. Gelingt der Repositionsversuch, wird die Leistenherniotomie 1–2 Tage später (nach Abschwellen des Gewebes) vorgenommen.

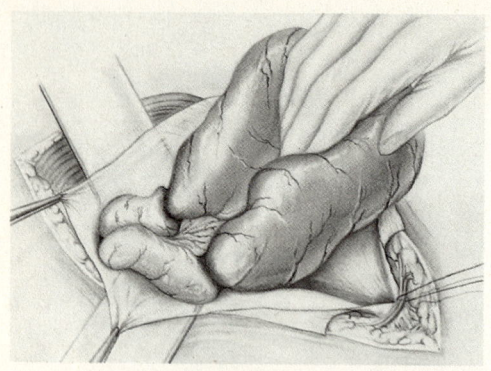

Abb. 181   Intraoperativer Befund einer im Leistenkanal inkarzerierten Dünndarmschlinge. Beachte die durch den inneren Leistenring bedingten Strangulationsfurchen.

Jede eingeklemmte Leistenhernie, die länger besteht, muß sofort operativ beseitigt werden, da infolge der Einklemmung stets mit Durchblutungsstörungen der inkarzerierten Gewebsanteile zu rechnen ist.

Behandlung der Leistenhernie beim Mädchen

Eine Einklemmung des Ovars oder der Tube im Bruchsack ist nicht sehr häufig. Meist ist die Bruchpforte weit, und das Ovar liegt ohne Einklemmungserscheinungen im Leistenkanal (Abb. 182).

Jeder Repositionsversuch bei einer Leistenhernie beim Mädchen ist fehlerhaft, da durch Druck eine Verletzung der Tubenfasern (Fimbrien) wie auch des Ovars selbst möglich ist.

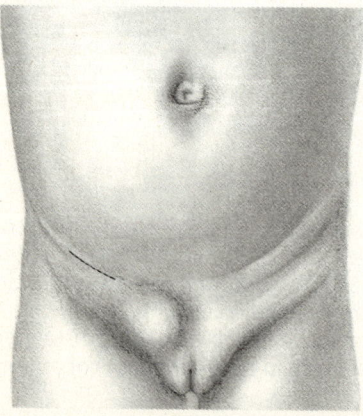

Abb. 182   Rechtsseitige Leistenhernie beim Mädchen. Die Vorwölbung entspricht dem in den Leistenkanal vorgefallenen Ovar. Markierung der operativen Schnittführung.

Fehlen entzündliche Veränderungen wie auch die auf Einklemmung hindeutende Symptomatologie, wird das Ovar bis zur Operation im Leistenkanal belassen.

Die *inkarzerierte* Hernie dagegen erfordert eine Sofortoperation: Der Bruchsack wird nach Reposition des Ovars und der Tube zusammen mit dem Lig. teres uteri im Bereich des inneren Leistenrings unterbunden und das Bauchfell an der schrägen Bauchmuskulatur (M. obliquus abdominis internus) durch eine Naht fixiert.

Diese sogenannte Hochnaht unter die Intermuskulatur verhindert eine Lageveränderung des Uterus.

Sind bei einem Kind beide Ovarien in den Leistenkanal ausgetreten, besteht der Verdacht auf Vorliegen einer *Zwitterbildung* (testikuläre Feminisierung). Vor der Operation ist in diesem Fall eine Chromosomenanalyse durchzuführen.

Hydrocele funiculi spermatici und Hydrocele testis

Definition

Retentionszysten im Bereich der Samenstranggebilde wie auch des Hodens infolge mangelhafter Obliteration des Processus vaginalis peritonei.

Klinische Zeichen

Hydrocele funiculi spermatici: Sie ist leicht mit einer Leistenhernie zu verwechseln. Im Gegensatz zum Leistenbruch läßt sich die prallelastische Geschwulst, ohne sich zu verkleinern, unter der Haut hin- und herbewegen.

Hydrocele testis: Sie kann schon im Säuglingsalter ein- oder doppelseitig auftreten. Hierbei zeigt sich im Bereich des Skrotums ein prallelastischer Tumor, der nicht druckschmerzhaft ist (Abb. **179**). Entzündliche Zeichen fehlen. Bei Durchleuchtung des Skrotums (Diaphanie) leuchtet die flüssigkeitsgefüllte Hydrozele hell auf.

Behandlung

Hydrocele funiculi spermatici: Sie muß stets operativ entfernt werden.

Hydrocele testis: Kleinere Hydrozelen des Hodens können sich spontan zurückbilden, so daß innerhalb des 1. Lebensjahres eine abwartende Haltung gerechtfertigt ist. Größere Wasserbrüche werden von einem Skrotalschnitt aus freigelegt und durch eine Spaltung der Zystenwand beseitigt

Die noch vielfach geübte Punktion der Hydrocele testis ist fehlerhaft, da infolge Neubildung der Hydrozelenflüssigkeit die Gefahr eines Rezidivs besteht. Zum anderen kann der Hoden durch eine nicht sachgerechte Punktion geschädigt werden.

■ **Postoperative Pflege**

Operationen im Skrotalbereich erfordern beim Säugling in der postoperativen Phase eine Harnableitung. Am besten bewährt sich hierfür ein aufklebbarer Unrinbeutel, der die Benetzung der Operationswunde mit Harn verhindert. Zusätzlich kann durch Auftragen eines Gewebeklebers auf die Skrotalwunde einer Wundheilungsstörung vorgebeugt werden.

Postoperative Pflege ■

Direkter Leistenbruch (Hernia inguinalis directa)

Entstehung

Er ist im Kindesalter extrem selten und entsteht dadurch, daß Peritoneum sich durch eine schwache Stelle in der Bauchwand vorwölbt. Eine Erhöhung des intraabdominalen Drucks führt zur Vergrößerung der Hernie im Bereich der Leistenbeuge.

Behandlung

Operativer Verschluß der Bauchwandlücke.

Schenkelhernie (Hernia femoralis)

Direkter Bauchwandbruch, der unterhalb des Leistenbandes (Bruchpforte) durchtritt und als Geschwulst im Oberschenkelbereich imponiert. Die Hernia femoralis ist im Kindesalter sehr selten (Abb. **183**). Die Beseitigung der Schenkelhernie kann von der Leistenregion (inguinales Vorgehen) oder vom Oberschenkel her (femorales Vorgehen) erfolgen.

Entzündliche Erkrankungen der Bauchwand

Bauchwandabszeß und -phlegmone

Entstehung

Ausgangspunkt der entzündlichen Bauchdeckenveränderungen sind Infektionen im Bereich der Leistenbeuge oder des Nabels.

Auch nach intraabdominalen Prozessen, z.B. Darmperforation, kann die Entzündung auf die Bauchdecken übergreifen.

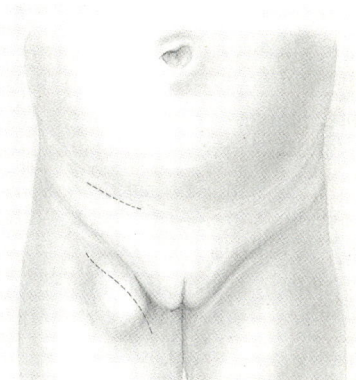

Abb. **183** Rechtsseitige Schenkelhernie. Inguinale und femorale Schnittführung sind markiert.

Der postoperative Bauchdeckenabszeß entsteht durch Keimbesiedlung der Wunde während des operativen Eingriffs.

Klinische Zeichen

Unscharf abgegrenzte Rötung der Bauchdecken, die zum Teil ödematös verschwollen sind. Eine Eiteransammlung (Abszeß oder Phlegmone) zeigt sich durch Fluktuation bei der Palpation an. Charakteristisch für den *postoperativen* Bauchdeckenabszeß ist seine Ausbildung 6 – 7 Tage nach dem Eingriff. Die Operationswunde ist gerötet, geschwollen und druckschmerzhaft.

Eine spontane Eiterentleerung ist möglich.

Bei nicht reduzierter Abwehrlage des Kindes geht ein Bauchdeckenabszeß stets mit einem sprunghaften Anstieg der Körpertemperatur einher.

Behandlung

Im Frühstadium der Bauchdeckeninfektion kann die Eiterbildung häufig durch Gabe von Antibiotika verhindert werden. Ist ein Abszeß nachweisbar, so muß dieser so rasch wie möglich in Narkose eröffnet werden.

Ausnahme: der postoperative Bauchdeckenabszeß, der nach Entfernung einiger Fäden durch Spreizung der Wundränder ohne Narkose entleert werden kann. Durch Einlegen eines Gummidrains oder einer Gummilasche in die Abszeßhöhle wird ein zu rasches Zuwachsen der Inzisionsöffnung verhindert. Desgleichen fördert die Drainage den Eiterabfluß.

■ Postoperative Pflege

Liegt der Bauchdeckeninfektion eine intraabdominale Ursache zugrunde, muß diese durch eine Laparotomie abgeklärt und beseitigt werden.

Die Häufigkeit des Verbandwechsels richtet sich nach dem Ausmaß der Wundsekretion.

Jeder Verbandwechsel bei infektiösen Prozessen wird zum Schutz der Pflegeperson mit Handschuhen vorgenommen, die anschließend sofort vernichtet werden.

Das benutzte Instrumentarium wird gesondert gereinigt und sterilisiert. Am besten eignen sich Einmalinstrumente.

Postoperative Pflege ■

Nabelgranulom (Nabelschwamm)

Definition

Im Nabel gelegener kleiner Tumor aus Granulationsgewebe, der sich infizieren wie auch zu Blutungen führen kann.

Behandlung

Verätzung oder elektrische Abtragung der Geschwulst.

■ Postoperative Pflege

Antibiotische Puderbehandlung bis zur Wundheilung. Während dieser Zeit sind keine Vollbäder, sondern nur Waschungen erlaubt. Es ist auch darauf zu achten, daß der nabelbedeckende, luftdurchlässige, sterile Schutzverband nicht mit Wasser in Berührung kommt. Hierdurch würde eine *feuchte Kammer* entstehen, die einer Infektion Vorschub leistet und die Heilung verzögert.

Postoperative Pflege ■

Omphalitis (Nabelentzündung)

Definition

Meist durch Staphylokokken oder Streptokokken bedingte Nabelinfektion.

Klinische Zeichen

Rötung sowie schmerzhafte Schwellung des Nabels, aus dem sich Eiter entleeren kann. Bei Übergreifen der Entzündung auf das Bauchfell entstehen die Symptome einer Bauchfellentzündung (Peritonitis).

Behandlung

Antibiotika in hoher Dosierung, lokal eventuell antibiotische Puderbehandlung. Bei Ausbildung eines Nabelabszesses ist dessen frühzeitige Eröffnung angezeigt.

BCG-Lymphadenitis

Definition

Seltene Komplikation nach einer Tuberkuloseschutzimpfung, bestehend in entzündlicher Schwellung der inguinalen Lymphknoten mit Abszedierung und Fistelung. (BCG = Bazillus Calmette-Guérin, Impfstoff gegen Tuberkulose)

Klinische Zeichen

Die BCG-Lymphadenitis mit einer Häufigkeit von 0,01 – 2 % tritt 4 Wochen bis 5 Monate nach erfolgter Impfung auf und ist durch Rötung und Schwellung im Bereich der linken Leistenbeuge gekennzeichnet. Die befallene Region ist schmerzhaft, die vergrößerten Lymphome sind als derbe, nicht verschiebliche Tumoren unter der Haut zu tasten (Abb. **184**).

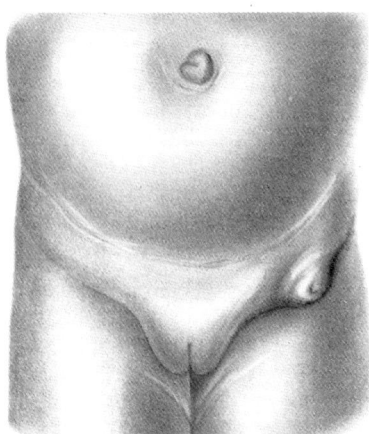

Abb. **184** Zur Abszedierung neigende BCG-Lymphadenitis. Tumorposition zur Schenkelbeuge hin. Druckschmerzhaftigkeit wie starke Umgebungsrötung im Hautbereich sind diagnostisch wegweisend.

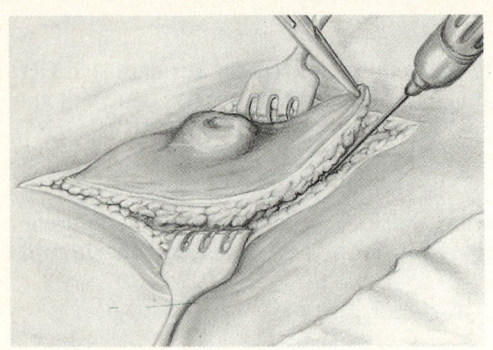

Abb. **185** Lymphknoten-
exzidierung bei BCG-Lymphadenitis. Großzügige wetz-
steinförmige Umschnei-
dung des Hautareals um
den abszedierenden
Lymphknoten mit dem
Thermokauter.

Es besteht eine Verwechslungsmöglichkeit mit einer inkarzerierten Leistenhernie!

Behandlung

Bei ausgedehnter Hautinfiltration und Abszedierung (Fluktuation) wird
das befallene Lymphknotenpaket unter Mitentfernung der es bedecken-
den Haut exzidiert (Abb. **185**). Die Verabreichung von Tuberkulostatika
bietet keine Vorteile, während die Applikation von Antibiotika unter dem
Aspekt einer Superinfektion manchmal notwendig werden kann.

Geringgradige Lymphknotenreaktionen bedürfen keiner Behandlung.
Die Lymphome bilden sich in der Regel innerhalb weniger Wochen ohne
Komplikationen spontan zurück.

Urogenitalsystem

Entwicklungsstörungen der Nieren und ableitenden Harnwege sind häufig. Ihre Vielfalt erklärt sich aus dem komplizierten Entwicklungsprozeß
der Harnorgane über die Vorniere (Pronephros) und die Urniere (Meso-
nephros) bis zur Harnsekretionsanlage *(Nachniere)*. Die Nachniere steigt
innerhalb des 1. Fetalmonats in die Lendenregion als paariges Organ auf.
Im 6. Embryonalmonat beginnt sie mit eigener Harnproduktion.

In enger Beziehung zur Nierenanlage entwickeln sich die Geschlechtsor-
gane, woraus sehr häufig eine Kombination von Entwicklungsstörungen
des Harn- und Genitaltrakts resultiert. So finden sich schon beim Neugeborenen und jungen Säugling lebensbedrohliche Krankheitssymptome,
die auf eine oder mehrere Fehlbildungen hinweisen.

Die intrauterine Sonographie während der Schwangerschaft läßt Fehlbildungen frühzeitig erkennen, so daß diese intrauterin oder direkt nach der Geburt behandelt werden können.

Auf eine Harnwegsfehlbildung weisen hin:

- massive Pyurien (Eiter im Harn) beim Neugeborenen und Säugling,
- tastbare Tumoren beim Neugeborenen im Ober-, Mittel- oder Unterbauch,
- therapieresistente Pyelonephritis oder Zystitis (Nierenbecken-, Blasenentzündung),
- anhaltende Hämaturien (Blut im Harn),
- Bauchschmerzen unklarer Ursache,
- Bluthochdruck nach Ausschluß kardialer Ursachen,
- anhaltende Miktionsbeschwerden,
- Anämie unklarer Genese,
- Minderwuchs und Untergewichtigkeit.

Diagnostik

Untersuchung des Harns (Spontan- oder Mittelstrahlurin) auf Bakterien und pathologische Bestandteile (z. B. Eiweiß, Zucker, Bilirubin).

Der durch Blasenkatheter (S. 70, 316) oder Blasenpunktion (S. 318) gewonnene Harn wird für die kulturelle Untersuchung in ein steriles Reagenzröhrchen gefüllt.

Der Nachweis von Bakterien erfolgt durch Wachstum der Keime auf besonders geeigneten Nährböden (Kultur), wobei gleichzeitig die Möglichkeit besteht, die Wirksamkeit verschiedener antibiotischer Medikamente auf die Keime auszutesten (Resistogramm).

Harnsediment: Durch Zentrifugieren des Urins setzen sich die festen Harnbestandteile am Boden des Reagenzglases ab. Unter dem Mikroskop können weiße und rote Blutkörperchen, Salze wie auch Ausgüsse der Nierenkanälchen in dem frischen zentrifugierten Urin nachgewiesen werden.

Zur Untersuchung des Urins auf rote Blutkörperchen (Hämaturie) dient Spontanurin, denn durch Blasenkatheterisierung oder durch Blasenpunktion gewonnener Harn kann durch Verletzung der Blasenwand oder der Harnröhre Erythrozyten enthalten und ist somit nicht aussagekräftig.

Röntgendiagnostik: Durch intravenöse Injektion eines Kontrastmittels, das über die Nieren ausgeschieden wird, ist eine Darstellung des Hohlraumsystems (Nierenbecken, Harnleiter und Blase) möglich (*Ausscheidungsurogramm*).

Retrograde Zystographie. Darstellung der Blase durch Kontrastmittelfüllung von der Harnröhre aus.

Miktionszysturethrogramm (MCU): Röntgendarstellung der Blase und der Harnröhre (Urethra) während des Wasserlassens (Miktion).

Arteriographie: S. 315 f.

Ultraschall: S. 36 ff.

Szintigraphie: S. 40 f.

Computertomographie: S. 33 ff.

Kernspintomographie: S. 35.

Digitale Subtraktionsangiographie: S. 43 f.

Zystoskopie, Urethroskopie: instrumentelle Besichtigung der Blasenschleimhaut und der Ostien (Ostium: Uretermündung in die Blase) und der Harnröhre.

In Erweiterung der Zystoskopie kann eine Sonde in die Harnleiter eingeführt werden. Durch Injektion eines Kontrastmittels durch die Uretersonde können Harnleiter und Nierenbecken retrograd dargestellt werden (Pyelographie).

Außerdem kann Urin selektiv aus der rechten oder der linken Niere zu Untersuchungszwecken gewonnen werden.

Zystoskopie, retrogrades Pyelogramm und Urethroskopie werden beim Kind stets in Narkose vorgenommen.

Zystomanometrie: instrumentelle Messung des Blaseninnendrucks in Ruhe und bei der Miktion.

Restharnbestimmung: Harnmenge, die nach Spontanmiktion oder manueller Expression in der Harnblase zurückbleibt.

Nierenfunktionsprüfungen: Das Nierenparenchym kann körpereigene oder fremde Stoffe, deren Menge und deren Ausscheidungszeit bekannt ist, eliminieren. Bei Einschränkung der Nierenfunktion ist die Zeit der Ausscheidung *verlängert* und die Menge des verabreichten Stoffes, die ausgeschieden werden muß, *verringert.*

Volhard-Wasserversuch (Verdünnungsversuch): Am Morgen des Versuchstages wird reichlich Flüssigkeit getrunken und innerhalb der ersten 4 Stunden die Blase halbstündlich entleert. Das *spezifische Gewicht* der einzelnen Urinportionen wird bestimmt.

Unter normalen Bedingungen wird innerhalb der ersten 4 Stunden die gesamte Trinkmenge ausgeschieden. Hierbei ist der Harn verdünnt.

Das bedeutet, er hat ein niedriges spezifisches Gewicht, etwa 1001 – 1002.

Konzentrationsversuch: Nach Entzug der Flüssigkeit nimmt die Ausscheidung deutlich ab. Die Urinuntersuchungen werden 2- bis 4 stündlich bis zum nächsten Tag durchgeführt. Hierbei steigt bei normaler Nierenfunktion das spezifische Gewicht auf 1028 an. Der Harn hat ein dunkles Aussehen. *Hyposthenurie* ist eine Einschränkung der Konzentrationsfähigkeit der Niere.

Isosthenurie ist die Unfähigkeit der Niere, den Harn zu konzentrieren. Das spezifische Gewicht bei der Isosthenurie liegt bei 1010.

Clearance (Reinigung): Blutplasmamenge in Millilitern, die pro Minute durch die Funktion des Nierenparenchyms von einer bestimmten Substanz wie Harnstoff, Inulin, Kreatinin oder Paraaminohippursäure (PAH) befreit wird. Da die Plasmakonzentration der einzelnen Stoffe bekannt ist, können Serum und Harn nach einer bestimmten Zeit untersucht und der Ausscheidungswert bestimmt werden. Bei Verminderung der Nierenfunktion sind die Clearancewerte eingeschränkt.

Isotopennephrogramm: Intravenöse Gabe eines radioaktiv markierten Stoffes (z. B. Hippuran, das mit Jod[131] markiert ist). Ein Strahlungsgerät und ein Zählapparat zeichnen Aktivität der einzelnen Organe (Nieren) auf Papier. Es entsteht eine *Kurve,* auf der die verschiedenen Phasen der Ausscheidung registriert werden.

Voraussetzungen zur normalen Anreicherung der radioaktiven Substanz im Nierenparenchym und zu der regelrechten Ausscheidung sind intakte Organdurchblutung und physiologische Funktion. Pathologische Kurvenläufe deuten auf Funktionseinschränkung sowie auf Funktionslosigkeit der Nieren hin (Nephrektomietyp).

Nierenszintigramm: Nierenfunktionsprüfung mittels einer radioaktiv markierten Testsubstanz, wobei nach der Intensität der Ablagerung des Stoffes in der Niere durch Aufzeichnung eines Szintigraphen *Bilder unterschiedlicher Strichdicke* entstehen. Die Testsubstanz (meist quecksilbermarkiertes Chlormerodrin) wird nur in einem intakten Parenchym angereichert. Deshalb ist das Szintigramm zur Erkennung von Tumoren oder zystischen Gebilden, die frei von der Testsubstanz sind, wertvoll. Bei Entwicklungsstörungen zeigt es die *Größe* sowie bei Fehllagen die Lokalisation des Organs an.

Nierenarteriographie: Darstellung der Nierengefäße durch ein intraarteriell verabreichtes Kontrastmittel. Die röntgenologische Aufzeichnung der zuführenden wie auch der intrarenalen Gefäße erlaubt eine Aussage über Stenosierung, Agenesie (Fehlen), Dystopie (Fehllage) wie auch Tumoren. Die Arteriographie ist als Zusatzuntersuchung nur in Ausnahmefällen erforderlich. Eine Verbesserung stellt sich in der digitalen Subtraktionsangiographie (DSA) dar (S. 43 f).

Harngewinnung

Harnblasenkatheterisierung: Das Einführen eines Gummi- oder Kunststoffkatheters durch die Harnröhre in die Harnblase dient der

- Gewinnung von Blasenurin,
- Beurteilung der Durchgängigkeit der Harnröhre,
- Blasendarstellung bei der Zystographie,
- Restharnbestimmung,
- Entleerung der Harnblase infolge von Hindernissen oder Innervationsstörungen,
- Harnableitung nach Eingriffen an der Harnblase oder den ableitenden Harnwegen und anderen Operationen.

Technik: Vor Einführen des Katheters in die Harnröhre werden Eichel (Glans) und Vorhaut (Präputium) bzw. Harnröhrenmündung und Scheidenvorhof desinfiziert. Der Katheter wird an seiner Oberfläche mit einem Gleitmittel versehen, um Schmerz oder Verletzungen im Bereich der Harnröhre zu verhindern. Die linke Hand umfaßt das Glied mit Daumen und Zeigefinger, wobei die Harnröhre durch leichten Zug gestreckt wird. Der Katheter wird mit einer anatomischen Pinzette etwa 5 cm oberhalb seiner Spitze erfaßt und in die äußere Harnröhrenöffnung (Ostium urethrae externum) eingeführt. Eine Hilfsperson hält das Katheterende, jedoch ist auch eine Fixierung des Katheters mit der rechten Hand (zwischen Ring- und kleinem Finger) möglich. Der Katheter wird durch Nachfassen mit der Pinzette unter leichtem Druck in die Harnblase eingeführt. Nachdem Harn ausgetreten ist, wird der Katheter noch 2 cm vorgeschoben. Dies gewährleistet eine sichere Lage der Katheterspitze in der Blase.

Katheterformen (Abb. **186 a – e**):

Nélaton-Katheter für die Harnröhre bei Mädchen,

Tiemann-Katheter für die Harnröhre bei Jungen,

Ballonkatheter: Er wird, ohne den Ballon aufzublähen, in der oben beschriebenen Weise in die Harnblase eingeführt. Dann wird der Gummiballon, der sich oberhalb der Katheterspitze befindet, durch Injektion von Wasser oder Luft in die Ballonzuleitung aufgebläht.

Der Katheter wird bis zu einem Widerstand zurückgezogen. Das bedeutet, daß der Ballon fest dem Blasenauslaß anliegt.

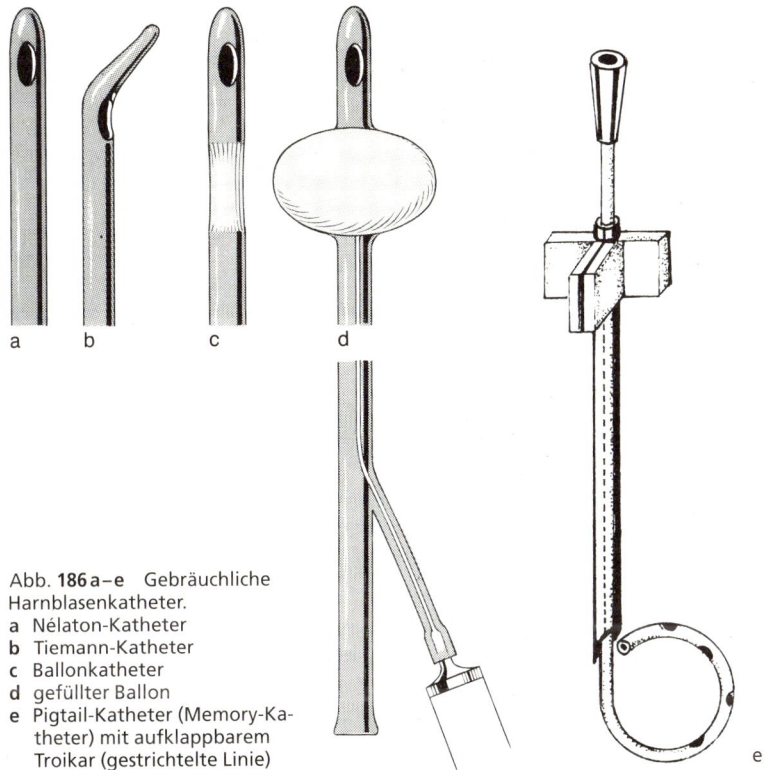

Abb. **186 a–e** Gebräuchliche Harnblasenkatheter.
a Nélaton-Katheter
b Tiemann-Katheter
c Ballonkatheter
d gefüllter Ballon
e Pigtail-Katheter (Memory-Katheter) mit aufklappbarem Troikar (gestrichelte Linie)

Pigtail-Katheter (Memory-Katheter): Kunststoffkatheter unterschiedlicher Stärke, der perkutan mit einem Führungsstab in das Nierenbecken oder die Harnblase eingeführt wird. Nachdem der Führungsstab entfernt ist, rollt sich die Katheterspitze wie ein Schweineschwanz auf.

Dieser Katheter wird angewandt zur vorübergehenden Entlastung der Nieren oder der ableitenden Harnwege bei Vorliegen eines Harnabflußhindernisses, insbesondere bei Neugeborenen mit einer angeborenen Fehlbildung (Niere, Harnleiter, Harnröhre), bei denen die Kleinheit der anatomischen Verhältnisse noch keine definitive operative Korrektur gestattet. Auch postoperativ hat der Memory-Katheter seine Anwendungsbereiche zur temporären Urinableitung (z. B. suprapubische Harndrainage).

■ **Pflege**

Werden Tiemann- oder Nélaton-Katheter als Verweilkatheter benutzt, müssen sie mit Heftpflastern fixiert werden, um ein Herausgleiten zu verhindern.

Beachte: Der Pflasterstreifen soll mit seiner Klebefläche nur den Katheter und die Penishaut erfassen. Es ist falsch, den Pflasterstreifen auf der Glans festzukleben, deshalb werden die Pflasteranteile, die über die Eichel ziehen, durch Umschlagen der Pflasteroberfläche nichtklebend gemacht.

Pflege ■

Blasenpunktion: Nach reichlicher Flüssigkeitszufuhr erhalten die Kinder 20 Minuten zuvor ein Diuretikum, das die Harnausscheidung anregt und zu einer schnellen Füllung der Harnblase führt.

Nach Desinfektion der Bauchdecke wird die Blase perkutan mit einer Injektionskanüle oberhalb der Symphyse punktiert und der Urin mit einer Spritze aspiriert.

Der Eingriff sollte erst dann erfolgen, wenn die gefüllte Harnblase als praller „Tumor" suprasymphysär tastbar ist. Er wird von den Kindern weniger unangenehm als eine Katheterisierung empfunden. Eine Narkose ist nicht erforderlich.

Nach Entfernung der Injektionskanüle wird die Punktionsstelle mit einem Druckverband versehen und das Kind zur Miktion aufgefordert.

Angeborene Nierenfehlbildungen

Nierenmißbildungen können ein- oder doppelseitig auftreten. Sie sind stets angeboren und können schon in der Neugeborenenperiode sowie im Säuglingsalter zu klinischen Zeichen führen, deren Ausmaß vom Schweregrad der Fehlbildung abhängig ist.

Nierenagenesie

Definition

Ein- oder doppelseitiges Fehlen der Nierenanlage. Die doppelseitige Agenesie ist äußerst selten. Betroffene Kinder haben keine Überlebenschance.

Klinische Zeichen

Die *einseitige Agenesie* ist klinisch stumm, solange die 2. Niere voll funktionstüchtig ist. Infolge der erforderlichen Mehrarbeit hypertrophiert das Organ im Lauf der Zeit (kompensatorische Hypertrophie).

Diagnostik

Im i. v. Urogramm wie auch im Sonogramm stellt sich nur eine Niere dar. Sind Ausscheidungsurographie und Ultraschalluntersuchung diagnostisch nicht beweisend, können Nierenszintigraphie und (in seltenen Fällen) Nierenangiographie erforderlich werden (S. 315 f).

Doppelniere

Definition

Verschmelzung von 2 Nierenanlagen zu einem Doppelorgan, aus dem getrennt 2 Nierenbecken und 2 Harnleiter (Ureteren) abgehen. Die Nierendoppelung kann ein- wie auch beidseitig vorliegen.

Entstehung

Durch gleichzeitige Aussprossung von 2 Harnleiterknospen aus dem Urnierengang kommt es zu einer Parenchymverschmelzung bei *getrennter* Anlage von Nierenbecken und Harnleiter.

Anatomische Vorbemerkungen

Die Oberfläche des Nierenparenchyms ist meist glatt. In manchen Fällen ist eine ringförmige Einziehung (Schnürfurche) zwischen oberer und unterer Nierenanlage angedeutet. Die aus den beiden Nierenbecken entspringenden Harnleiter können *getrennt* bis zur Einmündung in die Harnblase verlaufen *(Ureter duplex).* Hierbei mündet der Harnleiter der unteren Nierenanlage stets an normaler Stelle in die Blase. Der obere Harnleiter inseriert darunter (Dystopie). Er kann aber auch in die Harnröhre oder in den Scheidenvorhof (Vestibulum vaginae) münden (*Ureterektopie*, Abb. **187 a**).

Vereinigen sich beide Ureteren *vor* Eintritt in die Blase zu *einem Harnleiter,* wird dieses als *Ureter bifidus* oder *Ureter fissus* bezeichnet (Abb. **187 b**).

Klinische Zeichen

Die Gabelung des Harnleiters wie auch Überkreuzungen bei getrennten Ureteren können einen Harnrückstau hervorrufen. Der in seinem Abfluß

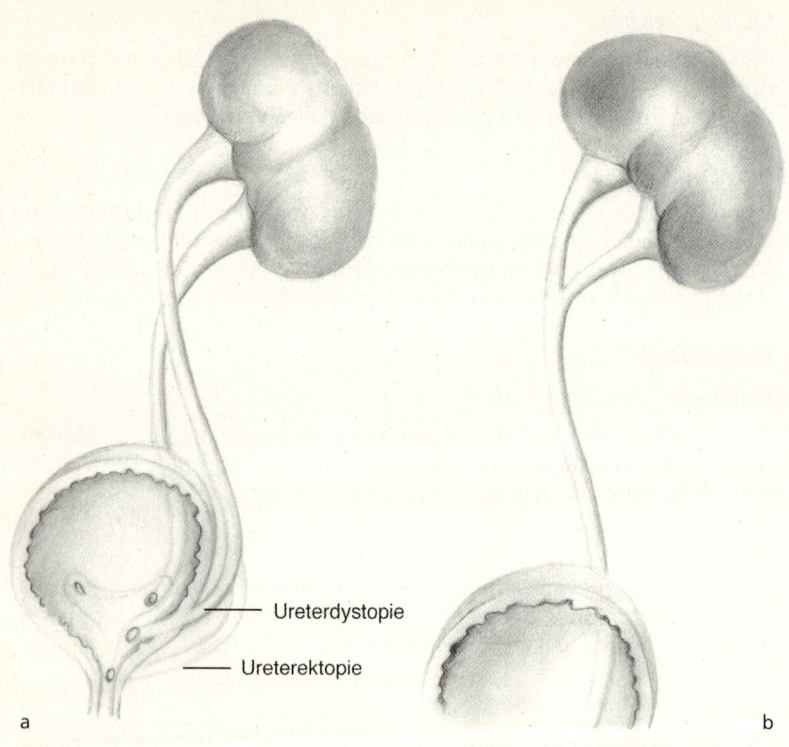

Ureterdystopie

Ureterektopie

a   b

Abb. **187 a** u. **b** Linsseitige Doppelnieren
a Linksseitige Doppelniere mit Ureter duplex
b Linksseitige Doppelniere mit Ureter bifidus

behinderte Urin wird sehr leicht durch Bakterien infiziert; es entsteht ein Harnwegsinfekt.

Er ist gekennzeichnet durch intermittierende Fieberschübe und Pyurien (massives Auftreten von weißen Blutkörperchen wie auch Bakterien im Harn). Meist besteht Inappetenz wie auch Untergewicht. Bauch- oder Flankenschmerzen können vorhanden sein; vielfach fehlen sie jedoch. Besteht eine Fehlmündung des Harnleiters in die Harnröhre oder das Vestibulum vaginae, nässen die Kinder *ein (Enuresis)*. Nicht selten findet sich bei der Nierendoppelung eine *Ureterozele,* die in einer zystenartigen Erweiterung des intramuralen Ureteranteils sowie in einer *Verengung* der Harnleitermündung besteht (S. 341 f).

Ureterozelen können ein- oder doppelseitig auftreten. Sie verursachen einen Harnrückstau. Dieser führt zu einer Erweiterung des Harnleiters (Hydroureter), der sich eine Ektasie (Erweiterung) des Nierenbeckens (Hydronephrose) anschließen kann. Vielfach findet sich bei der Nierendoppelanlage eine angeborene Schwäche (Insuffizienz) der Harnleitermündung (Ostium). Die mangelhafte Verschlußfähigkeit der Ostien hat einen Rückfluß des Blasenharns in die Ureteren (vesikoureteraler Reflux) oder gar in die Nieren (vesikorenaler Reflux) zur Folge. Ein Harnwegsinfekt ist dann unausbleiblich.

Diagnostik

– Harnuntersuchung,
– Nierensonogramm,
– i. v. Urogramm,
– Miktionszysturethrogramm,
– Zystoskopie.

Behandlung

Eine Doppelniere, bei der weder Harnwegsinfekt noch renaler Aufstau oder vesikorenaler Reflux vorliegen, ist nicht behandlungsbedürftig.

Ist ein Nierenanteil dagegen krankhaft verändert, muß die Hälfte der Niere zusammen mit dem Ureter entfernt werden (Heminephrektomie und Ureterektomie, Abb. **188a** u. **b**). Ist der renale Rückstau durch eine Ureterozele bedingt, wird der zystische intravesikale Ureteranteil reseziert. Da hieraus stets eine Verschlußinsuffizienz des betreffenden Ostiums resultiert, muß eine sogenannte Antirefluxplastik durchgeführt werden. Ihr Ziel ist es, den Harnrückfluß aus der Blase durch Verlängerung des intramuralen Ureteranteils zu verhindern (S. 345 ff).

Hufeisenniere

Definition

Verschmelzungsniere, bei der eine brückenförmige Verbindung beider unteren Nierenpole besteht, bei gleichzeitig atypischer Gefäßversorgung und pathologischem Harnleiterverlauf (Abb. **189**).

Klinische Zeichen

Mißempfindungen im Bereich der Lendenwirbelsäule wie auch Bauchschmerzen treten durch den fehlerhaften Harnleiterverlauf auf, der zu einem Harnrückstau (Hydronephrose) führen kann.

Als Komplikation einer Hufeisenniere können sich Nierenbeckensteine bilden.

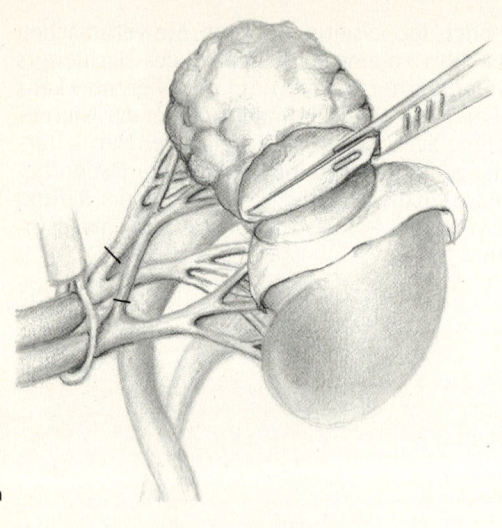

a

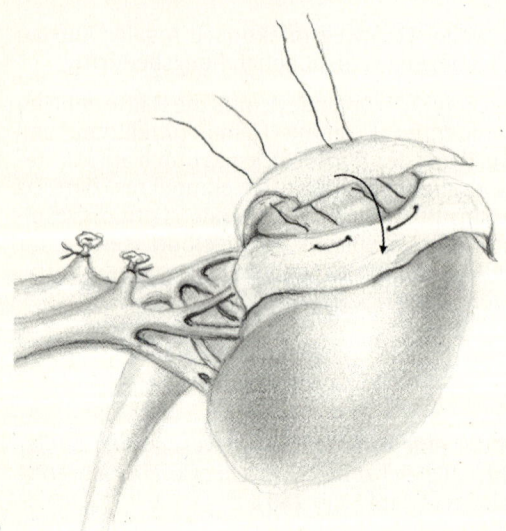

b

Abb. **188 a** u. **b**   Operative Taktik bei der Heminephrektomie (oberer, krankhafter Nierenanteil, **a**). Zustand nach Resektion der oberen Nierenhälfte zusammen mit dem Harnleiter (**b**). Deckung der Schnittfläche mit der fibrösen Nierenkapsel nach Nahtverschluß des Parenchyms.

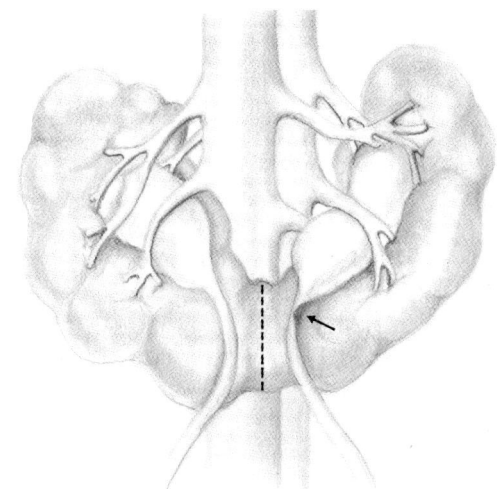

Abb. 189 Hufeisenniere: Beachte die Kompression der Nierenbecken durch den atypischen Gefäßverlauf sowie die linksseitige Ureterabgangsstenose (Pfeil). Durchtrennung der Parenchymbrücke (gestrichelte Linie).

Die Diagnosesicherung erfolgt durch intravenöses Urogramm, Sonographie sowie die Nierenszintigraphie (Nachweis einer Parenchymbrücke). Siehe auch S. 315.

Behandlung

Eine operative Therapie ist nur erforderlich bei Harnwegsinfektionen, einer Hydronephrose oder Steinbildung. Sie besteht in der Durchtrennung der Parenchym- oder Bindegewebsbrücke zwischen den unteren Nierenpolen, der Verlagerung der Harnleiter sowie in der Beseitigung einer Ureterabgangsstenose, falls diese vorliegt.

Nierendystopie

Definition

Fehllage einer Niere unter Beibehaltung der Seite, auf der sie angelegt ist. Die Verlagerung der Niere in den unteren Lendenwirbelbereich wird als *lumbodystope,* in das Becken als *beckendystope Niere* bezeichnet. Die Nierendystopien haben gewöhnlich eine abnorme Gefäßversorgung.

Gekreuzte Dystopie: Verlagerung einer Niere auf die Gegenseite bei gleichzeitiger teilweiser Verschmelzung des Nierengewebes mit dem kontralateralen Organ. Der Harnleiter der fehlgelagerten Niere überkreuzt die Wirbelsäule und mündet regelrecht in die Blase (Abb. **190**).

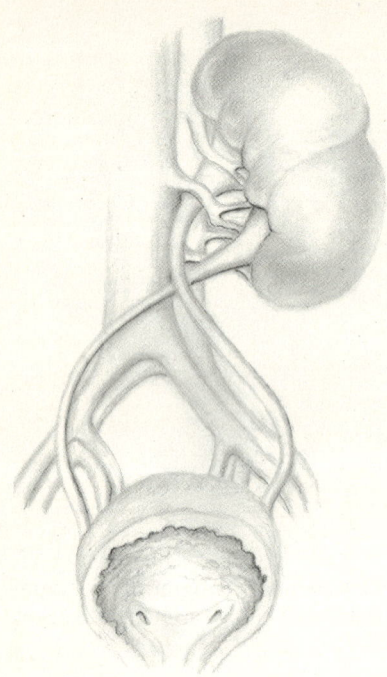

Abb. **190**   Gekreuzte Nierendystopie. Der Harnleiter des unteren Nierenanteils überkreuzt die großen Gefäße

Entstehung

Durch einen zu kurz angelegten Gefäßstiel der Niere wird das Aufsteigen des Organs in der Fetalzeit aus dem Becken verhindert.

Durch eine Schwäche des Aufhängeapparates kann die Niere in die Lumbal- oder Beckenregion absinken.

Von den echten Nierendystopien (lumbodystope oder beckendystope Niere) muß die *Wander-* oder *Senkniere* abgegrenzt werden, deren Lageveränderung bewegungsabhängig ist. Beim Stehen sinkt die Niere nach kaudal ab; in horizontaler Lage steigt sie wieder empor.

Klinische Zeichen

Unterbauchbeschwerden sowie chronische Obstipation, Subileuserscheinungen oder Harnrückstau können als Folge der Nierenfehllage auftreten. Der Harnrückstau geht mit einem Harnwegsinfekt einher.

Diagnostik

- Intravenöses Urogramm,
- Nierensonogramm,
- Nierenszintigraphie,
- in Sonderfällen Nierenarteriographie.

Behandlung

Voraussetzung zur operativen Korrektur einer Nierendystopie ist ein genügend langer Gefäßstiel, um das Organ in seine normale Lage zu bringen. Hierbei wird die Niere mit ihrer Kapsel unter dem Zwerchfell durch einige Nähte aufgehängt (Nephropexie).

Die gleiche Behandlung kommt bei einer Ren mobilis (Wanderniere) in Betracht.

Die lumbo- oder beckendystope Niere, die Beschwerden verursacht, bei der jedoch keine Verlagerung möglich ist, muß entfernt werden (Nephrektomie). Voraussetzung aber ist ein gesundes orthotopes Geschwisterorgan.

Nierenzysten

Definition

Angeborene einseitig oder doppelseitig auftretende Erkrankung des Nierenparenchyms, bei der es zur Ausbildung einer einzelnen Zyste (Solitärzyste) oder einer diffusen zystischen Zersetzung des gesamten Nierengewebes kommen kann (zystische Degeneration).

Entstehung

Wahrscheinlich handelt es sich bei den Nierenzysten um eine Hemmungsmißbildung der Harnkanälchen, die keinen Anschluß an das metanephrogene Gewebe finden.

Solitäre Nierenzyste: Hierbei ist das Nierenparenchym überwiegend erhalten. Nur an einer Stelle findet sich ein zystischer Tumor, der ein langsames Wachstum zeigt.

Solitärzysten liegen meist am oberen oder unteren Nierenpol (Abb. **191**). Sie sind durch eine bindegewebige Kapsel vom übrigen Nierengewebe glatt abgegrenzt. Im Inneren sind sie mit Zylinderepithel ausgekleidet.

Diagnostik: i. v. Urogramm. Hierbei deutet eine Verformung (Kompression der Kelche) auf den zystischen Tumor hin.

Sonographie oder Computertomographie.

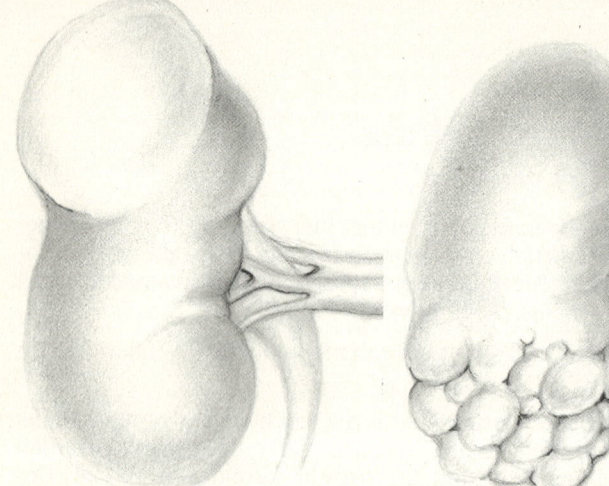

Abb. **191** Solitärzyste des oberen Nierenpols

Abb. **192** Gekammerte multilokuläre
Zyste des unteren Nierenpols

Behandlung: Ausschälen der Zyste oder Heminephrektomie.

Gekammerte multilokuläre Nierenzyste: solitäre Zyste oder Konglomerat mehrerer kugeliger Nierenzysten, meist am unteren Nierenpol
(Abb. **192**).

Diagnostik: i. v. Urogramm, Sonographie (Szintigraphie in Sonderfällen).

Klinische Zeichen: bei Übergröße Verdrängung von Nachbarorganen.

Behandlung: Entfernung der Zysten durch Ausschälen oder Heminephrektomie.

Pyelogene Zyste (Kelchdivertikel): angeborener Hohlraum im Nierenparenchym, der eine Verbindung zu einem Nierenkelch aufweisen kann
(Abb. **193**).

Klinische Zeichen: Sie fehlen meist, jedoch können Kelchdivertikel einen
Harnwegsinfekt unterhalten, da die Hohlräume ein Abflußhindernis für
den Urin darstellen.

Auch Steinbildungen sind in der pyelogenen Zyste möglich. Bei Verletzungen der Zystenwand durch Entzündungen oder durch einen Stein
kann es zu einer Blutung aus der Niere kommen.

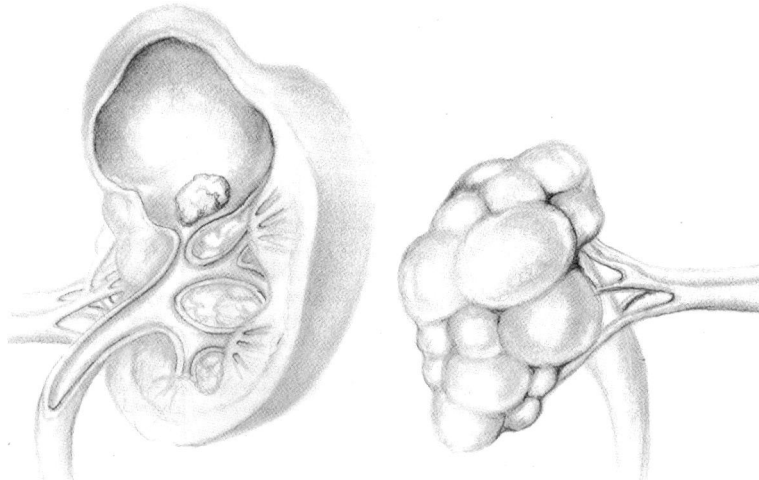

Abb. 193 Pyelogene Zyste (Kelchdivertikel) mit Steinbildung

Abb. 194 Aplastische Zystenniere

Diagnostik: i. v. Urogramm. Das Kelchdivertikel stellt sich als kugeliges Kontrastmitteldepot im Nierenparenchym mit einer Verbindung zum Nierenbecken dar.

Insbesondere wenn es als Harnabflußhindernis wirkt, ist das Kelchdivertikel noch mit Kontrastmittel gefüllt, wenn das Nierenbecken bereits leergelaufen ist (Spätaufnahme!). Auch die Ultraschalluntersuchung der Niere ist diagnostisch wegweisend.

Behandlung: Je nach Lage der pyelogenen Zyste muß diese durch eine Keilexzision aus dem Nierenparenchym oder eine Nierenpolresektion beseitigt werden.

Aplastische Zystenniere: zystische Durchsetzung des Nierenparenchyms bei einer zu klein angelegten Niere (Nierenhypoplasie, Abb. **194**).

Behandlung: Da die aplastische oder hypoplastische Zystenniere kaum funktionstüchtiges Nierenparenchym aufweist, muß sie bei intaktem Geschwisterorgan stets entfernt werden.

Polyzystische Degeneration des Nierenparenchyms: angeborene, fast immer doppelseitig auftretende zystische Durchsetzung des Nierenparenchyms, wobei die Nieren oft tumorös vergrößert sein können (Abb. **195**).

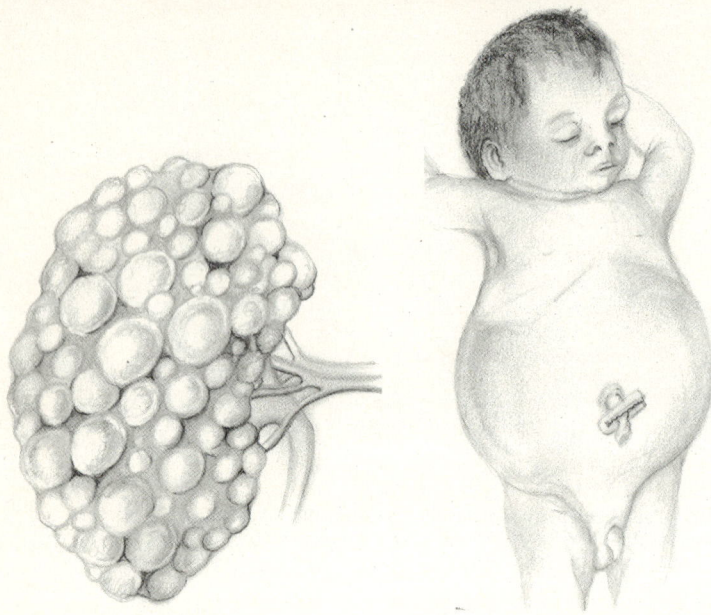

Abb. **195**   Polyzystische Nierende-
generation

Abb. **196**   Neugeborenes mit beidseitiger polyzystischer Nierendegenera-
tion. Beachte die ausladenden Flanken
durch die tumoröse Vergrößerung der
Nieren.

Klinische Zeichen: Vergrößerung des Abdomens. Im Bereich der Flanken
lassen sich tumoröse Gebilde tasten (Abb. **196**). Der Allgemeinzustand
des Neugeborenen ist stets reduziert. Infolge des Zwerchfellhochstands
durch die vergrößerten Nieren ist eine Behinderung der Atemfunktion
häufig. Die Harnausscheidung ist minimal (Kontrolle durch Blasenverweilkatheter). Oft zeigen sich schon innerhalb weniger Stunden eine Verschlechterung der Atmung, Erbrechen und sistierende Harnausscheidung als Ausdruck einer Niereninsuffizienz, der die Neugeborenen rasch
erliegen.

Diagnostik: Im i. v. Urogramm: keine oder nur mangelhafte Ausscheidung
des Kontrastmittels als Ausdruck der Funktionsuntüchtigkeit der Nieren.
Das Nierensonogramm läßt die Zysten erkennen.

Harnstoff und Kreatinin im Serum sind maximal erhöht. Im spärlichen
Urin lassen sich Eiweiß, Leukozyten und Bakterien nachweisen.

In seltenen Fällen können auch andere Organe wie Lungen, Leber oder Bauchspeicheldrüse (Pankreas) zystisch verändert sein.

Hydronephrose (Sackniere)

Definition

Ein- oder doppelseitige, meist angeborene Erweiterung des Nierenbeckens infolge eines dynamischen oder mechanischen Abflußhindernisses. Die Sackniere ist die häufigste urologische Erkrankung im Säuglings- und Kindesalter.

Ursachen

– Ureterabgangsstenose: Einengung des Harnleiters bei seinem Abgang aus dem Nierenbecken. Es gibt innere und äußere Stenosen. Innere Stenosen (Abb. **197**) können durch angeborene klappenartige Gebilde, äußere Stenosen (Abb. **198**) durch fehlerhaften Gefäßverlauf wie auch durch bindegewebige Verwachsungen des Harnleiters am Nierenbecken (Schleifenbildung Abb. **199**) verursacht werden.
– Stenosen im Uretermündungsbereich (prävesikale Stenose).
– Intravesikale Stenose (Ureterozele).
– Subvesikale Stenosen (Urethralklappen, Urethrastenose).

Weiterhin kann eine Hydronephrose durch fehlerhafte oder fehlende Peristaltik im Nierenbecken-Harnleiter-Bereich wie auch bei ektop mündenden Ureteren entstehen.

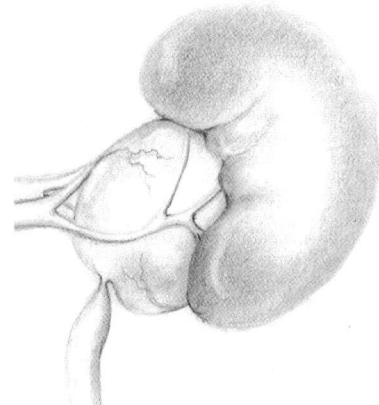

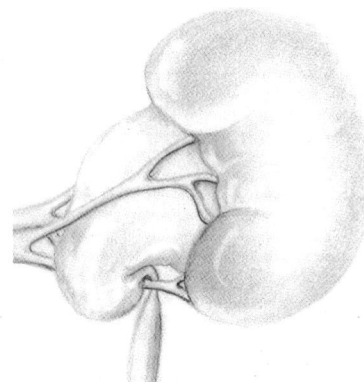

Abb. **197**   Innere Ureterabgangsstenose

Abb. **198**   Ureterabgangsstenose infolge unterer aberrierender Gefäße

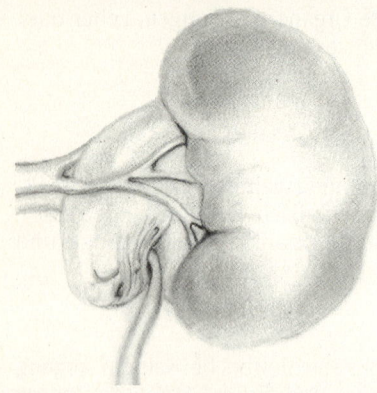

Abb. **199**   Durch Briden bedingte äußere Ureterabgangsstenose

Anatomische Vorbemerkungen

Je tiefer sich das Abflußhindernis befindet, um so größer ist das Ausmaß der Harnwegserweiterung.

Subvesikale Stenosen führen zur Erweiterung des gesamten Harnleiters und des Nierenbeckens.

Der erweiterte Harnleiter wird als *Hydroureter* bezeichnet, die Erweiterung des Nierenbeckens als *Ektasie* oder *Hydronephrose.* Da jede Harnabflußstörung einer Infektion Vorschub leistet, sind die meisten angeborenen Stenosen mit einem Harnwegsinfekt vergesellschaftet, der unbehandelt eine Nierenschädigung zur Folge hat.

Klinische Zeichen

Da die Hydronephrose meist angeboren ist, machen sich die Harnrückstauzeichen schon in der Neugeborenen- bzw. in der Säuglingsperiode durch Verschlechterung des Allgemeinzustandes, intermittierende Fieberschübe und einen Harnwegsinfekt bemerkbar.

Manchmal ist ein tastbarer Flankentumor auf eine Hydronephrose hinweisend.

Diagnostik

– Blutchemische Untersuchungen.
– Intravenöses Urogramm: Hierbei ist eine Erweiterung des Nierenbekkens und der Nierenkelche, gegebenenfalls des Ureters nachweisbar. Eine fehlende Kontrastmittelausscheidung (stumme Niere) deutet auf

einen bereits eingetretenen Funktionsverlust des Exkretionsorgans hin.
– Ultraschalluntersuchung.

Behandlung

Da das Nierengewebe von Kindern eine ausgezeichnete Regenerationstendenz aufweist, ist stets der Versuch einer organerhaltenden Operation gerechtfertigt.

Innere Ureterabgangsstenose: Resektion des verengten Ureteranteils sowie Verkleinerung des erweiterten Nierenbeckens (Nierenbeckenplastik). Der Harnleiter wird dann mit dem verkleinerten Nierenbecken durch Nähte vereinigt (Abb. **200 a** u. **b**). Um die Anastomose zu schützen und gleichzeitig einen ausreichenden Harnabfluß zu gewährleisten, wird eine mit Löchern versehene Kunststoffschiene in den Harnleiter eingeführt und durch das Parenchym hindurch aus der Flankenwunde herausgeleitet *(transrenale Drainage).*

Ureterabgangsstenosen infolge von Bindegewebessträngen wie auch beim zu hohen Austritt des Harnleiters aus dem Nierenbecken (sogenannter hoher Spornabgang, Abb. **201**): Resektion des vergrößerten Nierenbeckens zusammen mit dem verengten oder dystopen Ureteranteil.

Aberrierende Polgefäße: Das operative Vorgehen richtet sich nach der anatomischen Situation. Meist gelingt es durch partielle Resektion des Nie-

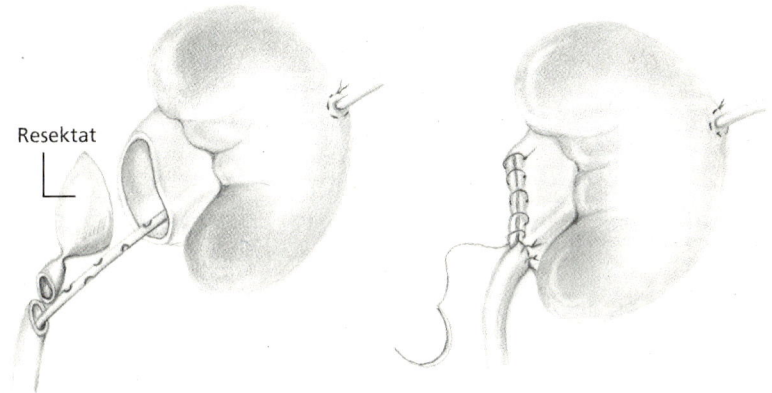

Resektat

a   b

Abb. **200 a** u. **b**   Operative Taktik der Nierenbeckenplastik bei Ureterabgangsstenose
a Resektion der Stenose und Verkleinerung des Nierenbeckens. Temporäre Harnableitung über eine transrenale Drainage,
b Vollendung der Nierenbeckenplastik

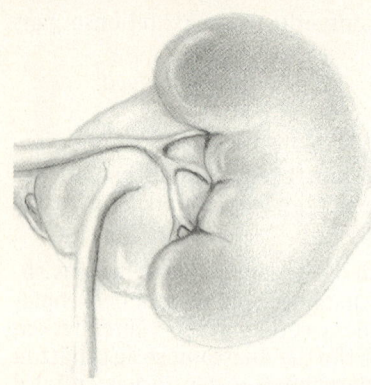

Abb. **201** Hydronephrose infolge „hohen Spornabgangs" des Harnleiters

renbeckens und der Stenose den Harnleiter vor die komprimierenden Gefäße zu verlagern und das Nierenparenchym zu erhalten.

Prävesikale Stenose: Entfernung des verengten Harnleiteranteils. Der gekürzte Ureter wird *antirefluxiv* wieder in die Blase eingepflanzt (Technik der Antirefluxplastik, s.S. 345 ff).

Subvesikales Abflußhindernis: transurethrale Resektion der Harnröhrenklappe oder der Harnröhrenstenose.

Erworbene Nierenleiden

Urolithiasis

Definition

Steinbildung in den Nieren und ableitenden Harnwegen.

Häufigkeit und Vorkommen

Harnwegssteine werden im Kindesalter nicht so häufig wie beim Erwachsenen beobachtet.

Jungen sind bevorzugt befallen (Verhältnis 3 : 1). Die Ursache der Steinbildung ist häufig unklar. Es gibt Familien, bei denen eine sogenannte Steindiathese (gehäuftes Steinleiden) besteht.

Auch geographische Unterschiede bezüglich der Steinhäufung können beobachtet werden.

Ursachen

Störungen des Kalzium-Phosphor-Stoffwechsels infolge eines Nebenschilddrüsenadenoms (Hyperparathyreoidismus = Überfunktion der Nebenschilddrüse).

Störungen des Harnsäurestoffwechsels: Sie führen zur Bildung von Harnsäuresteinen (Uratsteine).

Störungen des Zystinstoffwechsels: Sie führen zu Zystinsteinen.

Störungen des Xanthinstoffwechsels: sehr seltene, erblich bedingte Stoffwechselanomalie, die zur Bildung von Xanthinsteinen führt.

Stasesteine: durch Harnrückstau sowie durch Infektion bedingte Steinbildung.

Immobilisationssteine: Stasesteine, die durch unzureichende körperliche Bewegung infolge längerer Erkrankungen entstehen. Dem nicht beanspruchten Knochen wird Kalk entzogen (Osteoporose), der infolge des Überangebots über die Niere ausgeschieden werden muß und eine Steinbildung zur Folge hat.

Fremdkörpersteine: Bei Eindringen eines Fremdkörpers in die Harnwege, meist in die Harnblase, wird dieser von Kristallen umgeben, so daß sich ein Stein entwickelt.

Steinbildung und -wachstum

Die organische Steinsubstanz besteht aus Mukopolysacchariden, die vom Nierenparenchym (Tubulusgewebe) abgeschieden werden. Sie bilden die Kern- oder Muttersubstanz (Matrix). Aus diesem kleinen Stein (Mikrolith), der oft symptomlos die Harnwege passiert, kann durch schichtenweise Anlagerung von Salzen (appositionelles Wachstum) ein großer Harnstein entstehen.

Häufigste Zusammensetzung der Harnsteine

Kalziumoxalat, Urat, Kalziumphosphat.

Die meisten Steine werden im Nierenbecken gebildet und mit der peristaltischen Welle über den Harnleiter in die Blase transportiert. Nach dem Sitz des Steines werden unterschieden:

- Nierenkelchsteine,
- Nierenbeckensteine,
- Uretersteine,
- Blasensteine.

Klinische Zeichen

Sie sind im Kindesalter uncharakteristisch. Nierenkelch- und Nierenbeckensteine können sich völlig symptomlos entwickeln. Erst wenn ein Stein in den Harnleiter (Ureter) gelangt, treten ziehende oder kolikartige Schmerzen im Bereich der Flanke auf. Häufig besteht eine Hämaturie (Bluthan) infolge Verletzung der Harnleiterwand. Kleine Steine (Konkremente) können Harnleiter, Blase und Harnröhre passieren und bei der Miktion spontan abgehen.

Bleibt das Konkrement im Harnleiter stecken, tritt ohne Behandlung ein Harnaufstau ein (Hydronephrose).

Diagnostik

Harnuntersuchung: Im Urin lassen sich entweder makroskopisch oder mikroskopisch rote Blutkörperchen nachweisen.

Röntgen: Leeraufnahme des Abdomens (Übersichtsaufnahme).

Intravenöses Urogramm: Harnsteine, die Kalzium enthalten, stellen sich als rundliche oder gezackte, schattendichte Bezirke im Nierenbecken, im Harnleiterverlauf wie auch in der Blase dar.

Ultraschalluntersuchung: Nieren- und Harnblasensteine sind sonographisch an einem charakteristischen Schallschatten erkennbar. Bei Steineinklemmung sind urographisch auf der betreffenden Seite ein Kontrastmittelrückstau im Nierenbecken und sonographisch eine Erweiterung desselben (Pyelektasie) nachweisbar.

Urat- und Zystinsteine sind nicht schattengebend im Röntgenbild, hingegen bei der Sonographie erkennbar durch den Schallschatten!

Steinanalyse: Jeder Stein wird chemisch auf seine Bestandteile untersucht, da bei Vorliegen einer Stoffwechselerkrankung nur die Behandlung derselben das Kind vom Steinleiden befreien kann.

Behandlung

Konservatives Vorgehen: Gabe von Spasmolytika, feuchte Umschläge, körperliche Bewegung, was naturgemäß nur bei größeren Kindern in Betracht kommt.

■ **Pflege**

Um einen abgegangenen Harnwegsstein nicht zu übersehen, muß der Urin gesiebt werden: Über dem Gefäß, in das der Harn gelassen wird, wird eine Gazeplatte gespannt, auf der das Konkrement beim Abgang zurückbleibt.

Pflege ■

Operatives Vorgehen: Beim Versagen der konservativen Maßnahmen muß der Stein entfernt werden. Beim Sitz im Nierenbecken wird eine Pyelotomie (Eröffnung des Nierenbeckens) vorgenommen. Stets ist darauf zu achten, ob dem Nierenbeckenstein nicht ein Abflußhindernis (Ureterabgangsstenose) zugrunde liegt. Ist dies der Fall, muß die Stenose beseitigt werden. Das gleiche gilt bei prävesikalem Steinsitz oder bei Blasensteinen, die durch eine subvesikale Obstruktion bedingt sind.

Lithotripsie: Bei Konkrementen, denen kein mechanisches Hindernis zugrunde liegt, kann durch Ultraschall eine Steinzertrümmerung vorgenommen werden.

Nierenvenenthrombose

Definition

Akuter Verschluß einer oder beider Nierenvenen (Vv. renalis) durch ein Blutgerinnsel, was zu einem totalen Funktionsausfall der betreffenen Niere führen kann.

Entstehung

Begünstigt durch infektiöse Nabelprozesse wie auch durch gastrointestinale Erkrankungen bilden sich Thrombosen in den kleinen Nierenvenen. Das Vorwachsen der Thromben in die V. renalis führt zum Verschluß. Häufig sind beide Nierenvenen befallen.

Klinische Zeichen

Die akute Erkrankung zeigt sich durch schweren Schock bei tastbarem „Tumor" durch Blutrückstau. Stets findet sich eine Makrohämaturie. Es können auch blutige Stühle und Oligurie bzw. Anurie vorliegen.

Diagnostik

- Sonographie,
- Ausscheidungsurogramm (es zeigt eine sogenannte stumme Niere),
- Nierenangiographie (DSA).

Behandlung

Entscheidend ist rechtzeitiges Erkennen, da vielfach durch konservative Maßnahmen mit gerinnungshemmenden und thrombenauflösenden Substanzen (Streptokinase) die Organfunktion erhalten werden kann.

Bei verspäteter Diagnosestellung (bereits eingetretene Organisierung der Thromben oder Nichteinsetzen der Nierenfunktion) muß die Niere entfernt werden.

Bei beidseitiger Nierenvenenthrombose verbleibt lediglich wegen Inoperabilität der Versuch mit Antikoagulanzien (Fibrinolyse) - oder die lebensrettende Nierentransplantation (zuvor Dialysemaßnahmen).

Komplikationen

Nach konservativer, medikamentöser Behandlung mögliche Entwicklung einer Schrumpfniere mit der Gefahr einer renalen Hypertonie. Dies macht eine Spätnephrektomie unumgänglich!

Nierentumoren

Wilms-Tumor (Nephroblastom)

Definition

Angeborener bösartiger Mischtumor der Niere (meist einseitig, selten doppelseitig auftretend). Er enthält vorwiegend epitheliale und bindegewebige Anteile (Adenosarkom, Adenomyosarkom), neigt zu rascher Metastasierung in die Lymphknoten, die Lunge, die Leber sowie das Skelettsystem auf dem Blutweg (hämatogene Metastasierung).

Entstehung

Das bösartige Nephroblastom entwickelt sich infolge fehlerhafter Verbindung zwischen meso- und metanephrogenem Gewebe. Von seinem Entstehungsort, dem Nierenparenchym, wächst es expansiv (sich ausdehnend) über die Niere hinaus.

Auch der Einbruch von Geschwulstanteilen (Geschwulstthromben) in Nierenvene (V. renalis) und untere Hohlvene (V. cava inferior) findet frühzeitig statt (Abb. **202**).

Klinische Zeichen

Wilms-Tumoren treten meist zwischen dem 1. und 3. Lebensjahr klinisch in Erscheinung. Jungen und Mädchen sind gleichermaßen befallen.

Als Leitsymptom findet sich ein in der Flanke gelegener, meist höckriger Tumor, der die seitlichen Bauchdecken vorwölben kann. In manchen Fällen ist eine Hämaturie zu beobachten. Selten bestehen erhöhte Temperaturen.

Diagnostik

Palpation: Sie darf nur sanft und gleitend erfolgen, da jeder stärkere Druck auf den Tumor zu einer Loslösung von Tumorzellen und deren Ausschwemmung auf dem Blutweg führen kann.

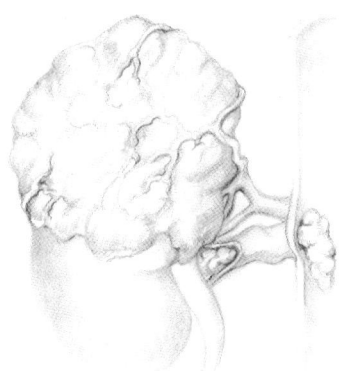

Abb. **202** Rechtsseitiger Wilms-Tumor mit Einbruch des Geschwulstgewebes in die V. renalis und die V. cava

Leeraufnahme des Abdomens: Sie zeigt eine der Geschwulst entsprechende Verschattung einer Flanke mit Verdrängung der Darmschlingen zur Gegenseite.

Sonographie, Computer- oder *Kernspintomographie.*

Intravenöses Urogramm: Verdrängung des Nierenbeckens nach medial, meist verbunden mit Deformierung der Kelche.

Nierenangiographie (DSA).

Behandlung

Sie besteht generell in der Kombination von:

Operativer Tumorentfernung, Röntgenbestrahlung des Tumorbetts, Verabreichen von Zytostatika (tumorzellhemmende Medikamente).

Behandlungsvarianten: Sie sind in Abhängigkeit von der Größe der Geschwulst und dem intraoperativen Befund (Stadium I–V) angezeigt. Da beim Stadium V eine radikale chirurgische Behandlung unmöglich ist, kommt der Strahlen-und Zytostatikatherapie der Hauptwert zu. Sie wird unterstützt durch sparsame chirurgische Tumoranteilentfernung mit dem Ziel, möglichst viel funktionstüchtiges Nierengewebe zu erhalten.

Ein modernes Behandlungskonzept besteht in der präoperativen Verabfolgung von Zytostatika, wodurch eine Tumorverkleinerung bewirkt wird und die operative Entfernung der Geschwulst besser gelingt.

Stadieneinteilung der Tumoren

Stadium I: Begrenzung des Tumors auf die Niere.

Stadium II und III: Infiltration von paraaortalen und abdominalen Lymphknoten ohne Fernmetastasierung.

Stadium IV: Metastasen in Knochen, Leber sowie im Zentralnervensystem.

Stadium V: tumoröser Befall beider Nieren.

Prognose

Sie richtet sich naturgemäß nach dem Tumorstadium und weist mit über 90 % beim Stadium I die besten Zweijahresüberlebensraten auf. Für Stadium II und III ist eine Heilungsaussicht mit 50 % und für das Stadium IV und V abnehmend bis etwa 20 % anzusetzen.

Isolierte wie neu auftretende Lungenmetastasen können zusätzlich operativ angegangen werden.

Adenokarzinom der Niere

Definition

Das *Hypernephrom* (Grawitz-Tumor) ist ein im Kindesalter seltener, von den Epithelzellen der Nierentubuli ausgehender maligner Tumor mit Metastasierung in Lunge, Skelettsystem und Bauchorgane.

Klinische Zeichen

Die Geschwulst tritt meist jenseits des 10. Lebensjahres auf. Der Tumor kann kolikartige Flankenschmerzen verursachen. Eine Mikro- oder Makrohämaturie gilt als Frühsymptom und führt bei exakter Diagnostik (Ausscheidungsurogramm, Nierensonographie, Computertomographie) zum Tumornachweis. Wie beim Wilms-Tumor ist der Einbruch der Geschwulst in die Nierenvene eine gefürchtete Komplikation.

Bei Befall der linken Niere kann eine *symptomatische* Varikozele entstehen.

Behandlung

Sie ist nach der Stadieneinteilung für Tumoren ausgerichtet (s. o.). Neben der Radikaloperation (Nephrektomie) unter gleichzeitiger Beseitigung vorhandener Metastasen ist eine anschließende Zytostatikatherapie, evtl. in Kombination mit einer Strahlenbehandlung, sinnvoll.

Prognose

Sie ist schlechter als beim Wilms-Tumor, und nur die Früherkennung und Frühbehandlung kann eine Aussicht auf Dauerheilung bieten.

Erkrankungen des Harnleiters

Megaureter

Definition

Angeborene oder erworbene Verlängerung und Erweiterung eines oder beider Harnleiter (Ureter) bei gleichzeitigem Vorliegen eines vor der Blase gelegenen Abflußhindernisses (prävesikale Stenose) einer intravesikalen Harntransportstörung (Ureterozele) wie auch eines Blasenauslaßhindernisses (Urethralklappe, Urethrastenose).

Der Megaureter führt infolge des verminderten oder gar aufgehobenen Harntransports vielfach schon in der Neugeborenenperiode zu schweren Nierenschäden! Stenosierender Megaureter und vesikoureteraler Reflux treten vielfach kombiniert auf.

Klinische Zeichen

Sie entstehen durch den gestörten Harntransport. Rezidivierende Pyurien (Ausscheidung eitrigen Harns), Fieberschübe und Gedeihstörungen zeigen die schwere Harnwegsinfektion an.

Im i. v. Urogramm wie auch im Ultrasonogramm ist der darmähnlich geschlängelte Verlauf des erweiterten Harnleiters, der kranial in eine Pyelektasie (Erweiterung des Nierenbeckens) übergeht, nachweisbar.

Vorkommen

Der Megaureter tritt überwiegend doppelseitig auf. Zusammen mit einer Megavesika oder anderen Fehlbildungen des Urogenitalsystems wird er häufig bei der *Bauchdeckenhypoplasie* (S. 283 f) beobachtet.

Behandlung

Sanierung des Harnwegsinfekts (Antibiotika nach Resistogramm).

Operative Korrektur, die vielfach nur schrittweise erfolgen kann.

Zunächst müssen die gestauten und in ihrer Funktion bereits häufig eingeschränkten Nieren entlastet werden (transkutane Implantation eines Memory-Katheters) (Abb. **203**).

Operative Alternative: Durchtrennung des von seinen Adhäsionen befreiten Harnleiters im oberen Drittel. Herausleiten des subpelvinen Harnleiteranteils und Fixierung desselben an der seitlichen Bauchhaut (Ureterokutaneostomie).

Der untere Ureterabschnitt wird durch eine End-zu-Seit-Anastomose mit dem oberen Harnleiteranteil verbunden (Abb. **203**). Hierdurch wird ein Harnabfluß aus der Niere nach außen und zugleich zur Blase hin ermöglicht. Die Anastomose wird durch eine Silasticschiene gesichert, die aus dem Ureterokutaneostoma herausgeleitet wird. Eine 2. Ureterschiene wird bis in das Nierenbecken eingeführt. Sie mündet ebenfalls an der Ureter-Haut-Anastomose. Durch diese Entlastungsoperation tritt innerhalb kurzer Zeit vielfach eine Rückbildung des erweiterten Nierenbeckens und des Harnleiters ein.

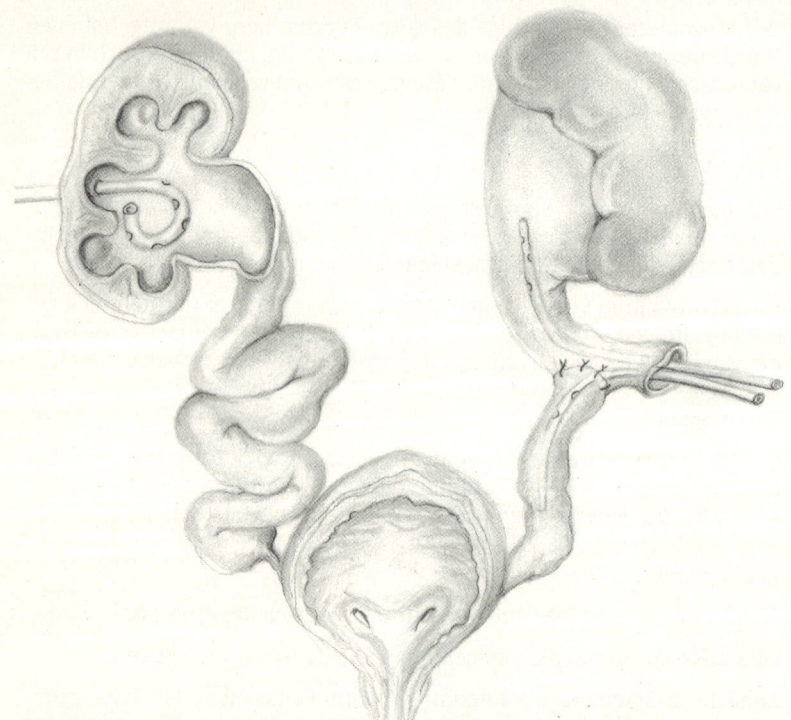

Abb. **203**   Angeborener Megaureter infolge prävesikaler Stenose beidseits. Rechts: Nierenentlastung durch einen transkutan eingebrachten Memory-Katheter. Links: Entlastende Urterokutaneostomie nach Harnleiterkürzung und Ureter-End-zu-Seit-Anastomose

In einer 2. Sitzung wird die Ureterkutaneostomie beseitigt. Liegt gleichzeitig eine prävesikale Stenose vor, wird die entlastende Ureter-Haut-Anastomose zunächst belassen und erst nach Beseitigung der distalen Ureterenge durch Resektion und antirefluxive Neueinpflanzung des Harnleiters in die Blase verschlossen.

Ist der Megaureter durch eine subvesikale Obstruktion (Harnröhrenklappe oder Harnröhrenstenose) bedingt, wird gleichermaßen vorgegangen: Nierenentlastung (Nephrostomie, Ureterostomie), transurethrale oder transperineale Resektion einer Klappe oder Beseitigung der Stenose.

Ureterozele

Definition

Sackartige Erweiterung des intravesikalen Ureteranteils bei gleichzeitiger Einengung der Uretermündung (Ostiumstenose, Abb. **204**).

Entstehung

Sie ist nicht völlig geklärt. Möglicherweise liegt der Ureterozele eine Hemmungsmißbildung zugrunde, bei der sich die Verschlußmembran der Harnleitermündung nicht völlig zurückbildet. Begünstigend wirkt eine muskuläre Hypoplasie des intramuralen Ureteranteils.

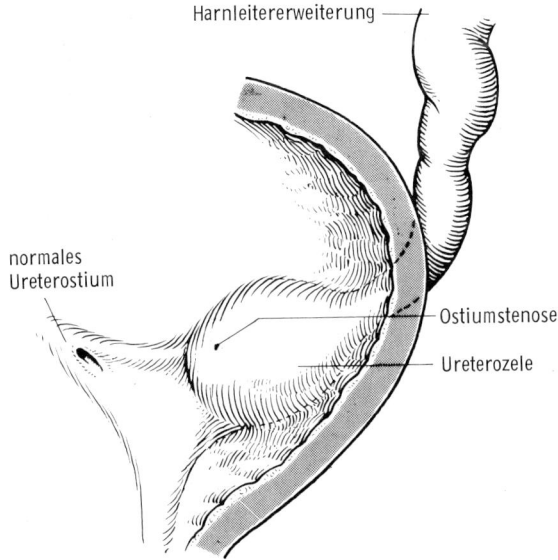

Abb. **204**
Linksseitige Uretero-
zele mit Megaureter
(Erweiterung des
Harnleiters)

Klinische Zeichen

Sie entstehen durch den gestörten Harntransport und die Harnwegsinfektion. Kennzeichnend sind Pyurien, Fieberschübe, evtl. Flankenschmerzen.

Die Ureterozele kann ein- oder doppelseitig auftreten. Ihre Größe kann so beträchtlich sein, daß sie den Blasenausgang verlegt.

Beim Mädchen kann die Ureterozele durch die Harnröhre nach außen prolabieren.

Ureterozelen werden häufig bei doppelten Nierenanlagen beobachtet (Abb. **205**).

Diagnostische Maßnahmen

Im Miktionszysturethrogramm zeigt sich auf der betreffenden Seite, gegebenenfalls auf beiden Seiten, in der Harnblase eine Kontrastmittelaussparung, deren Größe dem zystischen Tumor entspricht. Als Folge des gestörten Harnabflusses findet sich im i. v. Urogramm ein Megaureter, eine Hydronephrose, im fortgeschrittenen Stadium eine stumme Niere. Auch die Ultraschalluntersuchung der Harnblase ist hinweisend.

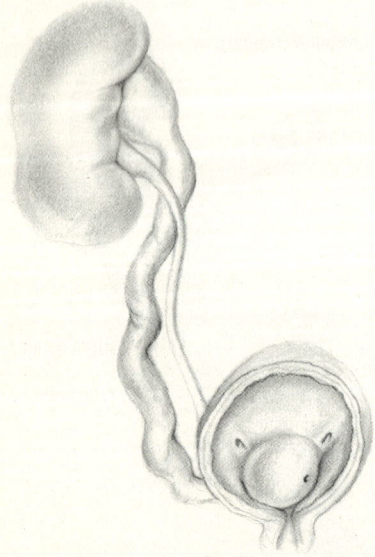

Abb. **205**   Die Harnröhre verlegende Ureterozele bei rechtsseitiger Doppelniere

Die Sicherung der Diagnose erfolgt durch die Zystoskopie, die eine in das Blasenlumen vorspringende Zyste unterschiedlicher Größe mit punktförmig verengtem Ostium erkennen läßt.

Behandlung

Entfernung des zystischen Tumors von der eröffneten Blase aus oder durch transurethrale, endoskopische Schlitzung der Ureterozele. Eine Antirefluxplastik in 2. Sitzung ist stets erforderlich, da durch Entfernung der Ureterozele ein vesikorenaler Reflux entsteht.

Bei Nierendoppelung ist neben der Beseitigung der Ureterozele die Heminephrektomie angezeigt.

Sanierung des Harnwegsinfekts.

Vesikoureteraler Reflux

Definition

Rückstrom von Urin aus der Harnblase in die Ureteren (Abb. **206**) oder bis in die Nierenbecken (vesikorenaler Reflux). Abhängig davon, ob der Harnrückfluß in Ruhe oder erst bei der Miktion eintritt, ist zwischen einem Ruhe- oder einem Miktionsreflux zu unterscheiden.

Nach dem Ausmaß des Refluxes wird eine Gradeinteilung von I – IV vorgenommen.

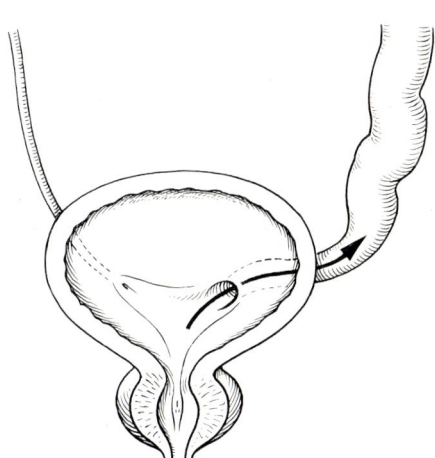

Abb. **206** Linksseitiger vesikoureteraler Reflux. Der Pfeil deutet den Harnrückstrom in den erweiterten Harnleiter an

Entstehung

Angeboren oder erworben.

Ursachen

Angeborener Reflux: Unreife oder Minderwertigkeit der Harnleiterostien, der terminalen Harnleiterabschnitte und des die Harnleitermündungen umgebenden Gewebes *(trigonale Hypoplasie),* sowie Innervationsstörungen der Harnblase (neurogene Blase).

Erworbener Reflux: Er entsteht überwiegend auf dem Boden einer Harnwegsinfektion, die zu einer temporären oder auch bleibenden Verschlußunfähigkeit der Harnleiterostien führt.

Eine subvesikale Obstruktion kann einen vesikuoureteralen Reflux verstärken und zu schwerer Nierenschädigung führen *(assoziierter Reflux).*

Ein Blasenausgangshindernis ist jedoch nie in der Lage, bei Funktionstüchtigkeit der Ostien allein infolge des Harnrückstaus einen vesikoureteralen Reflux auszulösen.

Schädigung des antirefluxiven Mechanismus entweder durch Infektion oder durch primäre Anlageschwäche ist stets die Voraussetzung für einen assoziierten Reflux.

Klinische Zeichen

Gedeihstörungen infolge rezidivierender Harnwegsinfekte, Fieberschübe, eventuell Schmerzen bei der Miktion (Dysurie).

Diagnostik

Bakteriologische Untersuchung des Blasenpunktats.

Intravenöses Urogramm. Es informiert über bereits eingetretene Veränderungen im Bereich des Nierenbeckenkelchsystems.

Miktionszysturethrogramm (MCU). Es dient der Beurteilung des Ausmaßes des Refluxes (Grad I – IV).

Zystoskopie, Urethroskopie: Die instrumentelle Besichtigung der Blase und der Harnröhre ermöglicht eine Aussage über das Vorliegen einer subvesikalen Obstruktion, entzündlicher Veränderungen der Blasenschleimhaut sowie pathologischer Veränderungen der Ostien (z. B. starres Golflochostium).

Behandlung

Sie richtet sich nach Art und dem Ausmaß des Refluxes sowie nach dem Alter des Kindes.

Der frühkindliche Reflux ohne Nachweis bereits eingetretener Nierenschädigung wie auch der entzündlich bedingte Reflux werden zunächst konservativ behandelt: antibiotische Medikamente für die Zeitdauer eines Jahres, wobei vierteljährlich durchgeführte Urinuntersuchungen wichtig sind, um einen Wechsel der Bakterienart wie auch deren Resistenz gegenüber den Medikamenten nicht zu übersehen.

Operative Maßnahmen bei:

- Versagen der konservativen Therapie,
- massivem vesikorenalem Reflux (Grad III und IV),
- subvesikaler Obstruktion.

Der Reflux bei der neurogenen Lähmungsblase nimmt eine Sonderstellung ein. Für ihn kommen die zu erwähnenden Operationen nicht in Betracht.

Antirefluxplastiken

Sie sollen den Harnrückstau aus der Blase in Harnleiter oder Nierenbecken verhindern.

Antirefluxplastik nach Leadbetter-Politano (Abb. **207 a** u. **b**): Nach Eröffnen der Blase wird das insuffiziente Ureterostium umschnitten und der distale Harnleiteranteil freipräpariert. Bei Stenosierung muß der prävesikale Ureterabschnitt reseziert werden. Unter der Blasenschleimhaut wird ein (submuköser) *Tunnel* angelegt, durch den der gekürzte Ureter von außen zwischen Blasenmuskulatur und Schleimhaut hindurchgeführt wird. Die Anastomosierung zwischen Harnleiter und Blasenmukosa erfolgt an der Stelle des ehemaligen Ostiums.

Eine in den neu implantierten Harnleiter eingeführte Silasticschiene, die zusammen mit einem Blasenkatheter transurethral herausgeleitet wird, sichert die Anastomose und verhütet einen Harnrückstau in der ersten postoperativen Phase.

Diese Antirefluxplastik kommt bei Harnleitern, die prävesikal eine Stenosierung aufweisen, wie auch bei dilatierten Ureteren in Betracht.

Antirefluxplastik nach Lich-Grégoire (Abb. **208 a** u. **b**): Anwendungsbereich: der refluxive *nicht* dilatierte Harnleiter.

Extravesikal wird der distale Ureter bis zu seinem Eintritt in die Blase freipräpariert. Durch Spaltung der Blasenmuskulatur ohne Eröffnung der

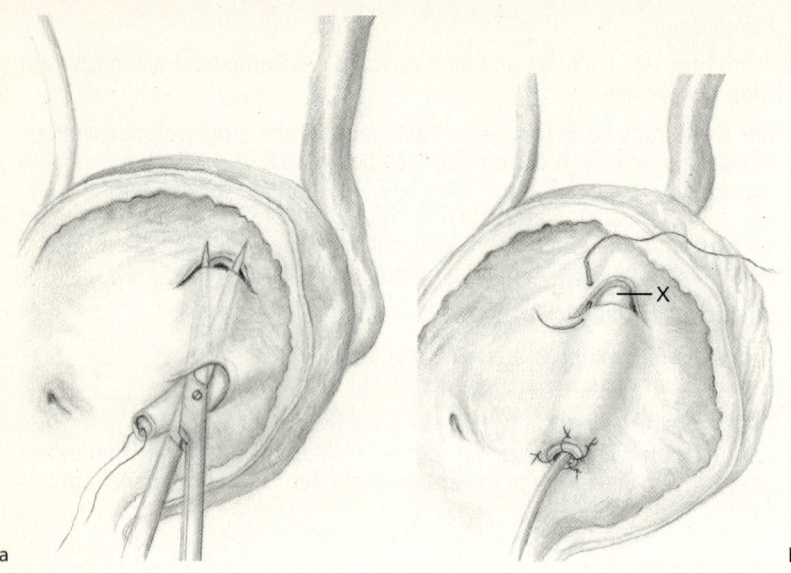

a

b

Abb. **207a** u. **b**   Antirefluxplastik nach Leadbetter-Politano
a Der refluxive Harnleiter ist freipräpariert. Untertunnelung der Harnblasenmukosa.
b Neueinpflanzung des Ureters, der oberhalb des ehemaligen Ostiums in die Harnblase eintritt (x), an normaler Stelle.

Schleimhaut wird eine Muskelrinne geschaffen, in die der Harnleiter hin-
eingelegt wird. Nach Vereinigung der Muskulatur durch Einzelnähte
über dem versenkten Ureter entsteht ein Muskel-Mukosa-Tunnel, der
dem Reflux entgegenwirkt.

Harnblase

Blasenekstrophie (Ectopia vesicae)

Definition

Mehrfachmißbildung, bestehend aus: einer unteren medianen Bauchspalte, einer plattenartigen Blasenspalte, einer dorsalen Harnröhren-
spaltung (Epispadie) wie auch einem Spaltbecken. Nach dem Ausmaß
der Ekstrophie werden *partielle* und *totale* Blasenspalten unterschieden.

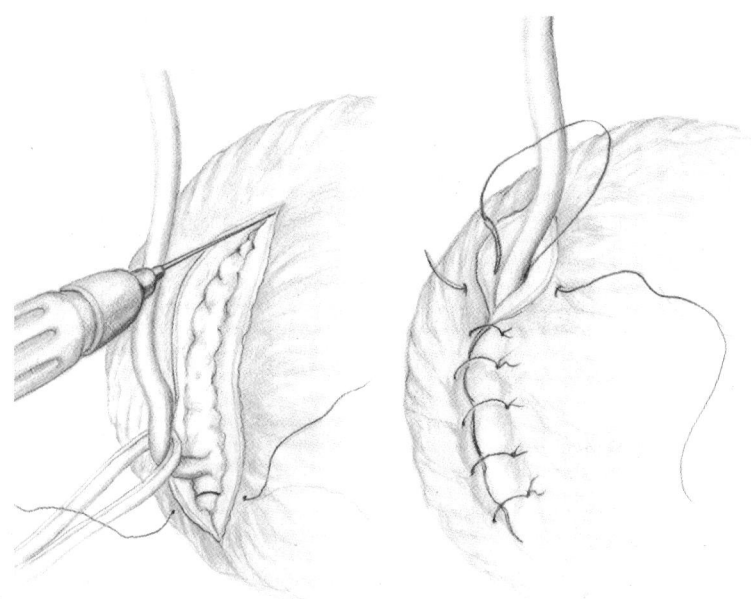

a   b

Abb. **208** a u. **b**   Antirefluxplastik nach Lich-Grégoire
a Mit dem Thermokauter wird eine extramuköse Muskelrinne geschaffen.
b Über dem in die Muskelrinne eingelegten Ureter wird die Harnblasenmuskulatur
mit Knopfeinzelnähten vereinigt

Entstehung

Hemmungsmißbildung in der 3. Fetalwoche infolge mangelhafter Rückbildung der Kloakenmembran und ausbleibender Verschmelzung der
Genitalhöcker.

Klinische Zeichen

Die Blasenschleimhaut liegt als hochrote samtartige Platte frei vor der
Bauchdecke (Abb. **209**). Aus den bürzelartig vorgewölbten Harnleiterostien tröpfelt Urin ab. Die Harnröhre ist stets dorsal gespalten (Epispadie). Bei Mädchen findet sich zusätzlich eine gespaltene Klitoris.

Bei Jungen liegen zudem häufig Bauch- oder Leistenhoden vor. Etwa ein
Drittel aller Kinder mit einer Blasenekstrophie leidet an einer Schwäche
des analen Sphinkters (partielle Stuhlinkontinenz).

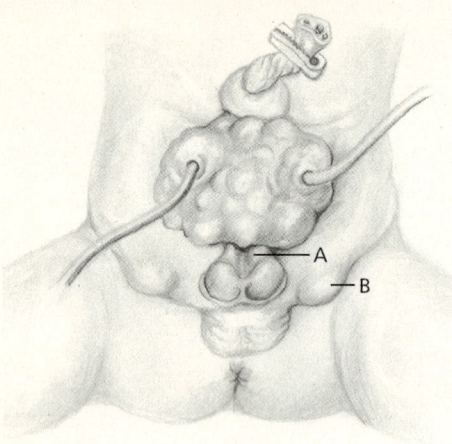

Abb. **209** Harnblasenek-
strophie mit epispadischer
Harnröhrenfehlbildung (A),
Leistenhoden beidseits (B)
und Symphysenspalte. Die in
die Harnblasenplatte ein-
mündenden refluxiven Ure-
teren sind geschient

Das Spaltbecken ist röntgenologisch durch weites Klaffen der Symphyse
gekennzeichnet. Klinisch resultiert hieraus ein unbeholfener watscheln-
der Gang.

Komplikationen

– Ulzerationen und Blutungen der Blasenschleimhaut,
– karzinomatöse Entartung der Blasenplatte (sehr selten),
– aszendierende Harnwegsinfektionen (ebenfalls sehr selten), obwohl
  ein vesikoureteraler Reflux besteht.

Behandlung

Die Umformung der Blasenplatte zu einem Hohlorgan ist technisch zwar
möglich, aber die bestehende Inkontinenz (unkontrollierter Abgang von
Harn) läßt sich durch dieses Verfahren nur ungenügend korrigieren (fehlender Urethralsphinkter).

Zudem liegt häufig eine zu klein ausgebildete Blasenplatte vor. Deshalb
muß die fehlangelegte Blasenplatte vielfach entfernt und der Urin in eine
ausgeschaltete Dünndarm- oder Dickdarmschlinge abgeleitet werden.

Bei Kindern mit einem intakten analen Sphinkter besteht die Möglichkeit, eine Rektumersatzblase zu bilden, in die die Harnleiter antirefluxiv
eingepflanzt werden (Abb. **210a** u. **b**), oder es wird eine Harnleiterim-
plantation in das Sigma vorgenommen (Operation nach Coffey, Abb. **211**).

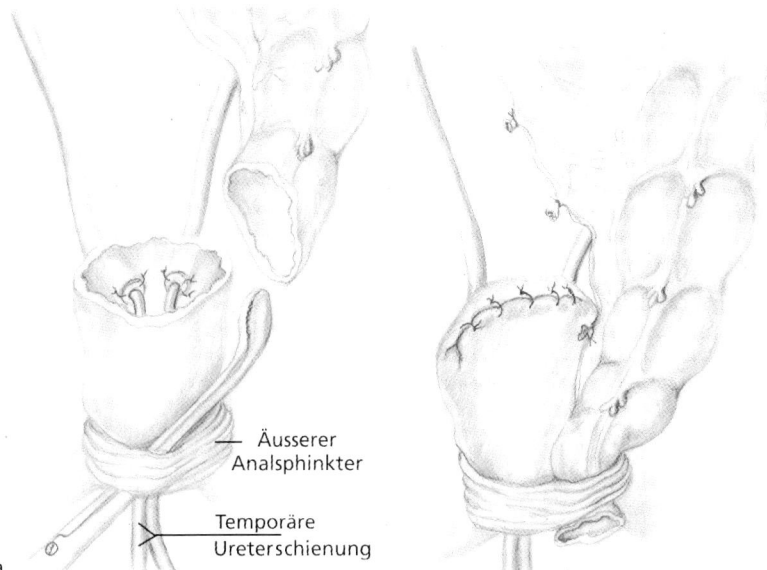

Äusserer
Analsphinkter

Temporäre
Ureterschienung

a   b

Abb. 210a u. b   Operative Taktik bei der kontinenten Rektumblase
a Die Ureteren sind in das eröffnete Rektum eingepflanzt. Der intrasphinktäre Sigmadurchzug wird vorbereitet
b Verschluß der Ersatzblase und Sigmadurchzug sind vollzogen. Es schließt sich die
Naht des Sigmas an die Anal- und Perianalhaut an

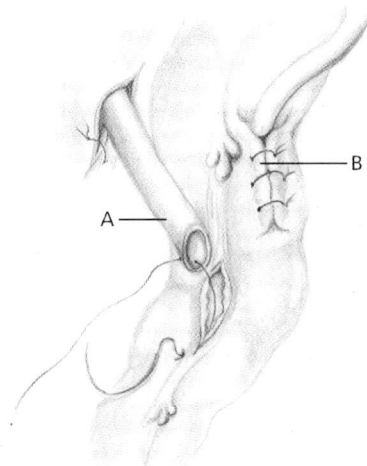

B

A

Abb. **211**   Ureterosigmoideostomie
nach Coffey: Nahtverbindung des
rechten Ureters mit dem Sigma (A);
die linksseitige antirefluxive Ureter-
Sigmaanastomose ist beendet (B)

Technik der Rektumblase: Das oberhalb des Rektums durchtrennte Sigma wird innerhalb des analen Kontinenzorgans neben dem Anus herausgeleitet. Durch die Funktion des M. levator ani sowie des M. sphincter ani externus kann eine Kontinenz für Harn und Stuhl selektiv erzielt werden.

Auch eine definitive Implantation der Harnleiter zusammen in die Hautmitte des Unterbauchs (Ureterokutaneostomie) mit anschließender Harnableitung in einen Urinbeutel kann bei der Blasenekstrophie wie auch bei Blasentumoren oder bei der neurogenen Lähmungsblase erfolgen (S. 354 ff).

In Abänderung der herkömmlichen langen Dick- oder Dünndarmsegmente bei der Harnableitung in ein Conduit (Harnreservoir) werden mit Erfolg ultrakurze ausgeschaltete Darmanteile (sogenannte Darmkappen von 3 – 4 cm Länge) verwandt (Abb. **212**).

Vorteile: kaum Resorption harnpflichtiger Substanzen, keine Steinbildung im Kappen-Conduit, problemlose Korrektur einer Ureterstenose.

Die wichtigsten Ableitungen im Bereich des Harnwegssystems sind in Tab. **9** zusammengefaßt.

Weitere Schritte des operativen Vorgehens bei Jungen sind:

– Verlagerung der Leistenhoden ins Skrotum (Orchidopexie),
– Korrektur der Epispadie (beim Mädchen Vereinigung der gespaltenen Schamlippen).

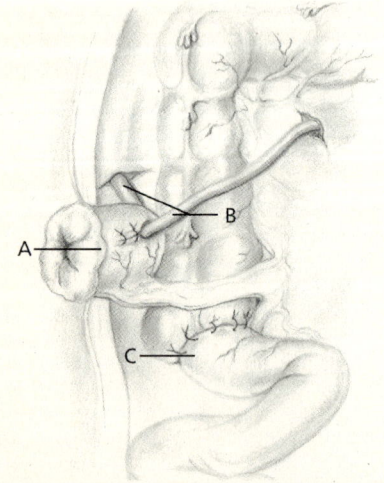

Abb. **212** Operative Taktik der Harnableitung in ein ausgeschaltetes „ultrakurzes" Kolonsegment (Zäkumkappe [A]), antirefluxive Ureterimplantation (B), Ileum-Kolonanastomose (C)

Tabelle **9** Gebräuchlichste Urostomien im Kindesalter

Bezeichnung des Stomas	Drainiertes/ausgeleite-tes Organ	Stomalokalisation
Nephrostoma (Pyelosto-mie)	Nierenbecken (Pyelon)	Flanken
Ureterokutaneostomie	Ureter (einseitig, beid-seitig)	rechter, linker Mittel-bauch oder Unter-bauchmitte
Ureteroileokutaneosto-mie (Ilium-Conduit)	Ureter, Ileum	rechter Unterbauch
Ureter-Ileum-Kappe	Ureter, Ileum	rechter Unterbauch
Ureterokolokutaneosto-mie (Kolon-Conduit)	Ureter, Sigma	linker Unterbauch
Ureterozäkostomie (Zä-kumkappe)	Ureter, Zäkum	rechter Unterbauch
Zystostomie	Harnblase	Unterbauchmitte (su-prasymphysär)

Ein operativer Verschluß der immer bestehenden Symphysenspalte bei der Blasenekstrophie ist in der Regel nicht notwendig, da die Kinder es bis zur Pubertät lernen, den primären Watschelgang (Entengang) in ein normales Gangbild durch Veränderungen des Antetorsionswinkels im Hüftgelenk umzuformen.

■ Pflege

Eingriffe an Niere und ableitenden Harnwegen

◆ Die Lagerung des Kindes richtet sich nach dem *Ort* und der *Art* des operativen Eingriffs. In der Regel jedoch wird eine Rückenlage allen Ansprüchen gerecht. Wichtig ist nur, daß die intraoperativ eingeführten Drainagen nicht abknicken.

◆ Sämtliche Urinableitungsschläuche müssen noch im Operationssaal mit beschrifteten Pflasterstreifen außerhalb des Hautniveaus markiert werden. So ist für die betreuende Pflegekraft erkennbar, ob es sich um eine Nierenbeckendrainage (Pigtail) oder um eine Ureterschiene handelt, die die Nierenbecken-Harnleiter-Anastomose sichert. Eine suprapubische Harnableitungssonde ist als eine solche ebenfalls zu kennzeichnen. Auf die Durchgängigkeit aller Drainagen ist zu achten.

Harnmenge, Beschaffenheit und Aussehen des Urins (Grad der Blutbeimengung) werden detailliert protokolliert.

Fördert eine Harndrainage nicht mehr, wird sie mit physiologischer NaCl-Lösung angespült. Diese Maßnahme hat unter sterilen Bedingungen zu erfolgen. Auf eine sorgsame Fixierung der Urinableitungsschläuche ist zu achten und insbesondere unbewußten Bewegungen des operierten Kindes Rechnung zu tragen. Das bedeutet: spannungsfreier Verlauf der Schläuche bis zu dem Urinauffangbeutel, der außerhalb des Inkubators oder des Bettes angebracht ist.

Beachte: Nur geschlossene Harnableitungssysteme sollten Verwendung finden. Eine tägliche Erneuerung der Auffangbeutel ist obligat. Bei drohender Dislokation eines Ableitungsschlauchs wird die umgebende Haut gereinigt und die Drainage durch eine Pflasterumschlingung gesichert.

Bei Entfernung einer Harndrainage wird der Schienenanteil, der sich innerhalb des Körpers befindet, mit einer sterilen Schere abgetrennt und in ein Kulturröhrchen zur bakteriellen Analyse weitergeleitet.

Hat das Kind ein Urostoma erhalten, so wird dieses während der ersten postoperativen Tage mittels Silasticschläuchen geschient. Damit wird eine Abknickung des Ureters, insbesondere bei seinem Durchtritt durch die Bauchfaszie, verhindert.

Nach Heilung wird die Harnleiteraustrittsstelle mit einem Urinbeutel versorgt, der mit einem selbstklebenden Ring auf der Haut haftet. Er umschließt das Urostoma wasserdicht. Er wird täglich gewechselt, wobei der Beschaffenheit der Haut im Fixierungsbereich sorgsam Aufmerksamkeit zu schenken ist. Bei Hautveränderungen ist der Säuregrad des Harns (ph-Wert) zu bestimmen und gegebenenfalls medikamentös zu beeinflussen. Vielfach führt auch die Applikation einer individuell anpaßbaren Kautschukplatte, auf der der Harnableitungsbeutel angebracht wird, zu einer Erholung der durch den Urin geschädigten Haut.

Beachte: Obwohl sich die meisten operativen Eingriffe auf den Retroperitonealraum beschränken, liegt stets eine reflektorische Darmatonie in den ersten postoperativen Tagen vor.

Diese erfordert die Maßnahmen, wie sie bei Eingriffen im Abdomen angegeben sind (S. 22 ff).

Jede mechanische Irritation unter der Operation, insbesondere bei Eingriffen an der Niere selbst, bewirkt eine passagere Funktionseinschränkung, das bedeutet Oligurie oder Anurie.

Zur Ingangsetzung der Ausscheidung werden deshalb zunächst sogenannte Starterlösungen benutzt. Sie sind kalium- und phosphorfrei und enthalten neben freiem Wasser 5%ige Kohlenhydrate, Natrium und Chlor. Im Bedarfsfall können zusätzlich Diuretika verabreicht werden. Kaliumhaltige Lösungen sind erst bei ausreichender Diurese erlaubt.

◆ Die Flüssigkeitszufuhr soll reichlich bemessen sein, aber das Exkretionsorgan nicht überfordern.

Bei präoperativ nicht eingeschränkter Nierenfunktion werden 2–2,5 l Flüssigkeit pro m² Körperoberfläche dieser Anforderung gerecht.

◆ Die Abmessung der über die Harnblase ausgeschiedenen Urinmenge erfolgt über einen suprapubischen Memory-Katheter, der Anschluß an einen auswechselbaren graduierten Urinauffangbeutel hat.

◆ Silikonschienen werden in der Regel postoperativ 14 Tage belassen. Bevor eine Nierenbeckendrainage entfernt wird, muß sie zunächst stundenweise abgeklemmt werden, um die Durchgängigkeit der Anastomose zu prüfen.

Entleert sich aus der Drainage nach Entfernung der Klemme Urin im Strahl, so deutet dies auf eine noch bestehende Passagestörung hin. Die Schiene darf noch nicht gezogen werden.

Meist tritt nur innerhalb der ersten postoperativen Tage eine mäßige Harnsekretion durch den Wunddrain auf, so daß dieser nach schrittweiser Kürzung innerhalb der ersten Woche entfernt werden kann. Wird die Operationswunde ständig von Harn durchnäßt, besteht die Gefahr der Hautmazeration. Ein häufiger Verbandwechsel ist deshalb erforderlich.

Pflege ■

Harn und Drainagen

Die Gesamtmenge der Harnausscheidung setzt sich zusammen aus dem Blasenurin und dem Drainageharn.

Drainageharn: Harnsekretion aus Hohlraum- oder Wundbettdrainagen.

Urologische Drainage: Sie besteht in temporärer Harnableitung durch ein Schlauchsystem.

Zu den Hohlraumdrainagen gehören:

Transrenale Drainage: Sie leitet den Urin nach Eingriffen am Nierenparenchym, Nierenbecken und kranialen Ureter ab.

Die Silasticschiene liegt im Ureter, durchquert das Nierenbecken, das Nierenparenchym und wird neben der Flankenwunde herausgeleitet. Durch Öffnungen in der Kunststoffschiene kann der Harn den Weg des geringsten Widerstandes nehmen. Die Nierenbeckendrainage schützt die Anastomose und gewährleistet einen ausreichenden Harnabfluß bei postoperativer Gewebsschwellung.

Transvesikale Ureterdrainage: Sie schient den Harnleiter, durchquert die Blase und wird suprapubisch herausgeleitet. Anwendung: Harnleiterneueinpflanzung (Ostiumstenose, Ureterozele).

Wunddrain: Bei operativen Eingriffen an Niere, Nierenbecken, Harnleiter und Harnblase wird der Wunddrain eingesetzt. Er besteht aus einem Gummischlauch, der an seinem unteren Ende 2–3 Öffnungen aufweist. Bei nicht harndichter Naht verhindert er die Retention von Urin im Gewebe (Urinphlegmone). Der Wunddrain wird aus der Operationswunde herausgeleitet. Eine Sicherheitsnadel verhindert sein Zurückgleiten.

Neurogene Lähmungsblase

Definition

Angeborene oder erworbene Blasenentleerungsstörung, die mit unkontrolliertem Harnträufeln, vielfach mit vesikorenalem Reflux und schweren Harnwegsinfektionen einhergeht.

Entstehung

Neurogene Blasenstörungen treten bei Fehlanlage (Meningomyelozele) sowie nach Verletzungen des Rückenmarks auf. Ihnen liegt eine Zerstörung des Miktionszentrums selbst oder eine Unterbrechung der Nervenbahnen, die die Blasenentleerung steuern, zugrunde.

Die Myelodysplasie (Meningomyelozele) ist im Kindesalter die häufigste Ursache der neurogenen Lähmungsblase.

Nach Ausmaß und Lokalisation der Rückenmarksschädigung können klinisch 2 Blasentypen unterschieden werden: die Durchlaufblase und die Retentionsblase (Speicherblase, Abb. **213a** u. **b**).

Gemeinsam ist beiden der unkontrollierte Abgang von Harn (Incontinentia urinae).

Klinische Zeichen

Durchlaufblase: Im Vordergrund stehen die permanente Nässe, der urinöse Geruch wie auch entzündliche Veränderungen des äußeren Genitales infolge der ständigen Harneinwirkung auf die Haut.

Diese Inkontinenz schützt die Niere vor einer Infektion, da trotz insuffizienter Ostien kein Rückfluß von Harn in Ureter und Nierenbecken stattfindet.

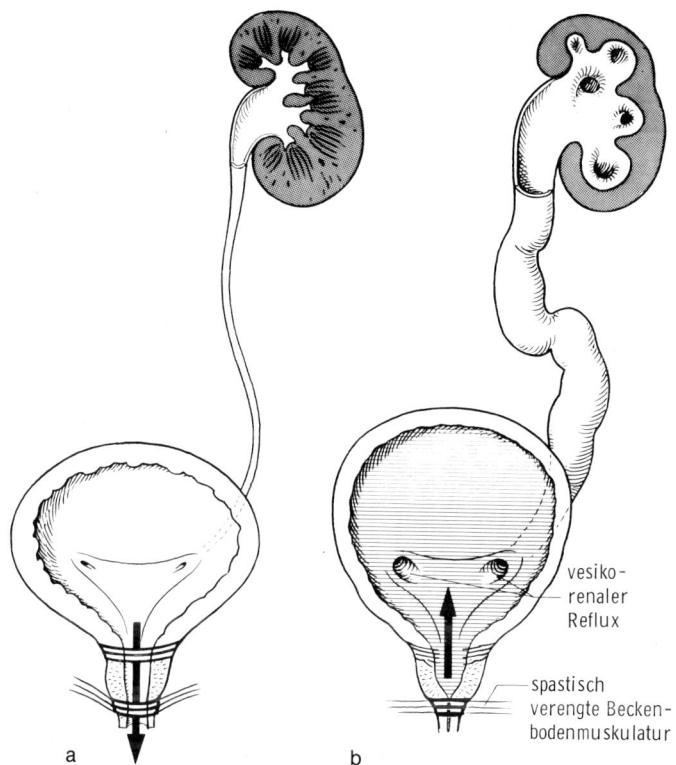

Abb. 213 a u. **b**   Formen der neurogenen Lähmungsblase (schematisch)
a Durchlaufblase
b Retentionsblase

Dementsprechend zeigt sich im i.v. Urogramm meist ein unauffälliges Hohlraumsystem.

Ein vesikoureteraler Reflux ist nur durch maximale Blasenauffüllung nachweisbar.

Retentionsblase: Sie zeigt sich durch intermittierendes Harnträufeln.

Der Wechsel von Trockenheit und Einnässen entsteht dadurch, daß bei der Retentionsblase der Harnabfluß durch eine Kontraktion der Beckenbodenmuskulatur verhindert wird (Beckenbodenspastik). Erst wenn der Füllungsdruck der gelähmten Harnblase den Auslaßwiderstand des Bekkenbodens übersteigt, tropft Harn ab (Überlaufinkontinenz). Folgen des

Harnrückstaus:

– Blasendilatation mit Restharnerhöhung.
– Ausbildung einer Balkenblase: Hypertrophie der Blasenmuskulatur mit Pseudodivertikeln, da die Harnblase ständig versucht, den Blasenauslaßwiderstand zu überwinden (Abb. **214**).
– Bei vesikorenalem Reflux: Dilatation der Harnleiter und des Nierenbeckens infolge des Harnrückstaus.
– Chronische Harnwegsinfektion, die unbehandelt zu schweren Nierenparenchymschäden führt.

Diagnostik

Entsprechende Veränderungen lassen sich im Zystogramm wie auch in der i. v. Urographie nachweisen.

Zystographisch zeigt die Retentionsblase eine unregelmäßige Wandkonturierung (Pseudodivertikel).

Die Harnleiter sind meist extrem erweitert, desgleichen liegt eine Pyelektasie vor. Schwere Harnwegsinfektionen sind mit diesem Blasenlähmungstyp vergesellschaftet.

Blasen- und *Harnröhrenmanometrie:* Zur Unterscheidung zwischen Durchlaufblase und Retentionsblase stellt sie ein wichtiges diagnostisches Hilfsmittel dar. Hierbei wird der Druck in der Harnblase (und Harnröhre) in Ruhe und bei der Miktion instrumentell gemessen. Bei der Retentionsblase finden sich stets erhöhte Druckwerte.

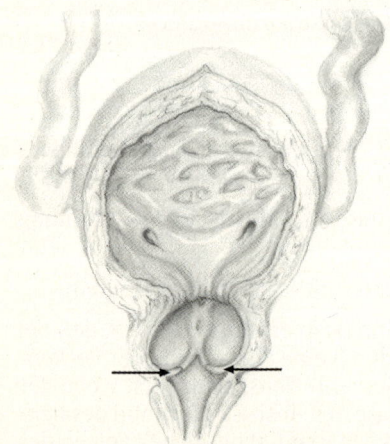

Abb. **214**   Kongenitale Urethralklappen (Pfeile) mit harnrückstaubedingter Hypertrophie der Harnblasenwand, Ausbildung von Pseudodivertikeln und refluxiven Megaureteren

Behandlung

Ein Kind mit neurogener Blasenläsion infolge einer Spina bifida cystica (Meningomyelozele) muß schon in den ersten Lebenswochen behandelt werden, um irreparablen Nierenschäden vorzubeugen. Eine genaue urologische und neurologische Diagnostik ist stets Voraussetzung für eine sinnvolle Therapie.

Konservative Maßnahmen:

- Antibiotische Behandlung der Harnwegsinfektion.
- Manuelle Harnblasenentleerung bei Vorliegen einer Retentionsblase. *Beachte:* Besteht jedoch zugleich ein vesikoureteraler Reflux, ist diese Maßnahme kontraindiziert!
- Harnblasentraining.
- Intermittierender Harnblasenkatheterismus.

Steriler Katheterismus der Harnblase (S. 316) in 3stündigem Abstand durch Eltern oder Pflegepersonal.

■ **Pflege**

Ältere Kinder ohne Intelligenzdefizit erlernen die Technik des sterilen Katheterismus rasch selbst, indem ein Spiegel schräg vor das Genitale gebracht wird (beim Mädchen), wodurch das Einführen des Harnblasenkatheters erleichtert wird.

Pflege ■

- Bei der Retentionsblase (bedingt durch eine Beckenbodenspastik) kann eine Dauerbehandlung mit *Alpha-Rezeptorenblockern,* die die Spastik verringern und somit den Restharn beseitigen, angewandt werden.
- Elektrostimulation der Harnblase: Sie dient der Erhaltung wie auch der Reaktivierung neurogener Substanzen in der Harnblasenschleimhaut und -muskulatur (Rehabilitation).

Technik der elektrischen Harnblasenstimulation:

Bei der intravesikalen Elektrostimulation wird ein Elektrokatheter in die Harnblase eingeführt und die Harnblasenwand durch nicht schmerzhafte Stromimpulse gereizt. Hierdurch können die in der Blasenmuskulatur vorhandenen Ganglienzellen und die Muskelfasern aktiviert werden, so daß miktionsauslösende Kontraktionen erzeugt werden. Bei etwa 40% der so behandelten Kinder stellt sich eine ausreichende Harnkontinenz (Trockenheit bis zu 2 Stunden) ein. Die Elektrotherapie ist bei der Durchlaufblase wie auch bei der Retentionsblase anwendbar.

Die intraurethral-intravesikale Elektrostimulation muß schon in der Neugeborenenperiode durchgeführt werden. Nur dann kann mit einem optimalen Behandlungserfolg gerechnet werden. Sie ist jedoch ein personalaufwendiges Behandlungsverfahren und nur wenigen Spezialkliniken vorbehalten.

Die Kombination von elektrischer Neurostimulation der Harnblase mit einer Alpharezeptorenblockade erhöht den Therapieeffekt bei der neurogen bedingten Retentionsblase.

Operative Maßnahmen:

Sie kommen nur in Betracht nach Versagen aller konservativer Therapieversuche. Meist ist dann eine supravesikale Harnableitung (Herausleiten beider Harnleiter in die Bauchdecke) oder Bilden einer Darmersatzblase, in die die Harnleiter eingepflanzt werden, unumgänglich (Ileumkappe, Kolonkappe).

Eine Alternative stellt die *Implantation eines künstlichen Harnblasensphinkters* dar. Das Prinzip basiert auf der operativen Umschlingung der Harnröhre mit einer Silikonmanschette, die manuell durch Aufpumpen mittels Gummiballons (beim Jungen im Skrotum, beim Mädchen in den großen Schamlippen) verschlossen oder geöffnet werden kann. Die Flüssigkeit zum Füllen des Plastikrings befindet sich in einem Plastikreservoir, das unter die Unterbauchhaut eingepflanzt wird. Bei der Retentionsblase muß zuvor jedoch die Harnröhrenspastik durch eine Blasenhalsresektion beseitigt werden.

Harnblasendivertikel

Definition

Sehr seltene angeborene sackartige Ausstülpung der Blasenschleimhaut durch Muskellücken in der Harnblasenwand (Abb. **215**).

Die Ausstülpungen können die Größe einer Apfelsine erreichen, meist jedoch sind sie erbsen- bis kirschgroß. Solitäre wie auch multiple Divertikel werden beobachtet. Sie sind abzugrenzen von den *Pseudodivertikeln,* die infolge einer subvesikalen Obstruktion entstehen (neurogene Lähmungsblase, S. 356, Blasenscheiteldivertikel, S. 283).

Diagnostik

Ausscheidungsurogramm oder Sonogramm zur Beurteilung des Harnabflusses. Im Zystogramm stellen sich die Divertikel je nach Größe als kugelige Vorwölbungen außerhalb der normalen Blasenkontur dar. Nach Abfluß des Kontrastmittels bleiben bei engem Divertikelhals Kontrastmitteldepots zurück. Zusätzlich kann die Zystoskopie herangezogen werden.

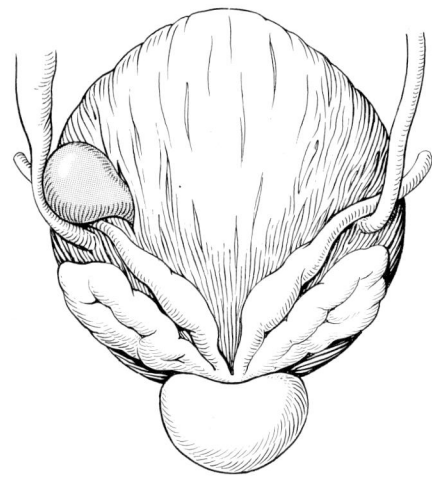

Abb. **215** Harnblasendivertikel links mit Kompression des benachbarten Harnleiters

Klinische Zeichen

Sie sind bedingt durch Harnrückstau bei großen Divertikeln, die zu einer Ureter- oder Ostiumkompression führen (Abb. **215**). Entzündliche Schleimhautveränderungen im Divertikel können sich infolge des verzögert abfließenden Urins einstellen (Divertikulitis). Des weiteren ist Steinbildung möglich.

Behandlung

Große Divertikel müssen extravesikal abgetragen werden. Bei kleineren wird die ausgestülpte Schleimhaut ins Blasenlumen hineingezogen, abgetragen und die Muskellücke vernäht.

Antibiotische Behandlung des Harnwegsinfektes nach Resistogramm.

Hinweise zur postoperativen Pflege, S. 351 ff.

Harnblasentumoren

Definition

Im Kindesalter sehr seltene, überwiegend bösartige, vom Bindegewebe ausgehende Geschwülste, unter denen die Sarkome überwiegen.

Klinische Zeichen

Die Tumoren nehmen ihren Ausgang vom Trigonum vesicae und der hinteren Blasenwand. Infolge ihrer traubenförmigen, aus multiplen Knoten bestehenden Konfiguration werden sie als Traubensarkome oder Sarcoma botryoides bezeichnet. Das Blasensarkom wächst rasch und infiltrierend.

Betroffene Nachbarorgane sind Gebärmutter, Scheide, Prostata, Samenblase wie auch Rektum.

Hinweisend sind Miktionsbeschwerden (Dysurie), Hämaturie und eine Harnverhaltung bei Verlegung des Blasenausgangs. Bei Beteiligung des Darms werden Durchfälle oder Obstipationen beobachtet. Ein Durchbruch der Geschwulst in die Scheide führt zu Vaginalblutungen und Abgang von Tumorbröckeln.

Der Allgemeinzustand der Kinder ist zunächst gar nicht oder nur unwesentlich beeinträchtigt.

Diagnostik

Zystographie, Zystoskopie, Rektoskopie, Sonographie, Computertomographie oder Kernspin.

Behandlung

Da die Blasentumoren meist frühzeitig diagnostiziert werden, sind die Heilungsaussichten günstig. Voraussetzung ist eine radikale Therapie. Sie besteht in jedem Fall in der Entfernung der Blase (Zystektomie) sowie der befallenen Nachbarorgane.

Die Harnleiter werden nach der Zystektomie in die Haut oder in eine ausgeschaltete Dünn- bzw. Dickdarmschlinge eingepflanzt.

Zytostatische Medikamente und Nachbestrahlung ergänzen die Tumortherapie.

Geschlechtsorgane

Harnröhrendivertikel

Definition

Sehr seltene angeborene bürzelförmige Ausstülpung der Schleimhaut meist im Bereich der hinteren Harnröhre (Abb. **216a** u. **b**).

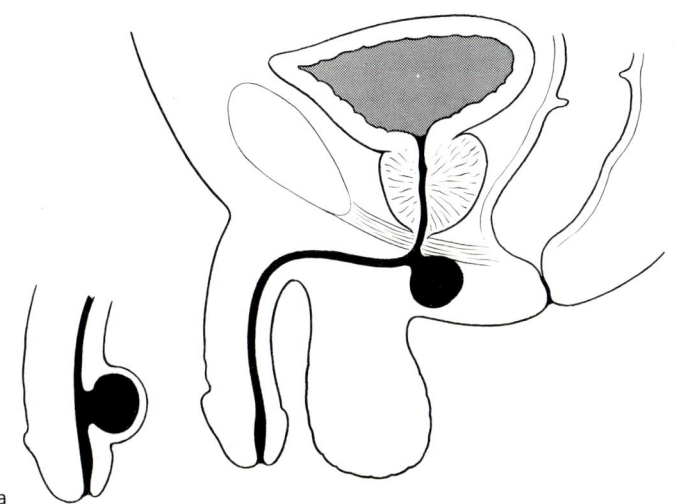

a   b

Abb. **216 a u. b**   Divertikel im Bereich der vorderen (**a**) und der prostatischen Harnröhre (**b**)

Klinische Zeichen

In manchen Fällen bläht sich der Penis bei Eintritt von Urin in die Urethra ballonförmig auf, insbesondere bei peripher sitzendem Divertikel. Charakteristisch ist die Entleerung von 2 Harnportionen. Die 2. Miktion ist bedingt durch die Entleerung des Urethradivertikels.

Entzündliche Veränderungen der Urethralschleimhaut können einen Harnwegsinfekt unterhalten.

Jungen sind überwiegend betroffen.

Diagnostik

Beim Miktionszysturethrogramm im schrägen Strahlendurchgang stellt sich das Divertikel als Kontrastmitteldepot dar, bei der Urethroskopie (instrumentelle Besichtigung der Harnröhre) als lokale Aussackung.

Behandlung

Freilegung des Divertikels und Abtragung. Um die Harnröhrennaht zu sichern, muß während der ersten 14 postoperativen Tage eine suprapubische Harnableitung über einen Memory-Katheter durchgeführt werden. Eine antibiotische Infektionsprophylaxe ist für die Zeit der Harnableitung erforderlich.

Harnröhrenklappen (Urethralklappen)

Definition

Angeborene, ins Lumen der hinteren Harnröhre segelartig vorspringende Schleimhautfalten, die infolge Harnrückstaus zu schwerer Nierenschädigung führen können.

Entstehung

Sie ist nicht völlig geklärt. Möglicherweise handelt es sich um embryonale, nicht rückgebildete Schleimhautfalten. Sitz der Segelklappen ist die Pars prostatica der Urethra. Sie können eine Verbindung zum Samenhügel (Colliculus seminalis) aufweisen.

Die Harnröhrenklappen wirken als Abflußhindernis, indem sie bei der Miktion den Blasenauslaß verlegen.

Blasendilatation mit Hypertrophie der Blasenwand und Ausbildung von Pseudodivertikeln sind die unausbleibliche Folge (Abb. **214**). Bei Existenz einer trigonalen Hypoplasie tritt rasch ein refluxbedingter renaler Rückstauschaden (Hydronephrose, Megaureter) ein (S. 356).

Klinische Zeichen

Betätigung der Bauchpresse bei der Miktion. Abgeschwächter Harnstrahl, evtl. Harntröpfeln. Die vergrößerte Harnblase kann als prallelastischer Tumor im Unterbauch tastbar sein. Rezidivierende Fieberschübe sowie Gedeihstörungen sind Zeichen des chronischen Harnwegsinfekts.

Diagnostik

- Mehrmalige Restharnbestimmung,
- Röntgendarstellung der Harnröhre und der Harnblase,
- instrumentelle Besichtigung der Urethra (Urethroskopie).

Behandlung

Bei Neugeborenen und sehr jungen Säuglingen wird versucht, das Blasenausgangshindernis durch Einführen eines Blasenverweilkatheters (Ballonkatheter) einzuschmelzen. Das bedeutet, durch Druck des Katheters auf die Harnröhrenklappe tritt eine Atrophie des Klappengewebes ein. Der Verweilkatheter wird 6 Wochen belassen. Eine antibiotische Behandlung ist zumindest während dieser Zeit erforderlich. Nach Entfernung des Katheters werden zur Beurteilung des Erfolgs wiederum Restharnbestimmungen und eine Urethradarstellung vorgenommen.

Bei Kleinkindern kann das Blasenausgangshindernis mit einer in die Harnröhre eingeführten Glühschlinge (Resektoskop) unter Sicht beseitigt werden (transurethrale Resektion).

Auch nach Resektion einer Harnröhrenklappe wird ein Blasenverweilkatheter eingelegt, um postoperativ einen ungestörten Harnabfluß zu sichern. Verengungen (Stenosen) im prävesikalen Bereich, wie Harnrückfluß (Reflux), können eine zusätzliche Korrektur dieser Fehlbildungen erfordern.

Hypospadie

Definition

Angeborene Fehlmündung der männlichen Harnröhre an der Penisunterseite (kombiniert mit einer Penisverkrümmung und einem gespaltenen, hypertrophierten Praeputium penis, Abb. **217**).

Entstehung

Unvollständiger Verschluß der embryonalen Urethralrinne, aus der sich die Harnröhre bildet.

Formen

Nach Lage der Harnröhrenmündung werden folgende Hypospadieformen unterschieden (Abb. **218**):

Hypospadia *glandis* (Urethramündung an der Eichel),

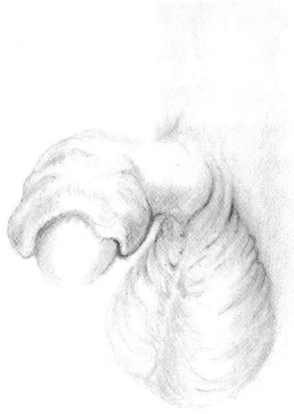

Abb. **217** Chordabedingte Penisverkrümmung mit Abknickung der Glans

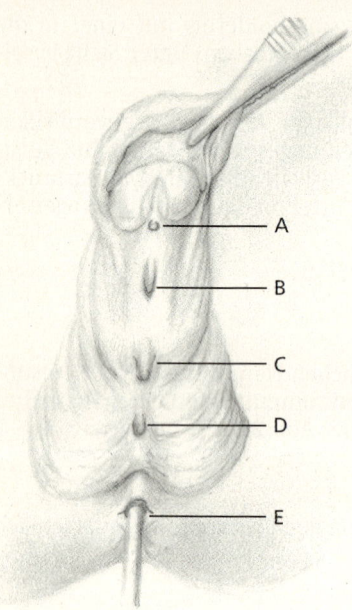

Abb. **218**   Formen der Hypospadie:
Urethramündung bei Hypospadia glandis (A),
Hypospadia penis (B),
Hypospadia penoscrotalis (C),
Hypospadia scrotalis (D),
Hypospadia perinealis (E).
Beachte das hypertrophische und ventral gespaltene Präputium penis

Hypospadia *penis* (Urethramündung an der Unterseite des Penisschafts),

Hypospadia *penoscrotalis* (Urethramündung am Skrotalansatz),

Hypospadia *scrotalis* (Urethramündung im Skrotalbereich),

Hypospadia *perinealis* (Urethramündung am Damm).

Zu den schwersten Harnröhrenfehlbildungen gehören die letzten 4 Formen, da sie vielfach mit einer Verkrümmung des Penisschaftes einhergehen. Sie ist bedingt durch einen derben, bindegewebigen Strang (Chorda penis), der zwischen den Schwellkörpern liegt und das Glied krümmt.

Die dystope Urethramündung ist häufig zu eng (Meatusstenose). Bei allen Hypospadieformen ist das Präputium (Vorhaut) gespalten und hypertrophiert.

Hypospadien sind häufig mit weiteren urologischen Fehlbildungen wie Nierendoppelanlagen usw. vergesellschaftet.

Klinische Zeichen

Außer der sichtbaren Fehlmündung und Fehlbildung können bei einer Meatusstenose Miktionsbeschwerden bestehen. Vermehrtes Pressen ist erforderlich, um die Harnblase zu entleeren. Der Harnstrahl ist fadenförmig verdünnt.

Entsprechend der urethralen Fehlmündung wird der Urin nicht nach vorn, sondern in falscher Richtung entleert. Das bedeutet, die Miktion ist nur in sitzender Stellung möglich. Infolge des verkürzten Gliedes sowie hoher dystoper Harnröhrenmündung sind bei den schweren Hypospadieformen Kohabitationsstörungen zu erwarten.

Diagnostik

- Bakterielle Harnuntersuchung,
- Urogramm,
- Miktionszysturethrogramm.
- Bei der Hypospadia penoscrotalis und perinealis muß bei gleichzeitigem Hodenhochstand eine Geschlechtsbestimmung mittels einer Chromosomenanalyse durchgeführt werden.

Behandlung

Bei geringgradiger Harnröhrendystopie, auch als Hypospadie 1. Grades bezeichnet, ist außer der Resektion der hypertrophischen Präputialschürze keine weitere Therapie erforderlich. Liegt eine Meatusstenose vor, muß die Enge frühzeitig beseitigt werden, um einen Harnrückstau zu vermeiden. Die operative Erweiterung der Harnröhrenmündung wird als *Meatotomie* bezeichnet.

Zur Harnableitung wird für 3 Tage ein Blasenkatheter transurethral eingelegt.

Bei Penisverkrümmung muß zunächst im Alter von 2 Jahren eine *Aufrichtungsoperation* vorgenommen werden. Hierbei wird der derbe Bindegewebsstrang an der Unterseite des Gliedes durch einen Querschnitt freigelegt und entfernt. Durch Längsvernähung der Wundränder ist eine Streckung und somit Verlängerung des Gliedes möglich. Ihr schließt sich noch im Vorschulalter (4 – 5 Jahre) die operative Neubildung der Harnröhre an (Harnröhrenplastik).

Ziel dieses Vorgehens ist, die Harnröhrenmündung so weit wie möglich zur Penisspitze hin zu verlagern.

Bis zur Wundheilung wird der Harn durch einen suprapubischen Blasenverweilkatheter abgeleitet, ein transurethraler Katheter schient den neugebildeten Harnröhrenanteil.

Komplikationen der Harnröhrenplastik

Stenosen und Fisteln. Sie müssen in einem Zweiteingriff beseitigt werden.

Epispadie

Definition

Angeborene, dorsale Spaltbildung der Harnröhre.

Formen

Nach dem Schweregrad der Deformität werden unterschieden:

Epispadia *glandis* (leichteste Form),

Epispadia *penis* (mittlere Form),

Epispadia *totalis* oder *penopubica* (schwerste Form).

Epispadien werden beim männlichen wie auch beim weiblichen Geschlecht beobachtet.

Die dorsalen Genitalspalten sind wesentlich seltener als Hypospadien. Eine Blasenspalte ist *stets* mit einer Epispadie vergesellschaftet (Abb. **209**).

Klinische Zeichen

Sie sind abhängig vom Grad der Mißbildung.

Bei ausgedehnten Epispadien besteht immer eine Harninkontinenz, da gleichzeitig der Blasenverschlußmuskel gespalten ist. Bei weiblichen Säuglingen mit einer Epispadie ist die Klitoris gespalten. Die vorderen Anteile des Scheideneingangs (Vulva) liegen frei. Die kleinen Schamlippen (Labia minora) sind meist hypoplastisch.

Behandlung der Epispadie beim Jungen

Umformung der Harnrinne zu einer Harnröhre. Besteht eine Harninkontinenz, muß eine operative Korrektur des Blasenauslasses vorgenommen werden.

Behandlung der Epispadie beim Mädchen

Neben Neubildung der Harnröhre müssen die beiden Klitorishälften operativ vereinigt werden. Bei Harninkontinenz gleiches Vorgehen wie beim Jungen.

Palmure (Palmenrute)

Definition

Angeborener Fehlansatz der Skrotalhaut am vorderen oder mittleren Penisschaft (Abb. **219**).

Klinische Zeichen

Durch die Vorverlagerung des Skrotalansatzes wird die Aufrichtung des Glieds verhindert und zugleich eine Verkürzung vorgetäuscht. Miktionsbeschwerden bestehen nicht.

Behandlung

Operative Rückverlagerung des Skrotalansatzes zur Peniswurzel hin durch eine Z-Verschiebeplastik der Haut (Abb. **220 a** u. **b**).

Phimose

Definition

Meist erworbene, seltener angeborene Verengung des Praeputium penis (Vorhaut), das nicht über die Glans (Eichel) retrahiert werden kann (Abb. **221**).

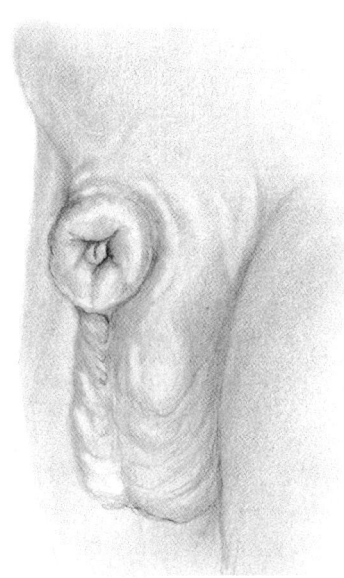

Abb. **219**   Palmure

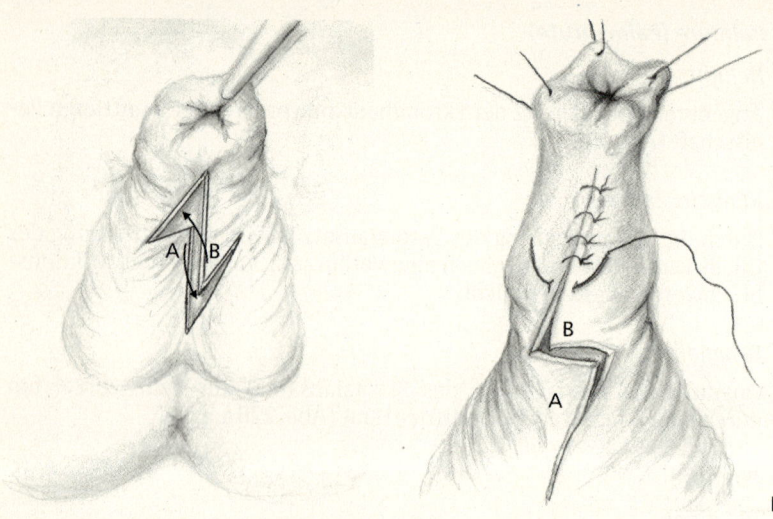

a

b

Abb. **220a** u. **b** Operative Taktik bei der Palmure: „Penisverlängerung" durch eine Z-Verschiebe-Plastik

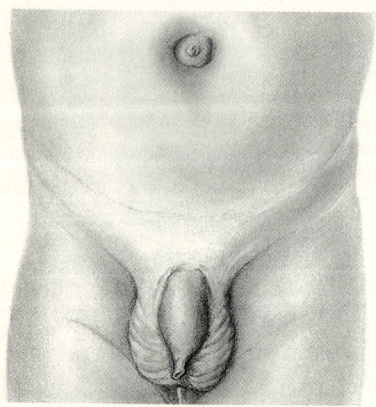

Abb. **221** Klinischer Befund einer Phimose. Beachte das Mißverhältnis zwischen Glans und Präputialring

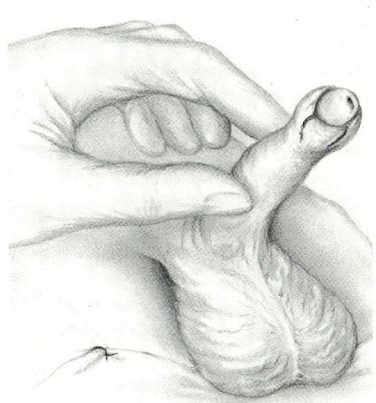

Abb. **222** Entstehung radiärer Fissuren infolge rigoroser manueller Redressionsversuche. Sie führen zur Ausbildung einer Narbenphimose und sind als fehlerhaft anzusehen

Entstehung

Eine Phimose ist beim männlichen Säugling innerhalb des ersten Lebensjahres physiologisch. Ihr liegt eine Verklebung zwischen Glans und Präputium zugrunde (Präputialverklebungen). In der Regel weitet sich die Präputialöffnung bei gleichzeitiger Rückbildung der Verklebungen, so daß eine Reposition des Präputiums über die Glans möglich ist.

Bei Persistieren der Verklebungen und des verengten Präputialrings liegt eine angeborene Phimose vor. Die erworbene Phimose entsteht durch gewaltsames Dehnen des verengten Präputiums, was zu Einrissen der Haut mit nachfolgender Narbenbildung führt (Abb. **222**).

Klinische Zeichen

Der Harnstrahl ist häufig zu dünn, manchmal gespalten. Bei der Miktion bläht sich die Vorhaut ballonförmig auf. Bei völliger Verlegung der Präputialöffnung tritt eine Harnverhaltung ein. Da das von den Vorhautdrüsen gebildete Sekret (Smegma) keinen Abfluß findet, wird es retiniert und führt zu Entzündungen der Eichel (Balanitis) und der Vorhaut selbst (Posthitis).

Behandlung

Innerhalb des 1. Lebensjahres sind keine Maßnahmen erforderlich, es sei denn, es liegt eine echte Phimose mit Behinderung der Harnentleerung vor. Sie wird durch eine oväläre Zirkumzision beseitigt.

Hierbei werden das äußere und das innere Blatt des Präputiums gekürzt und miteinander durch Einzelnähte vereinigt (Abb. **223** und **224**).

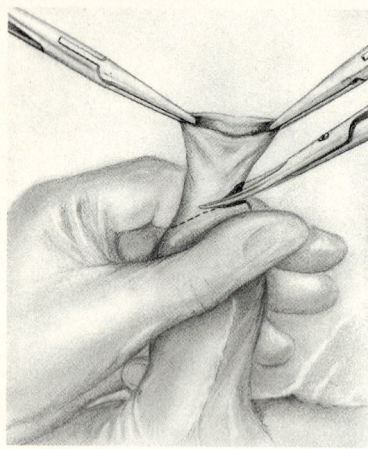

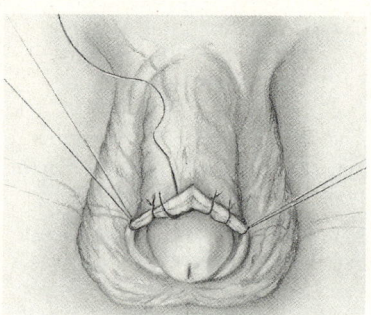

Abb. **223**   Resektion der verengten Vorhaut

Abb. **224**   Naht der gekürzten Präputialblätter

Die schräge (ovaläre) Schnittführung vergrößert den Umfang der Präputialöffnung. Bestehende Verklebungen werden mit der Knopfsonde gelöst.

■ Postoperative Pflege

Um erneute Verklebungen zwischen Präputium und Glans zu vermeiden, wird in den ersten postoperativen Tagen eine (fetthaltige) Salbe auf die Eichel aufgetragen. Nach drei Tagen Beginn mit Kamillosansitzbädern.

Postoperative Pflege ■

Paraphimose (spanischer Kragen)

Definition

Einklemmung eines verengten Präputialrings nach unvorsichtiger Reposition hinter der Glans des Penis verbunden mit erheblichen Schmerzen und ödematöser Gewebsschwellung.

Klinische Zeichen

Die Einklemmung führt schon innerhalb kurzer Zeit infolge einer venösen Stauung zu einer ausgedehnten Schwellung der Vorhaut, die wie ein Kragen die Glans umgibt.

Es besteht ein erheblicher Berührungsschmerz. Je länger die Paraphimose besteht, um so stärker werden die Stauungszeichen.

Behandlung

Im Frühstadium gelingt häufig die manuelle Reposition des Präputiums, unterstützt durch Analgetika. Bei länger bestehender Einklemmung muß der stenosierende Ring gespalten werden (Abb. **225**). Wenige Tage später wird die ovaläre Zirkumzision vorgenommen.

Hodenlageanomalien (Hodendystopie, Retentio testis)

Definition

Angeborene Fehllage eines oder beider Hoden infolge ausgebliebenen, unvollständigen oder fehlgeleiteten Hodenabstiegs ins Skrotum.

Entstehung

Die Ursachen der Deszensusstörungen (Deszensus = Abstieg) sind weitgehend ungeklärt.

Auslösend können sein:

– primär zu kurz angelegte Samenstranggebilde (ernährende Gefäße und Samenstrang),
– mechanische Hindernisse, wie ein nur unvollständig ausgebildeter Proc. vaginalis peritonei oder eine Stenose des Leistenkanals,
– hormonale Störungen.

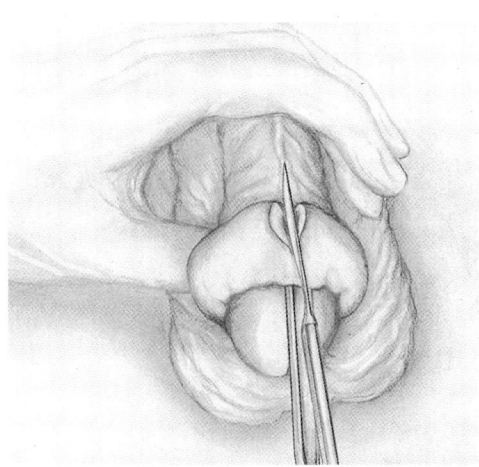

Abb. 225 Operative Spaltung des strangulierenden Präputialrings

Anatomische Vorbemerkungen

Die Abwärtswanderung des Hodens beginnt im 7. Fetalmonat und ist bei ausgetragenen Kindern bei der Geburt beendet. Der Hoden ist im Skrotum angelangt (Reifezeichen). Das Hodenband (Gubernaculum testis), das sich aus der Urniere bildet, dient dem Hoden beim Abstieg als Leitgebilde. Nach Vollendung des Deszensus obliteriert der offene Processus vaginalis peritonei.

Formen der Hodenfehllagen (Abb. **226**):

– Retentio testis abdominalis (Kryptorchismus oder Bauchhoden),
– Retentio testis inguinalis (Hodenhochstand oder Leistenhoden),
– Ectopia testis (echte Hodenfehllage):
  femorale Ektopie (Lage des Hodens am Oberschenkel),
  perineale Ektopie (Lage des Hodens am Damm).

Hodenanomalien finden sich bei 1 – 5 % aller Jungen, wobei neben den erwähnten Dystopien die *Anorchie* (Fehlen beider Hoden), die *Monorchie* (Einzelhoden) sowie die *Hodenhypoplasie* (mangelhaft ausgebildeter Hoden) zu erwähnen sind.

Am häufigsten ist der Leistenhoden, der ein- oder beidseitig auftreten kann.

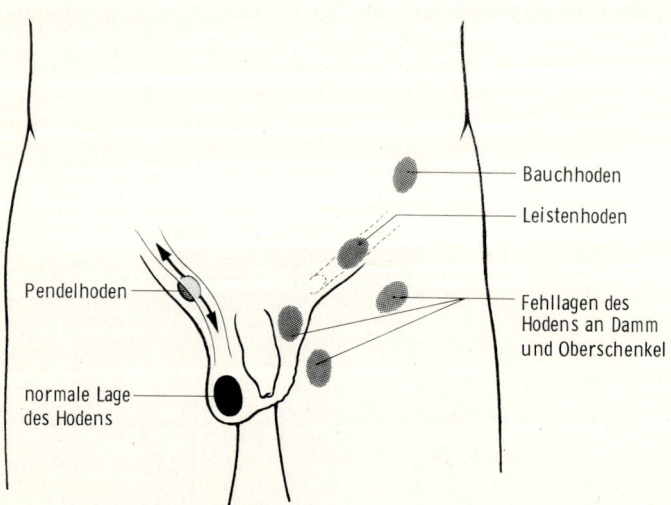

Abb. **226**   Lageanomalien des Hodens

Zur normalen Ausreifung des Keimepithels ist eine orthotope Hodenposition (Lage des Hodens im Skrotum) erforderlich. Der Hoden benötigt zu seiner Entwicklung eine geringere Temperatur, als sie im Leistenkanal oder in der Bauchhöhle herrscht.

Ohne Behandlung stellen sich bei der Hodendystopie sowie bei der Hodenektopie Schädigungen des Keimepithels ein, die eine Störung der Zeugungsfähigkeit nach sich ziehen können.

Der *Pendelhoden* ist eine Sonderform der Retentio testis inguinalis, bei der der Hoden seinen Abstieg ins Skrotum vollzogen hat, aber durch zu kräftigen Kremasterzug intermittierend wieder in den Leistenkanal hinaufgleitet.

Klinische Zeichen

Bei der Hodendystopie wie auch -ektopie sind ein oder auch beide Skrotalfächer leer. Der Leistenhoden ist vielfach im Verlauf des Leistenkanals als ein verschieblicher Tumor palpabel (Abb. **227**).

Ist weder im Skrotum noch im Leistenkanal ein Hoden zu tasten, deutet dies auf eine Hodenagenesie oder einen Kryptorchismus (Ausbleiben des Deszensus) hin.

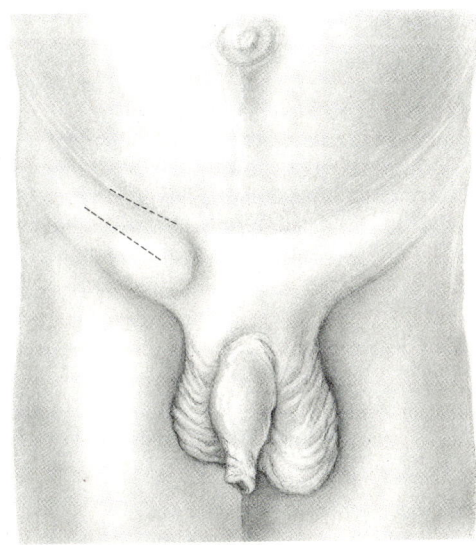

Abb. **227**　Rechtsseitiger Leistenhoden. Die Schnittführung ist markiert

Ektope Hoden sind als eine subkutane Resistenz außerhalb des Leistenkanals, z. B. im Oberschenkel- oder Dammbereich, zu tasten.

Dystope wie ektope Hoden sind im besonderen Maße infolge ihrer ungeschützten Lage Verletzungen ausgesetzt.

Außerdem besteht die Gefahr der Hodendrehung (Hodentorsion).

Behandlung

Alle Ektopien müssen so rasch wie möglich beseitigt werden, um den Hoden vor Traumen zu schützen.

Hierbei wird der fehlgeleitete Hoden freigelegt und nach Mobilisierung der Samenstranggefäße ins Skrotum verlagert (Orchidopexie). Um ein Zurückgleiten des Hodens zu verhindern, wird ein Faden durch die Hodenhäute gelegt, durch das Skrotum geführt und über diesem spannungslos verknüpft. Der Leistenhoden muß innerhalb der ersten 2 Lebensjahre korrigiert werden, um einer irreparablen Keimschädigung vorzubeugen.

Präoperativ kommt eine hormonelle Behandlung in Betracht: Durch intramuskuläre Applikation von humanem Choriongonadotropin (HCG) verteilt auf mehrere Einzeldosen, ist vielfach ein medikamentöser Hodendeszensus zu erwarten (Tab. **10**). Ein *Nasenspray* erweitert alternativ die medikamentös-hormonelle Therapie. Hierdurch werden die oft schmerzhaften Injektionen vermieden.

Bei Versagen muß der Hoden operativ ins Skrotum verlagert werden (Orchidopexie). Der Pendelhoden bedarf keiner operativen Behandlung, wenn er sich überwiegend im Skrotum befindet, da keine Schädigung des Keimepithels zu erwarten ist. Beim Bauchhoden besteht die Möglichkeit, das retinierte Organ in mehreren Sitzungen ins Skrotum zu verlagern. Vielfach jedoch verhindern die zu kurz angelegten Samenstranggebilde ein befriedigendes Ergebnis, so daß in den meisten Fällen die Entfernung des Hodens (Orchidektomie) unumgänglich ist.

Tabelle **10**   Dosierung für humanes Choriongonadotropin (HCG) in den verschiedenen Altersgruppen

Alter der Kinder	Choriongonadotropin-dosierung	Zeitraum
bis 2. Lebensjahr	10×300 E	innerh. 5 Wochen
2.–5. Lebensjahr	10×500 E	innerh. 5 Wochen
6.–15. Lebensjahr	10×1000 E	innerh. 5 Wochen

Eine mögliche Alternative stellt die *Hodenautotransplantation* dar, bei der die Hodengefäße durchtrennt und unter mikroskopischen Bedingungen mit den epigastrischen Gefäßen anastomosiert werden. Hierdurch kann die Strecke vom Leistenkanal zum Hoden verkürzt und somit der Hoden spannungsfrei ins Skrotum verlagert werden.

Hodentorsion

Definition

Plötzliche Drehung eines Hodens um seine Längsachse mit Strangulation der Samenstranggebilde und dadurch bedingter Unterbrechung der Blutzufuhr.

Entstehung

Hodentorsionen werden vielfach durch eine abnorme Beweglichkeit des Hodens ausgelöst. Eine mangelhafte Fixierung besteht beim Leistenhoden wie auch bei Fehlen des Hodenbandes. Auch ein zu starker Zug des Hodenhebers (M. cremaster) kann eine Hodendrehung verursachen. Nach Art der Torsion werden 2 Formen unterschieden:

Intravaginale Hodentorsion: Die Samenstranggebilde drehen sich innerhalb der Hodenhüllen (Abb. **228**).

Supravaginale Torsion: Drehung des Hodens mit den Hodenhüllen um den Samenstrang (Abb. **229**).

Klinische Zeichen

Hodentorsionen werden am häufigsten im Säuglings- oder Kleinkindesalter beobachtet. Sie sind charakterisiert durch akut auftretenden Schmerz sowie Erbrechen infolge peritonealer Reizung.

Das Skrotum weist eine starke Rötung und Schwellung auf. Die Palpation ist äußerst schmerzhaft.

Behandlung

Schon bei der Verdachtsdiagnose muß operativ vorgegangen werden, um einer nicht mehr zu behebenden Ernährungsstörung des Hodens vorzubeugen.

Von einem Skrotalschnitt aus wird der Hoden freigelegt und bei noch nicht eingetretener Nekrose (blauschwarze Gewebsveränderung) die Rückdrehung vorgenommen (Abb. **230**).

Bei länger bestehender Hodentorsion ist die Organentfernung unumgänglich (Orchidektomie). Nach erfolgter Entfernung eines irreversibel

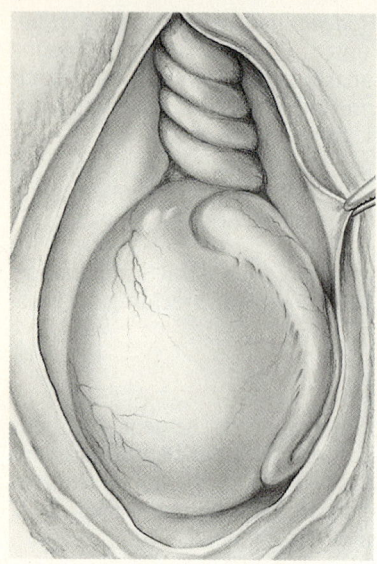 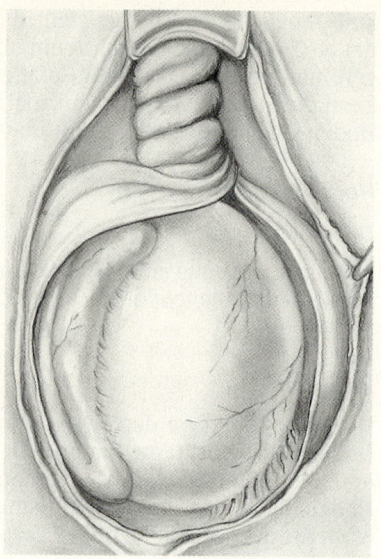

Abb. 228   Intravaginale Torsion (rechter Hoden). Der Hoden hat sich innerhalb der Tunica vaginalis testis um seine Längsachse gedreht

Abb. 229   Supravaginale Torsion (linker Hoden). Drehung des Hodens zusammen mit der Tunica vaginalis testis um die Samenstrangsgebilde

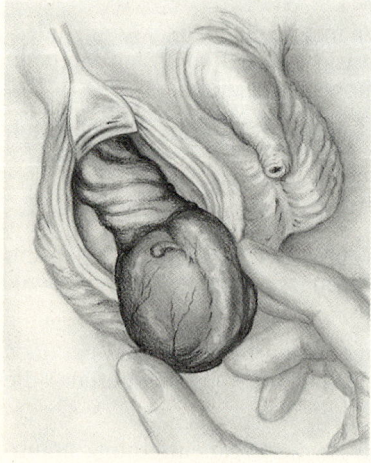

Abb. 230   Intraoperative Retorsion des Hodens

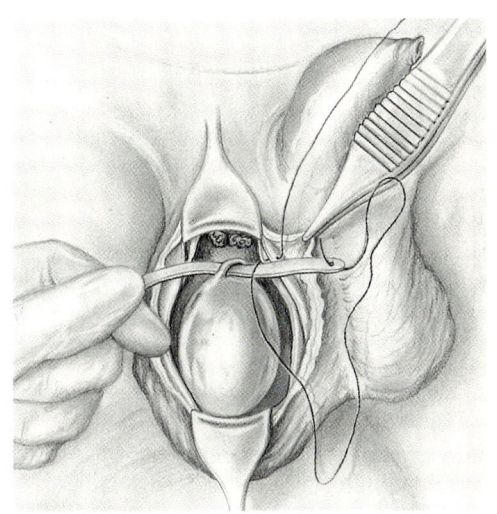

Abb. **231** Implantation einer Hodenprothese nach Orchidektomie

geschädigten Hodens kann die Implantation einer Hoden-Kunststoffprothese in das Skrotalfach erwogen werden (Abb. **231**).

Handelt es sich um einen *doppelseitigen* Leistenhoden, wovon *einer* torquiert war, muß prophylaktisch, um eine Drehung auf der kontralateralen Seite zu vermeiden, die Orchidopexie innerhalb kurzer Zeit durchgeführt werden.

Hydatidentorsion

Definition

Spontane Drehung eines dem Hoden aufsitzenden rudimentären Anhängsels (Appendix testis, Morgagni-Hydatide).

Anatomische Vorbemerkung

Hydatiden sind Reste des Müller-Ganges, aus dem Vagina und Uterus entstehen.

Entstehung

Sie ist nicht geklärt. Möglicherweise begünstigt der dünne Hydatidenstiel die Torsion.

Klinische Zeichen

Akut auftretender Skrotalschmerz. Der Hoden ist druckschmerzhaft und oft vergrößert.

Bei Diaphanie des Skrotums läßt sich die gedrehte Hydatide als schwarzes, erbsengroßes Gebilde nachweisen.

Behandlung

Operative Freilegung des Hodens von einem Skrotalschnitt aus. Nach Eröffnung der Begleithydrozele wird die nekrotische Hydatide abgetragen (Abb. 232). Eine Hodenschädigung ist nicht zu befürchten.

Varikozele

Definition

Krampfaderähnliche Erweiterung der venösen Samenstranggefäße (Plexus pampiniformis) und der V. testicularis. In über 90% ist die linke Hodenvene betroffen.

Entstehung

Infolge Wandschwäche oder Klappeninsuffizienz der Samenstrangvenen.

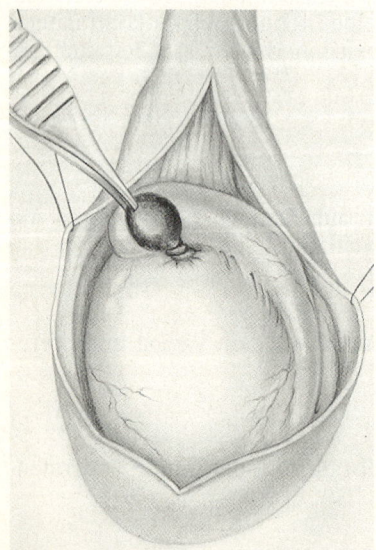

Abb. **232** Intraoperativer Befund einer Hydatidentorsion

Auch ein linksseitiger Nierentumor kann infolge Kompression der Hodenvene (V. testicularis) zu einem Blutrückstau und einer Stauungsvarikozele führen (selten!).

Klinische Zeichen

Varikozelen sind im Kindesalter selten.

Sie werden überwiegend erst jenseits des 10. Lebensjahres beobachtet. Die befallene Skrotalhälfte hängt tiefer herab als normal. Die gestauten Venen sind durch die Haut sichtbar. Es entsteht das Bild eines mit Würmern gefüllten Beutels. Beschwerden gibt es in der Regel nicht.

Diagnostik

Bei jeder linksseitigen Varikozele sollte ein Nierentumor sonographisch ausgeschlossen werden.

Behandlung

Sie ist stets chirurgisch: Von einem hohen Leistenschnitt aus wird die abführende Samenstrangvene (V. testicularis) freigelegt und unterbunden. Finden sich intraoperativ mehrere Venen, sind diese zu ligieren. Ohne diese Therapie ist eine Schädigung der Keimdrüsen zu erwarten.

Hodentumoren

Definition

Im Kindesalter sehr seltene, jedoch meist maligne Geschwülste. Sie unterteilen sich in *embryonale Tumoren* (Dermoidzysten, Teratome, Teratokarzinome) und in *Hodenzellgeschwülste* (Seminome, Leydig-Zelltumoren).

Die von den Keimblättern ausgehenden Tumoren sind meist Mischgeschwülste.

Teratom: häufigster Tumor im Kindesalter. Er kann primär gutartig sein, jedoch später eine Umwandlung in das Teratokarzinom durchmachen.

Seminom: im Kindesalter äußerst selten. Es nimmt seinen Ausgang von dem samenbildenden Epithel. Das Seminom ist ein bösartiger Tumor.

Leydig-Zelltumor: Die Leydig-Zwischenzellen bilden die männlichen Keimdrüsenhormone (Testosteron und Androstendion). Eine vermehrte Produktion ruft eine sexuelle Frühreife (Pubertas praecox) hervor. Die Geschwulst ist gutartig.

Klinische Zeichen

Vergrößerung des Hodens, der meist als derbe, höckrige Geschwulst im Skrotum zu tasten ist.

Der Hodentumor ist nicht druckschmerzhaft. Bösartige Hodengeschwülste neigen zu rascher Metastasierung in die paraaortalen Lymphknoten, von denen aus der Weg zur Leber- und Lungenstrombahn frei ist.

Behandlung

Bei Verdacht auf einen Hodentumor sind sämtliche diagnostische Maßnahmen, außer der *sofortigen Hodenfreilegung,* lediglich ein Zeitversäumnis und deshalb kontraindiziert.

Der Hodentumor muß stets radikal operiert werden: Entfernung des Hodens sowie der Samenstranggebilde (Semikastration). Die histologische Gewebsuntersuchung gibt Auskunft über Art und Entartung der Geschwulst.

Bei Verdacht auf eine lymphogene Tumorzellaussaat werden die retroperitonealen Lymphknoten und Lymphbahnen röntgenologisch dargestellt (Lymphangiogramm). Auch durch Computertomogramm und Kernspintomogramm sind Metastasen erfaßbar. Vielfach ist eine totale Ausräumung der retroperitonealen Lymphknoten (Lymphadenektomie) unumgänglich.

Zytostatika sowie eine Röntgennachbestrahlung komplettieren die Tumortherapie.

Besonders das Seminom ist äußerst strahlensensibel, so daß die Frühoperation mit Nachbestrahlung eine recht gute Prognose erlaubt.

Hydrokolpos

Definition

Durch einen angeborenen Hymenalverschluß bedingte Sekretansammlung in der Vagina und/oder im Uterus (Hydrometrokolpos).

Bei Retention von Blut bei älteren Kindern infolge der Menarche (1. Monatsblutung) entsteht ein Hämatometrokolpos.

Klinische Zeichen

Durch zunehmende Sekretretention entwickelt sich ein Unterbauchtumor, der infolge Kompression der Blase zu einer Harnverhaltung wie auch zum Harnrückstau bis in die Nieren führen kann.

Bei Inspektion der Scheide zeigt sich eine tumorförmige Vorwölbung des Hymens.

Auch schon bei Säuglingen kann infolge einer *Blutungsneigung* bei Vorliegen eines angeborenen Hymenalverschlusses ein Hämatokolpos entstehen.

Behandlung

Durch Inzision des häutigen Vaginalverschlusses tritt nach Abfluß des Sekrets bzw. des Blutes sofortige Beschwerdefreiheit ein.

Labialsynechie

Definition

Angeborene Verklebung der kleinen Schamlippen (Labia minora), entsprechend den Präputialverklebungen beim Jungen.

Diagnostik

Inspektion des Genitales.

Klinische Zeichen

Sie fehlen, da die Harnröhre durch die Labialsynechie nicht verschlossen wird.

Behandlung

Mehrmaliges Auftragen einer Östrogensalbe. Bei ausbleibendem Erfolg Lösung der Verklebungen mit einer Knopfsonde in Narkose.

■ **Postoperative Pflege**

◆ Auftragen einer fetthaltigen Salbe,

◆ Kamillosan-Sitzbäder.

Postoperative Pflege ■

Ovarialtumoren

Definition

Im Kindesalter meist gutartige Geschwülste, von den Ovarien (Eierstökken) ausgehend.

Formen

Nach ihrer Häufigkeit werden gutartige *Ovarialzysten, Dermoidzysten* sowie gutartige, aber auch bösartige *Teratome* der Ovarien angetroffen. Selten sind die *Granulosazell-* und *Thekazelltumoren,* die infolge einer übermäßigen Hormonproduktion eine verfrühte Geschlechtsreife (Pubertas praecox) hervorrufen können.

Klinische Zeichen

Das rasche Wachstum der zystischen Geschwülste, die häufig Kopfgröße erreichen können, führt zu einer Kompression der Nachbarorgane wie Harnleiter und Darm. Sehr große Zystadenome wölben das Abdomen vor und sind als prallelastische Tumoren zu palpieren. Durch eine plötzliche Drehung des Zystenstiels können akute abdominale Schmerzen, verbunden mit Schocksymptomen, auftreten.

Behandlung

Der Tumor wird durch einen Unterbauchschnitt (Pfannenstiel-Schnitt) freigelegt und zusammen mit dem Ovar und dem Eileiter entfernt. Die histologische Gewebsuntersuchung entscheidet zwischen Gut- und Bösartigkeit. Bei Malignität: neben der Radikaloperation Zytostatika und Strahlentherapie.

Nebenniere

Die chirurgisch zu behandelnden Erkrankungen der Nebenniere untergliedern sich in pathologische Veränderungen der *Nebennierenrinde* und des *Nebennierenmarks.*

Cushing-Syndrom

Definition

Angeborene oder erworbene Hyperplasie der *Nebennierenrinde* (NNR) mit vermehrter Glukokortikoidproduktion.

Entstehung

Die NNR-Hyperplasie kann durch eine gestörte Funktion des Hypophysenvorderlappens oder der hypothalamischen Region bedingt sein. Auch Tumoren (gutartige Adenome, Karzinome) können das Syndrom auslösen.

Klinische Zeichen

- Vollmondgesicht,
- Stammfettsucht,
- Wachstumsverzögerung,
- Veränderungen des Blutbilds (Polyzythämie, Eosinopenie),

– Entkalkung des Skeletts (Osteoporose),
– Hypogenitalismus (Unterentwicklung und Unterfunktion der Geschlechtsdrüsen und -organe).

Diagnostik

Untersuchung des Harns auf Hydroxykortikosteroide, deren Ausscheidung beim Cushing-Syndrom erhöht ist. Intravenöses Urogramm, evtl. Nierenangiographie.

Behandlung

Entfernung des Tumors. Bei Bösartigkeit zusätzlich Zytostatika, Nachbestrahlung.

Adrenogenitales Syndrom (AGS)

Definition

Meist angeborene NNR-Hyperplasie mit Überproduktion der androgenen NNR-Hormone oder infolge eines vererbbaren Enzymdefekts in der Kortisolsynthese. Sehr selten ist das AGS erworben infolge eines NNR-Tumors.

Klinische Zeichen

Beim Mädchen *Pseudohermaphroditismus femininus* mit Klitorishypertrophie. Das verursacht beim Neugeborenen manchmal Schwierigkeiten bei der Geschlechtsbestimmung.

Beim Jungen *Pubertas praecox* (frühzeitige Entwicklung der sekundären Geschlechtsmerkmale: Achsel-, Schambehaarung, Bartwuchs, Vertiefung der Stimme). Der vorzeitige Epiphysenschluß führt zu Minderwuchs.

Diagnostik

Bestimmung der 17-Ketosteroide, des Testosterons, des Pregnantriols und des Pregnantriolons (die erhöht sind) im Harn. Geschlechtsbestimmung durch eine Chromosomenanalyse und andere Spezialuntersuchungen.

Behandlung

Beim angeborenen AGS besteht die Therapie in der Gabe von Hydrokortison, um die ACTH-Produktion zu reduzieren. Die Klitorishypertrophie beim Mädchen wird im 2.–3. Lebensjahr operativ beseitigt. Je nach Ausmaß der Geschlechtsfehlbildung können weitere plastische Korrekturmaßnahmen erforderlich sein.

Beim erworbenen AGS muß der NNR-Tumor operativ entfernt werden.

Phäochromozytom

Definition

Primär gutartiger, hormonproduzierender Tumor, der von den Ganglien-zellen des Grenzstrangs (Sympathikus) ausgeht und bevorzugt das Mark (NNM) der rechten Nebenniere befällt.

Klinische Zeichen

Infolge der Überproduktion von Adrenalin und Noradrenalin steht eine zeitweilige (paroxysmale) oder kontinuierliche Hypertension im Vorder-grund. Die Anfälle äußern sich in Tachykardie, Schwitzen, Blässe und ei-ner vermehrten Harnausscheidung (Polyurie).

Diagnostik

– Nachweis spezifischer Katecholamine (stickstoffhaltige Brenzkat-echinabkömmlinge), z.B. Adrenalin, Noradrenalin, die im Blut und Harn bei einem Phäochromozytom während einer Blutdruckkrise stets erhöht sind.
– Provokationstest: Durch manuellen Druck auf das Nierenlager kann ei-ne Blutdruckkrise ausgelöst werden.
– Ausscheidungsurogramm,
– Nierensonographie, Computertomographie oder Kernspintomogra-phie.

Behandlung

Tumorexstirpation. Intraoperative Komplikationen in Form von lebens-bedrohlichen Blutdruckkrisen (wie auch Blutdruckabfall) können durch eine gezielte prä- und intraoperative Verabreichung von Alpharezepto-renblockern u. a. vermindert oder verhütet werden.

Bestehen weiterhin nach der Operation die klinischen Zeichen, besteht der dringende Verdacht auf weitere, noch nicht lokalisierte Phäochromo-zytomareale. Sie müssen ebenfalls operiert werden.

Neuroblastoma sympathicum S. 250f

Weichteile, Gelenke, Knochen

Extremitätenfehlbildungen

Amnionschnürfurchen

Definition

Angeborene ringförmige Schnürfurchen im Bereich der oberen und unteren Extremitäten, die zu Durchblutungs- und Ernährungsstörungen führen können (Abb. **233** und **234**).

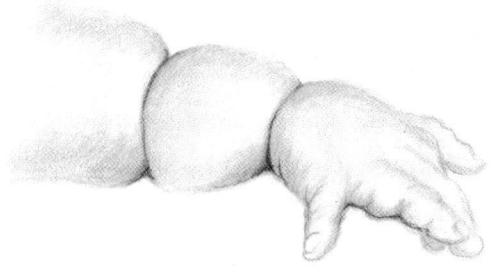

Abb. **233** Amniogene Schnürfurchen des Unterarms

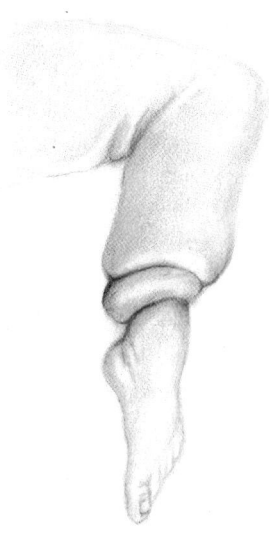

Abb. **234** Amniogene Schnürfurchen des Unterschenkels mit lymphangiomatöser Schwellung des Weichteilmantels

Entstehung

Sie ist ungeklärt. Intrauterine Strangulation durch Amnionstränge oder die Nabelschnur wie auch Erbfaktoren wurden früher diskutiert.

Klinische Zeichen

Die Einschnürungen können solitär oder multipel auftreten. Der unterhalb der Furche gelegene Extremitätenabschnitt ist oft unterentwickelt oder mißgebildet. Er kann jedoch auch durch einen Lymphstau aufgetrieben sein.

Behandlung

Bei oberflächlichen Amnionfurchen genügt Exzision. Bei tiefen Defekten ist vielfach eine plastische Korrektur durch eine Mehrfach-Z-Plastik erforderlich.

Polydaktylie

Definition

Überzählige Anlage von Fingern oder Zehen, meist doppelseitig auftretend.

Entstehung

Erbliche Fehlbildung.

Formen

Polydaktylien sind häufig mit anderen Mißbildungen wie Lippenspalten und Atresien kombiniert. Die überzählige Anlage eines Fingers oder eines Zehs wird als *Hexadaktylie* bezeichnet (Abb. **235**). Die Hexadaktylie ist die häufigste Form der Polydaktylie. Hierbei entspringt der überzählige Strahl am 1. oder 5. Mittelhand- oder Mittelfußknochen.

Behandlung

Operative Entfernung des überzähligen Strahls aus funktionellen und kosmetischen Gründen.

■ Postoperative Pflege

Ruhigstellung der operierten Extremität auf einer gepolsterten Schiene für 14 Tage.

Postoperative Pflege ■

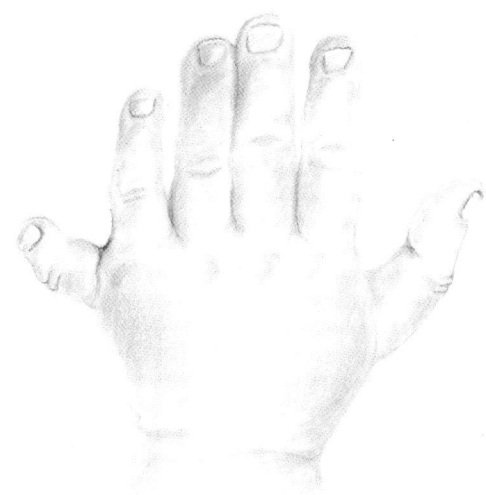

Abb. **235**   Hexadaktylie.
Der überzählige Kleinfinger ist oft hypoplastisch
angelegt

Syndaktylie

Definition

Häutige oder häutig-knöcherne (ossäre) Verwachsung zweier oder mehrerer Finger bzw. Zehen miteinander, oft doppelseitig auftretend (Abb. **236**).

Entstehung

Die Mißbildung ist dominant vererblich. Sie tritt gehäuft mit anderen Fehlbildungen wie z. B. Akrozephalosyndaktylie auf (Morbus Apert).

Klinische Zeichen

Je nach der Art der Verschmelzung wird zwischen einer häutigen (kutanen) und/oder einer knöchernen (ossären) Syndaktylie unterschieden.

Bei Verwachsung sämtlicher Finger miteinander entsteht eine *Löffelhand.*

Behandlung

Da die ossäre Syndaktylie (Finger, Zehen) frühzeitig zu einer Verkrümmung der befallenen Glieder führt, muß die operative Korrektur schon

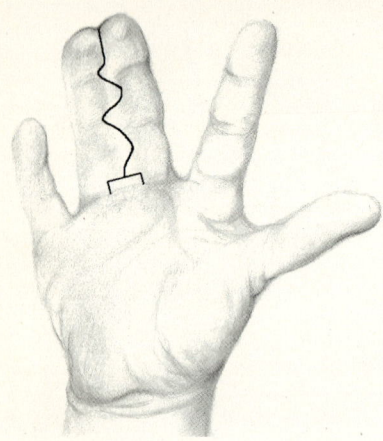

Abb. **236** Syndaktylie (3. und 4. Finger). Die Schnittführung auf der Volarseite in Form einer Mehrfach-Z-Plastik wird aufgezeigt. Auf der Dorsalseite: Spiegelbildliche Schnittanordnung

im 1. Lebensjahr durchgeführt werden. Sie besteht in der Durchtrennung der Hautbrücke mittels eines Zickzackschnittes (Abb. **236**). Ihr schließt sich die knöcherne Trennung an. Da der entstehende Hautdefekt häufig nicht ohne Spannung gedeckt werden kann, müssen freitransplantierte Hautlappen im Operationsgebiet fixiert werden.

■ **Postoperative Pflege**

Ruhigstellung von Fingern, Hand und Unterarm oder der unteren Extremität für 3 Wochen in einem gepolsterten Gips- oder Schienenverband. Sterile Verbandwechsel.

Seltene Extremitätenfehlbildungen

Spalthand oder Spaltfuß: vererbbare Mißbildung, bei der überwiegend ein Defekt des 2.–4. Strahls vorliegt. Kombinationen mit Gesichts- oder Gaumenspalten werden häufig beobachtet (Abb. **237**).

Radiusaplasie: fehlende Anlage der Speiche. Sie führt zu einer extremen Fehlstellung der Hand, die als Klumphand bezeichnet wird. Vielfach sind hierbei ein oder mehrere Handwurzelknochen nicht angelegt.

Die Behandlung muß sofort nach der Geburt beginnen, um eine möglichst achsengerechte Stellung der Hand zu erzielen. Hilfsmittel sind zunächst redressierende (korrigierende) Gipsschienenverbände, später Lederhülsen.

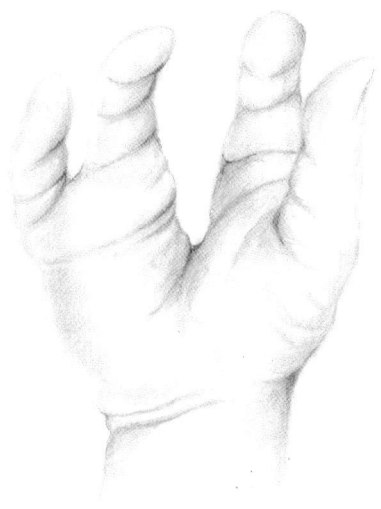 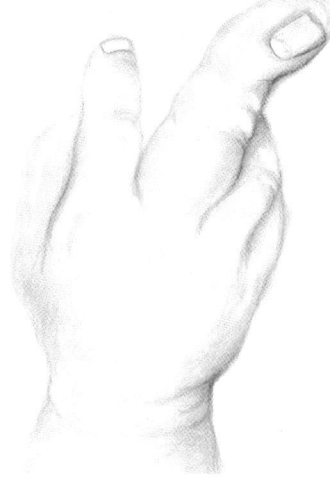

Abb. **237** Spalthand. Die angeborene Deformität gleicht einer Hummerschere (sog. Lobster-Hand)

Abb. **238** Kongenitaler isolierter Riesenwuchs des rechten Mittelfingers

Amelie: Fehlen von Gliedmaßen wie Arm oder Bein.

Phokomelie: schaufelartiger Ansatz der Hand am Schultergelenk.

Mikromelie: Kurzgliedrigkeit.

Die letztgenannten Mißbildungen wurden häufig bei thalidomidgeschädigten Kindern beobachtet (Contergan-Schäden).

Isolierter Riesenwuchs

Definition

Angeborene Vergrößerung (Hypertrophie) einzelner Gliedmaßenabschnitte oder einer gesamten Extremität (Abb. **238**).

Entstehung

Die Hypertrophie ist ungeklärt. Möglicherweise liegt eine vererbbare Überschußmißbildung vor.

Klinische Zeichen

Die befallene Extremität (Arm oder Bein) oder auch selten eine Körperhälfte ist vergrößert bei gleichzeitiger Umfangsvermehrung. Die Haut weist häufig Gefäßanomalien (Nävi) auf. In der Subkutis (Unterhaut) und der Muskulatur finden sich vielfach Lymphangiome.

Der Befall einer unteren Extremität hat neben Gangstörungen Deformierungen des Beckens und der Lendenwirbelsäule zur Folge.

Behandlung

Bei Hypertrophie einzelner Finger oder Zehen ist die Gliedamputation angezeigt. Eine Verlängerung der unteren Extremität erfordert operative Maßnahmen, die ein weiteres Längenwachstum verhindern: Epiphysenklammerung oder Verkürzung des Ober- und Unterschenkelknochens (Verkürzungsosteotomie). Weiterhin muß das Lymphangiom beseitigt und die überschüssige Haut entfernt werden.

Ganglion (Überbein)

Definition

Von den Sehnenscheiden oder der Gelenkkapsel ausgehende zystische, Schleim enthaltende Geschwulst mit Vorzugslokalisation am Handrükken, an der Streckseite des Fußes und in der Kniekehle (Baker-Zyste).

Entstehung

Sie ist nicht völlig geklärt. Wahrscheinlich ist das Überbein durch eine schleimig-zystische Umwandlung von Bindegewebe bedingt.

Klinische Zeichen

Prallelastische Geschwulst unter der reizlosen Haut über einem Gelenk. Funktionelle Beschwerden wie entzündliche Veränderungen fehlen meist. Ohne Behandlung tritt eine Größenzunahme ein.

Behandlung

Freilegung des Ganglions in Blutsperre, Freipräparation der Zyste bis zu ihrer Mündung in das Gelenk. Nach Abtragen der zystischen Geschwulst muß ein sorgfältiger Verschluß der Gelenkkapsel erfolgen, um Rezidive zu verhüten.

■ **Postoperative Pflege**

Ruhigstellung der Extremität in einer gepolsterten Gipshülse (Tutor) für 14 Tage.

Postoperative Pflege ■

Schnellender Daumen (Tendovaginosis stenosans)

Definition

Erkrankung des Säuglings und Kleinkinds. Das Daumenendglied kann nicht gestreckt werden und verharrt in Beugestellung.

Entstehung

Behinderung der Daumenbeugesehne durch einen Sehnenknoten innerhalb der Sehnenscheide (Abb. **239**).

Klinische Zeichen

Das Kind hält das Daumenendglied in Beugestellung. Der Versuch, eine Streckstellung zu erzielen, ist nur unter Schmerzen möglich. Vielfach wird hierbei ein knackendes oder schnappendes Geräusch hörbar. Über dem Daumengrundgelenk ist ein kleiner Knoten sicht- und tastbar, der dem Sehnenknötchen entspricht.

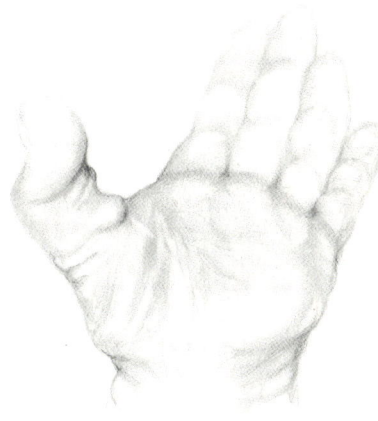

Abb. **239**   Schnellender Daumen. Beachte die Vorwölbung im Bereich des Daumengrundgelenks, die dem Beugesehnenknoten entspricht.

Behandlung

Längsspaltung der Sehnenscheide über dem Knötchen.

■ **Postoperative Pflege**

Der Daumen wird auf einer Schiene für 10 Tage ruhiggestellt. Anschließend Bewegungsübungen.

Postoperative Pflege ■

Eingewachsener Großzehennagel (Unguis incarnatus)

Definition

Nagelfehlwachstum (Verkrümmung) mit entzündlicher Weichteilschwellung einhergehend.

Entstehung

Da die Deformität schon bei jungen Säuglingen vorkommt, ist eine genetische Komponente nicht auszuschließen. Begünstigend wirken enges Schuhwerk und bogenförmiges Nägelschneiden.

Klinische Zeichen

Schmerzhafte Schwellung und Entzündung der seitlichen Nagelweichteile, die sich wulstförmig über den Nagel schieben (Abb. **240**).

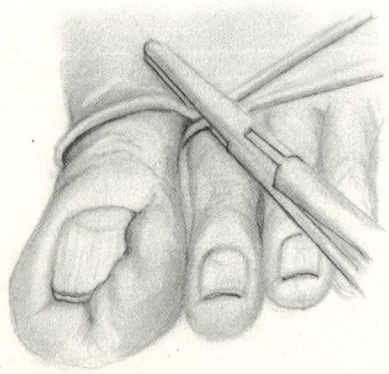

Abb. **240**   Eingewachsener Großzehennagel. Die operative Korrektur (Emmet-Plastik) erfolgt in Blutsperre

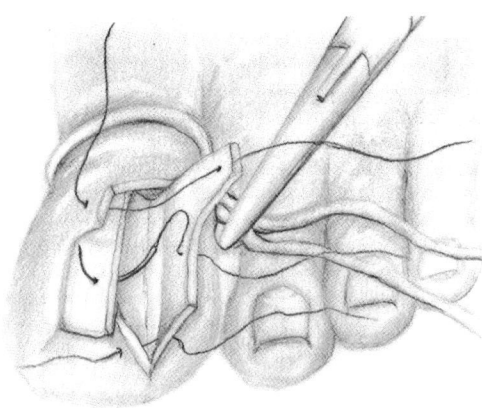

Abb. **241** Emmet-Plastik:
Zustand nach Entfernung
der medialen Nagelhälfte
und Exzision des Nagel-
bettes. Der Nahtverschluß
ist angedeutet

Behandlung

In Blutsperre wird eine keilförmige Exzision aus dem Nagelbett und dem
Weichteilrand vorgenommen, nachdem der eingewachsene Großzehen-
nagelanteil entfernt wurde (Emmet-Plastik, Abb. **241**). Bis zur Wundheilung werden fetthaltige Gazeplatten aufgebracht.

Gutartige Hauttumoren

Hämangiome

Definition

Hämangiom ist der Sammelbegriff für pathologische Gefäßveränderun-
gen im Bereich des Kapillarsystems. Je nach Lage und Form wird u. a. zwischen hämangiomatösen und „echten" Hämangiomen unterschieden
(S. 394 ff).

Nävi

(s. auch S. 397 ff)

Naevus teleangiectaticus. Angeborene, in der Haut liegende, umschriebene hochrote Kapillarerweiterung. Sie wird auch als Naevus flammeus
oder Feuermal bezeichnet. Die Entstehung ist unklar.

Das Feuermal tritt an der Stirn und besonders häufig im Nacken des
Säuglings auf. Der Gefäßtumor vergrößert sich nicht, sondern bildet sich
spontan innerhalb der ersten 2 Lebensjahre zurück. Eine Behandlung ist
deshalb nicht erforderlich.

Naevus vinosus. Dunkelblau-rötliche Hautverfärbungen, die im Gesicht wie auch an den Extremitäten auftreten.

Naevi vinosi können mit anderen Mißbildungskomplexen kombiniert sein.

Behandlung: Kleine Nävi können exzidiert werden. Bei größerer Ausdehnung jedoch, wie sie häufig zu beobachten ist, sind mehrere Teilexzisionen erforderlich. Zur Defektheilung werden freie Hauttransplantate benutzt. Eine moderne Behandlungsmethode stellt sich in der Anwendung von Laserstrahlen dar (Laser = Light Amplification by Stimulated Emission of Radiation).

„Echte" Hämangiome

Formen

Von den hämangiomatösen kapillären Nävi sind die „echten" Hämangiome abzugrenzen, die durch tumorartiges Aussehen und eine entsprechende Struktur gekennzeichnet sind. Nach ihrem histologischen Aufbau lassen sich folgende Formen unterscheiden:

Haemangioma simplex: Es besteht aus erweiterten, dicht nebeneinander liegenden Kapillaren.

Haemangioma cavernosum (Blutschwamm): Die erweiterten Gefäßlichtungen stehen miteinander in Verbindung.

Nach klinischem Aspekt werden die *punktförmigen* oder *sternförmigen* Hämangiome, die *planotuberösen* Hämangiome sowie auch die subkutan gelegenen *kavernösen* Hämangiome unterschieden.

Punktförmiges Hämangiom: Es findet sich vielfach schon beim Neugeborenen, solitär oder multipel, als hellrotes Pünktchen im Hautniveau.

Planotuberöse Gefäßgeschwülste: Sie entwickeln sich meist erst innerhalb der ersten Lebensmonate. Sie imponieren als flache, gegen die normale Haut scharf abgegrenzte Tumoren von unterschiedlicher Größe (Abb. 242).

Kavernöses Hämangiom: eine tiefsitzende Gefäßgeschwulst, die durch die nicht veränderte Haut bläulich hindurchschimmert.

Bevorzugter Sitz der Hämangiome sind das Gesicht und der Nacken, seltener der Stamm und die Extremitäten. Mädchen sind weitaus häufiger betroffen als Jungen. Die Ursache hierfür ist nicht geklärt.

Kasabach-Merritt-Syndrom: So wird eine sehr seltene Erkrankung bezeichnet, bei der sich riesenhafte kavernöse Hämangiome im Bereich der Subkutis oder der inneren Organe zusammen mit einer Thrombozy-

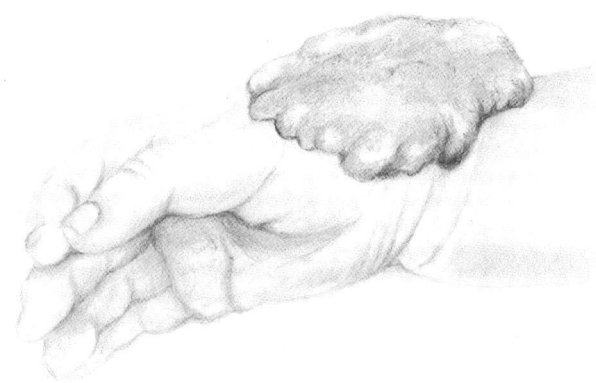

Abb. **242**   Planotuberöses Hämangiom

topenie (Verminderung der Blutplättchen) und Gerinnungsstörungen finden.

Klinische Zeichen

Hämangiome unterscheiden sich von anderen Tumoren dadurch, daß sie sich vielfach spontan *zurückbilden*. Zeichen einer beginnenden Regression sind Grauverfärbung des Hämangiomzentrums wie auch Abblassen der Geschwulst.

Durch Größenzunahme jedoch entstehen Komplikationen wie Blutungen, Infektionen und Ulzerationen.

Behandlung

Zeigen die Hämangiome keine spontane Rückbildungstendenz, so muß die operative Beseitigung erfolgen. Punkt- oder sternförmige Hämangiome werden mit dem Thermokauter gestichelt (Elektrokoagulation). Mittelgroße Hämangiome werden operativ in toto entfernt oder mit dem Laser vaporisiert (verdampft).

Problematisch dagegen ist die Behandlung bei den ausgedehnten Hämangiomatosen, da sie nur ein schrittweises Vorgehen erlauben. Röntgenbestrahlung ist im Kindesalter wegen der zu erwartenden Strahlenschäden kontraindiziert.

Bei übergroßen, flächenhaften Hämangiomen, die operativ nicht zu beseitigen sind, können komprimierende Bandagen über dem Tumor angelegt werden. Sie führen vielfach über eine Drucknekrose des Hämangioms zur Regression. Auch durch intravenöse Gaben von Kortison wird manchmal eine Tumorrückbildung beobachtet.

Lymphangiom

Siehe auch S. 100f.

Der gutartige Lymphgefäßtumor kann neben seiner Vorzugslokalisation am Hals (Lymphangioma colli cysticum) auch andere Körperregionen befallen.

Dermoid- und Epidermoidzysten

Definition

Embryonale, gutartige, subkutan gelegene Tumoren, die Bestandteile eines oder aller Keimblätter enthalten können.

Dermoidzyste: Sie enthält Hautanhangsgebilde wie Haare, Nägel und Talgdrüsen- und andere Sekrete. Eine Talgretentionszyste wird auch als *Atherom* oder Grützbeutel bezeichnet (Abb. **243a**).

Epidermoidzyste: Sie ist mit Epidermis ausgekleidet und enthält überwiegend Horn, das in eine krümelige Masse umgewandelt wird.

Klinische Zeichen

Die Tumoren entstehen im Bereich präformierter Knochenspalten. Sie treten bevorzugt im Bereich der Schädelnähte, der Nasenwurzel wie auch am Kreuzbein auf (Haarnestgrübchen, Sinus pilonidalis). Die gutartigen zystischen Gebilde sind meist erbsen- oder haselnußgroß.

Durch Infektion ist ein spontaner Durchbruch nach außen mit Entleerung des Zysteninhalts möglich.

Manchmal werden im Bereich einer Schädelnaht Dermoide beobachtet, die infolge Wachstums über und unter dem Knochen eine *Sanduhrform* haben. Eindringen der Geschwulst in die harte Hirnhaut (Dura) sowie Druckerscheinungen auf das Gehirn selbst sind äußerst seltene Ereignisse (Abb. **243b**).

Behandlung

Exstirpation. Bei bereits eingetretener Infektion der umgebenden Haut sind neben der operativen Entfernung Antibiotika zur Verhütung einer Sekundärheilung indiziert.

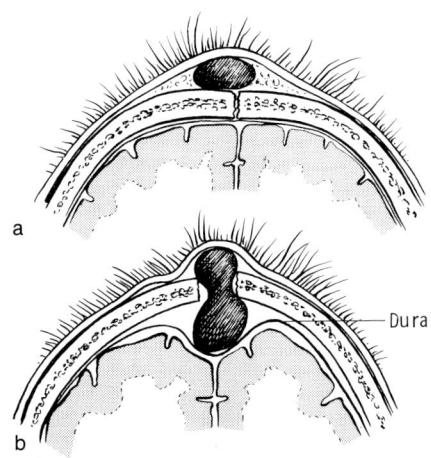

Abb. **243 a** u. **b** Dermoidzyste
a Subkutane Form,
b Sanduhrform

Bösartige Hauttumoren S. 398 ff

Pigmentnävi

Definition

Angeborene, im Hautniveau liegende oder leicht erhabene, einzeln oder multipel auftretende, hell- bis dunkelbraune, scharf begrenzte Flecken unterschiedlicher Größe.

Histologisch sind die Nävi Anhäufungen (Nester) von Pigmentzellen im Papillarkörper und im Bindegewebsanteil der Haut. Ihre Färbung entsteht durch Vermehrung des Farbstoffes der Haut (Melanin).

Nach ihrem Aussehen werden unterschieden:

Naevus planus pigmentosus (flacher Nävus),

Naevus verrucosus (erhabener, warzenartiger Nävus),

Naevus pilosus (behaarter Nävus, Tierfellnävus (Abb. **244**).

Klinische Zeichen

Die Nävi sind stets angeboren, auch wenn sie erst später in Erscheinung treten. Ihre Größe schwankt vom punktförmigen Pigmentfleck bis zum flächenhaften Areal, bei dem ausgedehnte Körperteile hyperpigmentiert sind, was insbesondere für die behaarten Melaninflecken zutrifft. Sie sind vornehmlich am Rücken und an den unteren Extremitäten anzutref-

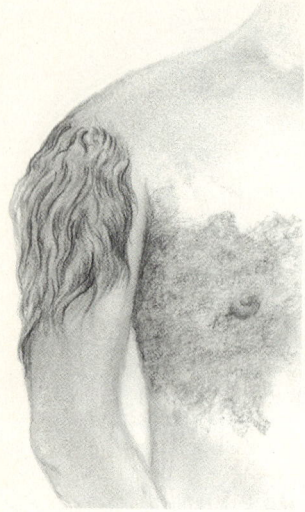

Abb. **244** Tierfellnävus des rechten Oberarms. Flächenhafter Naevus verrucosus im Thoraxbereich

fen. Der Pigmentnävus, der primär benigne ist, kann maligne entarten! Es entsteht das *Melanozytoblastom* (Synonym: Malignes Melanom), bei dem eine Metastasierung in die regionalen Lymphknoten und auf dem Blutweg besonders in die Leber, gefolgt von einer Aussaat in alle Organe beobachtet werden kann. *Sehr selten* ist eine maligne Umwandlung von Pigmentnävi durch mechanische Irritation (Verletzung, scheuernde Kleidung) in ein Melanozytoblastom oder Nävokarzinom. Sie kann aber schon im Säuglingsalter vorkommen.

Die Häufigkeit des malignen Melanoms hat in den letzten Jahren zugenommen, wobei eine vermehrte UV-Lichtbelastung ätiologisch nicht auszuschließen ist.

Klinische Zeichen

Schmerzen oder Juckreiz, Entzündung oder Ulzeration, insbesondere aber eine plötzliche, sprunghafte Größenzunahme und blau-schwarze Verfärbung der Pigmentnävi deuten ein „Wildwerden" an.

Eine Sonderstellung unter den Nävi nimmt der „Mongolenfleck" ein. Er wird auch als blauer Nävus bezeichnet und kommt bei Asiaten in der Haut über dem Steiß- oder Kreuzbein vor. Auch beim Mongolenfleck besteht wenn auch sehr selten, die Gefahr der bösartigen Degeneration.

Behandlung

Sie besteht in frühzeitiger Exstirpation der Pigmentflecken, im Gesunden nicht nur aus kosmetischen Gründen, sondern auch wegen der bösartigen Potenz.

Ausgedehnte Nävusflächen können ein schrittweises operatives Vorgehen (Teilresektion) gefolgt von Hauttransplantationen (Vollhautlappen, Spalthautlappen) erfordern.

Beachte: Nävi sind völlig strahlenresistent. Besteht Verdacht auf Malignität, ist der Nävus radikal durch Elektrokoagulation (Thermokauter, Laser) zu zerstören. Eine operative Tumorexzision ist fehlerhaft wegen der Gefahr der Metastasierung.

Der Tumorzerstörung oder Radikaloperation im Gesunden (wenn die Tumorgröße es zuläßt) schließt sich eine Ausräumung des regionalen Lymphknotenabflußgebiets an, unterstützt durch eine systemische Zytostatikabehandlung. Der Versuch einer „lokal-regionalen" Chemotherapie bei Lokalisation des Melanoms im Bereich einer Extremität durch Applikation des Zytostatikums in eine Arterie (sog. Extremitätenperfusion), die nach kranial für Stunden zusammen mit der Vene abgebunden wird, kann erwogen werden. Das Medikament fließt auf venösem Wege ab. Die Durchblutung der Extremität wird während der Zeitdauer der Perfusion über eine externe „Blutpumpe" gewährleistet, die zudem das Blut erwärmt (Hyperthermie), um die Zytostatikumwirkung zu erhöhen.

Prognose

Sie ist beim Melanozytoblastom sehr schlecht, insbesondere bei Lymphknotenbefall ($\approx 10\%$) und nach hämatogener Aussaat ($\approx 1\%$) trotz aller Therapiemaßnahmen. Die angegebenen Werte beziehen sich auf die 5-Jahres-Überlebensrate.

Generalisierte Neurofibromatose (Morbus v. Recklinghausen)

Definition

Zählt zu den potentiell „malignen" Hauttumoren.

Dominant vererbliche Erkrankung mit multiplen Pigmentflecken (Nävi pigmentosi), „Café au lait"-Flecken (Milchkaffee-Flecken), nävoiden Teleangiektasien und Neurofibromen über den ganzen Körper verstreut wie auch multiplen Neurogliomen (Nerventumoren von den Nervenscheiden ausgehend), die die Extremitäten unförmig auftreiben können (Elephantiasis), Rückenmarksgeschwülsten und Knochendefekten einhergehend.

Klinische Zeichen

Die seltene Erkrankung beginnt in der Kindheit, wobei die kutanen Neurofibrome rasch wachsen und sehr schmerzhaft sein können. Mehr als 5 Milchkaffeeflecken mit einem Durchmesser von 1,5 cm gelten als beweisend für das Krankheitsbild. Die kutanen Neurofibrome können *sarkomatös entarten*, was auch für die Nervengeschwülste anderer Lokalisation gilt. Die elephantiastische Vergrößerung und Deformierung einer Extremität ist nicht nur kosmetisch störend, sondern sie führt zu einer Gebrauchsunfähigkeit derselben. Die potentielle Malignität ist nicht nur durch die degenerative Umformung der Geschwülste, sondern auch durch ihr rasches Wachstum gegeben.

Behandlung

Sie ist symptomatisch und besteht in Entfernung der kutanen Geschwülste, manchmal ist eine Amputation einer Extremität unumgänglich. Der Tumorbefall von Knochen (Extremitäten, Wirbelsäule) kann stabilisierende Maßnahmen erforderlich machen.

Prognose: Sie ist infolge Fortschreitens der Krankheitssymptome schlecht, auch wenn keine maligne Entartung der neurogenen Geschwülste eintritt.

Gutartige Knochentumoren

Juvenile Knochenzyste

Definition

Meist solitärer, gutartiger zystischer Tumor, der in der Metaphyse der langen Röhrenknochen liegt, ohne die Wachstumsfuge zu verletzen.

Entstehung

Sie ist nicht völlig geklärt. Möglicherweise liegt eine Versprengung mesenchymalen Gewebes vor, das degenerativ umgewandelt wird. Auch durch Umbau eines Blutergusses im Knochen (ossales Hämatom) kann eine juvenile Knochenzyste entstehen.

Klinische Zeichen

Die Kinder sind beschwerdefrei, solange die Stabilität des befallenen Knochens nicht herabgesetzt wird. Durch Zystenwachstum wird jedoch vielfach der Knochenmantel (Kortikalis) verschmälert, so daß schon normale Bewegungen einen Knochenbruch hervorrufen können (pathologische Fraktur, Abb. 245). Der Nachweis juveniler Knochenzysten erfolgt

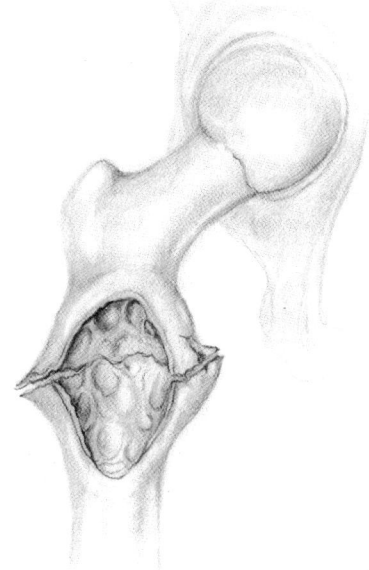

Abb. **245** Pathologische Fraktur bei juveniler Knochenzyste (operativ eröffnet) des rechten Oberschenkels

durch das Röntgenbild. Sie stellen sich als rundliche, scharf abgegrenzte,
häufig gekammerte Aufhellungsbezirke in der Metaphyse der langen
Röhrenknochen dar.

Behandlung

Operative Freilegung der Zyste. Ausräumung des Zysteninhalts, der aus
einer braunroten weichen Masse besteht. Die histologische Untersuchung des entnommenen Gewebes ist stets erforderlich. Die Knochen-
höhle wird mit Spongiosa (lockere innere Knochensubstanz) austampo-
niert, die aus dem Beckenkamm entnommen wird. Zur Ausfüllung sehr
großer Zysten ist homo- oder heteroplastisches Knochenmaterial erforderlich.

Homoplastik: konservierter menschlicher Knochen.

Heteroplastik: konservierter tierischer Knochen (Spongiosa, Kortikalis).

■ **Postoperative Pflege**

Die betroffene Extremität muß wie bei einer traumatischen Fraktur in einem Gipsverband ruhiggestellt werden.

Postoperative Pflege ■

Riesenzelltumor (solitäres Osteoklastom)

Definition

Von den Osteoklasten (Knochenabbauzellen) ausgehender gutartiger, stark gefäßhaltiger Knochentumor, der aus Riesenzellen besteht. Er wird auch als *brauner Tumor* bezeichnet.

Klinische Zeichen

Der Riesenzelltumor befällt die Epiphyse der langen Röhrenknochen und kann diese wabig auftreiben. Schmerzen und Bewegungseinschränkung werden beobachtet. Der Tumornachweis wird durch das Röntgenbild erbracht.

Behandlung

Sie muß so rasch und so radikal wie möglich erfolgen; frühzeitig, um einer Spontanfraktur vorzubeugen, radikal zur Verhütung von Rezidiven.

In seltenen Fällen ist eine bösartige Degeneration der Geschwulst möglich.

Operative Maßnahmen: radikale Ausräumung des Tumors (evtl. Knochenresektion), Spongiosatamponade.

■ **Postoperative Pflege**

Ruhigstellung im Gips. Regelmäßige Röntgennachkontrollen!

Postoperative Pflege ■

Fibröse Knochendysplasie

Definition

Aus derbem Bindegewebe bestehender, nicht verkalkender, gutartiger Knochentumor, der bevorzugt die langen Röhrenknochen der unteren Extremität befällt. Andere Namen: Knochenfibrom, Morbus Jaffé-Lichtenstein.

Klinische Zeichen

Das Knochenfibrom wird meist erst dann entdeckt, wenn eine Spontanfraktur eingetreten ist. Im Röntgenbild weist der befallene Knochen neben der Fraktur unregelmäßige, gegen die Umgebung nicht scharf abgegrenzte Bezirke auf. Des weiteren findet sich vielfach eine Erweiterung der Markhöhle mit Verschmälerung der Kortikalis.

Behandlung

Ausräumen der Knochenherde. Versuch einer Tamponade mit Spongiosa, die jedoch beim Knochenfibrom eine schlechte Einheilungstendenz aufweist.

■ **Postoperative Pflege**

Ruhigstellung im Gipsverband.

Postoperative Pflege ■

Osteochondrom (kartilaginäre Exostose)

Definition

Solitäre oder multiple epiphysäre, gutartige, vom Knorpelgewebe ausgehende Wucherungen (Abb. **246**).

Entstehung

Störung der enchondralen Ossifikation (Knochenbildung). Bei multiplen Exostosen wird eine dominante Vererblichkeit angenommen.

Klinische Zeichen

Sie fehlen zunächst. Es können aber durch Wachstum der meist hakenförmigen Wucherungen Bewegungsschmerzen verursacht werden. Auch die Kompression eines Nervs ist möglich. Von Exostosen befallene Knochen zeigen vielfach ein vermindertes Längenwachstum.

Behandlung

Bei Beschwerden: Freilegung und Abmeißelung der Exostosen.

Enchondrom

Definition

Knorpelgeschwulst, die solitär oder multipel im Bereich der Fingerknochen auftritt.

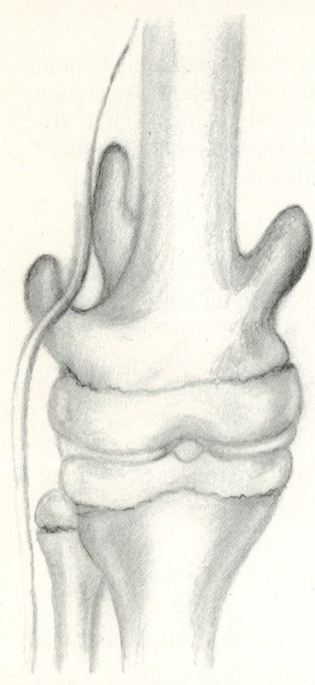

Abb. **246**   Kartilaginäre Exostosen (Osteochondrome) des distalen Femurs. Beachte die mögliche Nervenirritation

Klinische Zeichen

Schmerzlose Schwellung der befallenen Knochen, die zu Spontanfrakturen neigen. Im Röntgenbild findet sich eine wabenartige Aufhellung der Knochenstruktur.

Sehr selten werden multiple Enchondrome (Enchondromatose) beobachtet. Sie führen zu einer schweren Wachstumsstörung und Deformierung der Knochen.

Die Kombination von Enchondromen und Hämangiomen an der Hand wird als Mafucci-Syndrom bezeichnet.

Behandlung

Operative Ausräumung der Geschwulst und Spongiosatamponade.

■ **Postoperative Pflege**

Ruhigstellung der Hand und des Unterarms im Gipsverband.

Postoperative Pflege ■

Osteom

Definition

Häufigster, gutartiger Knochentumor im Kindesalter, von den knochenbildenden Zellen (Osteoblasten) ausgehend.

Klinische Zeichen

Bevorzugter Sitz ist der Schädel, in seltenen Fällen die Wirbelsäule. Der Tumor wächst sehr langsam, kann aber bei Größenzunahme zur Kompression von Nachbarorganen, insbesondere von Nerven und Gefäßen, führen.

Behandlung

Operative Tumorentfernung.

Bösartige Knochentumoren

Bösartige Geschwülste des Knochens sind im Kindesalter selten. Meist handelt es sich um Sarkome, die die langen Röhrenknochen befallen, wobei häufig die untere Extremität betroffen ist. Nach dem Gewebe, von dem die Tumoren ausgehen, können folgende Sarkome unterschieden werden:

- osteogenes Sarkom,
- Chondrosarkom,
- Retikulumzellsarkom (Ewing-Sarkom),
- Fibrosarkom.

Osteogenes Sarkom: häufigster bösartiger Knochentumor. Er wird meist jenseits des 10. Lebensjahres beobachtet und befällt die Metaphysen der unteren Extremitätenknochen. Er zeigt ein rasches und destruierendes Wachstum.

Der Tumornachweis wird durch das Röntgenbild und eine Probeexzision gesichert.

Behandlung

Zytostatika, Röntgenbestrahlung, evtl. Amputation der befallenen Extremität.

Osteogenes Sarkom: in 50 % sind Heilungen möglich.

Chondrosarkom: Neben den langen Röhrenknochen befällt es auch den knöchernen Thorax sowie das Becken. Für Kinder besteht nur eine Überlebenschance bei frühzeitiger und radikaler Tumorentfernung. Eine Strahlenbehandlung ist wegen der Resistenz der Geschwulst nicht wirkungsvoll. Desgleichen versagen Zytostatika.

Ewing-Sarkom: Es nimmt seinen Ausgang von den Retikulumzellen des Knochenmarks. Der Tumor bevorzugt ebenfalls die langen Röhrenknochen, wobei das gesamte Skelett befallen werden kann. Im Gegensatz zum Chondrosarkom ist das Ewing-Sarkom sehr strahlenempfindlich, so daß eine frühzeitige Bestrahlung bei noch nicht eingetretener Metastasierung (Lungenmetastasen) eine recht gute Prognose erlaubt (50–60 % Heilung).

Den übrigen bösartigen Tumoren kommt wegen ihrer sehr großen Seltenheit im Kindesalter nur untergeordnete Bedeutung zu.

Aseptische Knochennekrosen (AK)

Definition

Während des Wachstumsalters auftretende nicht entzündliche Epiphysennekrosen.

Entstehung

Bei Überbeanspruchung einzelner Knochen oder Gelenke entstehen spontane Einbrüche der Spongiosa, was zu einer Nekrose des Knochens auf dem Boden einer Mangeldurchblutung führt.

Formen (Abb. **247**)

Unterschieden werden:

Morbus Perthes: Nekrose der Femurkopfepiphyse. Sie ist die häufigste aseptische Knochennkrose im Kindesalter.

Manifestation im Alter von 2–10 Jahren, wobei Jungen häufiger als Mädchen betroffen sind.

Beim Spielen und beim Sport treten nach vermehrter Belastung Schmerzen in der befallenen Hüfte auf. Infolge der Schonhaltung entsteht ein hinkender Gang sowie eine Atrophie der Ober- und Unterschenkelmuskulatur.

Röntgenologisch findet sich eine Verbreiterung des Gelenkspaltes und eine Abflachung des Hüftgelenkkopfes, der im Spätstadium völlig nekrotisch werden kann.

Behandlung: Entlastung des betroffenen Hüftgelenks durch einen Schienen-Hülsen-Apparat (Thomas-Schiene mit Tuberaufsitz) bei gleichzeitiger Übungsbehandlung, um die Muskelatrophie zu beseitigen.

Weitere, wesentlich seltenere AK:

Morbus Hass: Befall der proximalen Humerusepiphyse.

Morbus Panner: Befall des Capitulum humeri (Humerusköpfchen).

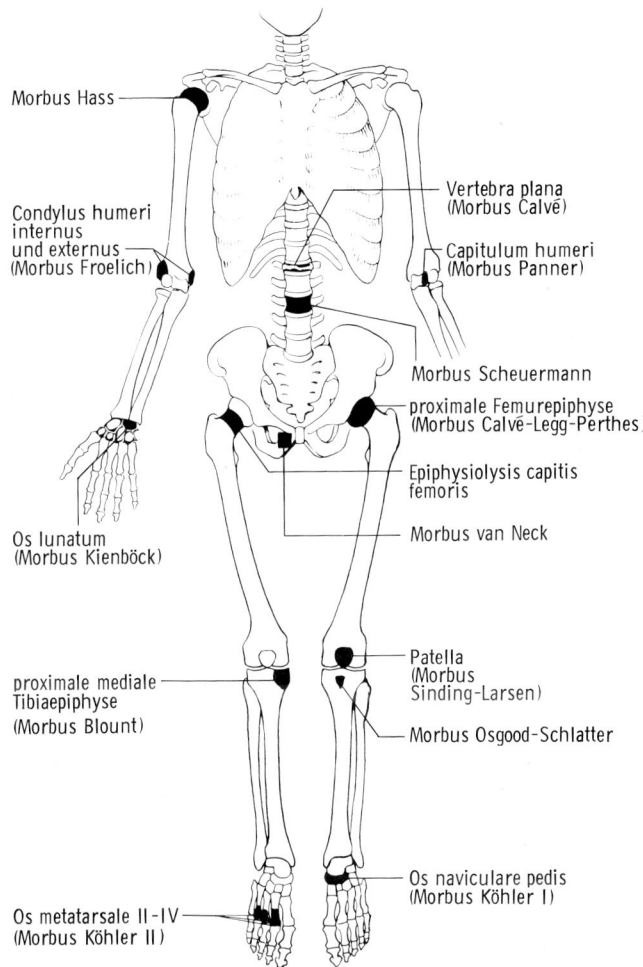

Morbus Hass

Condylus humeri
internus
und externus
(Morbus Froelich)

Os lunatum
(Morbus Kienböck)

proximale mediale
Tibiaepiphyse
(Morbus Blount)

Os metatarsale II–IV
(Morbus Köhler II)

Vertebra plana
(Morbus Calvé)

Capitulum humeri
(Morbus Panner)

Morbus Scheuermann

proximale Femurepiphyse
(Morbus Calvé-Legg-Perthes)

Epiphysiolysis capitis
femoris

Morbus van Neck

Patella
(Morbus
Sinding-Larsen)

Morbus Osgood-Schlatter

Os naviculare pedis
(Morbus Köhler I)

Abb. **247**   Lokalisation aseptischer Knochennekrosen (schwarz markiert)

Morbus Kienböck: Befall des Os lunatum (Mondbein).

Morbus van Neck (Osteochondrosis ischiopubica): aseptische Knochen-
nekrose des Os ischii (Sitzbein).

Morbus Sinding-Larsen: Befall der Patella (Kniescheibe), auch als Chon-
dropathia patellae bezeichnet.

Morbus Osgood-Schlatter: Befall der Tibiaapophyse.

Morbus Köhler I: Befall des Os naviculare des Fußes (Kahnbein).

Morbus Köhler II: Befall der Mittelfußknochen (Ossa metatarsalia) II-IV.

Morbus Scheuermann: Befall der Grund- und Deckplatte einzelner Wirbelkörper, was zur Wirbelsäulendeformierung (Kyphosierung) führt.

Entzündliche Knochenerkrankungen

Akute hämatogene Osteomyelitis

Definition

Herdförmige, eitrig einschmelzende Entzündung meist der langen Röhrenknochen, hervorgerufen durch hämatogene Aussaat des Staphylococcus aureus haemolyticus (s. auch Schädeldachosteomyelitis des Säuglings, S. 63 f).

Entstehung

Der Erreger gelangt von entzündlichen Hautveränderungen oder Verletzungen wie auch vom Rachenring aus in die Blutbahn und siedelt sich im Knochenmark an.

Es entsteht eine intramedulläre *Markphlegmone,* von der aus sich die Entzündung durch den Knochenmantel subperiostal ausbreitet (subperiostaler Abszeß).

Durch Verlegung der Gefäße (Thrombose) wird die Ernährung des Knochens gestört, was zur Abscheidung von Knochensequestern (abgestorbene Knochenteile) führt.

Die Abszeßhöhle wird als "Totenlade" des Knochens bezeichnet (Abb. **248**). Unbehandelt geht die akute Osteomyelitis rasch in ein chronisches Stadium über (chronische Osteomyelitis).

Klinische Zeichen

Aus voller Gesundheit heraus Anstieg der Temperatur, Schüttelfrost sowie Schmerzen in der befallenen Extremität, die alle Zeichen einer Entzündung aufweist. Die BSG ist stets beschleunigt.

Da das Röntgenbild innerhalb der 1. Woche noch keine pathologischen Veränderungen erkennen läßt, erfolgt zur Diagnosesicherung ein Knochenszintigramm (S. 40).

Spülflüssigkeit

Tropfenregler

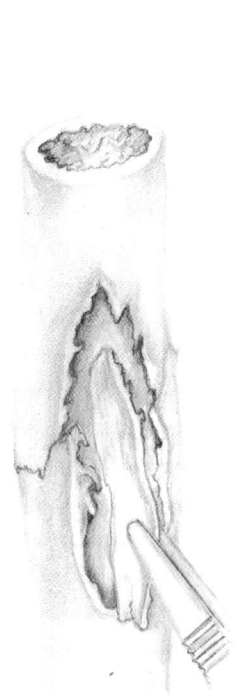

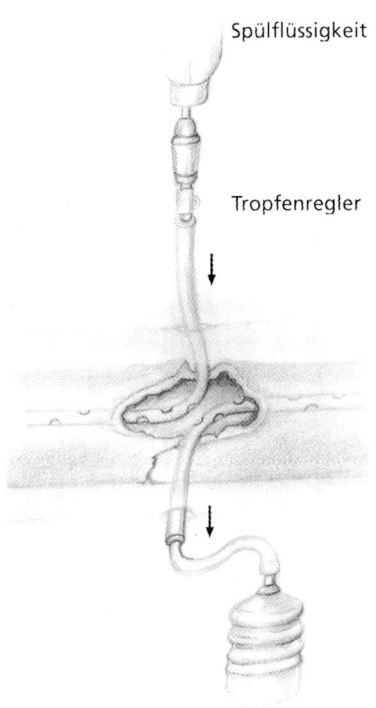

Abb. **248** Abszeßhöhle
mit Knochensequester bei
hämatogener Oesteomyeli-
tis

Abb. **249** Schema der Markspülung
mittels Spül-Saug-Drainage bei chronischer Osteomyelitis

Behandlung

Sofortige Ruhigstellung der betroffenen Extremität in einem gefensterten
Gips, der einen Zugang zum Entzündungsgebiet erlaubt. Gleichzeitig werden Antibiotika (nach Resistogramm) bis zur Normalisierung der BSG verabreicht. Intermittierende Abszeßpunktionen können erforderlich sein.

Setzt die Behandlung erst verspätet im chronischen Stadium ein, sind
vielfach operative Maßnahmen nicht zu umgehen: Freilegung des Knochens, Ausräumung von Sequestern wie auch Dauerspülung des Markka-
nals (Abb. **249**). Wie bei der akuten Osteomyelitis sind Antibiotika, syste-
misch appliziert, erforderlich.

Zudem kommen auch lokale antibiotische Behandlungsmaßnahmen in Frage wie Antibiotika-Perlenketten.

■ **Pflege**

◆ Alle Maßnahmen stehen unter dem Aspekt einer septischen Erkrankung. So sind Schutzkittel, Handschuhe und Wäschewechsel obligat! Die verunreinigte Wäsche des Patienten ist als infektiös zu kennzeichnen.

◆ Regelmäßige Temperaturmessungen, Anrichten und Erneuern der Infusionslösungen und Applikation der hochdosierten Antibiotika haben einem strengen Zeitplan zu folgen.

◆ Die auf einer Schiene oder im gefensterten Gips ruhiggestellte Extremität ist auf Druckstellen und Weichteilschwellung regelmäßig zu überprüfen.

◆ Bei Unruhe und Schmerzen sind regelmäßig Analgetika indiziert. Eine Umlagerung oder Umbettung hat zudem sehr behutsam zu erfolgen.

◆ Ist bei einer chronischen Osteomyelitis eine Spül-Saug-Drainage erforderlich, so muß darauf geachtet werden, daß die Schläuche nicht verstopfen. Gespült wird über einen zuführenden Schlauch mit einer Ringer-Lösung, der ein Antibiotikum zugesetzt werden kann. Der 2. saugende Drain wird auf minus $30-40\,cmH_2O$ eingestellt. Das Sauggefäß ist zu wechseln, bevor es gefüllt ist. Das Zuleitungssystem (Infusionsbesteck) und der Ableitungsdrain einschließlich der Sekretflasche werden 24 stündlich gewechselt. Ein 3maliger negativer Keimnachweis in der Spülflüssigkeit erlaubt ein probatorisches Entfernen des Drainagesystems.

Beachte: Bei der Verlegung des Ableitungsschenkels durch Blut, Eiter oder Gewebebröckel wird der Schlauch extremitätennah abgeklemmt und manuell freigespült.

Pflege ■

Brodie-Abszeß

Definition

Sonderform der chronischen Osteomyelitis, die sich durch einen Abszeß in der Metaphyse der langen Röhrenknochen und durch einen blanden Verlauf auszeichnet.

Klinische Zeichen

Schmerzen im Bereich des befallenen Knochens, meist oberhalb des Kniegelenks. Röntgenologisch findet sich metaphysär ein Aufhellungsherd.

Behandlung

Ausräumung des Abszesses. Antibiotika nach Resistogramm.

Eosinophiles Granulom

Definition

Bevorzugt im Bereich der Schädelkalotte (aber auch am übrigen Skelett) auftretender gutartiger Tumor, der aus Histiozyten (Zellen des RES) und eosinophilen Leukozyten besteht.

Das Granulom gehört zu den *Retikuloendotheliosen* (Speichererkrankungen), die mit Knochenveränderungen einhergehen.

Klinische Zeichen

Wegen des langsamen Wachstums werden die eosinophilen Geschwülste erst dann bemerkt, wenn sie die Kopfhaut tumorartig vorwölben.

Der Gehalt an zellreichem faserarmen Gewebe verleiht der Geschwulst eine weiche Konsistenz.

Röntgenologisch finden sich typische, wie ausgestanzt wirkende runde Aufhellungen in der Schädelkalotte. Schmerzen bestehen nicht.

Treten die osteolytischen Tumoren in den langen Röhrenknochen auf, besteht infolge Geschwulstwachstums die Möglichkeit einer Spontanfraktur.

Behandlung

Ausräumung der Knochenherde. Die histologische Untersuchung des Tumormaterials sichert die Diagnose des eosinophilen Granuloms. Auch Röntgenstrahlen, Kortison und Zytostatika (z.B. Vinblastin) sind wirksam.

Wichtig ist eine Überwachung der Kinder, da Rezidive auftreten können. Zudem ist, wenn auch selten, die Umwandlung eines primär gutartigen eosinophilen Granuloms in eine bösartige Retikuloendotheliose möglich.

5 Unfallchirurgie

Verbrennungskrankheit

Besonders Kleinkinder verbrennen und verbrühen sich leicht.

Häufigste Ursachen

Herabziehen von Kochtöpfen oder Gefäßen mit heißer Flüssigkeit. Auch durch Auflegen zu heißer Wärmflaschen oder Heizkissen nimmt die Haut Schaden. Größere Kinder ziehen sich die Verletzungen durch Spiel mit Feuer, Feuerwerkskörpern sowie anderen explosiven Substanzen (u. a. Benzin) zu.

Ausmaß

Da die Verbrennung nicht nur zu einer lokalen Schädigung führt, sondern in schweren Fällen der Gesamtorganismus betroffen ist, ist die Bezeichnung Verbrennungskrankheit gerechtfertigt.

Entscheidend für das Ausmaß der Hautschädigung ist die *Tiefe* der Verletzung und ihre *Ausdehnung*.

Tiefe:

Sie ist abhängig von der Dauer der Einwirkung und der Stärke der schädigenden Substanz.

Nach der Tiefeneinwirkung werden folgende Verbrennungsgrade unterschieden:

Verbrennung 1. Grades: Rötung der Haut (Erythem),
Verbrennung 2. Grades: blasenförmige Ablösung der Epidermis,
Verbrennung 3. Grades: Verkochung der Gewebsschichten (Nekrose),
Verbrennung 4. Grades: Verkohlung (Abb. **250**).

Ausdehnung der verbrannten Körperoberfläche: Sie wird in Prozenten angegeben, wobei je nach Alter infolge der verschiedenen Körperproportionen eine gesonderte Berechnung erforderlich ist. Das Kopf-Körper-Verhältnis des Säuglings und des Kleinkindes verschiebt sich im Laufe des Wachstums zugunsten des Körpers (Abb. **251**).

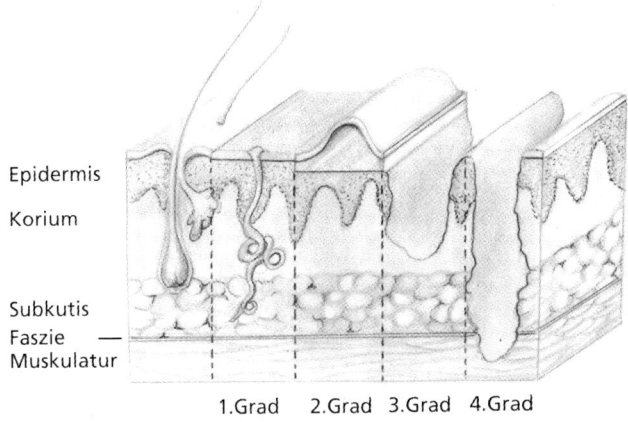

Epidermis

Korium

Subkutis
Faszie —
Muskulatur

1.Grad   2.Grad   3.Grad   4.Grad

Abb. **250**   Verbrennungsgrade entsprechend der Tiefeneinwirkung des Thermotraumas

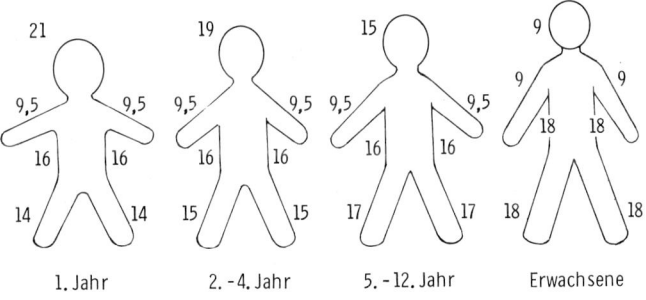

1. Jahr   2. - 4. Jahr   5. - 12. Jahr   Erwachsene

Abb. **251**   Schema zur Beurteilung verbrannter Körperoberfläche in %

Klinische Zeichen

Während bei kleinflächigen Verbrennungen 1. Grades der Schmerz im Vordergrund steht, lösen thermische Läsionen 2. und 3. Grades, insbesondere wenn sie ausgedehnt sind, stets einen schweren Schock aus (Verbrennungsschock), zu erkennen an kühler, blasser Haut sowie an einem schnellen, flachen Puls. Des weiteren liegt stets eine Anämie durch Zerstörung der roten Blutkörperchen neben Elektrolytverlusten vor. Die Läsion des schützenden Hautepithels führt außerdem zu starken Wärme- und Wasserverlusten. Zudem erleichtert sie das Eindringen von Bakterien (Infektion!).

Eine zusätzliche Belastung des Organismus entsteht durch den massiven Anfall toxischer Eiweißprodukte, die von der Leber entgiftet und über die Niere ausgeschieden werden müssen. Infolge dieser Eiweißintoxikation ist ein Übergang des primären Verbrennungsschocks in den sekundären *toxischen Schock* möglich.

Die beginnende Niereninsuffizienz kündigt sich durch Verminderung der Harnausscheidung (Oligurie) an. Bei *Nierenversagen* besteht eine Anurie.

Behandlung

Sie unterteilt sich in:

– Behandlung am Unfallort,
– Erstbehandlung in der Klinik,
– Behandlung der Verbrennungsfolgen.

Behandlung am Unfallort: Beim Auffinden des verunglückten Kindes zunächst Entfernung der Kleider, um ein "Nachbrennen" zu verhindern. Durch Hitzestaue in der Bekleidung entstehen vielfach aus oberflächlichen thermischen Läsionen tiefgreifende Gewebsdefekte. Wenn möglich, soll die betroffene Extremität oder das ganze Kind in ein kühles Wasserbad gebracht werden, um die häufig bis zu 40° betragende Körpertemperatur (Hyperthermie) zu senken und den Schmerz zu lindern. Nach Einschlagen der verbrannten Hautbezirke in kühle, saubere Tücher sofortiger Transport des Kindes in die Klinik.

Beachte: Das Anlegen von klebenden oder verkrustenden Verbänden wie auch das Aufstreuen von Puder, Auftragen von Salben ist falsch.

Da bei ausgedehnten thermischen Schäden jede Minute bis zum Behandlungsbeginn kostbar ist, sollte das aufnehmende Krankenhaus telefonisch oder über Funk von dem Unfall verständigt werden.

Erste Maßnahmen in der Klinik: Der Schmerzausschaltung und der Behebung motorischer Unruhe dienen subkutan oder intramuskulär verabreichte Morphinderivate, eventuell in Kombination mit Sedativa.

Um den primären Schock wirkungsvoll bekämpfen zu können, muß zunächst ein sicherer venöser Zugang geschaffen werden. Eine perkutane Venenpunktion ist häufig wegen der im Schock kollabierten Venen nicht möglich, so daß eine Arm- oder Beinvene operativ freigelegt werden muß (Venae sectio). Die Infusionslösung besteht aus einer hochmolekularen Flüssigkeit (Plasmaexpander), die einen Volumenersatz darstellt und nicht sofort wieder über die Niere ausgeschieden wird (Nierenentlastung!). ZVK nach Kreislaufstabilisierung.

Zur Beurteilung der Nierenfunktion wird eine suprapubische Drainage gelegt.

Blutentnahmen dienen der Bestimmung der Blutgruppe, des Hämatokrits, des Hämoglobins sowie der Serumelektrolyte.

Zur Verhinderung einer bakteriellen Superinfektion der freiliegenden Hautflächen werden Breitbandantibiotika in hoher Dosierung i. v. verabreicht.

Auch eine ausreichende *Tetanusprophylaxe* ist sofort durchzuführen. Bei Kindern, die keinen sicheren Impfschutz haben, muß eine *aktive* und *passive Immunisierung* vorgenommen werden.

Verbrennungen 1. Grades: Aufsprühen eines flüssigen Schutzverbandes. Ansonsten werden die Wundflächen unbedeckt gelassen (Freiluftbehandlung). Lagerung der Kinder auf einer nicht klebenden, kühlenden und somit schmerzlindernden Metallfolie.

Die Zimmertemperatur soll höher als normal sein, um den vorhandenen Wärmeverlust auszugleichen.

Die Ernährung der Kinder muß eiweiß- und vitaminreich sein.

Während der weiteren Behandlung sind laufende Kontrollen der Kreislauf-, Leber- und Nierenfunktion durchzuführen.

Verbrennung 2. Grades: Brandblasen müssen steril eröffnet und abgetragen werden. Defektdeckung bei großflächigen Läsionen.

Verbrennungen 3. Grades: Entfernung der Nekrosen. Defekdeckung bei ausgedehnten Verbrennungen 2. oder 3. Grades mit einer künstlichen Haut (Polyurethranschaum, der von einem Polypropylenfilm überzogen ist), Fremdhaut oder Eigenhaut.

Behandlung der Spätschäden: Verbrennungen und Verbrühungen 2.–3. Grades heilen nie ohne Narbenbildung aus. Diese Narben sind nicht nur kosmetisch störend, sondern führen im Bereich von Gelenken zu schwerer Funktionseinschränkung (Gelenkkontrakturen infolge Narbenschrumpfung).

Eine lokale Kortisonbehandlung bewirkt vielfach einen Wachstumsstillstand der Narbe und eine Verbesserung der Gelenkfunktion. Bei Versagen der konservativen Therapie müssen die Narben exzidiert und die entstehenden Defekte durch freitransplantierte Hautlappen gedeckt werden (Spalthaut oder Maschenhaut = Meshgraft).

Auch durch Kompression läßt sich eine günstige Wirkung auf Narbenstränge und -platten ausüben. Hierzu stehen maßgeschneiderte Gummizug-Kompressionsanzüge, die täglich getragen werden müssen, zur Verfügung. Bei Narbenkontrakturen im Hals- oder Kopfbereich wird der Kompressionsanzug durch Mütze und Halsmanschette ergänzt.

Prognose

Trotz frühzeitiger und optimaler Therapie ist die Mortalität bei ausgedehnten Verbrennungen 3. Grades immer noch hoch. Deshalb müssen Säuglinge *mit mehr als 5 %* und Schulkinder *mit mehr als 10 %* verbrannter Körperoberfläche stets stationär behandelt werden.

Verbrennungen und Verbrühungen

Wünschenswerte Voraussetzung für eine optimale Pflege von schwerbrandverletzten Kindern ist ihre Unterbringung in einer gesonderten Verbrennungseinheit, die von den anderen Klinikarealen durch eine Schleuse getrennt ist. Die Räume sollen vollklimatisiert und die Raumluft weitgehend keimfrei sein.

■ **Pflege**

◆ Offene Wundbehandlung bietet den Vorteil gegenüber der Verbandbehandlung, daß feuchte Kammern vermieden werden. Deshalb soll die Raumluft zwischen 28 und 32 °C betragen. Wärmelampen, zusätzlich zur Thermostatik, ermöglichen eine rasche Raumlufterwärmung. Die Luftfeuchtigkeit in der Verbrennungseinheit sollte zwischen 60 und 70 % betragen, wozu Gefäße mit Wasser oder Luftbefeuchter dienlich sind.

◆ Entsprechend der strikten Forderung nach weitmöglichster Sterilität sind die Betten vor dem Einsatz zu desinfizieren. Matratzen werden sterilisiert und mit einer Metalline-Folie abgedeckt.

◆ Die Pflegeeinheit wird komplettiert durch sterile Kittel, Haarschutz, Handschuhe und Überschuhe (Einmalartikel) sowie durch die entsprechend gewarteten Apparate zur Patientenüberwachung.

◆ Die Beobachtungsmaßnahmen: umfassen besonders in der Frühphase engmaschige Kontrollen der Kreislaufparameter wie Blutdruck, Puls und zentraler Venendruck. Bei Implantation eines peridualen Katheters ist diesem besondere Aufmerksamkeit zu schenken (Infektionsgefahr!). Infusionsart und Menge werden in der Pflegedokumentation festgehalten. Diese gilt auch für die Harnausscheidung, die spontan oder besser über einen Katheter erfolgt.

◆ Die tägliche Körperpflege besteht in Waschungen der nicht verletzten Hautareale. Vollbäder sollten nicht vorgenommen werden.

◆ Die Lagerung muß für das Kind bequem sein. Die betroffenen Hautbezirke liegen frei und sind so der Pflege, Desinfizierung und für Wundabstriche zugänglich. Eine häufige Umlagerung ist insbesondere erforderlich, wenn Verbrennungen am Rücken, Bauch oder Thorax vorliegen. Der Dekubitusprophylaxe dienen sterile Schaumstoffauflagen, die mit Metallinefolien überzogen werden. Die Gelenke des Kindes sind in physiologische Mittelstellung zu bringen: Knie- und Ellenbogengelenke in 170 Grad-Streckstellung, Fußgelenke in Rechtwinkelposition zu lagern, Schultergelenke in Abduktion.

Beachte: Die Miteinbeziehung der Eltern in das Pflege- und Rehabilitationsprogramm ist von großer Bedeutung. Zur Kontrakturpropylaxe (infolge Narbenschrumpfung) wird je nach Ausmaß der Hautläsionen schon aber der 1. Woche mit krankengymnastischen Übungen begonnen. Diese sollten einen spielerischen Charakter haben, um das Kind zum Mitmachen zu motivieren.

Pflege ∎

Tetanus (Wundstarrkrampf)

Definition

Lebensbedrohliche, durch das Tetanustoxin (Neurotoxin) hervorgerufene Infektionskrankheit, die zu einer krampfartigen Starre der Skelettmuskulatur führt.

Entstehung

Der Erreger, das im Erdreich vorkommende Clostridium tetani, gelangt durch Schürf-, Biß-, Quetsch- oder Brandwunden in den Organismus. Auf dem Blutweg erreicht der von den Bakterien abgesonderte Giftstoff das zentrale Nervensystem.

Der Tetanus neonatorum (Tetanusinfektion des Neugeborenen) entsteht häufig durch eine Nabelinfektion.

Klinische Zeichen

Das Inkubationsstadium kann Tage, Wochen oder Monate betragen. Als Regel gilt: Je kürzer die Inkubationszeit, um schwerer der Krankheitsverlauf.

Charakteristisch sind tonische Krämpfe der Gesichtsmuskulatur, die dem Schneiden von Grimassen entsprechen (Risus sardonicus = Teufelslachen).

Bei Befall der Kaumuskulatur tritt eine Kiefersperre (Trismus) ein. Kontraktionen der Rückenmuskulatur führen zu einer extremen Rückwärtsbeugung des Körpers, der bogenartig gespannt ist *(Opisthotonus)*. Die Verkrampfung der Muskulatur kann so stark sein, daß Einbrüche von Wirbelkörpern entstehen. Bei Befall der Kehlkopf- und Zwischenrippen-muskulatur kommt es zu lebensbedrohlichen Erstickungsanfällen. Krampfbegünstigend und -auslösend sind optische, akustische und Be-rührungsreize.

Behandlung

Durch großzügige Exzision der Wundränder bei verschmutzten Wunden wie auch bei Quetschwunden können die Tetanusbakterien, die sich lange Zeit im Wundbereich aufhalten, beseitigt werden. Durch hohe Dosen von humanem Antitetanusglobulin (Hyperimmunglobulin) können die Gifte neutralisiert werden, die noch nicht an Eiweiß gebunden sind. Gleichzeitig ist eine Schnellimmunisierung mit Antitoxinen durchzuführen. Antibiotika verhüten eine Sekundärinfektion der Wunde.

Bei manifesten Krämpfen werden Sedativa (z. B. Chloralhydrat) oder Narkotika wie auch Muskelrelaxanzien verabreicht. Bei Befall der Atemmuskulatur ist eine endotracheale Intubation und künstliche Beatmung des Patienten erforderlich. Die vielfach während eines akuten Tetanusverlaufs auftretenden pathologischen Körpertemparaturen (Hyperpyrexie) können medikamentös wie auch durch eine Unterkühlung (Hibernation) gesenkt werden.

■ Pflege

◆ Die Kontrolle der Harnausscheidung erfolgt über einen Verweilkatheter.

◆ Bei länger bestehender Beatmung muß eine regelmäßige Lungentoilette durch Absaugung des Bronchialsekrets erfolgen.

◆ Wegen des herabgesetzten Muskeltonus besteht die Gefahr, daß der Patient sich durchliegt (Dekubitus), deshalb empfiehlt sich eine Lagerung auf Luft- oder Wasserkissen.

◆ Bei Bewußtlosigkeit oder Beatmung erfolgt die Ernährung durch eine intravenöse Tropfinfusion (ZVK).

◆ Zu vermeiden sind sämtliche krampfauslösenden Faktoren. Deshalb soll das Zimmer abgedunkelt sein. Geräusche sowie unkontrollierte Berührungen des Kindes sind zu vermeiden.

Prognose

Trotz frühzeitiger und optimaler Behandlung beträgt die Sterblichkeitsrate bei schwerem Krankheitsverlauf noch immer über 40 %.

Tetanusprophylaxe

Definition

Vorbeugende Impfung, die das Auftreten eines Tetanus durch Kombination von aktiver und passiver Immunisierung verhindert.

Aktive Immunisierung: Injektion eines Impfstoffes, der eine Eigenproduktion von Antikörpern anregt. Drei innerhalb des 1. Lebensjahrs im Abstand von 4 Wochen und eine nach 1 Jahr durchgeführte Tetanusantitoxin-Injektion gewähren einen Impfschutz für 5 Jahre. Eine während dieses Zeitraums eintretende Verletzung ist nicht tetanusgefährdet.

Passive Immunisierung: Sie kommt als Zusatzmaßnahme bei verunglückten Patienten in Betracht, mit unvollkommener Grundimmunisierung. Das Humanhyperimmunglobulin wird schon 24 Stunden nach der Injektion wirksam und überbrückt das freie, ungeschützte Intervall bis zur Aktivität des Tetanusantitoxins.

Bei verletzten, nicht voll immunisierten Patienten ist deshalb stets eine Kombination der aktiven und der passiven Impfung durchzuführen, um einen Schutz gegen den Wundstarrkrampf zu erreichen.

Schädel

Commotio cerebri

Definition

Schädel-Hirn-Trauma 1. Grades. Eine durch Schlag, Stoß oder Fall auf den Hirnschädel bedingte Gehirnerschütterung, bei der keine anatomisch faßbare Veränderung der Hirnsubstanz vorliegt.

Entstehung

Wahrscheinlich liegt ihr eine temporäre intrakranielle Drucksteigerung oder ein flüchtiges Hirnödem (Wasseransammlung im Gehirn) zugrunde.

Klinische Zeichen

– Unfallbedingte Bewußtlosigkeit von kurzer oder sich über mehrere Stunden erstreckender Dauer.
– Erbrechen, Unruhe, Schwindel, Kopfschmerzen, Pulsverlangsamung.

– Retrograde Amnesie: Charakterisiert durch eine zeitliche und inhaltliche Gedächtnislücke. Die Vorgänge, die den Unfall verursacht haben, sind aus dem Gedächtnis gelöscht. Eine Gehirnerschütterung kann bei schweren Schädel-Hirn-Traumen fehlen, während sie schon nach leichten Unfällen vorhanden sein kann.

■ **Pflege**

◆ Absolute Bettruhe bei Flachlagerung des Kopfes.

◆ Bei Kopfschmerzen Analgetika.

◆ Regelmäßige Puls- und Blutdruckkontrollen. Weitere Maßnahmen, S. 3 ff, 424 f.

Pflege ■

Prognose

Die Commotio cerebri heilt in der Regel komplikationslos aus.

Contusio cerebri

Definition

Schädel-Hirn-Trauma 2. Grades. Durch äußere Gewalteinwirkung (Schlag, Stoß oder Fall) bedingte Quetschung bestimmter Hirnregionen. Eine Fraktur der Schädelkalotte kann vorhanden sein, aber auch fehlen.

Anatomische Vorbemerkung

Das Schädel-Hirn-Trauma führt neben der Ausbildung eines intrakraniellen Blutergusses zur Zerstörung eines oder mehrerer Bezirke der Gehirnsubstanz, die sich infolge der Elastizität des Gehirns stets *gegenüber* dem Ort der Gewalteinwirkung befinden (Gegenstoßwirkung).

Klinische Zeichen

Abhängig von der Lokalisation und der Stärke der einwirkenden Gewalt. Charakteristisch sind Veränderungen der Bewußtseinslage von leichter Eintrübung bis zum völligen Bewußtseinsverlust sowie neurologische *Herdsymptome* als Ausdruck einer lokalisierten Schädigung eines bestimmten Hirnbezirks.

Intrakranielle Blutungen wie auch eine Verletzung des Atemzentrums führen zu schweren Störungen der Atemfunktion. Anstieg der Atem- und Pulsfrequenz ist stets Ausdruck eines schweren Hirnschadens. Eine Pulsverlangsamung deutet auf eine *blutungsbedingte Kompression* des Gehirns hin (epi- oder subdurales Hämatom).

Hirntraumen sind häufig mit Verletzungen des knöchernen Schädels kombiniert. Schädelkalotte wie auch die Schädelbasis können befallen sein. Blut- und Liquorabgang aus der Nase, der Mundhöhle oder dem äußeren Gehörgang weisen auf eine *Schädelbasisfraktur* hin.

Diagnostik

– Röntgenaufnahmen des Schädels zur Erkennung von Kalotten- und Schädelbasisfrakturen.
– Zerebrale axiale Computertomographie oder Kernspintomographie.
– Elektroenzephalogramm: zur Feststellung von Zentren mit gesteigerter wie auch *verringerter* elektrischer Aktivität.

Behandlung

Neben der Schockbekämpfung ist beim bewußtlosen Kind die endotracheale Intubation notwendig, um durch Absaugung die Luftwege von Sekret, Blut oder aspiriertem Erbrochenen zu befreien. Künstliche Beatmung kann bei Störung der ventilatorisch-respiratorischen Funktion notwendig werden.

Vielfach ist eine Senkung des intrakraniellen Drucks (bedingt durch Blutung und Hirnödem) notwendig. Sie erfolgt durch intravenöse Applikation hochmolekularer Flüssigkeiten und Dexamethason (Kortisonderivat).

Operative Maßnahmen kommen bei zunehmender intrakranieller Blutung sowie bei Zerstörung des Weichteilmantels und der Schädeldecke in Betracht (*offenes* Schädel-Hirn-Trauma).

■ Pflege

◆ Bei Spontanatmung Lagerung der Kinder in einem Sauerstoffzelt, in dem Sauerstoffzufuhr und Temperatur steuerbar sind.

◆ Die Kontrolle der Harnausscheidung erfolgt über eine suprapubische Drainage, die in einen graduierten Harnbeutel abgeleitet wird.

◆ Motorische Unruhezustände können durch Sedativa günstig beeinflußt werden. Zu vermeiden sind Medikamente, die eine zusätzliche Atemdepression verursachen.

◆ Das bewußtlose Kind ist im besonderen Maße dekubitusgefährdet, da der Tonus der quergestreiften Muskulatur herabgesetzt ist. Vorbeugende Maßnahmen sind neben allgemeiner Körperpflege wechselnde Umlagerung sowie die Anwendung von luft-oder flüssigkeitsgefüllten Spezial-kissen und -matratzen. Weitere Maßnahmen, S. 3ff.

Pflege ■

Epidurales Hämatom

Definition

Traumatisch bedingter Bluterguß zwischen der Schädelkalotte und der harten Hirnhaut (Dura, Abb. **252**).

Entstehung

Infolge eines Schädel-Hirn-Traumas reißt die A. meningea media ein, ins-besondere bei Gewalteinwirkung auf die Schläfenregion.

Klinische Zeichen

Ein charakteristisches Merkmal des epiduralen Hämatoms ist *das freie Intervall.* Das Sensorium (Bewußtsein) ist nach dem Unfall zunächst frei und trübt sich nach einer bis mehreren Stunden ein. Die Zeitspanne des freien Intervalls ist abhängig von der Schnelligkeit, mit der sich die Blu-tung ausbreitet. Gleichzeitig treten neurologische Herdsymptome auf.

Das epidurale Hämatom kann mit einer Verletzung des knöchernen Schädels oder der Schädelhaut einhergehen, sie können aber auch fehlen. Bei Säuglingen ist die große Fontanelle stark vorgewölbt und pulsiert.

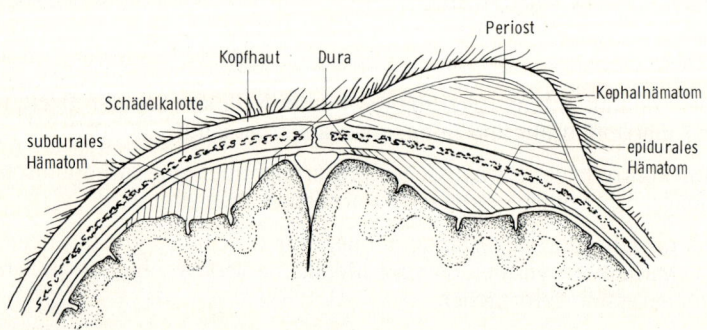

Abb. 252   Hämatome im Hirnschädelbereich

Behandlung

Nach Sicherung der Diagnose (durch Sonographie, Computertomogramm) muß die Blutungsquelle sofort operativ beseitigt werden, da die Kinder unbehandelt rasch dem Leiden erliegen.

Operatives Vorgehen: Die Hirnhaut wird durch eine Schädeltrepanation (Eröffnung der Schädeldecke) freigelegt, das Hämatom abgesaugt und das rupturierte Gefäß (A. meningea media) unterbunden.

■ Postoperative Pflege

Wie bei allen Eingriffen am Hirnschädel ist perioperativ eine ausreichende antibiotische Infektionsprophylaxe unerläßlich. Zum Schutz der Wunde wird ein Mützenverband angelegt (Abb. **298**). Weitere Maßnahmen, S. 3 ff, 424 ff.

Postoperative Pflege ■

Subdurales Hämatom

Definition

Bluterguß zwischen der weichen und der harten Hirnhaut, ein Krankheitsbild, das häufig schon im Neugeborenen- und Säuglingsalter beobachtet wird (Abb. **252**).

Entstehung

Durch Verletzung der Brückenvenen, die von der Hirnrinde zu den venösen Blutleitern ziehen. Unfallursachen sind Verletzung während der Geburt, Sturz von einer Wickelkommode wie auch Verkehrsunfälle (Schleudertraumen).

Das subdurale Hämatom tritt vielfach doppelseitig auf. Durch Abbau des Hämoglobins im Hämatom entsteht ein mit klarer Flüssigkeit gefüllter Hohlraum, der als subdurales *Hygrom* bezeichnet wird. Die Flüssigkeit des Hygroms ist eiweißreich.

Unbehandelt bildet sich das subdurale Hämatom über das Hygrom im Lauf der Zeit bindegewebig um und führt zu Druckläsionen des Gehirns.

Klinische Zeichen

Sie gleichen denen des epiduralen Blutergusses, jedoch ohne ein *akutes* Erscheinungsbild zu verursachen.

Ein Trauma ist anamnestisch oft nicht erfaßbar, oder es wird von den Eltern bewußt verschwiegen.

Im Vordergrund stehen Gedeihungstörungen, intermittierendes Erbrechen, Krampfneigung und meist eine Blutungsanämie. Da das subdurale Hämatom überwiegend ohne Verletzung des knöchernen Schädels entsteht, ist die Diagnose oft schwierig.

Diagnostik

1. Computertomogramm oder Kernspintomogramm
2. Ultrasonogramm beim Säugling mit noch offener Fontanelle.

Behandlung

Kleine subdurale Ergüsse heilen nach frühzeitiger subduraler Fontanellenpunktion häufig symptomlos aus.

Das Punktat des frischen Hämatoms ist blutig. Bei Umwandlung in ein Hygrom wird eine opaleszente, eiweißreiche Flüssigkeit gewonnen.

Bei ausgedehnten Hämatomen wie auch bei größeren Kindern, deren Fontanelle geschlossen ist, muß das Hämatom nach Eröffnung des Schädels ausgeräumt werden. Hierbei sind die den Bluterguß umgebenden bindegewebigen Membranen sorgfältig mit zu entfernen, da sie infolge Narbenschrumpfung zu einer Hirnschädigung führen können.

■ Pflege

Schädel-Hirn-Traumen:

Neben den allgemeinen Pflegemaßnahmen richtet sich die spezielle Betreuung nach dem Schweregrad der Verletzung.

◆ Bei der Commotio cerebri (Schädel-Hirn-Trauma 1. Grades) ist eine Flachlagerung des Kindes angezeigt. Das Zimmer wird abgedunkelt, und überflüssige störende Geräusche sind zu vermeiden.

◆ Wegen möglichen Erbrechens ist eine Nierenschale griffbereit zu halten.

◆ Bei Schädel-Hirn-Traumen 2. und 3. Grades (Contusio, Compressio cerebri) ist zudem dem Sensorium des Kindes vorrangig Aufmerksamkeit zu schenken.

◆ Eine Flachlagerung mit Elevation des Oberkörpers (30 Grad) verbessert den venösen Blutabstrom und beugt somit einem Hirnödem vor.

◆ Eine engmaschige Überwachung von peripherem Puls, Blutdruck, Körpertemperatur wie insbesondere des zentralvenösen Drucks ist wegen der sich rasch ändernden Kreislaufsituation der Patienten notwendig. Die Meßwerte werden in der Pflegedokumentation registriert. Da die

Gefahr eines zunehmenden traumabedingten Hirndrucks besteht, ist die genaue Beurteilung der Bewußtseinslage unumgänglich!

Eine Bewußtseinseintrübung ist in der Regel Ausdruck einer Hirndrucksteigerung infolge eines Hirnödems und/oder einer Blutung (epidurales, subdurales Hämatom, intrakranielle Blutung).

Beachte: Pupillenweite und Pupillenmotorik sind als sichtbarer Spiegel der sich in der Schädelkapsel vollziehenden Veränderungen (zum Positiven wie Negativen) zu werten.

◆ Von diagnostischer Bedeutung sind zudem Form und Seitengleichheit der Pupillen.

Beachte: Vor einer instrumentellen Spiegelung des Augenhintergrunds bei Patienten mit einem Schädel-Hirn-Trauma darf kein pupillenerweiterndes Medikament, wie sonst üblich, in den Bindehautsack eingebracht werden. Durch ein solches Mydriatikum wird die Pupillenmotorik temporär (1 – 2 Std.) aufgehoben.

◆ Neben der Beschaffenheit des Augenhintergrunds (Stauungspapille bei Hirndruck) sind Pulsverhalten (Bradykardie bei intrakranieller Drucksteigerung) und Reflexe wichtige Hinweise für den Erkrankungsablauf.

So verweisen Pyramidenbahnzeichen, z.B. positives Babinsky-Phänomen, zunehmende Lähmungen oder Streckkrämpfe, auf ein *Mittelhirnsyndrom* (Hirneinklemmung im Tentoriumschlitz). Nackensteifigkeit, Parästhesien, Schluckstörungen wie auch Unregelmäßigkeiten der Atmung deuten auf eine Hirneinklemmung im Bereich des Hinterhauptsloches (Foramen occipitale magnum) hin.

◆ Zur exakten Beurteilung des intrakraniellen Drucks stellt sich in der kontinuierlichen Hirndruckmessung mittels eines operativ über der harten Hirnhaut implantierten Druckaufnehmers ein modernes Überwachungsverfahren dar. Einer regelmäßigen Kontrolle bedarf das Hautareal, wo das Ableitungskabel (zum Monitor) austritt.

◆ Bei längerer Bewußtlosigkeit hat eine wirksame Dekubitusprophylaxe zu erfolgen.

◆ Die Harnausscheidung wird nach Implantation einer suprapubischen Pigtail-Drainage stündlich gemessen. Die Werte werden in der Pflegedokumentation protokolliert. Auf die Durchgängigkeit der Hohlraumdrainage ist zu achten.

◆ Nahrungsaufbau und Modus der Applikation richten sich nach dem Zustand des Sensoriums des Kindes. Bei Schluckstörungen oder Bewußtlosigkeit ist eine parenterale Nahrungszufuhr obligat.

Pflege ■

Kephalhämatom (Kopfblutgeschwulst)

Definition

Geburtstraumatisch bedingter Bluterguß zwischen der Knochenhaut (Periost) und der Schädelkalotte (Abb. 252).

Entstehung

Kephalhämatome entstehen unter der Geburt in der Austreibungsperiode durch eine Kompression der Schädelknochen und Zerreißung von Gefäßen.

Klinische Zeichen

Im Gegensatz zur Geburtsgeschwulst (Caput succedaneum), bei der eine diffuse Durchsaftung der Schädelweichteile vorliegt, *überschreitet* das *Kephalhämatom* nie die Schädelnähte.

Das Kephalhämatom kann ein- oder doppelseitig auftreten. Seitlich neben der großen Fontanelle findet sich ein prallelastischer Tumor von erheblicher Größe. Es kann eine Blutungsanämie bestehen.

Behandlung

Kleine Kephalhämatome bilden sich durch Spontanresorption zurück. Größere dagegen müssen durch Punktion entleert werden.

Schädelfrakturen

Durch Unfälle ist bei Kindern zu 25% der Schädel betroffen. Hierbei können nach Art, Ort wie Intensität der Gewalteinwirkung Verletzungen des Weichteilmantels (Platzwunden), extrakranielle Hämatome, Verletzungen des knöchernen Schädels und des Gehirns entstehen.

Bei Verletzungen des knöchernen Schädels werden unterschieden:

– Kalottenfrakturen (Brüche des Schädeldachs, Abb. 253 a – e),
– Brüche der Schädelbasis,
– Brüche des Gesichtsschädels.

Kalottenfrakturen

Nahtsprengung: Typische Verletzung des knöchernen Schädels beim jungen Kind. Infolge seiner großen Elastizität bei noch nicht ausreichender Festigkeit der Schädelnähte kann eine Gewalteinwirkung zur Nahtsprengung führen, ohne daß ein Schädelknochen frakturiert wird. In seltenen Fällen jedoch werden auch Nahtsprengungen in Kombination mit einer Fraktur beobachtet.

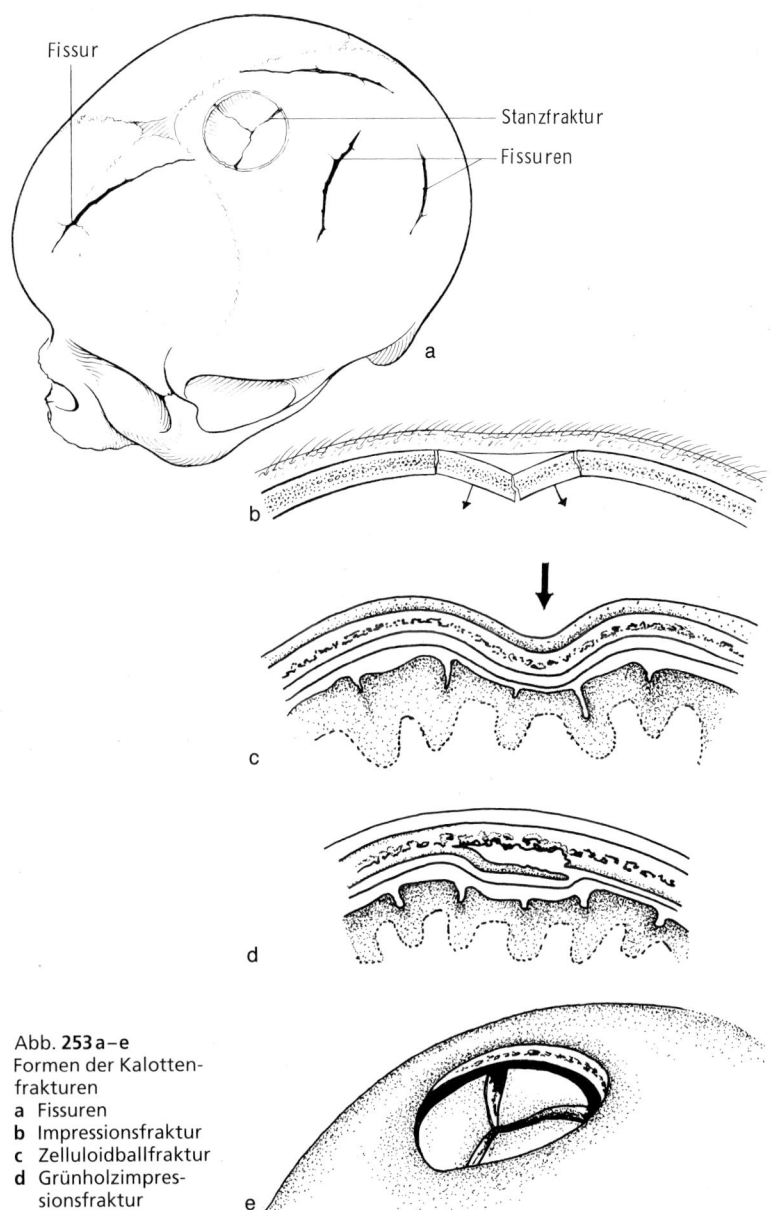

Abb. **253 a–e**
Formen der Kalotten-
frakturen
a Fissuren
b Impressionsfraktur
c Zelluloidballfraktur
d Grünholzimpres-
sionsfraktur
e Stanzfraktur (a)

Eine Nahtsprengung kann auch durch eine chronische intrakranielle Drucksteigerung (progrediente Hydrozephalie) entstehen.

Röntgenologisch zeichnet sich die Nahtsprengung durch eine oder mehrere klaffende Nähte (Nahtdehiszenz) aus.

Schädelfissur: Strichförmige Knochenunterbrechung, die meist an einer Schädelnaht endet (Abb. 253 a). Die Fissur ist stets mit einem Kopfschwartenhämatom vergesellschaftet. Der häufigste Sitz ist die Schläfen- und die Hinterhauptsregion.

Eine Hirnbeteiligung besteht meist nicht.

Impressionsfraktur: Durch umschriebene Gewalteinwirkung bedingter unvollständiger oder vollständiger Biegungsbruch der Schädelkalotte (Abb. 253 b). Meist besteht eine Hirnbeteiligung.

Zu den Impressionsfrakturen gehören:

Zelluloidballfraktur: Typische Schädelfraktur des jungen Säuglings, bei dem der Knochen infolge der sehr großen Elastizität nicht frakturiert, sondern nur muldenförmig eingedellt wird (Abb. 253 c). Häufigste Ursachen: Sturz von der Wickelkommode oder aus dem Bettchen.

– Klinische Zeichen: Über dem befallenen Knochen ist eine Delle tastbar. Verletzungen des Weichteilmantels fehlen.
  Im Röntgenbild stellt sich die Impression von Lamina externa und interna wie eine Delle in einem Zelluloidball dar.
– Behandlung: Unbehandelt können Störungen der Hirnfunktion infolge des Knochendrucks auftreten. Zur Verhütung von Spätschäden muß die Behandlung sofort erfolgen.
  Nach bogenförmiger Durchtrennung des Weichteilmantels wird ein Bohrloch neben der Knochenmulde angelegt und die Delle mittels eines Elevatoriums emporgehoben. Hierdurch springt der elastische Knochen in seine Ausgangsposition zurück.

Grünholzimpressionsfraktur: Kalottenfraktur, bei der die Lamina externa nicht aus dem Knochenverband gelöst ist, aber die Lamina interna zapfenartig in den Schädelinnenraum vorspringt (Abb. 253 d).

– Diagnostik: Röntgenbild.
– Behandlung: operative Hebung der Fraktur, um Hirnkompressionserscheinungen vorzubeugen.

Stanzfraktur: Sonderform des Schädelimpressionsbruches, bei dem eine wie ausgestanzt wirkende Knochenplatte aus dem Verband der Kalotte gelöst und ins Schädelinnere verlagert wird (Abb. 253 a, e).

– Klinische Zeichen: Stanzfrakturen werden besonders häufig im Bereich des Stirn- und Scheitelbeins beobachtet. Sie gehen stets mit ausgedehnten Weichteilverletzungen einher. Bei Zerstörung der harten Hirnhaut kann sich das Hirn infolge seines Drucks durch die Schädellücke vorwölben (offenes Schädel-Hirn-Trauma).
Stanzfrakturen sind häufig Folge von Autounfällen (Schleudertraumen). Sie gehen fast immer mit erheblichem Schock und Bewußtseinsverlust einher.
– Behandlung: Neben den Allgemeinmaßnahmen, wie sie beim Schädel-Hirn-Trauma erforderlich sind (S. 3 ff, 224 f), muß so rasch wie möglich die operative Wundversorgung erfolgen. Sie besteht in der Entfernung verschmutzter oder durchblutungsgestörter Weichteile sowie der Ausräumung losgelöster Knochenstücke.
Bei Zerreißungen der Dura ist die darunterliegende Hirnsubstanz sorgfältig auf Verletzungen zu untersuchen. Naht der Dura, Rekonstruktion der Kalotte und Wundverschluß beenden den Eingriff. Obligat ist eine antibiotische Abschirmung sowie eine Tetanusprophylaxe.

Schädelbasisbrüche

Im Gegensatz zu den sehr häufigen Kalottenfrakturen des Kindes sind die Schädelbasisbrüche seltener. Je nach Gewalteinwirkung kann die *vordere, mittlere* oder *hintere Schädelgrube* betroffen sein. Kombinationen sind möglich.

Klinische Zeichen

Bei Frakturen der vorderen und mittleren Schädelgrube (Fossa cranii anterior und media) kommt es zu Blutabgang aus dem Nasen-Rachen-Raum sowie zur Ausbildung eines Brillenhämatoms (kreisförmige Blutergüsse beider Unter- und Oberlider). Verletzungen des Felsenbeins führen zu Blut- oder Liquoraustritt aus dem äußeren Gehörgang. Bei traumatischer Eröffnung der Nasennebenhöhlen kann infolge Lufteintritts in das Schädelinnere ein *Pneumozephalus* entstehen.

Die Diagnose wird durch das Röntgenbild und das Computertomogramm oder ein Kernspintomogramm gesichert.

Behandlung

Sie ist zunächst meist konservativ und besteht in Bettruhe und Verabreichung von Antibiotika.

Eine Schädelbasisfraktur in Kombination mit einem *Hirntrauma* bedarf der *Intensivpflege*.

Blutungen kommen meist spontan zum Stillstand. Sehr selten bleiben Liquorfisteln zurück (posttraumatische Liquorrhinorrhö). Hierbei klagen die Kinder über häufigen „Schnupfen", der durch den Abgang von Hirnwasser aus der Nase bedingt ist.

Jede Liquorfistel muß so rasch wie möglich operativ freigelegt und verschlossen werden.

Komplikationen

Eine Komplikation der Schädelbasisbrüche ist die aszendierende Meningitis, wobei die Keime vom Ohr oder der Nase aus die Meningen erreichen. Eine Liquorfistel wirkt infektionsbegünstigend!

Gesichtsschädelbrüche

Nasenbeinbruch: häufigste Fraktur des Gesichtsschädels (Gesamtheit aller Schädelknochen unterhalb der Schädelbasis). Er entsteht durch direkte Gewalteinwirkung. Das Ausmaß der Fraktur ist in einer seitlichen Röntgenaufnahme der Nase („Nasenbein spezial") erkennbar.

Behandlung: Bei Verschiebung oder Abknickungen des Nasenbeins ist nach Abschwellung der Weichteile eine Aufrichtungsoperation mit anschließender Schienung erforderlich.

Mittelgesichtsfrakturen: Betroffen sind die Kieferhöhlen und der Boden der Orbita (Augenhöhle) wie auch der Oberkiefer in unterschiedlichem Ausmaß. Nach dem französischen Chirurgen Le Fort werden 3 Frakturformen unterschieden (Abb. **254**).

Typ Le Fort I: Die Fraktur zieht in den Boden der Kieferhöhle und weiter in die Flügelfortsätze des Keilbeins.

Typ Le Fort II: Frakturverlauf durch das Os nasale (Nasenbein), Os lacrimale (Tränenbein), weiter im Bereich des Orbitabodens durch das vordere Jochbein, wodurch dieses vom Oberkiefer abgetrennt wird.

Typ Le Fort III: Hierbei verläuft die Bruchlinie quer durch Nasenbein, die Orbita und das Os ethmoidale (Siebbein) über das Jochbein hinaus, was einer vollständigen Absprengung des gesamten Mittelgesichts entspricht.

Unterkieferfrakturen isoliert oder in Kombination mit den Le-Fort-Brüchen komplettieren die Palette der Gesichtsschädelfrakturen.

Entstehung

Durch starke direkte Gewalteinwirkung, vielfach im Rahmen eines Polytraumas (Mehrfachverletzung), z. B. nach Verkehrsunfällen.

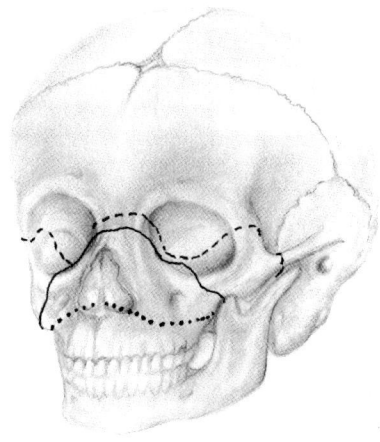

Abb. **254** Formen der Gesichtsschä-
delfrakturen nach Le Fort:
Typ Le Fort I: Gepunktete Linie,
Typ Le Fort II: Durchgezogene Linie,
Typ Le Fort III: Gestrichelte Linie

Klinische Zeichen

Sie sind abhängig von dem Ausmaß der Läsion. Größere und kleinere Weichteilschäden (Hautwunden, Hämatome) wie Nasenblutungen sind fast die Regel. Beim Typ Le Fort II und III zeigen sich ophthalmologische Symptome wie Doppelbilder, Gesichtsfeldausfälle. Auch intrakranielle Komplikationen sind möglich. Da der Oberkiefer meist nach hinten und unten verschoben ist, entsteht ein sogenannter offener Biß.

Diagnostik

Die Palpation ist von großer Bedeutung, um so eine pathologische Beweglichkeit von Nasenbein, Ober- oder Unterkiefer nachweisen zu können.

Die Sicherung der Gesamtschädigung erfolgt durch das Computer- oder das Kernspintomogramm.

Behandlung

Das allgemeine Behandlungsprinzip besteht darin, zunächst alle lebensbedrohlichen Komplikationen zu verhindern oder zu behandeln.

Hierbei hat die sogenannte ABC-Regel am Unfallort vorrangige Bedeutung (A = „Atmung", B = „Blutung", C = „Circulation" oder „Schock"). So muß zunächst jedes Atemhindernis beseitigt werden. Hierzu ist es notwendig, Blutkoagel, Zahn- oder Knochenfragmente sofort aus der Mundhöhle zu entfernen. Blutungen werden durch Druckverbände oder Tamponaden zum Stillstand gebracht. Durch Tieflagerung des Kopfes bei stabiler Seitenlage des Kindes wird einer Aspiration von Blut oder Speichel entgegengewirkt. Die Erstmaßnahmen müssen durch eine wirksame *Schockbehandlung* ergänzt werden. (S. 501 f)

Ziel der Behandlung in der Klinik ist es, durch interdisziplinäre Zusammenarbeit ein normales Aussehen, durch Reposition und Fixierung verschobener Knochen (Orbitaboden, Nasenbein, Ober- und Unterkiefer), und zudem auch eine Wiederherstellung der Funktionen anzustreben. Hierbei kommen spezielle Verbandtechniken wie auch eine Draht- oder Plattenfixierung zur Anwendung, die sich auch nach dem Alter des Kindes zu orientieren haben. So ist bei Frakturen des Unterkiefers entscheidend, ob ein Milchgebiß vorliegt oder der Zahnwechsel abgeschlossen ist.

■ Postoperative Pflege

Sie ist ausgerichtet nach der jeweiligen Organläsion bzw. der Komplexität eines Polytraumas.

◆ Bewußtlosigkeit oder Bewegungseinschränkung des Kindes erfordern eine subtile Dekubitusprophylaxe (häufige Umlagerungen, Abpolsterung gefährdeter, aufliegender Körperareale).

◆ Säuberung der Mundhöhle durch Austupfen oder Absaugen von Speichel, Schleim und Blutkoageln sind regelmäßig durchzuführen verbunden mit dem Wechsel vollgesogener Tamponaden (Nasengänge, Mundhöhle).

◆ Die Nahrungszufuhr über einen ZVK ist bei Bewußtseinsverlust obligat, bei Störungen des Schluckakts (waches Kind) kann eine Sondenernährung erwogen werden.

◆ Analgetika werden in Form von Suppositorien appliziert.

◆ In der perioperativen Phase ist eine antibiotische Infektionsprophylaxe unerläßlich.

Postoperative Pflege ■

Prognose der Schädelbrüche

Schädelbrüche haben eine wesentlich schlechtere Heilungstendenz als Extremitätenfrakturen. Die Bruchheilung kann sich über Monate oder auch Jahre erstrecken. Verantwortlich hierfür ist der Druck des Gehirns gegen die Schädelkapsel.

Sehr selten ist sogar ein Auseinanderweichen der Frakturränder zu beobachten, was als *wachsende Fraktur* bezeichnet wird. Der knöcherne Defekt kann so groß werden, daß eine plastische Deckung erforderlich ist. Besonders lineare Kalottenfrakturen innerhalb des 1. Lebensjahres neigen zum pathologischen Wachstum, da zu dieser Zeit die stärkste Hirnevolution stattfindet.

Brustkorb – Brustorgane

Thoraxtraumen sind im Vergleich zu Bauch- oder Extremitätenverletzungen im Kindesalter selten.

Verkehrsunfälle, Sturz aus größeren Höhen (Bäume, Gerüste usw.) wie auch Schlag auf die Thoraxwand.

Als *Polytrauma* wird die häufige Kombination von Verletzungen des knöchernen Thorax, der intrathorakalen Organe und anderer Körperregionen bezeichnet.

Verletzungsformen

Commotio thoracis

Klinische Zeichen

Bei einer stumpfen Gewalteinwirkung auf den Brustkorb („Thoraxerschütterung") ist insbesondere die Herzregion gefährdet. Irritation des Herzens führt zur sofortigen Bewußtlosigkeit mit den klassischen Zeichen des Unfallschocks (kühle Haut, kleiner, flacher, frequenter Puls bei oberflächlicher Atmung). Manchmal weisen Prellmarken (Hämatome) auf die eingewirkte Gewalt hin. Neben Herzrhythmusstörungen, wie Flimmern oder Arrhythmie, kann es zu Blutungen aus dem Herzmuskel kommen, die zu einer *Herzbeuteltamponade* führen. Hierbei füllt sich der Verschiebespalt zwischen Peri- und Epikard mit Blut, wodurch die Herzaktion behindert wird.

Zeichen der Herztamponade: zunehmende Pulsabschwächung bei nicht mehr auskultierbaren Herztönen (absolute Herzdämpfung). Im Röntgenbild zeigt sich eine extreme Vergrößerung des Herzschattens.

Behandlung

Nach Diagnosesicherung kann nur die sofortige Entlastung des Herzens rettend für den verunglückten Patienten sein. Sie besteht in einer Eröffnung des Brustkorbes im 4. oder 5. Zwischenrippenraum (parasternal links). Nach Auseinanderdrängen der Wundränder wölbt sich der blutgefüllte Herzbeutel tumorartig vor. Er wird inzidiert, das Blut abgesaugt und die Herzmuskelwand durch eine Naht verschlossen.

Compressio thoracis

Bei der Thoraxquetschung wird der Brustkorb gewaltsam zusammenge-drückt. Der hohe intrathorakale Druck führt zu akutem Blutrückstau in den großen klappenlosen herznahen Venen und verursacht einen Blut-austritt in die Weichteile von Kopf und Hals. Häufig finden sich *Konjunk-tivalblutungen* (Konjunktiva = Bindehaut des Auges).

Sind knöcherner Thorax und intrathorakale Organe unverletzt geblieben, so kommt es spontan zum Rückgang der akuten Symptomatik und damit zu Beschwerdefreiheit.

Lungenruptur, Bronchusruptur

Entstehung

Einrisse des Lungenparenchyms und des Bronchialbaums sind häufig die Folgen eines stumpfen Thoraxtraumas, bei dem der erhöhte intrathora-kale Druck auf das Lungengewebe und das Bronchialsystem weitergelei-tet wird.

Auch ein *reflektorischer Verschluß der Stimmritze* kann zu einer intrapul-monalen Druckerhöhung und Gewebszerreißung führen.

Überschreitet die Gewalteinwirkung die Elastizität des knöchernen Tho-rax, entstehen Rippenfrakturen (meist Rippenserienfrakturen).

Klinische Zeichen

Schwerer Schock, Dyspnoe, Zyanose.

Bei Eröffnung des Pleuraspalts dringt Luft ein. Es entsteht ein *Pneumotho-rax*. Eine Blutansammlung im Pleuraspalt wird als *Hämatothorax* be-zeichnet. Breitet sich die Luft im subkutanen Fettgewebe aus, entsteht ein *Hautemphysem*.

Pneumothorax

Definition

Überwiegend traumatisch bedingte Luftansammlung zwischen der Pleu-ra parietalis und der Pleura pulmonalis.

Entstehung

Die Luft kann auf 2 Wegen in den Pleuraspalt eindringen:

– Durch einen Lungenriß, der eine Verbindung zwischen dem Bronchial-baum und dem Verschiebespalt herstellt (Abb. **255a**).

– Bei Verletzung der Brustwand erfolgt der Lufteintritt von außen infolge des im Pleuraspalt herrschenden Unterdrucks. Findet die Luft keinen Abfluß, tritt mit jedem Atemzug eine Erweiterung der Pleurahöhle ein. Es entsteht ein *Spannungspneumothorax* (Abb. **255 a, b**). Er führt zur Kompression des Lungengewebes und verlagert das Mediastinum zur Gegenseite (Mediastinalverschiebung).

Klinische Zeichen

Dyspnoe, Zyanose, Herzrhythmusstörungen.

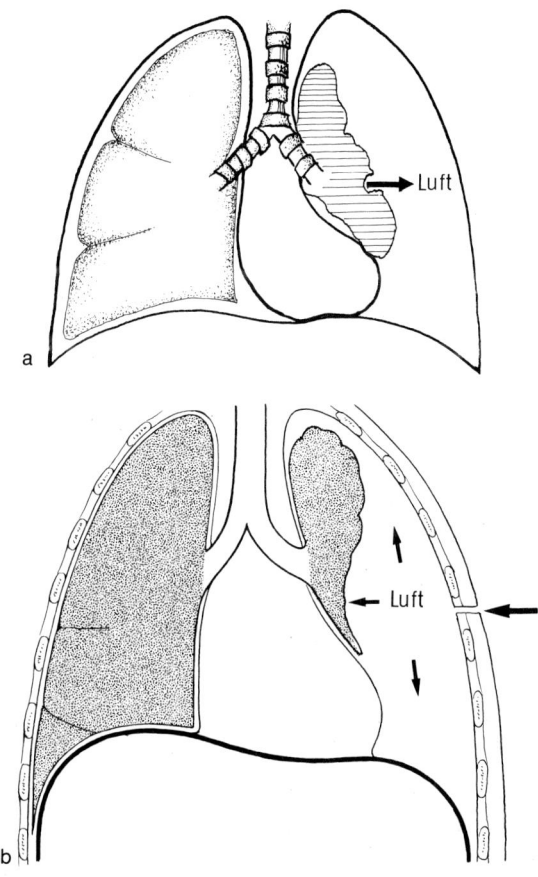

Abb. **255 a** u. **b**
Spannungspneumo-
thorax
a Lungenriß
b Verletzung der
   Brustwand

Behandlung

Der Spannungspneumothorax erfordert eine Soforttherapie, um die eingedrungene Luft zu beseitigen. Besteht nicht die Möglichkeit, den Pleuraspalt durch eine Saugdrainage zu entleeren, wird mit einer Injektionskanüle punktiert, die mit einem Fingerling armiert ist. Der Fingerling weist an seiner Kuppe eine Öffnung auf, durch die die Luft bei jeder Exspiration entweichen kann. Bei der Inspiration dagegen wird die Öffnung im Fingerling durch den Sog verschlossen und verhindert ein Neueindringen von Luft (Abb. **256**).

Hämatothorax

Definition

Traumatisch bedingte Eröffnung von Lungen- oder Thoraxwandgefäßen, die zu einer Blutung in den Pleuraspalt führen.

Klinische Zeichen

Sie entsprechen weitgehend denen des Pneumothorax.

Behandlung

Langsame Entleerung des Pleuraspalts durch intermittierende Punktion oder Saugdrainage. Bei massiver Blutung muß eine Volumensubstitution (Transfusion oder Blutersatz) erfolgen. Deuten eine Verschlechterung des Allgemeinzustands und des Blutstatus auf eine konservativ nicht

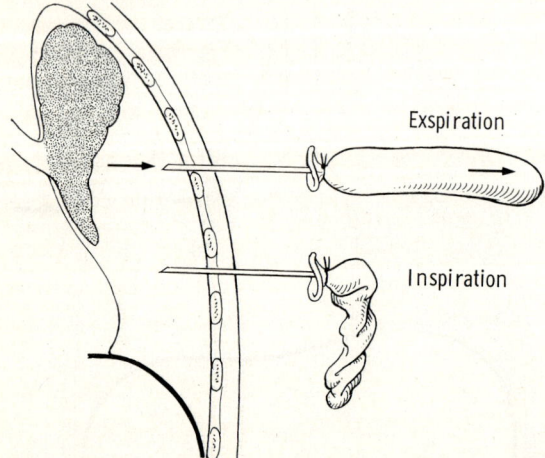

Exspiration

Inspiration

Abb. **256**
Notentlastung eines
Spannungspneu-
mothorax

mehr beherrschbare Blutung hin, muß eine Thorakotomie mit Beseitigung der Blutungsquelle erfolgen. Kleinere Lungeneinrisse können übernäht werden, bei großen Parenchymdefekten dagegen ist eine Segmentresektion oder Lobektomie (Entfernung eines Lungenlappens) vielfach unumgänglich.

Eine frühzeitige Behandlung des Hämatothorax ist wichtig, da sie eine *Schwartenbildung* mit Einschränkung der Lungenfunktion verhindert.

Rippenfrakturen

Klinische Zeichen

Je nach Intensität der auf den Brustkorb einwirkenden Gewalt können *Infraktionen* (Rippeneinbrüche) wie auch *Rippenstückbrüche* (Loslösung von Rippenfragmenten) entstehen. Das Eindringen einer frakturierten Rippe in den Pleuraspalt bei gleichzeitiger Hautverletzung führt zu einem offenen Spannungspneumothorax (S. 435 f).

Bei einer *Rippenserienfraktur* sind mehrere Rippen gebrochen (Abb. **257**). Dadurch wird die Stabilität des Brustkorbs (instabiler Thorax) vermindert. Eine *paradoxe* Atmung (Umkehr der atmungsbedingten Zwerchfellbewegung infolge veränderter Druckverhältnisse) weist darauf hin. In sehr schweren Fällen entsteht ein *Brustwandflattern*. Durch Hin- und Herpendeln der Atemluft in der Trachea und in den großen Bronchien ist die Lungenventilation erheblich behindert.

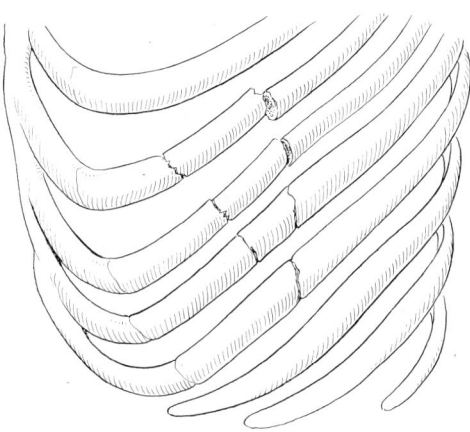

Abb. **257** Rippenserienfraktur mit Stückbrüchen

Behandlung

Ober- und unterhalb der frakturierten Rippen wird ein Heftpflasterverband um den Thorax gelegt. Er dient der Ruhigstellung und Schmerzausschaltung.

Behandlung des instabilen Thorax

Überdruckbeatmung sowie Stabilisierung der Thoraxwand durch Stahlspangen, an denen die Rippen aufgehängt werden.

Die Überdruckbeatmung durch einen Respirator führt zu einer Lungenausdehnung und stabilisiert den Brustkorb (innere Stabilisierung).

Zwerchfellruptur

Definition

Im Kindesalter sehr seltene, traumatisch bedingte Zwerchfelleinrisse.

Entstehung

Durch Kompression des unteren Thoraxanteils entstehen infolge übermäßiger Zugkräfte Längs- und Quereinrisse der Muskel-Sehnen-Platte. Da die Leber der rechten Zwerchfellkuppe vorgelagert ist und als Puffer wirkt, werden überwiegend linksseitige Zwerchfellrupturen beobachtet.

Auch bei Beckenfrakturen ist infolge einer akuten intraabdominalen Druckerhöhung ein Zwerchfelleinriß möglich.

Klinische Zeichen

Sie sind abhängig vom Ausmaß der Verletzung. Meist besteht ein Hämatopneumothorax (S. 436) infolge gleichzeitiger Lungenverletzung.

Neben einem Unfallschock bestehen Dyspnoe, Zyanose, vielfach Herzrhythmusstörungen. Bei Verlagerung von Bauchorganen in den Brustkorb tritt eine Verstärkung der respiratorisch-ventilatorischen Dysfunktion ein (Atemnotsyndrom, S. 151 ff).

Behandlung

Schockbekämpfung. Operative Reposition der Bauchorgane ins Abdomen und Verschluß des Zwerchfelldefekts.

Bauchwand–Bauchorgane

Verletzungsformen

Je nach der Art der Gewalteinwirkung auf das Abdomen, durch Stoß oder Schlag wie auch durch einen Stich, kann zwischen

- *stumpfer* Bauchverletzung (stumpfes Bauchtrauma) oder
- *perforierender* Bauchwandverletzung unterschieden werden.

Da vielfach ein Mißverhältnis zwischen äußerlich sichtbarer Verletzung und intraabdominaler Organschädigung besteht, müssen Kinder mit Bauchtraumen stets stationär aufgenommen werden.

Nur zu häufig täuscht der gute Allgemeinzustand des Patienten über die Schwere des Krankheitsbildes hinweg, insbesondere wenn das Abdomen äußerlich unverletzt ist.

Beachte: Findet sich bei einer Stich- oder Pfählungsverletzung der Fremdkörper in der Wunde, darf dieser nicht entfernt werden, bis die Möglichkeit einer klinischen Versorgung gegeben ist. Andernfalls kann es zu bedrohlichen Blutungen wie auch zum Austritt von Darminhalt in die Bauchhöhle kommen. Diese *Richtlinien* gelten auch für *Thoraxverletzungen*.

Stumpfes Bauchtrauma

Definition

Verletzung intraabdominaler Organe ohne Eröffnung der Bauchhöhle.

Entstehung

Häufigste Ursachen sind Verkehrsunfälle, Sturz mit dem Fahrrad (Lenkstangenverletzungen) wie auch Kufenverletzungen beim Schlittenfahren u. a.

Klinische Zeichen

Sie können zunächst fehlen und sich erst im Laufe der Zeit entwickeln. Meist jedoch besteht bei schweren Traumen ein *abdominaler Schock*. Ein intrakutanes Hämatom (Prellmarke) zeigt die Stelle der Gewalteinwirkung an. Insbesondere zerreißen die *parenchymatösen Organe* wie *Leber, Milz, Pankreas* und *Nieren*.

Verletzungen von Hohlorganen (Magen-Darm-Trakt, Blase) sind wesentlich seltener.

Diagnostik

– Laborchemische Untersuchungen: Hämoglobin, Hämatokrit und Blutbild. Verminderung bzw. weiteres Absinken der Werte deutet auf eine intraabdominale Blutung hin.
  Bei einer *Milzruptur* findet sich vielfach ein sprunghafter Anstieg der weißen Blutkörperchen (Leukozytose).
  Bei *Pankreasbeteiligung* ist die Serum- und Harndiastase erhöht.
– Röntgenaufnahmen: Abdomenleeraufnahme zum Nachweis von Flüssigkeitsspiegeln oder freier Luft unter dem Zwerchfell. Thoraxaufnahme, um eine Mehrfachverletzung nicht zu übersehen.
– Abdominalsonographie.
– Stündliches Messen des Bauchumfangess. Eine langsame Vergrößerung des Abdomens findet sich bei kleineren Parenchymeinrissen mit einer Sickerblutung in die Bauchhöhle.
– Überwachung von Puls, Blutdruck und Körpertemperatur.
– Harnsediment, um eine *Nierenverletzung* nicht zu übersehen, auch wenn der Urin makroskopisch unauffällig erscheint.
– *Probepunktion* (Lavage) des Abdomens, wenn Klinik und Laborchemie die Diagnose der intraabdominalen Blutung nicht ausreichend sichern können.

Behandlung

Neben Schockbekämpfung und Kreislaufstabilisierung ist die operative Revision der Bauchhöhle (Probelaparotomie) bei *jedem* perforierenden Bauchwandtrauma, bei Verdacht auf Pankreasverletzung sowie bei intraabdominaler Blutung unerläßlich, ebenso beim Nachweis von freier Luft oder Flüssigkeit im Abdomen.

Der intraoperativ erhobene Organbefund entscheidet über das weitere Vorgehen.

Am häufigsten ist die *Leber* betroffen. Ein subkapsuläres Leberhämatom entsteht nach Einrissen des Leberparenchyms ohne Verletzung der Leberkapsel. Eine intraoperative Therapie ist meist nicht erforderlich, da die Blutung spontan zum Stehen kommt.

Größere Lebereinrisse mit Durchtrennung der Kapsel müssen durch tiefgreifende Nähte verschlossen werden.

Problematisch ist die Versorgung ausgedehnter Gewebszertrümmerungen, bei denen vielfach nur eine Leberteilresektion (Hemihepatektomie) in Frage kommt.

Zweithäufigste Blutungsursache ist die *Milzverletzung*. Alle Schweregrade von oberflächlichen Parenchymeinrissen über die Milzzertrümmerung bis zu Abrissen des Milzstiels, werden beobachtet.

Milzruptur

Die traumatische Milzverletzung tritt häufig in Kombination mit einer Nierenverletzung auf. Obwohl die Milz durch den Brustkorb geschützt ist, ist sie Gefahren ausgesetzt, da der kindliche Knochen (Rippe) eine große Elastizität aufweist und eine direkte Gewalteinwirkung auf die Milz überträgt.

Klinische Zeichen

Schocksymptomatik und Zeichen eines intraabdominalen Blutverlustes: Anämie, Zunahme des Bauchumfangs, linksseitiger Schulterschmerz (infolge Reizung des N. phrenicus) wie auch *Leukozytose*.

Diagnostik

- Abdominalsonographie,
- Blutuntersuchungen,
- Messung des Bauchumfangs
- Lavage (bei ungenügend gesicherter Diagnose).

Behandlung

Zunächst konservativ, regelmäßige Messung des Bauchumfangs, Bestimmung der Erythrozyten wie der Leukozyten und in kurzfristigen Abständen Sonographie zur Verlaufskontrolle. Ist eine Laparotomie (Verschlechterung des Allgemeinzustands des Kindes) unumgänglich, entscheidet der intraoperative Befund über das weitere Vorgehen.

Zielsetzung

Erhalt der gesamten Milz oder eines Teils soll angestrebt werden, da sie besonders im Kindesalter als Blutspeicher- und Abwehrorgan dient (wichtigstes Organ des retikuloendothelialen Systems). Eine totale Milzentfernung birgt die Gefahr einer Pneumokokkensepsis: OPSI-Syndrom (OPSI = overwhelming post splenectomy infection). Ist die Entfernung der Milz unumgänglich (Zertrümmerung), werden in den ersten Jahren danach Pneumokokkenvakzine appliziert.

Möglichkeiten der Milzerhaltung:

- Verklebung kleinerer Einrisse mit einem Fibrinkleber (Humanfibrinogen).
- Unterbindung einzelner Milzarterien.
- Teilexstirpation der Milz.
- Autotransplantation: Nach Entfernen der Milz wird aus ihr ein Brei hergestellt, der in das große Netz (Omentum majus) oder das Bauchfell

implantiert wird. Dort wächst das Gewebe an und übt vielfach seine Abwehrfunktion weiterhin aus. Der Wert des Verfahrens ist umstritten.

Im Falle eines Erfolges läßt sich szintigraphisch eine Speicherfähigkeit des heterotop implantierten Milzgewebes nachweisen.

Pankreasverletzungen

Sie sind im Kindesalter wegen der geschützten Lage der Drüse im Gegensatz zur Leber und zur Milz eher selten. Nur ein direkter Schlag oder ein Stoß kann das Organ verletzen. Je nach Gewalt führt er zu einer inkompletten Ruptur oder zu einer völligen Durchtrennung des Organs im Kopf-, Körper- oder auch im Schwanzbereich (komplette Ruptur, Abb. **258 a** u. **b**).

Durch Austritt des alkalischen Bauchspeicheldrüsensekrets entstehen kalkspritzerartige Fettgewebsnekrosen.

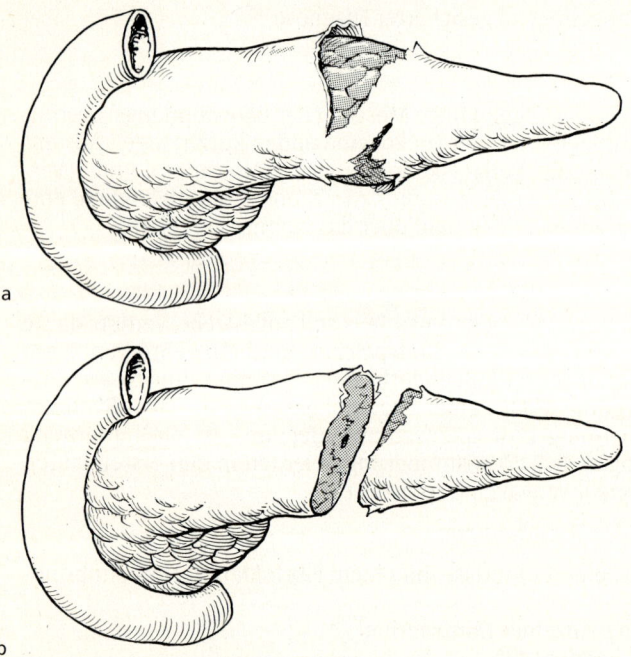

Abb. **258 a** u. **b** Pankreasverletzungen
a Kapselruptur
b Pankreasdurchtrennung

Behandlung

Bei inkompletten Gewebseinrissen genügen vielfach Kapselnaht und Drainage des Abdomens.

Die totale Gewebsdurchtrennung macht eine Ableitung des Sekrets in eine Dünndarmschlinge erforderlich (Abb. **259**).

Posttraumatische Pankreaspseudozyste

Spätkomplikation einer Pankreasruptur. Hierbei entsteht ein nicht epithelausgekleideter Hohlraum oft erheblichen Ausmaßes, der Pankreassekret enthält. Nach ihrer Lokalisation werden die in Abb. **260 – 262** dargestellten Formen unterschieden.

Klinische Zeichen

Charakteristisch ist das beschwerdefreie Intervall (Wochen oder Monate) nach einem stumpfen Bauchtrauma bis zum Auftreten der Oberbauchsymptomatik: Inappetenz, Völlegefühl, Auftreibung des Abdomens bei

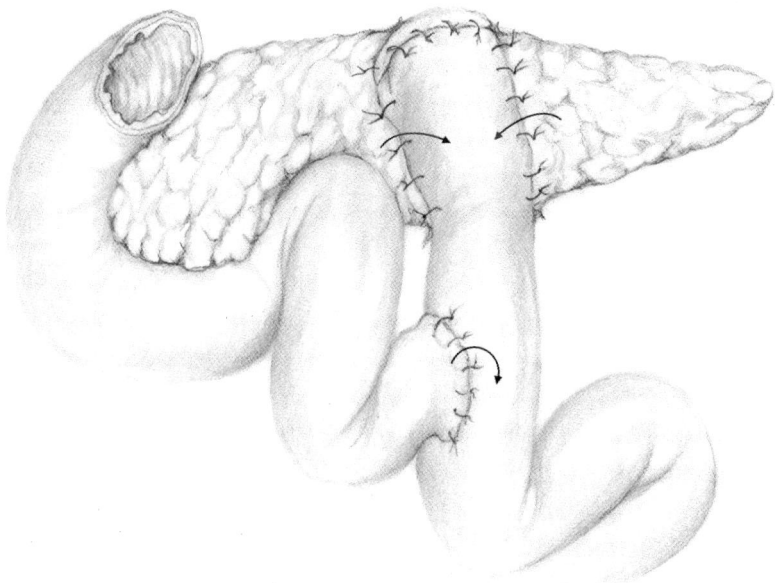

Abb. **259** Operative Taktik bei Pankreasruptur: Sekretableitung in eine ausgeschaltete Dünndarmschlinge mit Y-Avastomose (Roux), die der Nahrungspassage dient

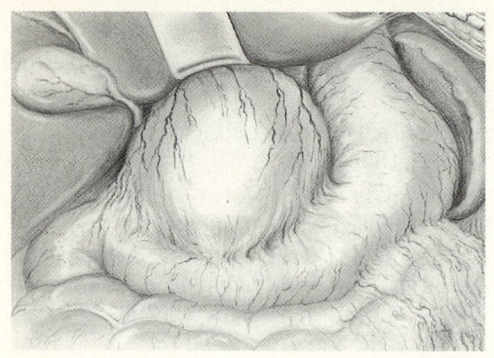

Abb. **260** Interhepato-gastrische Pankreas-Zyste. Hierbei bildet sich die Pseudozyste zwischen Leber und der kleinen Kurvatur des Magens aus

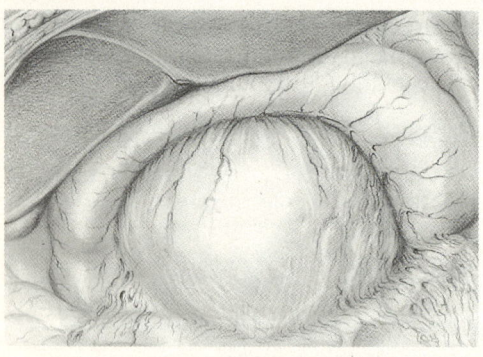

Abb. **261** Intergastrokolische Zyste: Pseudozystenausbildung zwischen der großen Kurvatur des Magens und dem Querkolon

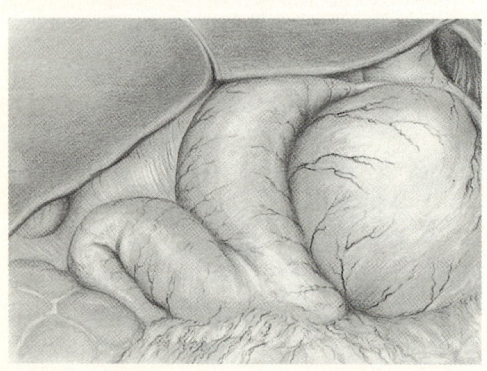

Abb. **262** Pseudozyste im Bereich des Pankreasschwanzes

übergroßen Zysten. Vielfach bestehen Temperaturerhöhung, Leukozytose und pathologische Werte der Serum- und Harndiastase.

Röntgenologisch und sonographisch ist eine durch die Zyste bedingte Magenkompression (Pelotteneffekt) nachweisbar.

Behandlung

Ableitung des Zysteninhalts in den Magen (Abb. 263), von dem aus er über eine nasogastrale Sonde abgesaugt wird, oder Verbindung der Zyste mit einer Dünndarmschlinge (Zystojejunostomie, Abb. 264).

■ Postoperative Pflege

◆ Da jede orale Nahrungszufuhr die Pankreassekretion stimulieren und somit die Rückbildung der Zyste verhindern würde, ist über lange Zeit eine intravenöse Ernährung erforderlich.

◆ Bei Verbindung der Pankreaszyste mit dem Magen kann der Zysteninhalt zudem durch eine nasogastrale Dauersaugung abgeleitet werden. Unterstützend wirken sekretinaktivierende Medikamente (Proteinasenhemmer) und das Hypophysenhormon Somatostatin.

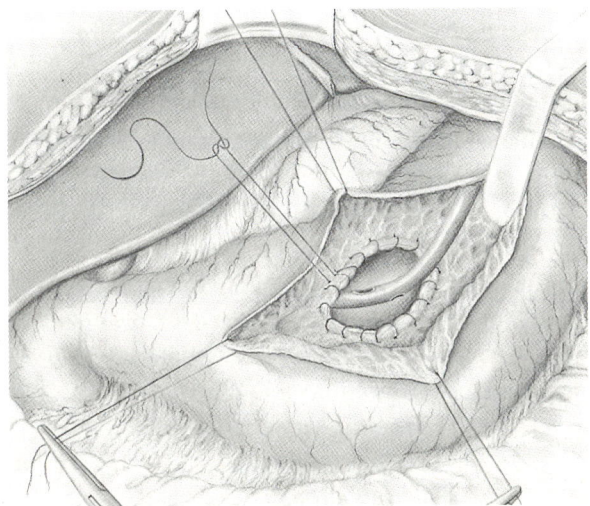

Abb. **263** Operative Technik der Pankreatozystogastrostomie. In die von der Hinterwand des Magens eröffnete Pseudozystenwand ist der Drainageschlauch eingeführt

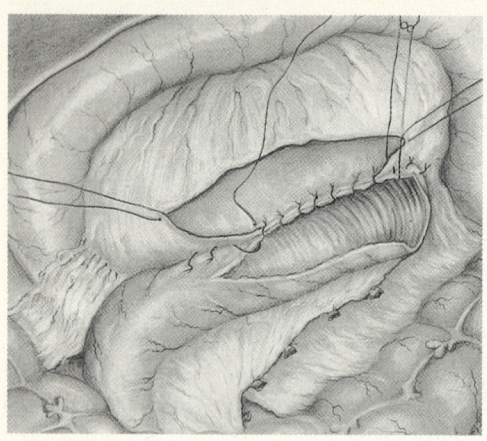

Abb. 264   Ableitung des Pseudozystensekrets in eine ausgeschaltete Jejunalschlinge (Pankreatozystojejunostomie). Die Darmpassage wird durch End-zu-Seit-Vereinigung des oberen Dünndarmschenkels mit dem abführenden wiederhergestellt, sog. Y-en-Roux-Anastomose

◆ Regelmäßige laborchemische Kontrollen sind bis zur Normalisierung der Serum- und Harnamylase erforderlich.

◆ Diätetische Behandlung über längere Zeit und Gabe von Pankreasenzymen.

Postoperative Pflege ■

Rupturen von intraabdominalen Hohlorganen

Sie werden infolge ihrer großen Elastizität und ihrer beweglichen Aufhängung nur selten beobachtet. Meist ist eine *Pfählungsverletzung* für die Eröffnung einer oder mehrerer Darmschlingen verantwortlich.

Behandlung

Vielfach genügt eine Übernähung der Perforationsstellen. Bei ausgedehnter Zerreißung kann eine Teilresektion des Darms mit anschließender End-zu-End-Anastomose erforderlich werden.

Hinweise zur postoperativen Pflege, S. 3 ff.

Nierenverletzungen

Entstehung

Nierentraumen sind im Kindesalter häufig die Folge einer direkten Gewalteinwirkung auf die Flanke (Schlag, Fall). Hierbei kann es zu subkapsulären Rupturen, ausgedehnten Gewebszertrümmerungen und auch zum Abriß der Nierengefäße kommen (Abb. **265 a – d**).

Verletzungen des Harnleiters, der Harnblase wie auch der Harnröhre sind sehr selten.

Klinische Zeichen

Abhängig vom Ausmaß der Verletzung. Bei leichteren Formen besteht ein Flankenschmerz. Gelegentlich findet sich eine Prellmarke. Leitsymptom ist die Hämaturie. Sie tritt stets dann auf, wenn durch die Nierenverletzung eine Verbindung mit dem abgeleiteten Hohlsystem geschaffen wird. Beim Blutaustritt in die Nierenumgebung *fehlt* die Hämaturie. Es entsteht häufig ein tastbarer Flankentumor.

Ausgedehnte Nierenrupturen gehen meist mit ausgeprägter Schocksymptomatik einher.

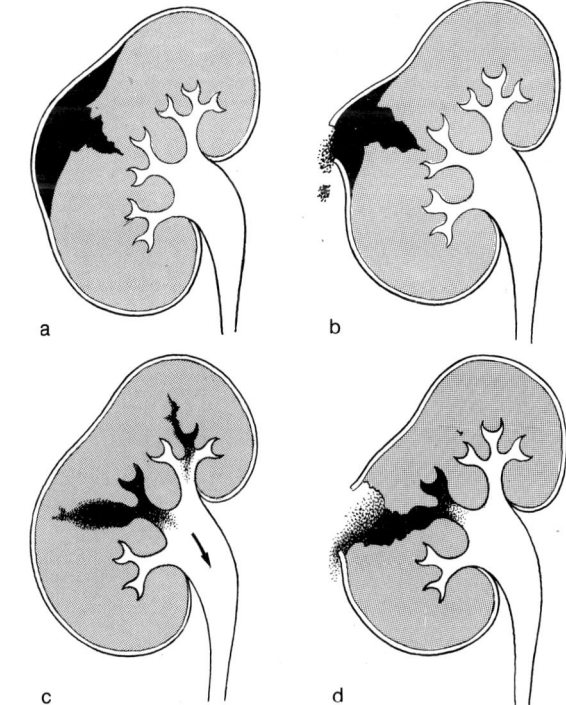

Abb. **265 a – d**
Nierenverletzungen
a Subkapsuläre
   Ruptur
b Kapselruptur
c Parenchymruptur mit Verbindung zum Nierenbecken
d Querruptur der
   Niere

Diagnostik

Die Hämaturie deutet bei gleichzeitiger Anämie stets auf eine schwere Organläsion hin, deren Ausmaß nur durch eine Nierenfreilegung abgeklärt werden kann. Das intravenöse Ausscheidungsurogramm und das Sonogramm sind zur Beurteilung leichterer Nierenverletzungen wichtig.

Austritt des Kontrastmittels in die Nierenumgebung ist für einen Parenchymriß mit Kapseldurchtrennung beweisend. Eine stumme Niere ist vielfach Hinweis auf eine *Nierenprellung*, die zu einer temporären Ausscheidungsstörung geführt hat.

Behandlung

Abhängig vom Ausmaß der Organläsion. Ein rasch abklingender Unfallschock, ein Rückgang der Blutung sowie eine zunehmende Harnausscheidung erlauben eine abwartende Haltung.

Regelmäßige Kontrolle von Hämoglobin, Hämatokrit und der Harnsekretion dienen der Verlaufsbeobachtung.

Eine länger als 48 Stunden anhaltende Makrohämaturie deutet auf eine ernste Verletzung hin. Sie erfordert die operative Revision.

Bei ausgedehnten Parenchymdefekten ist die Entfernung der Niere vielfach unumgänglich.

Kleine Nierenrisse können durch Nähte oder Klebeverfahren geschlossen werden.

Wird eine Nierenverletzung zu spät behandelt, ist mit Komplikationen zu rechnen:

– Entstehung einer Harnphlegmone,
– Steinbildung,
– Fistelung,
– Hydronephrose,
– chronische Pyelonephritis,
– Hypertonus (sehr selten).

Hinweise zur postoperativen Pflege, S. 351 ff.

Frakturen des wachsenden Skeletts

Vorbemerkungen

Eine traumatische Fraktur ist ein Knochenbruch, der durch direkte oder indirekte Gewalteinwirkung auf den gesunden Knochen entsteht. Je nach Art des Traumas werden unterschieden:

– Querbruch,
– Biegungsbruch,
– Dreh- oder Torsionsbruch,
– Stückbruch,
– Trümmerbruch,
– Stauchungsbruch.

Einfache oder unkomplizierte Fraktur

Eine Knochenverletzung bei erhaltenem Weichteilmantel wird als einfache oder unkomplizierte Fraktur bezeichnet.

Komplizierte Frakturen

– Brüche, bei denen der Weichteilmantel durch die Fraktur eröffnet wird (Durchspießen von Frakturenden).
– Frakturen, die mit einer Gelenkeröffnung einhergehen (Gelenkfrakturen).

Typische Knochenbrüche im Kindesalter

– Grünholzfraktur: Fraktur bei einseitig oder völlig erhaltenem Periostschlauch infolge der großen Elastizität der Knochenhaut (Abb. **266**).
– Wulstbruch: Ineinanderstauchen der Fragmente infolge einer parallel zur Knochenlängsachse einwirkenden Gewalt. Auch beim Wulstbruch ist der Periostschlauch erhalten (Grünholzwulstfraktur, Abb. **267**).
– Epiphysenlösung: traumatische Lösung und Verschiebung des epiphysären Knorpels oder Knochens von der Metaphyse durch eine überwiegend seitlich ansetzende Gewalteinwirkung.
Bei den Epiphysenverletzungen werden nach dem Chirurgen Aitken unterschieden:
Aitken-I-Fraktur: alleinige Epiphysenlösung mit oder ohne Absprengung eines Knochenkeils aus der Metaphyse,
Aitken-II-Fraktur: senkrecht durch die teilweise gelöste Epiphyse verlaufende Fraktur,
Aitken-III-Fraktur: durch Epiphyse, Epiphysenfuge und Metaphyse verlaufende Fraktur, metaphysärer Keil (Abb. **268 a – d**).

Frakturbedingte Knochenfehlstellungen

– Achsenabknickung
– Verlängerung (die Knochenfragmente sind durch Muskelwirkung auseinandergezogen),
– Verkürzung mit Seitenverschiebung,
– Seitenverschiebung,

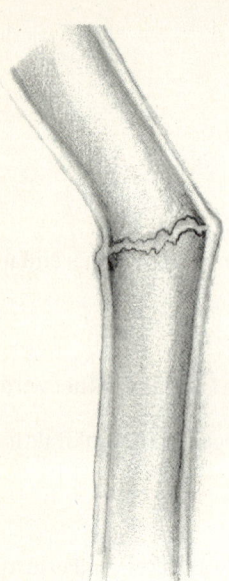

Abb. **266**   Grünholzfraktur

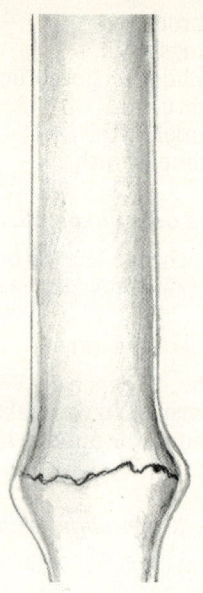

Abb. **267**   Grünholzwulstbruch

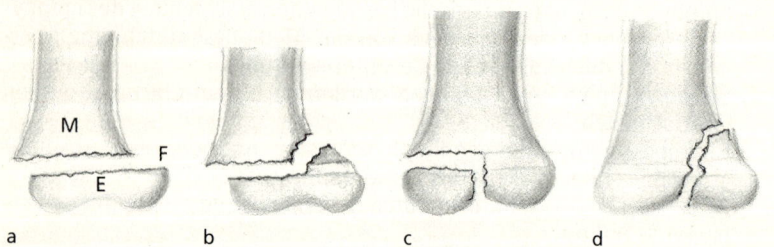

a   b   c   d

Abb. **268 a – d**   Epiphysenverletzungen nach Aitken:
Aitken I-Fraktur: Epiphysenlösung ohne oder mit metaphysärem Keil **a, b**
Aitken II-Fraktur: Epiphysenbruch **c**
Aitken III-Fraktur: Epiphysenfraktur mit metaphysärem Knochendreieck **d**.
M = Metaphyse, F = Epiphysenfuge, E = Epiphyse

– Rotationsverschiebung: durch Muskelzug bedingte Verdrehung beider Knochenfragmente gegeneinander, mit oder ohne Achsenabknickung (Abb. **269 a – e**).

Diagnostische Kriterien

Knochenbrüche von Kindern unterscheiden sich von denen des Erwachsenen in vielfacher Hinsicht.

– Der Knochen enthält weniger Mineralsalze.
– Die Wachstumszonen sind zunächst nur knorpelig angelegt und deshalb im Röntgenbild nicht sichtbar.
– Der Knochen befindet sich im stetigen Wachstum. Das Röntgenbild ändert sich entsprechend.
– Die beim Erwachsenen typischen Frakturzeichen können fehlen. Auf *eine Fraktur hinweisende Zeichen* sind:
  Schmerzen im Bereich der Frakturstelle,
  Bewegungsschmerz,
  Schwellung infolge Zerreißung von Weichteilen und Hämatombildung.
– *Sichere Frakturzeichen:*
  Deformierung,
  abnorme Beweglichkeit,
  Knochenreiben. Es entsteht durch Bewegung der Knochenstücke gegeneinander.

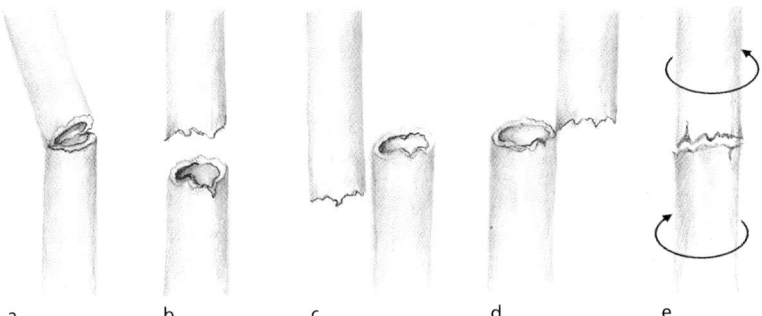

a   b   c   d   e

Abb. **269 a–e**   Fehlstellungen der Knochenfragmente. Achsenabknickung (**a**), Verlängerung (**b**), Seit-zu-Seit-Verschiebung mit Verkürzung (**c**), seitliche Verschiebung ohne Verkürzung (**d**), Rotationsverschiebung (**e**).

Röntgendiagnostik

Bei Verdacht auf eine Fraktur ist stets ein Röntgenbild anzufertigen. Die *exakte Röntgen-Diagnostik* besteht in der Darstellung der *gesamten Extremität* sowie der *gesunden Gegenseite*, um eine Vergleichsmöglichkeit bei geringen Befunden zu haben.

Der verletzte Knochen muß stets in 2 *Ebenen* (in anterior-posteriorem und seitlichem Strahlengang) geröntgt werden.

Ist bei der Erstaufnahme eine Fraktur nicht sicher nachweisbar, der klinische Befund aber hinweisend, muß eine Behandlung erfolgen, als ob eine Fraktur vorläge!

Vielfach ergibt eine Röntgenkontrollaufnahme nach einigen Tagen den Frakturnachweis durch Kallusbildung im Bereich der Bruchstelle (Kallus ist ein die Frakturenden überbrückender Ersatzknochen, der stufenweise zu echtem Knochengewebe umgebaut wird).

Frakturbehandlung

Bei der Versorgung von Knochenbrüchen sind bei Kindern die Gesetzmäßigkeiten des wachsenden Organismus und die erstaunliche Regenerationsfähigkeit des Gewebes zu beachten.

Für das Knochengewebe gilt:

– Eine Fraktur heilt beim Kind viel schneller als die des Erwachsenen. *Regel:* Je jünger das Kind, um so rascher die Konsolidierung!
– Das Knochenwachstum kann für eine in Fehlstellung ausgeheilte Fraktur aber auch bedeuten, daß sich die Deformität verstärkt und zu späterer Funktionseinschränkung führt.

Deshalb gelten folgende Richtlinien:

– Exakter Ausgleich einer *Achsenabknickung*.
– Ausgleich jeder *Rotationsverschiebung*.
– Eine mäßige Seit-zu-Seit-Apposition der Fragmente (Verkürzung bei achsengerechter Stellung) kann belassen werden.

Durch jede Fraktur im Kindesalter wird ein zusätzlicher Wachstumsreiz gesetzt, der eine überschießende Längenzunahme zur Folge hat. Sie wird durch eine Seit-zu-Seit-Apposition vermieden, die zudem den Vorteil hat, daß beide Knochenfragmente sich in breiter Fläche berühren, wodurch die Heilung beschleunigt wird.

Konservative Therapie

Bei den meisten Knochenbrüchen im Kindesalter ist eine konservative Therapie angezeigt. Sie besteht in Ruhigstellung der Fraktur in einem gepolsterten Gipsverband bis zum Durchbau der Frakturstelle oder in einer Extension (Heftpflaster, Draht).

In der Regel beträgt die Immobilisationszeit 2–4 Wochen, je nach Alter des Kindes und Art der Fraktur.

Vorhandene Fehlstellungen müssen durch eine Reposition der Knochenfragmente in *Narkose* beseitigt werden. Eine *Unterpolsterung* des Gipsverbandes ist unerläßlich, da der *Weichteilmantel*, der den Knochen umgibt, im Gegensatz zu dem des Erwachsenen *sehr dünn* ist.

Gipsverband und Gelenke: Bei einer *absoluten Ruhigstellung*, die *Voraussetzung* für eine schnelle Frakturheilung ist, müssen die dem Knochenbruch benachbarten *Gelenke* stets in den Gipsverband mit einbezogen werden. Zum Beispiel muß bei einer Unterarmfraktur ein Oberarm-Hand-Gips angelegt werden, um gleichzeitig Ellenbogen- und Handgelenk zu immobilisieren.

Die von einer Fraktur betroffene Extremität (Arm oder Bein) muß stets in einer *Mittelstellung* der Gelenke eingegipst werden. Sie verhindert im Falle einer möglichen frakturbedingten Versteifung den völligen Funktionsverlust.

Anfertigung des gepolsterten Gipsverbands: Über die in Funktionsstellung gebrachte Extremität wird zunächst ein ausreichend langer Trikotschlauch gezogen. Beginnend an der Hand oder am Fuß, wird er in Schraubentouren mit Wattebinden umwickelt.

Zwei Gipsschienen (volare und dorsale Longuette), die sich seitlich nicht berühren dürfen, werden auf den Watteverband gelegt und mit feuchten Mullbinden fixiert. Bis zum Erhärten des Gipses wird die betroffene Extremität durch eine oder mehrere Hilfspersonen in der gewünschten Stellung gehalten.

Sitz des Gipsverbands: Ein zu fest angelegter Gipsverband kann sehr schnell zu irreparablen Durchblutungs- oder Nervenschäden führen. Um eine gute Kontrollmöglichkeit zu haben, müssen Fingerendglieder und Zehen stets unbedeckt bleiben.

Rosige Haut, fehlende Schwellung sowie gute Beweglichkeit von Fingern und Zehen deuten auf einen nichtkomprimierenden, gut sitzenden Gips hin.

Mißempfindungen oder Schmerzen unter dem Gipsverband wie auch blasse oder geschwollene Akren sind Ausdruck einer Weichteilkompression: *Der Gips muß sofort entfernt werden.*

Operative Therapie

Zu den wenigen kindlichen Knochenbrüchen, die vielfach operativ versorgt werden müssen, gehören:

– Ellenbogengelenkfrakturen,
– Kniegelenkfrakturen,
– Schenkelhalsfrakturen,
– offene Frakturen,
– Frakturen bei Mehrfachverletzung,
– Frakturen beim Schädel-Hirn-Trauma.

Operative Technik: Freilegen der Frakturstelle, Ausräumen des Frakturhämatoms, Entfernung von Interponaten (im Frakturspalt fixiertes Gewebe). Der anatomischen Reposition der Knochenfragmente folgt die Fixierung je nach Art der Fraktur durch:

– Spickdrähte (Kirschner-Draht), z. B. bei Ellenbogenfraktur (Abb. **270**),
– Verschraubung (nur bei kleinen Fragmenten, Abb. **271**),

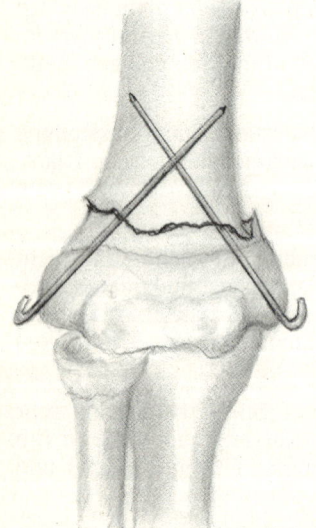

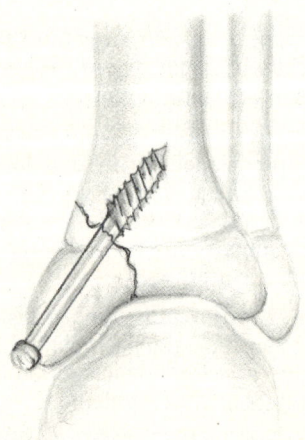

Abb. **270** Metallosteosynthese: Fixierung einer suprakondylären Humerusfraktur mit sich überkreuzenden Kirschner-Drähten, die perkutan eingebracht werden

Abb. **271** Osteosynthese mittels einer Kleinfragmentschraube bei Innenknöchelfraktur

– Platten und Schrauben, meist bei älteren Kindern mit Frakturen der langen Röhrenknochen (Druckplattenosteosynthese, Abb. **272**),
– Fixateur externe (äußerer Knochenspanner): Anwendung bei ausgedehnten offenen Trümmerbrüchen der langen Röhrenknochen, eingetretenen Infektionen und Pseudarthrosen (Abb. **273**).

Prinzip der Knochenspannung: In die Knochenfragmente werden lange Schrauben quer zur Längsachse eingebracht. Sie überragen das Hautniveau der Extremität und dienen mittels Spannvorrichtungen zur Fixierung der Bruchstücke durch ihre Hebelwirkung.

Die stabile Schrauben- und Plattenosteosynthese erlaubt in der Regel eine postoperative Übungsstabilität ohne zusätzlichen Gipsverband. Die Kirschner-Drahtung hingegen ist stets mit einer Gipsstabilisierung der Fraktur zu kombinieren.

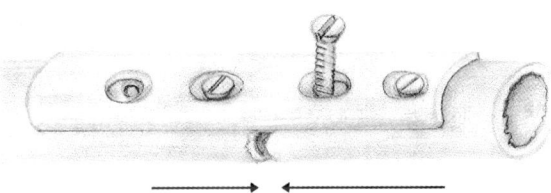

Abb. **272** Osteosynthese mittels einer dynamischen Kompressionsplatte. Durch asymmetrisch plazierte Schrauben in den ovalären Plattenlöchern werden die Knochenfragmente zusammengepreßt, wenn die Schrauben beim Anziehen in die Mitte der Löcher gleiten

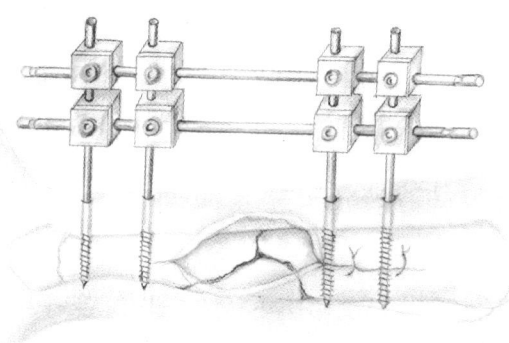

Abb. **273** Fixateur externe – Stabilisierung der Fragmente bei offener Unterschenkelfraktur durch den äußeren Stabilisator

Nach Konsolidierung (Heilung der Fraktur ohne Kallusbildung bei der Druckosteosynthese, Verschraubung und Verplattung) werden die Metallimplantate in der Regel 6 Wochen (Drähte) bis 6 Monate (Schrauben, Platten) in einem Zweiteingriff entfernt.

Bei allen komplizierten (offenen) Brüchen, Gelenkfrakturen, Brüchen mit Weichteilläsion, infizierten Verletzungen sind neben der Wundrevision die Tetanusprophylaxe und Antibiotikagabe obligat!

Extensionstherapie

Korrektur verschobener oder verkürzter Knochenfragmente der langen Röhrenknochen der unteren Extremität durch einen Dauerzug mittels Heftpflasterverband, Kirschner-Draht oder Nagel (Steinmann-Nagel).

Die Zugrichtung erfolgt stets in der Verlängerung des proximalen Knochenfragments, wobei durch Zug am distalen Fragment mit über Rollen und Bänder wirksamen variablen Gewichten eine anatomische bzw. akzeptable Knochenstellung angestrebt wird. Die gebräuchlichen Stellen zum Einbringen eines Kirschner-Drahts oder eines Steinmann-Nagels sind Oberschenkel (suprakondylärer Bereich), Tibiakopf oder Kalkaneus (Fersenbein, Abb. **274**).

Nägel oder Drähte dürfen die Epiphysenfugen nie tangieren! Der Zug erfolgt mit einem Zehntel des Körpergewichts.

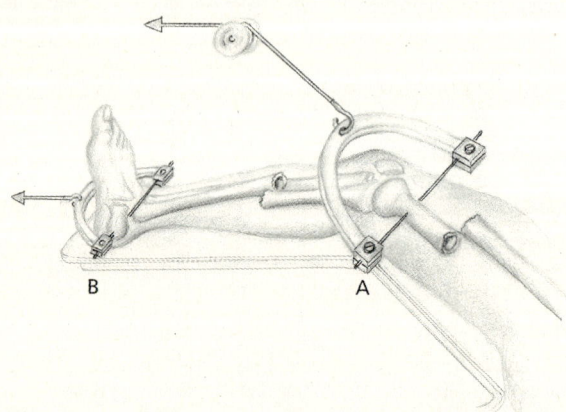

Abb. **274**   Extensionsbehandlung bei Ober- und Unterschenkelbrüchen mit Kirschner-Drähten oder Steinmann-Nägeln. Die Extension erfolgt im suprakondylären Bereich (A) oder am Kalkaneus (B = Fersenbein) stets in der Achsenverlängerung des proximalen Fragments

Komplikationen der Frakturheilung

Seltene Komplikationen im Kindesalter:

- Ausbildung einer *Pseudarthrose* (falsches Gelenk). Sie entsteht bei Überbrückung des Frakturspaltes durch Bindegewebe statt durch Knochensubstanz. Zeichen einer Pseudarthrose sind abnorme Beweglichkeit wie mangelhafte Stabilität des Knochens.
- Überlänge einer frakturierten Extremität infolge eines starken frakturbedingten Wachstumsreizes.
- Verkürzung einer Extremität bei Zerstörung der Wachstumszone.
- Ischämische Muskelkontraktur als Folge einer Ellenbogengelenksverletzung. Entstehung: Kompression, Zerreißung oder Überdehnung der Armschlagader mit nachfolgender Mangeldurchblutung der Hand. Der Endzustand ist die *Krallenhand*, bedingt durch zunehmende Schrumpfung der Beugemuskulatur.
- Ostitits (Knochenentzündung) nach Plattenosteosynthese (Versorgung eines Bruchs mittels einer Metalldruckplatte oder Schrauben).

Nachteile der Osteosynthese:

- Notwendigkeit eines operativen Eingriffs (Narbenbildung),
- Nachoperation (Metallentfernung),
- mögliche Wundinfektion, Osteomyelitis.

Spezielle Frakturen

Klavikulafraktur (Schlüsselbeinbruch)

Entstehung

- Fall auf den gestreckten Arm, seltener durch direkte Gewalteinwirkung auf das Schlüsselbein.
- Geburtsverletzung durch Zusammenpressen des Schultergürtels im Geburtskanal.

Klinische Zeichen

Weichteilschwellung über der Fraktur, Druckschmerzhaftigkeit. Bei völliger Kontinuitätstrennung der Fragmente ist eine Stufenbildung tastbar oder sichtbar (Abb. **275**).

Der Arm der betroffenen Seite hängt schlaff herab (Pseudolähmung). Jede „Lähmung" des Arms ist verdächtig auf Vorliegen einer Klavikula- oder Oberarmfraktur.

Bei einer Grünholzfraktur der Klavikula oder einer Infraktion können die klinischen Zeichen fehlen.

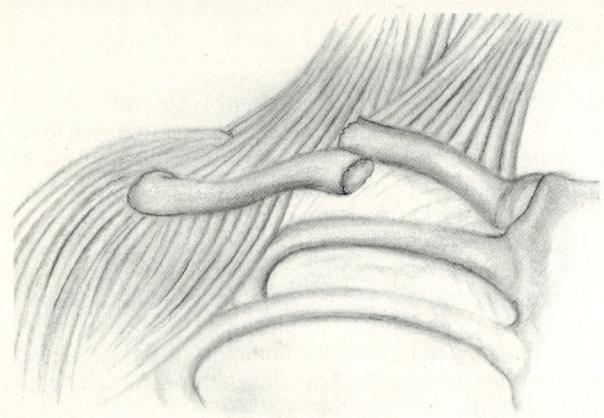

Abb. 275 Dislozierte Klavikulafraktur

Behandlung

Anlegen eines redressierenden Rucksackverbandes für 14 Tage (Abb. **276a** u. **b**).

Durch Nachspannen des Verbands werden verschobene Fragmente in eine optimale Stellung gebracht. Um Druckschäden der Haut zu verhüten, ist eine Unterpolsterung in der Achselhöhle erforderlich. Beim Neugeborenen ist eine Rückenlage mit Abduktion des Arms, evtl. mit leichtem Zug durch Pflasterbinden, ausreichend.

Skapulafraktur (Schulterblattbruch)

Sie ist im Kindesalter selten.

Entstehung

Direkte Gewalteinwirkung auf das Schulterblatt durch einen Schlag oder infolge eines Schleudertraumas bei Verkehrsunfällen.

Klinische Zeichen

Schmerzen und Schwellung im Frakturbereich.

Behandlung

Ruhigstellung des Schultergürtels in einem Desault-Verband (Abb. **299**). Vielfach genügt auch eine Mitella (Armtragetuch für den Unterarm, dessen Enden im Nacken verknotet werden, Abb. **304**).

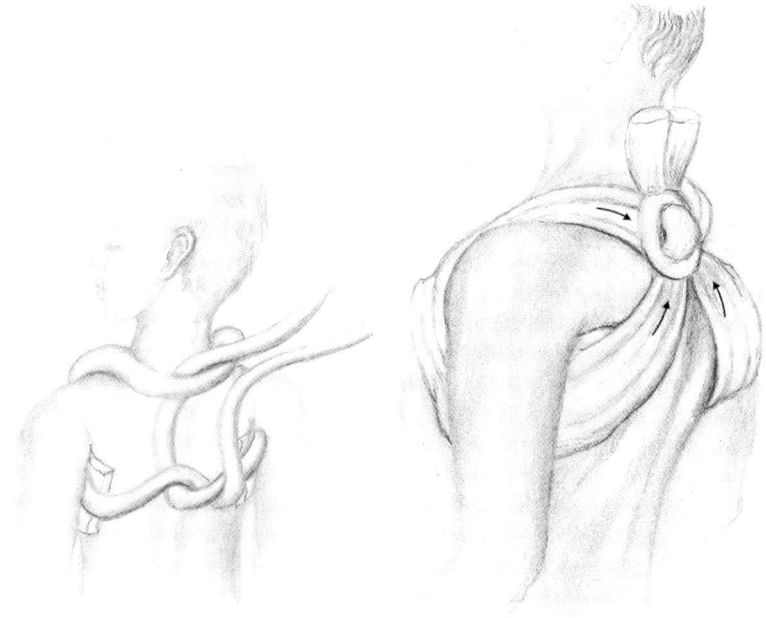

a

b

Abb. **276a** u. **b**   Redressierender Rucksackverband
a Fertigung eines Rücksackverbands mittels einem mit Watte gepolsterten Trikotschlauch. Die Bindenenden werden unter leichter Spannung miteinander verknotet.
b Industrieller Rucksackverband mit Armunterpolsterung. Die Pfeile deuten die Verstärkung der Redression durch Nachspannen an

Oberarmbrüche (Humerusfrakturen)

Proximale Epiphysenfraktur: Entsteht beim Geburtsvorgang durch fehlerhaftes Herabholen eines hochgeschlagenen Ärmchens bei der Entwicklung des Kindes. Bei älteren Kindern durch Sturz auf den Ellenbogen
oder die Schulter.

Klinische Zeichen: Sie können fehlen. Meist jedoch kann der betroffene
Arm nicht abduziert werden.

Diagnostik: Das Röntgenbild zeigt einen durch Epiphyse und Metaphyse
verlaufenden Frakturspalt. Auch die Einstauchung beider Fragmente ist
möglich.

Behandlung: Eine Reposition ist meist nicht erforderlich, da eine gering-
fügige Achsenabknickung (Abknickung des Oberarmkopfs) spontan aus-

geglichen wird. Ruhigstellung des Arms in einer Mitella oder einem Desault-Verband für 2–4 Wochen je nach Alter des Kindes. Anschließend
aktive Bewegungsübungen. Beim Neugeborenen Fixierung des Ärmchens in Abduktion.

Bei stärkerer Dislokation der Fragmente Anlegen eines *Hängegipses*
(Abb. 277), der infolge seines Gewichts die Fragmente in eine funktions-
gerechte Stellung bringt (bei größeren Kindern).

Subkapitale Humerusfraktur: Quer- oder Schrägbruch unterhalb des
Humeruskopfes (Abb. 278).

Entstehung: durch Fall auf den gestreckten Arm. Bei starker Gewalteinwirkung kann das untere Fragment nach medial oder nach lateral verlagert werden. Leichtere Traumen führen zur subkapitalen Humerusgrün-
holzfraktur.

Klinische Zeichen: Schwellung, Schmerz, Unfähigkeit, den Arm zu abdu-
zieren.

Behandlung: gepolsterter Hängegips für 4 Wochen (Abb. 277) oder Gilchrist-Verband (Abb. 279).

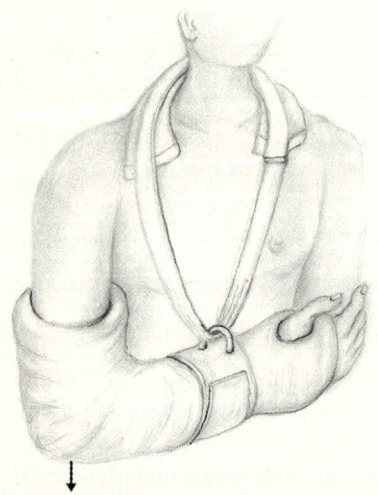 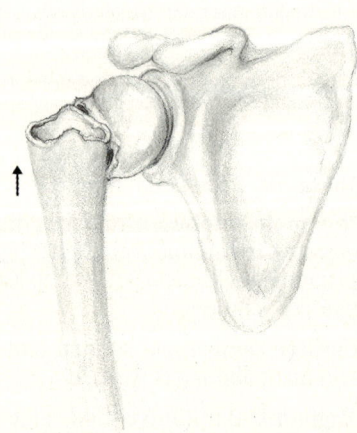

Abb. **277**   Hängegips. Das Gewicht des
Gipses führt zum Ausgleich der Verkürzung des Oberarms

Abb. **278**   Subkapitale Humerusfraktur

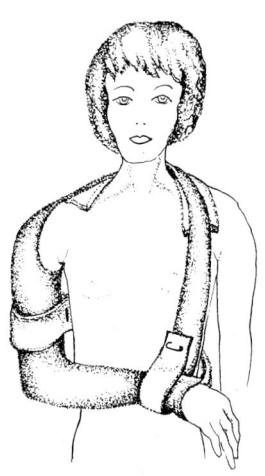

Abb. **279** Gilchrist-Verband (Trikotschlauch, der gegensinnig quer eingeschnitten wird)

Humerusschaftfraktur. Sie entsteht geburtstraumatisch durch fehlerhaftes Herabschlagen des Ärmchens bei der Entwicklung des Kindes oder durch direkte Gewalteinwirkung auf den Humerusschaft.

Meist Schräg- oder Querbrüche des Oberarmknochens.

Klinische Zeichen: typische Frakturmerkmale.

Diagnostik: Im Röntgenbild zeigt sich bei einer Dislokation meist eine Verlagerung des oberen Fragments nach medial, des unteren nach kranial und lateral (Abb. **280**).

Behandlung: Beim Neugeborenen Heftpflasterextension in Abduktion für 14 Tage. Bei älteren Kindern Anlegen eines Hängegipses für 4 Wochen.

Epiphysenlösung des distalen Humerus: Sie entsteht durch Trauma während der Geburt. Sonst ist sie im Kindesalter sehr selten.

Klinische Zeichen: Schwellung des Ellenbogengelenks. Schmerzhafte Bewegungseinschränkung bei Beugung und Streckung.

Beim Neugeborenen bereitet die Diagnose der Fraktur infolge knorpeliger Anlage der Epiphyse Schwierigkeiten.

Behandlung: Liegt eine Rotationsverschiebung zwischen Epiphyse und Humerusschaft vor, muß der Drehfehler in Narkose ausgeglichen werden. Anschließend Anlegen einer Heftpflasterextension am Vorderarm für 3 Wochen.

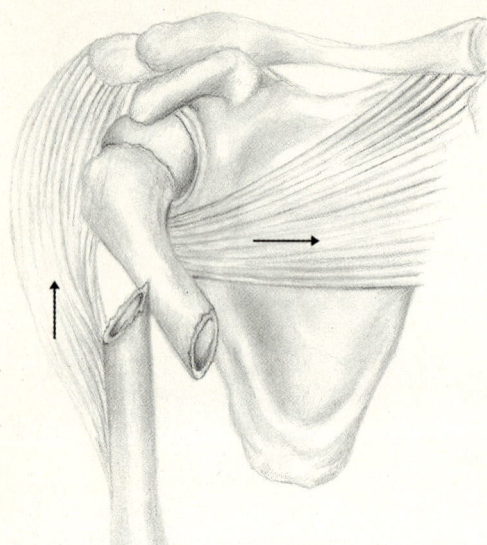

Abb. **280** Dislozierte Humerusschaftfraktur. Die Pfeile deuten die Fragmentverschiebung durch Muskelzug an

Beim älteren Kind Reposition und Stabilisierung der Fraktur durch einen Oberarm-Hand-Gips in Funktionsstellung.

Suprakondyläre Humerusfraktur: Entstehung durch Fall auf den gestreckten Arm infolge Überstreckung des Ellenbogengelenks (suprakondyläre Überstreckungs- oder Extensionsfraktur). Sie ist die häufigste Form der Gelenkbrüche. Hierbei wird das obere Fragment nach vorn unten, das untere nach hinten oben verlagert (Abb. **281**). Die Frakturlinie verläuft meist quer oberhalb der Kondylen (Gelenkköpfe).

Durchsetzt der Bruchspalt das Kondylenmassiv, liegt eine diakondyläre Fraktur vor (Abb. **282**).

Sehr selten ist der suprakondyläre *Beugungsbruch*. Er entsteht durch Fall auf den gebeugten Arm.

Diese Flexionsfraktur führt zu einer umgekehrten Fragmentverschiebung.

Klinische Zeichen: Die Gelenkfrakturen gehen meist mit einer erheblichen Weichteilschwellung einher. Bei der Extensionsfraktur springt das obere Fragment tumorartig vor. Verletzungen der A. brachialis sind bei schweren suprakondylären Humerusfrakturen möglich, deshalb darf die Prüfung des Radialispulses nie unterlassen werden.

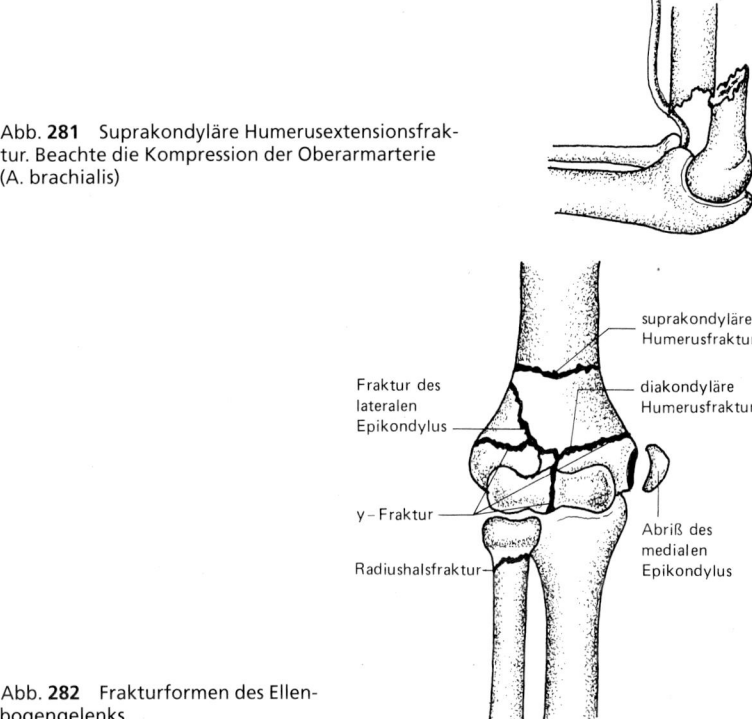

Abb. **281** Suprakondyläre Humerusextensionsfraktur. Beachte die Kompression der Oberarmarterie (A. brachialis)

suprakondyläre Humerusfraktur

Fraktur des lateralen Epikondylus

diakondyläre Humerusfraktur

y–Fraktur

Radiushalsfraktur

Abriß des medialen Epikondylus

Abb. **282** Frakturformen des Ellenbogengelenks

Gleichzeitig bestehende *Nervenläsionen* werden durch *Sensibilitätsverlust* und eingeschränkte Beweglichkeit an Hand und Fingern erkannt.

Behandlung: Sie ist abhängig vom Ausmaß der Dislokation (Fragmentverschiebung). Wulstbrüche (Grünholzfrakturen) sowie suprakondyläre Querbrüche ohne Dislokation werden in einem gepolsterten Oberarm-Hand-Gips für 4 Wochen in Funktionsstellung immobilisiert.

Funktionsstellung: Beugung des Ellenbogengelenks um 90 Grad bei leichter Supination (Auswärtsdrehung) der Hand (der Patient kann in seine Handfläche schauen). Desgleichen kann das frakturierte Ellenbogengelenk bei nicht übermäßiger Weichteilschwellung mittels eines „cuff and collar" (Handgelenkmanschette, Halsschlinge) ruhiggestellt werden (Abb. **283**). Die Hyperflexion bringt die Knochenfragmente in eine anatomische Stellung.

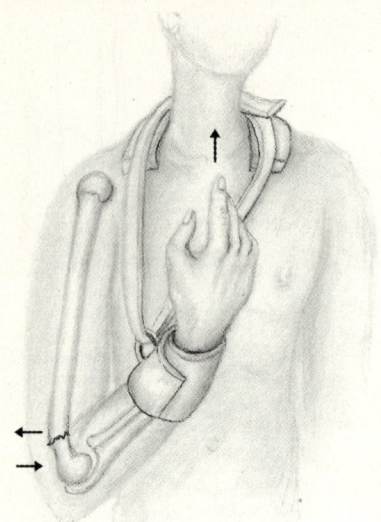

Abb. **283** „cuff and collar"-Schlinge. Durch die Hyperflexion im Ellenbogenbereich werden die Fragmente in anatomischer Stellung fixiert. Notwendige Korrekturen werden durch Kürzung der Hals-Arm-Schlinge erreicht (oberer Pfeil)

– *Behandlung der dislozierten suprakondylären Fraktur:* Stellung der Fragmente in Narkose. Bruchstabilisierung in einem gepolsterten Oberarm-Hand-Gips für 4 Wochen.

Bei extrem verschobenen wie auch bei veralteten Ellenbogengelenkfrakturen ist vielfach nach Reposition eine perkutane oder operative Metallstabilisierung erforderlich. Sich überkreuzende Kirschner-Drähte verleihen dem Bruch einen festen Halt (Abb. **270**).

Abriß des radialen (lateralen) Epicondylus humeri: Entstehung durch Fall auf den überstreckten und nach außen abgewinkelten Ellenbogen.

Diagnostik: Im Röntgenbild verläuft der Frakturspalt vom lateralen Epikondylus medialwärts durch die Rolle (Trochlea) des Humerus (Abb. **282**). Das abgelöste Knochenfragment wird vielfach durch Zug der Streckmuskulatur des Unterarms torquiert und in den Gelenkspalt verlagert.

Behandlung: Freilegung der Fraktur. Reposition des dislozierten Fragments, das mit 2 Metalldrähten fixiert wird.

Ruhigstellung der Extremität in einem gepolsterten Oberarm-Hand-Gips in Funktionsstellung für 4–5 Wochen.

Fraktur des medialen Epicondylus humeri: Entstehung durch Fall auf den gestreckten und im Gelenk leicht nach medial abgewinkelten Arm.

Wie bei der Fraktur des lateralen Epikondylus wird die kleine Apophyse (Nebenkern) durch Muskelzug häufig vor das Ellenbogengelenk verlagert. Vielfach liegt gleichzeitig eine Ellenbogenluxation (Verrenkung) vor. Auch eine Verletzung des N. ulnaris ist bei dieser Bruchform möglich (Abb. **282**).

Behandlung: Bei geringer Fragmentverschiebung wird der Arm in einem Gipsverband ruhiggestellt. Die *Gelenkinterposition* des Fragments dagegen erfordert die operative Freilegung und Fixierung mit einem Kirschner-Draht. Ruhigstellung der Extremität bis zu 4 Wochen. Bei veralteten Frakturen, bei denen keine Apposition der Apophyse mehr möglich ist, kann der Nebenkern bedenkenlos entfernt werden, ohne daß eine spätere Wachstumsstörung verursacht wird.

Unterarmbrüche

Fraktur des Radiushalses (Speichenhals): Entstehung durch Sturz auf den gestreckten Arm bei leichter Gelenkabwinkelung nach lateral. Je nach Ausmaß der Gewalteinwirkung kann das Radiusköpfchen in den Radiushals eingestaucht wie auch völlig abgeschert werden (Abb. **284a – c**).

Klinische Zeichen: Weichteilschwellung über dem Frakturbereich mit schmerzhafter Einschränkung der Pronation und Supination. Beugung und Streckung des Ellenbogengelenks sind in der Regel unbeeinträchtigt.

Behandlung: Sie ist abhängig vom Ausmaß der Achsenabknickung zwischen Radiuskopf und -hals.

Abwinkelungen leichten Grades können belassen werden, ohne daß eine Einschränkung der Gelenkfunktion zu erwarten ist. Bei gröberer Fehlstellung ist die operative Freilegung der Fraktur erforderlich.

Nach Reposition des Köpfchens wird dieses mit einem Kirschner-Draht fixiert. Anschließend Anlegen eines gepolsterten Oberarm-Hand-Gipses in Funktionsstellung für 4 Wochen.

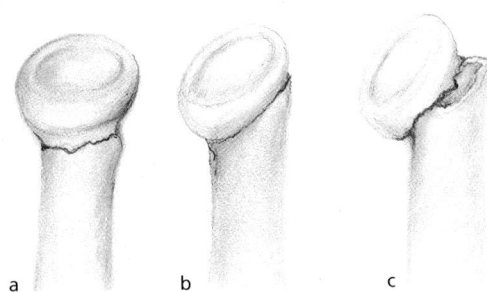

Abb. **284a – c** Formen der Radiushalsfraktur nach Judet
a nicht operationswürdig,
b bedingt operationswürdig,
c absolut operationswürdig

Die *Entfernung des Radiusköpfchens* führt stets zu einem erheblichen *Fehlwachstum* und zu einer Verkürzung des Unterarms. Sie ist deshalb im Kindesalter falsch.

Olekranonfraktur (Ellenbogenkopfbruch): seltene Frakturform im Kindesalter. Sie ist vielfach mit einer Radiushalsfraktur kombiniert.

Behandlung: Anlegen einer dorsalen Oberarm-Hand-Gipsschiene in Streckstellung des Vorderarms für 4 Wochen.

Monteggia-Fraktur: Fraktur der Elle (Ulna) im oberen Drittel bei gleichzeitiger Verrenkung (Luxation) des Radiusköpfchens (Abb. **285**).

Entstehung: durch Sturz oder Schlag auf die Ulna.

Klinische Zeichen: typische Frakturmerkmale. Einschränkung der Beugung im Ellenbogengelenk bei gleichzeitiger Behinderung von Pronation und Supination.

Behandlung: Durch Zug am Unterarm bei gleichzeitigem Druck auf das Radiusköpfchen wird dieses in seine Ausgangsstellung gebracht. Da gröbere Verschiebungen der Ulnafragmente meist nicht vorliegen, ist die anschließende Oberarm-Hand-Gipsschienung der betroffenen Extremität in Mittelstellung des Ellenbogens für 4 Wochen ausreichend.

Operative Korrektur: bei extremer Radiusluxation.

Frakturen in der Mitte des Unterarms. Hierbei können Radius oder Ulna wie auch beide Knochen befallen sein. Verletzungsursache ist häufig Sturz auf die Hand.

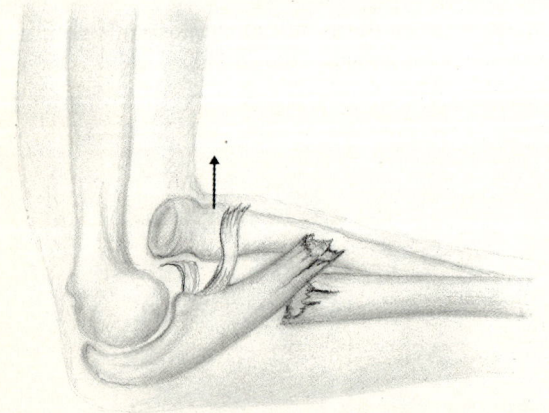

Abb. **285** Dislozierte Monteggia-Fraktur. Verletzung des Ringbandes infolge der Radiusköpfchenluxation

Behandlung: Unterarmfrakturen erfordern bei Dislokation der Fragmente oder Achsenfehlstellung eine exakte Reposition.

Als Regel gilt: Es ist eine um so genauere Reposition durchzuführen, je weiter die Fraktur von der Epiphyse entfernt ist. Das bedeutet, bei epiphysennahen Frakturen können größere Achsenabknickungen belassen werden als in der Mitte der Unterarmknochen.

Eine Sonderstellung nimmt die gebogene Unterarmgrünholzfraktur oder Infraktion ein. Sie hat die Tendenz, in die alte Fehlstellung abzugleiten, was zu einer erheblichen Deformierung des Unterarms führen kann. Deshalb müssen Unterarminfraktionen wie auch Grünholzbrüche manuell völlig frakturiert werden, um eine achsenstabile Reposition erzielen zu können.

Radiusfraktur: Zu den häufigsten Frakturen im Kindesalter zählt die *typische Radiusfraktur,* ein distaler Speichenbruch.

Klinische Zeichen: Je nach dem Grad der Gewalteinwirkung (durch Fall auf die Hand) können Wulstbrüche (Stauchungsfrakturen) wie auch völlige Fragmentverschiebungen entstehen.

In typischer Weise wird hierbei der distale Bruchanteil nach dorsal verlagert, was zu einer Gabelstellung der Hand führt (Abb. **286**).

Behandlung: Der Wulstbruch der Speiche wird in einem gepolsterten Unterarm-Hand-Gips 4 Wochen ruhiggestellt. Eine vorliegende Fragmentverschiebung muß in Narkose ausgeglichen werden. Unterarm und Hand werden in einem gepolsterten Zweilonguettengips fixiert, wobei die Hand leicht gebeugt und nach ulnar abgewinkelt wird. Nur in sehr seltenen Fällen ist eine Fixierung der Radiusfraktur mittels eines Stahldrahts erforderlich.

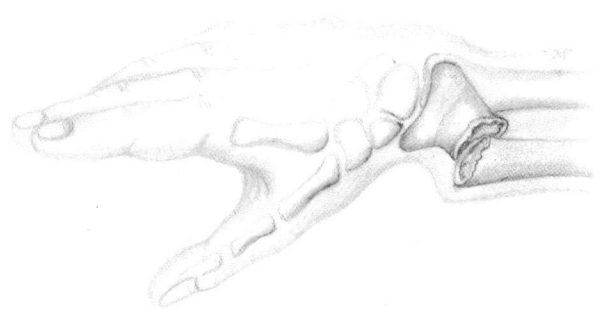

Abb. **286** Radiusfraktur. Durch die Dorsalabkippung des distalen Fragments entsteht die typische „Gabelstellung"

Epiphysenlösung des distalen Radius: Entstehung durch Sturz auf die gestreckte Hand. Hierbei wird die Epiphyse, je nach dem Ausmaß der einwirkenden Gewalt, nach lateral und nach dorsal verlagert. Vielfach bleibt ein Knochenkeil der Metaphyse mit dem Epiphysenfragment in Verbindung (metaphysäre Epiphysenfraktur, Abb. **268 a – d**).

Behandlung: sorgfältige manuelle Reposition der Epiphyse. Ruhigstellung in einem gepolsterten Unterarmgips für 4 – 5 Wochen.

Jede Epiphysenverletzung kann schwere Wachstumsstörungen zur Folge haben. Bei der Reposition – konservativ oder operativ – sollte deshalb immer eine Idealstellung der Fragmente angestrebt werden.

Handfrakturen

Formen

Sie unterteilen sich in:

- Handwurzelbrüche,
- Frakturen der Mittelhandknochen,
- Frakturen der Fingerknochen.

Behandlung

Bei Dislokation der Fragmente sorgfältige Reposition und Ruhigstellung in einem Finger-Hand-Unterarm-Gips in Mittelstellung (leichte Beugung der Fingergelenke) für 4 Wochen. Frakturen der *Handwurzelknochen* müssen vielfach *länger immobilisiert* werden.

Wirbelsäulenfrakturen

Entstehung

Nach dem Ort der Gewalteinwirkung können Brüche der Hals-, Brust- und der Lendenwirbelsäule unterschieden werden.

Der Bruch und auch die Luxation der Halswirbel entsteht durch übermäßige Kopf- und Halsbeugung (Schleudertrauma).

Brust- und Lendenwirbelfrakturen sind meist Stauchungsbrüche. Sie entstehen durch eine auf die Längsachse der Wirbelsäule einwirkende Gewalt (indirekte Traumen).

Behandlung der Halswirbelsäulenfrakturen

Zunächst Entlastung der Wirbelsäule durch eine Halskrawatte oder Glisson-Schlinge (Abb. **287**). Anschließend Anmodellierung eines Kopf-Hals-Brust-Gipses für 2 – 3 Monate (sogenannter Minervagips).

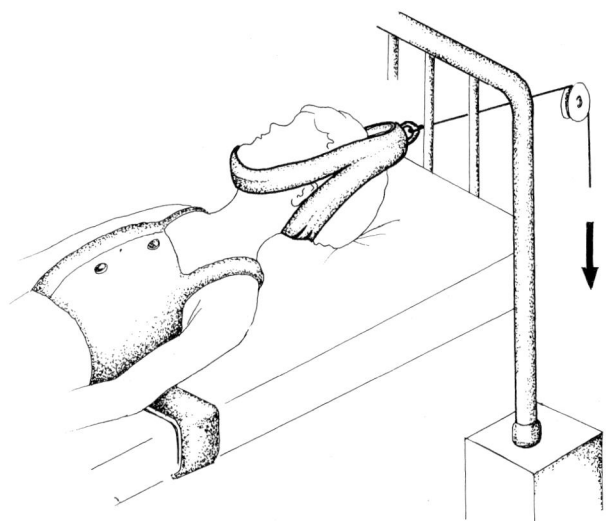

Abb. **287**   Glisson-Schlinge

Brustwirbel- und Lendenwirbelfrakturen werden in einer Gipsliegeschale, meist für 3 Monate, ruhiggestellt.

Problemfälle

Bei allen Wirbelsäulenfrakturen, die mit einer Querrschnittssymptomatik (angedeutet oder manifest) einhergehen, wie auch bei starker Frakturverschiebung oder Luxation von Wirbelkörpern ist nach einer subtilen Sofortdiagnostik (neurologische Untersuchung, Computertomogramm oder Kernspin) eine operative Behandlung unter Abschätzung des Operationsrisikos zu erwägen.

Ziel der Operation ist die Reposition und/oder Aufrichtung von Wirbelkörpern, ihre Retention (Fixierung) in anatomischer Position, z. B. mit einem Fixateur interne und die Rehabilitation (Rückläufigkeit einer neurologischen Symptomatik).

Beckenfrakturen

Entstehung

Sie sind meist Folgen von Verkehrsunfällen oder Sturz aus größerer Höhe.

Die Beckenfraktur ist häufig mit einer Verletzung *intraabdominaler Organe* kombiniert. Einer direkten Gewalteinwirkung sind Harnröhre, Harnblase und Rektum ausgesetzt. Infolge der akuten Drucksteigerung können *Zwerchfellrupturen* auftreten.

Häufigste Formen

– Symphysensprengung,
– Frakturen des oberen oder des unteren Schambeinastes,
– Beckenringfrakturen.

Klinische Zeichen

Weichteilschwellung über der Frakturstelle und Beckenkompressionsschmerz.

Vielfach finden sich ausgedehnte Hämatome.

Behandlung

Ruhigstellung des Beckens in einer komprimierenden Beckenschlinge. Nur sehr selten ist bei Vorliegen einer Fragmentverschiebung eine Extension am Oberschenkel erforderlich.

Der verschobene Beckenringbruch hingegen kann ein Metallosteosynthese mittels einer Platte oder einer Verschraubung notwendig machen.

Begleitverletzungen innerer Organe (Harnblase, Harnröhre, Darm) erfordern stets eine alsbaldige operative Korrektur.

Oberschenkelbrüche (Femurfrakturen)

Lösung der proximalen Femurepiphyse: Entstehung als Geburtsverletzung infolge zu starken Zugs am Beinchen, beim älteren Kind durch Sturz aus größeren Höhen.

Da die Wachstumskerne nicht knöchern angelegt sind, ist die Diagnose der Epiphysenlösung häufig schwierig. Es kann eine Hüftgelenksluxation vorgetäuscht werden, beim älteren Kind eine Schenkelhalsfraktur.

Klinische Zeichen: Verkürzung und Außenrotation des Oberschenkels. Weichteilhämatom im Hüftbereich. Schmerzhafte Beugungseinschränkung des betroffenen Hüftgelenks (Abb. **288**).

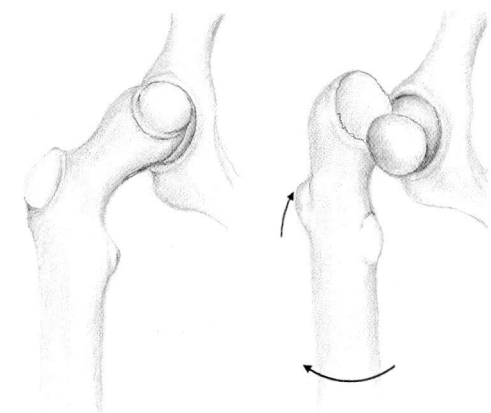

Abb. **288** Lösung der proximalen Femurepiphyse. Die Pfeile deuten die Außenrotation und Verkürzung des Oberschenkels an

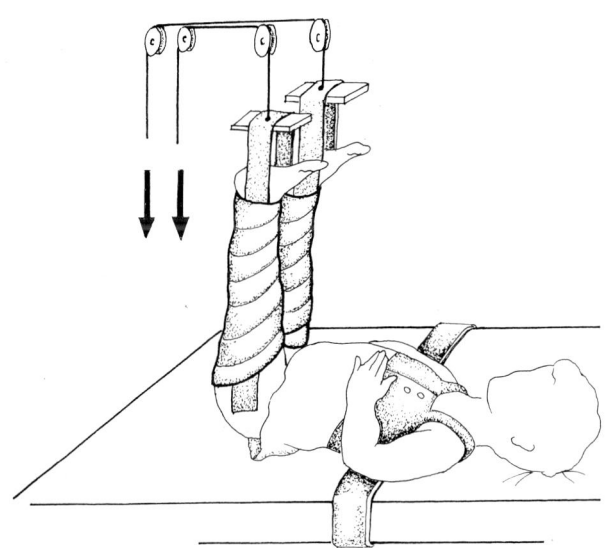

Abb. **289** Beidseitige Oberschenkelpflasterextension

Behandlung: Beim Neugeborenen Anlegen einer Oberschenkelheftpflasterextension für 14 Tage (Abb. **289**).

Beim älteren Kind Reposition der Epiphyse in Narkose mit anschließender Ruhigstellung in einem gepolsterten Becken-Bein-Gips für 8 Wochen.

Eine Komplikation der Epiphysenlösung ist die aseptische Nekrose des Oberschenkelkopfes infolge einer Durchblutungsstörung (Perthes-Krankheit) (S. 406).

Schenkelhalsfrakturen: Sie sind im Kindesalter sehr selten.

Formen: Nach dem Verlauf der Bruchlinie werden unterschieden:

- mediale Schenkelhalsfraktur,
- laterale Schenkelhalsfraktur,
- pertrochantäre Schenkelhalsfraktur (Abb. **290**).

Entstehung: wie bei der Epiphysenlösung durch indirekte Gewalteinwirkung auf den proximalen Femuranteil.

Behandlung: Alle Formen der Oberschenkelhalsfrakturen erfordern eine sofortige operative Therapie: Freilegen der Fragmente, Ausräumen des Frakturhämatoms und Bruchstabilisierung mit 2 Zugschrauben.

Diese Behandlung erlaubt eine frühzeitige Mobilisierung des Kindes und verhindert als einzige Maßnahme Achsen- und/oder Drehfehler.

Oberschenkelschaftfraktur: Brüche des Oberschenkelschafts sind im Kindesalter sehr häufig und kommen schon beim Neugeborenen als Geburtstrauma vor (Abb. **290**).

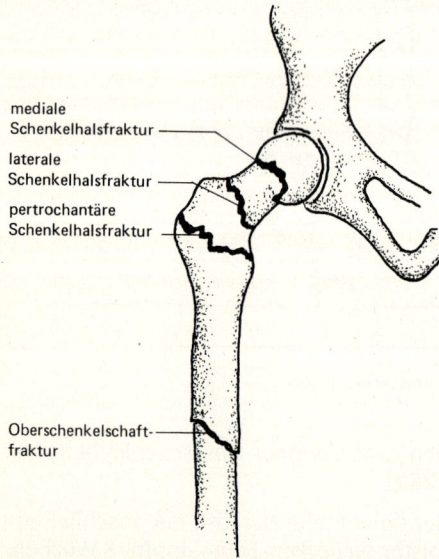

mediale
Schenkelhalsfraktur

laterale
Schenkelhalsfraktur

pertrochantäre
Schenkelhalsfraktur

Oberschenkelschaft-
fraktur

Abb. **290** Schenkelhalsfrakturen, Schaftfraktur

Meist ist der Femurschaft in Form einer Quer- oder Spiralfraktur betroffen (Abb. **290, 291**).

Klinische Zeichen: typische Frakturmerkmale.

Behandlung: Beim Neugeborenen heilt der Schaftbruch innerhalb von 14 Tagen auf einer gepolsterten Gipsschiene unter Ausbildung eines Kugelkallus aus.

Geringgradige Achsenverschiebungen (Verkürzungen) können belassen werden. Die dislozierte Fraktur beim Kleinkind wird durch eine an beiden Beinen angelegte Heftpflasterextension (Over-Head-Extension) durch Zug reponiert und ruhiggestellt (Abb. **289**).

Bessere Pflegemöglichkeiten bietet der Extensionstisch nach Weber (Abb. **292**). Bei älteren Kindern kommen in Betracht:

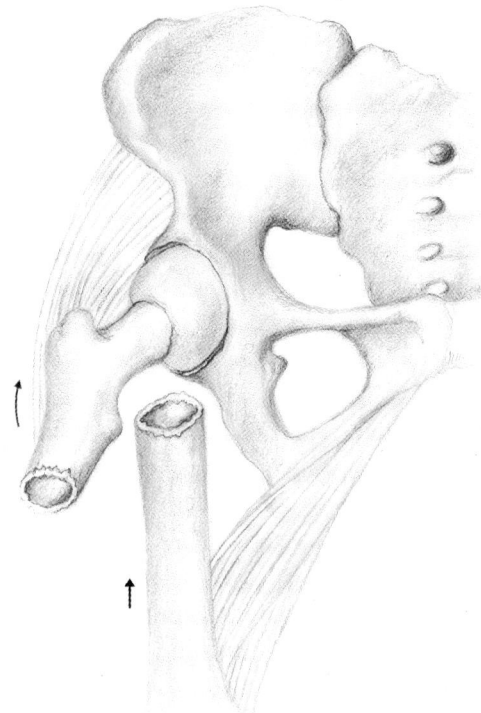

Abb. **291** Dislozierte Oberschenkelschaftfraktur. Die Pfeile deuten die Fragmentverschiebung durch Muskelzug an

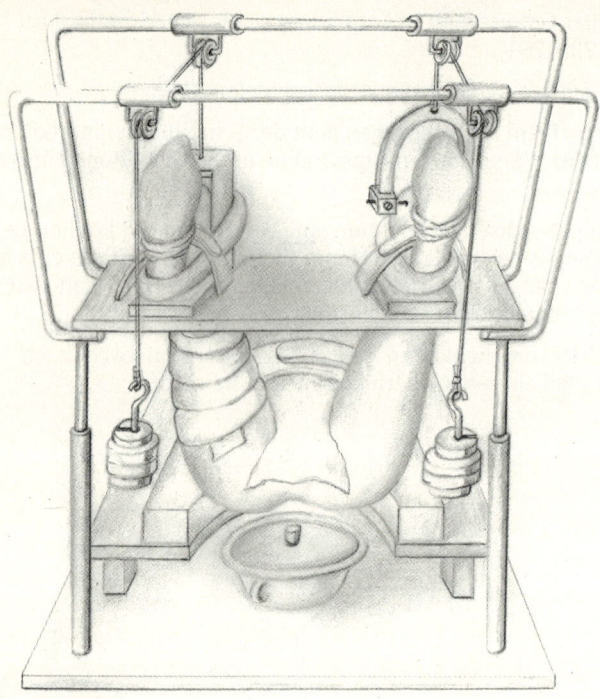

Abb. **292** Extensionstisch nach Weber. Das rechte, gesunde Bein ist mit einer Heftpflasterextension versorgt. Der linke frakturierte Oberschenkel wird mit einem Steinmann-Nagel extendiert

– Reposition und Ruhigstellung in einem Becken-Bein-Gips,
– Extension mittels eines Steinmann-Nagels oder eines Kirschner-Drahtes,
– Reposition und Metallplattenosteosynthese.

Lösung der distalen Femurepiphyse: Entstehung geburtstraumatisch. Bei älteren Kindern wird diese Frakturform nur sehr selten beobachtet.

Meist verlagert sich die Epiphyse mit einem Knochenfragment nach vorn.

Behandlung: Reposition der Fraktur in Narkose durch Beugung des Unterschenkels. Ruhigstellung in einem Oberschenkelgips mit leichter Beugung im Kniegelenk und Funktionsstellung des Fußes. Behandlungsdauer: 14 Tage bis 5 Wochen, je nach Alter des Kindes.

Brüche im Kniegelenkbereich

Patellafrakturen, Verletzungen der *Femurkondylen* sowie *Abrisse* der oberen *Tibiaepiphyse* sind im Kindesalter sehr seltene Unfallfolgen.

Patellafrakturen: Brüche der Kniescheibe ohne Fragmentdislokation werden in einem Gipstutor ruhiggestellt. Verschobene, wie auch querverlaufende Frakturen erfordern eine Drahtumschlingung (sogenannte Zuggurtung), die eine frühzeitige Bewegungsübungsbehandlung erlaubt.

Femurkondylen-, Tibiaepiphysenbrüche: Bei den Frakturen der Femurkondylen wie denen der oberen Tibiaepiphyse handelt es sich in der Regel um Stauchungsbrüche mit Verschiebung der Gelenkflächen unter Mitbeteiligung der Metaphysen.

Eine operative exakte Reposition mit Fragmentfixierung durch Schrauben oder abstützende Metallplatten in anatomisch gerechter Position ist auch im Kindesalter stets notwendig, um eine ungehinderte Gelenkfunktion zu erzielen.

Meniskusverletzungen

Anatomische Vorbemerkungen

Der Meniskus ist eine halbmondförmige Faserknorpelscheibe, die außen (lateral) und innen (medial) im Kniegelenk der Gelenkfläche der Tibia aufliegt und eine Pufferfunktion hat.

Meniskusläsionen, meist einseitig, sind im Kindesalter sehr selten. Sie entstehen durch Stauchung oder Verdrehung (Distorsion), wodurch es zu Einrissen oder Abrissen kommen kann. Ein zentraler Einriß wird als „Korbhenkelriß" bezeichnet.

Klinische Zeichen

Blitzartig auftretender Schmerz im Kniegelenk bei Drehbewegung des leicht gebeugten Unterschenkels unter Druck gegen den Oberschenkel (Steinmann-Zeichen). Das Kniegelenk verbleibt gebeugt in Schonhaltung. Eine Streckung ist mit starkem Schmerz verbunden. Druckschmerz über dem Gelenkspalt und Schwellung der Weichteile (Hämarthros) sind diagnostisch hinweisend.

Diagnostik

Die Luftfüllung des Kniegelenks erbringt den Läsionsbeweis.

Behandlung

Nach instrumenteller Inspektion des Kniegelenks (Arthroskopie) werden endoskopisch zerstörte Knorpelanteile reseziert, oder es wird eine Knorpelnaht vorgenommen, postoperative Gipstutorbehandlung.

Unterschenkelbrüche und -verletzungen

Sie gehören zu den häufigsten Frakturen.

Unterschenkelquerbruch: Er entsteht durch direkte Gewalteinwirkung (Verkehrsunfälle). *Spiralbrüche* sind typische Sportverletzungen (Skiunfall).

Vielfach ist nur die Tibia (Schienbein) frakturiert, die Fibula (Wadenbein) unverletzt.

Klinische Zeichen: Typische Frakturmerkmale. Sie können jedoch fehlen, wenn eine Unterschenkelgrünholzfraktur vorliegt.

Behandlung: Bei Fragmentverschiebung Reposition in Narkose. Anlegen eines Oberschenkelliegegipses für 3 Wochen, der anschließend in einen Oberschenkelgehgips (für 2 Wochen) umgewandelt wird.

Lösung der distalen Tibiaepiphyse: Durch Abknicken oder Rotation des Unterschenkels bei fixiertem Fuß wird die Epiphyse abgeschert (typischer Skiunfall).

Die Epiphysenverletzung ist vielfach mit einer distalen Grünholzfraktur der Fibula kombiniert.

Behandlung: Bei der oft nur geringgradigen Verschiebung der Epiphyse gegen die Metaphyse ist keine Reposition erforderlich. Bei stärkerer Dislokation erfolgt die Reposition in Narkose durch Zug am Fuß und Gegenzug am Oberschenkel.

Die operative Freilegung ist, wie bei jeder anderen Epiphysenverletzung, bei Versagen konservativer Maßnahmen indiziert.

Nach Reposition: Anlegen eines gepolsterten Oberschenkelliegegipses für 3 Wochen, der anschließend in einen Gehgips umgewandelt wird.

Fußknochenbrüche

Entstehung

Durch Quetschung infolge direkter Gewalteinwirkung oder nach Sprung aus größeren Höhen.

Meist entstehen Querfrakturen der Mittelfußknoten, wobei mehrere Strahlen betroffen sein können.

Klinische Zeichen

Bewegungsschmerz, Weichteilschwellung und Hämatom des Fußrük-kens.

Behandlung

Da in der Regel keine Fragmentverschiebungen vorliegen, ist die Ruhig-stellung in einem Unterschenkelgehgips für 3 – 4 Wochen ausreichend.

Komplikation

Eine Komplikation der Mittelfußfraktur ist der posttraumatische *Senk-fuß*. Er muß durch orthopädische Schuheinlagen, die das Fußgewölbe stützen, korrigiert werden.

Zehenbrüche

Entstehung

Durch Schlag oder Stoß.

Klinische Zeichen

Bewegungsschmerz, Weichteilschwellung, Hämatom.

Behandlung

Fixierung des frakturierten Zehs an dem Nachbarorgan durch einen Heft-pflasterzügelverband für 3 – 4 Wochen (Abb. **293**).

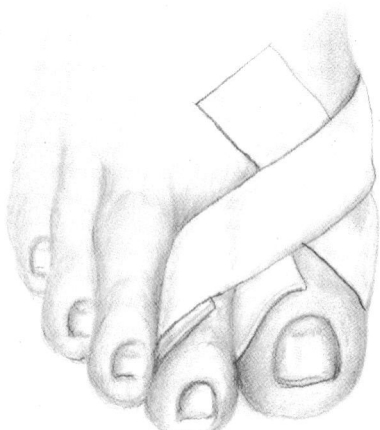

Abb. **293** Ruhigstellung einer Zehen-fraktur durch einen Heftpflasterzügel-verband. Die interdigitale Mullgaze verhindert Hautschäden

■ **Pflege**

Frakturen

Frakturen des wachsenden Skeletts werden in der Regel konservativ behandelt (Gipsverbände, Extensionen).

Eine operative Therapie (Verschraubung oder Bruchstabilisierung mittels einer Metallplatte *(Osteosynthese)* ist nur wenigen Frakturformen vorbehalten.

Somit konzentrieren sich die Betreuungsmaßnahmen überwiegend auf Kinder, die einen Gips erhalten haben.

Beachte: Generell bekommen Kinder nur gepolsterte Gipsverbände, da der Weichteilmantel (Haut, Unterhautfettgewebe, Muskulatur) dünn ist. Es gilt als Regel, daß Finger und Zehen freiliegen müssen. Auf Farbe und Temperatur der Haut (Zeichen der Durchblutung), mögliche Schwellung und Beweglichkeit der Akren (Finger, Zehen) ist zu achten. Es ist wichtig, daß der Gips *langsam* durchtrocknet, um in allen Schichten gleichmäßig zu erhärten. Eine Bettdecke gehört deshalb auf keinen noch nicht abgebundenen Gipsverband.

◆ Eine Hochlagerung der eingegipsten Extremität auf einer Schiene (Cramer- oder Volkmann-Schiene bei einer Unterschenkelfraktur, Abb. **305** und **306**) fördert den venösen Blutabstrom und wirkt einer staubedingten Schwellung entgegen.

In der Kinder- wie in der Erwachsenentraumatologie gilt der Leitsatz: Der Patient mit einer eingegipsten Fraktur hat immer recht, wenn er über Schmerzen oder Mißempfindungen (Gefühllosigkeit) im Bereich der eingegipsten Extremität klagt.

Der Gipsverband muß sofort überprüft werden. Gegebenenfalls schließt sich eine Gipserweiterung durch Aufschneiden und Spreizen der Gipshülle an.

Extensionsbehandlung

◆ Die Lagerung des Kindes ist abhängig von der Lokalisation des Bruches und der Art der Extension (Pflasterextension, S. 471 oder Zug über einen Drahtbügel).

◆ Aufmerksamkeit ist der Austrittsstelle des Metalls aus der Haut zu schenken. Rötung wie auch eitrige Sekretion verweisen auf eine Infektion!

◆ Bei einer Heftpflasterextension ist darauf zu achten, daß die in Schraubentouren angelegten Binden über dem Heftpflaster nicht verrutschen und stangulierend wirken.

Besonders der Knöchelbereich ist bei einer Überkopfextension gefährdet. Diese Areale sind deshalb sorgsam abzupolstern.

◆ Auch die aufliegenden Körperpartien (Rücken, Gesäß) können, da das Kind in einem Streckverband weitgehend immobilisiert ist, in ihrer Durchblutung beeinträchtigt werden (Gefahr eines Dekubitus = Druckgeschwür). Nach Säuberung des Kindes wird die Haut gut abgetrocknet. Druckgefährdete Körperpartien können zudem durch ein Wasserkissen oder eine Antidekubitusmatratze geschützt werden.

◆ Bei sehr unruhigen Kindern sind leichte Sedativa (Beruhigungsmittel) in Form von Tropfen oder Zäpfchen angezeigt.

◆ *Operativ* versorgte Brüche. Die betroffene Extremität sollte in der Position gelagert werden, die von dem Kind als am angenehmsten empfunden wird.

Der Wundschutzverband sollte nicht unnütz gewechselt werden! Ausnahme: Sekretion aus der Operationswunde. Wurde intraoperativ eine Redon-Drainage (Saugdrainage) eingelegt, muß auf die Durchgängigkeit des Ableitungssystems geachtet werden. Menge und Beschaffenheit des Sekrets werden in der Pflegedokumentation vermerkt. Der Wechsel der Auffangflaschen erfolgt unter aseptischen Bedingungen. Wenn die Drainage nicht mehr fördert, wird sie entfernt, was in der Regel 24 – 48 Stunden nach dem Eingriff möglich ist.

Pflege ■

Pathologische Frakturen (Spontanbrüche)

Definition

Knochenbrüche, die nicht durch ein Trauma, sondern durch eine lokale oder generalisierte Erkrankung des Knochengewebes entstehen.

Ursachen

– Juvenile Knochenzysten.
– Gutartige oder bösartige Knochentumoren.
– Rachitis (heute sehr selten!).
– Osteogenesis imperfecta: abnorme Knochenbrüchigkeit infolge einer gestörten Funktion der Osteoblasten (Knochenbildungszellen), wodurch statt Knochengewebe eine osteoidähnliche Substanz im Knochen eingelagert wird.
– *Inaktivitätsosteoporose:* Entmineralisierung des Knochens nach längerem Krankenlager oder Lähmungen.

Ermüdungsbrüche: Sie können durch Überbelastung eines Knochens entstehen. Eine vermehrte Kalkresorption führt zur Fraktur. Bevorzugte Lokalisation: Mittelfußknochen.

Behandlung

Bei einer *Knochensystemerkrankung* steht die *pädiatrische Betreuung* im Vordergrund.

Lokal destruierende Knochenprozesse werden chirurgisch angegangen. Die Ruhigstellung der betroffenen Extremität erfolgt nach den Richtlinien der traumatischen Knochenverletzung.

Knochenverrenkungen (traumatische Luxationen)

Definition

Traumatische Kontinuitätstrennung von 2 ein Gelenk bildenden Knochenabschnitten, stets mit der Zerreißung der Gelenkbänder einhergehend.

Der partielle Verlust des Kontaktes beider Gelenkflächen wird als *Subluxation* bezeichnet.

Luxationen im Kindesalter sind häufig mit einem Knochenbruch kombiniert (Luxationsfraktur).

Entstehung

Durch starke direkte oder indirekte Gewalteinwirkung auf das Gelenk (Schlag, Stoß oder Fall).

Klinische Zeichen

Das Leitsymptom der Luxation ist die *federnde Gelenksperre:* Das betroffene Gelenk verharrt in seiner pathologischen Stellung, ohne daß eine Beugung oder Streckung möglich ist.

Vielfach ist die leere Gelenkpfanne sichtbar und palpabel. Das ist insbesondere bei der Ellenbogenluxation der Fall.

Behandlung

Sofortreposition in Narkose.

Wegen der immer bestehenden Verletzung des Bandapparates ist die Ruhigstellung der Extremität in einem gepolsterten Gipsverband für 14 Tage erforderlich.

Schultergelenkluxation

Entstehung

Meist als Geburtsverletzung, wobei der Humeruskopf nach vorn unten oder hinten oben luxieren kann (ansonsten durch Sturz auf den Arm, Abb. **294**).

Behandlung

Einrenkung durch Zug am abduzierten Oberarm.

Bei älteren Kindern Ruhigstellung der Extremität für 14 Tage in einer Mitella (Abb. **304**) oder einem Gilchrist-Verband (Abb. **279**).

Habituelle Schultergelenkluxation: Sonderform der Schultergelenkverrenkung, deren Ursache eine zu flache Gelenkpfanne sowie ein schlaffer Bandapparat ist.

Habituelle Verrenkungen können schon nach *normalen* Bewegungen auftreten. Sie müssen im Gegensatz zur traumatischen Luxation durch eine operative Kapselraffung oder durch eine Gelenkpfannenplastik beseitigt werden.

Ellenbogenluxation

Sie wird meist im Schulalter beobachtet.

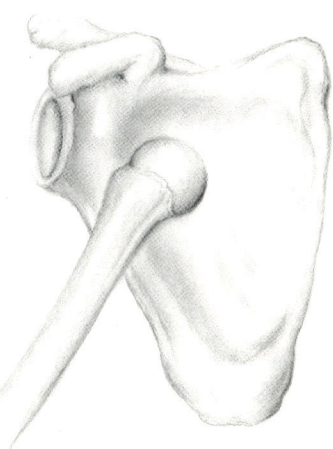

Abb. **294**   Schultergelenkluxation

Entstehung

Durch das Trauma wird der Unterarm nach dorsal verschoben, meist verbunden mit einem Abriß der Apophyse des Epicondylus medialis (Abb. **295**).

Klinische Zeichen

Federnde Gelenksperre. Der Unterarm wird in leichter Beugung gehalten. Wenn keine Weichteilschwellung vorliegt, ist die leere Gelenkpfanne palpabel.

Behandlung

Reposition in Narkose durch Zug und Gegenzug am gebeugten Unterarm. Vielfach ist eine offene Reposition und Drahtfixierung der Apophyse erforderlich.

Ruhigstellung des Ellenbogengelenks in einem gepolsterten Gipsverband oder einer Mitella für 14 Tage.

Subluxation des Radiusköpfchens

Sie ist eine typische (unvollständige) Verrenkung beim Kleinkind.

Entstehung

Um einen Sturz oder ein Stolpern des Kindes zu verhindern, wird dieses am gestreckten Arm abrupt emporgerissen. Hierdurch gleitet das noch

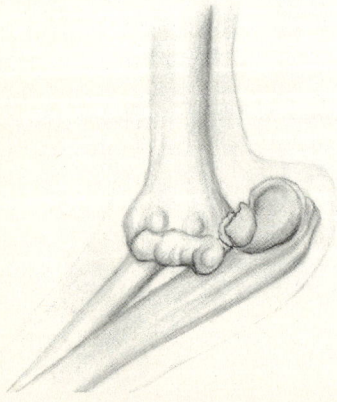

Abb. **295** Ellenbogenluxation mit Abriß des medialen Humerusepikondylus

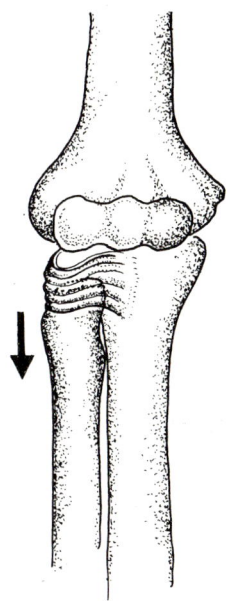

Abb. **296**   Subluxation des Radiusköpfchens

sehr kleine Radiusköpfchen aus dem Ringband, (auch als Chassaignac-Syndrom bezeichnet, Abb. **296**).

Klinische Zeichen

Schonhaltung des betroffenen Arms, der schlaff herunterhängt. Er ist in leichter Pronation fixiert. Die Supination ist schmerzhaft eingeschränkt.

Behandlung

Die Reposition der Subluxation gelingt häufig ohne Narkose durch Druck auf das Radiusköpfchen bei *Beugung* am Ellenbogengelenk und *Supination* des Unterarms.

Beim Zurückgleiten des Köpfchens in das Ringband entsteht ein knakkendes Geräusch (durch Anschlagen des Radiusköpfchens an das Humerusköpfchen). Eine Ruhigstellung nach Reposition ist meist nicht erforderlich.

Bei rezidivierender Subluxation gepolsterter Oberarmgips für 3 Wochen.

Hüftgelenkluxation

Sie ist im Kindesalter sehr selten.

Entstehung: indirekte, hebelartige Gewalteinwirkung auf die Hüfte infolge eines Schleudertraumas. Hierbei gleitet der Femurkopf meist über den Pfannenrand nach hinten ab (Luxatio posterior).

Klinische Zeichen: Innenrotation des Oberschenkels bei federnder Sperre im Hüftgelenk. Das Bein erscheint verkürzt.

Behandlung: Reposition in Narkose durch Zug am gebeugten Oberschenkel nach unten. Immobilisierung des Gelenks auf einer Braun-Schiene (Abb. **307**) für 14 Tage.

Kongenitale Hüftgelenkdysplasie

Beachte: Von der traumatisch bedingten Hüftgelenkluxation ist die kongenitale "Hüftverrenkung" abzugrenzen (Abb. **297**). Diese entsteht infolge einer angeborenen *Hüftgelenksdysplasie* ein- oder beidseitig und wird häufig im Verbund mit anderen Fehlbildungen wie einer Meningomyelozele oder Spaltbildungen des Rachens beobachtet.

Bei der Hüftgelenksdysplasie besteht eine Unterentwicklung der Hüftgelenkpfanne und/oder des Oberschenkelkopfes.

Klinische Zeichen: Liegt lediglich eine Hüftgelenksdysplasie ohne bereits eingetretene „Hüftgelenkverrenkung" vor, fehlen sie zunächst beim Neugeborenen.

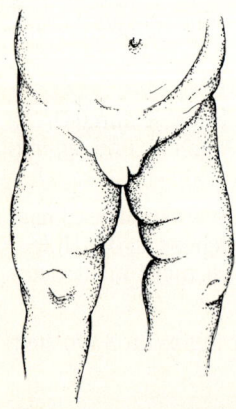

Abb. **297**   Angeborene Hüftgelenkluxation links. Vermehrung der Hautfalten am Oberschenkel. Asymmetrie der Vulva

Hinweisend auf eine Luxation sind:

Asymmetrie der Hautfalten, insbesondere der Glutäalfalten sowie der Schamlippen (Abb. **297**).

Trochanterhochstand: Auf der befallenen Seite springt der große Rollhügel höckerartig vor bei gleichzeitiger Verkürzung des Beins.

Bei doppelseitiger Luxation erscheint das Becken zu breit, beide Beine erscheinen verkürzt.

Ortolani-Phänomen: Es handelt sich um einen diagnostischen Ausrenkungsversuch, bei dem durch Beugung, Abwinkelung und Innendrehung des Oberschenkels der Schenkelkopf ausgerenkt wird. Bei einer Hüftgelenkluxation ist das Ortolani-Zeichen positiv. Durch Außenrotation der Oberschenkel erfolgt die Rückverlagerung des Schenkelkopfes in die dysplastische Pfanne.

Abduktionshemmung der Oberschenkel: Beim auf dem Rücken liegenden Säugling wird normalerweise durch Abduktion und Beugung eine Annäherung der Oberschenkel an die Unterlage erreicht. Bei der Hüftgelenkluxation ist die Abduktion eingeschränkt.

Neben den klinischen Symptomen ist die Röntgenaufnahme des Beckens und der Oberschenkel in verschiedenen Spezialpositionen beweisend.

Behandlung der kongenitalen Hüftdysplasie: Sie erfordert regelmäßige Röntgen- oder sonograpische Kontrollen.

Neugeborene werden in Bauchlage mit abduzierten Oberschenkeln gebracht, um eine Annäherung des Gelenkkopfes an die Pfanne zu erreichen und das Gelenk zu stabilisieren. Den gleichen Zweck verfolgt das Anlegen einer Spreizhose mit festem Spreizeinsatz bei älteren Säuglingen. Die Spreizhose bewährt sich auch bei der Behandlung der bereits eingetretenen Hüftgelenkluxation. Ihr hat jedoch eine Reposition des Schenkelkopfes voranzugehen.

Wichtig sind Frühdiagnostik und konsequente Therapie, wodurch sich vielfach operativ-orthopädische Maßnahmen wie Gelenkplastiken erübrigen.

6 Verbandlehre

■ **Pflege**

Der Verband ist ein unentbehrliches Hilfsmittel in der Traumatologie. Voraussetzung für seine sinnvolle Verwendung ist die Kenntnis der Verbandarten wie der Verbandtechnik.

Verbandarten

- Trockener Verband (Wund- oder Schutzverband)
- feuchter Verband,
- Salbenverband,
- Bindenverband,
- Heft- oder Klebeverband,
- Tape-Verband,
- Tuchverband,
- Gipsverband,
- Schienenverband.

Trockener Verband

Er ist ein steriler trockener Schutzverband, der zur Abdeckung traumatischer wie auch operativer Wunden dient. Er muß luftdurchlässig und groß genug sein, um den Wundbereich in vollem Umfang bedecken zu können. Am besten eignen sich sterile Gazekompressen, die mit Heftpflaster fixiert werden, oder selbsthaftende Verbände.

Beachte: Nie darf eine *frische Wunde* durch einen *Salbenverband* abgedeckt werden, da hierdurch der Sauerstoffzutritt verhindert und die Heilung verzögert wird.
Der erste Verbandwechsel erfolgt bei sauberen oder operativen Wunden nach 5 – 7 Tagen.
Bei starker Sekretabsonderung dagegen muß der Verband in kurzen Abständen erneuert werden.

Feuchter Verband

Anwendung: bei granulierenden Wundflächen wie auch bei entzündlichen Prozessen (Lymphangitis, Phlegmone).

Geeignet sind Gazekompressen, die mit isotonischer Kochsalzlösung getränkt werden. Nach Verdunsten der Flüssigkeit muß diese erneuert werden.

Feuchte Verbände wirken antiphlogistisch (entzündungshemmend) und granulationsfördernd. Antiseptische Zusätze wie z. B. Jodkomplexlösungen (Betaisodona, Braunovidon) beschleunigen den Heilungsprozeß.

Salbenverband

Er regt in besonderem Maße die Bildung von Granulationsgewebe an und wirkt gleichzeitig entzündungshemmend.

Anwendung bei schlecht heilenden Wunden, insbesondere Dekubitalulzera (Druckgeschwüre der Haut).

Besonders geeignet sind Perubalsam, Panthenolalkohol oder jodhaltige Salben, die wechselweise angewandt werden können.

Bindenverband

Er dient der Kompression oder Ruhigstellung bestimmter Körperabschnitte sowie auch zur Befestigung anderer Verbandsstoffe.

Nach Gewebeart werden unterschieden:

– Mullbinden,
– Trikotbinden,
– Stärkebinden,
– Papierbinden,
– Gummibinden.

Mullbinden: Sie finden die häufigste Anwendung und können bei der Wundbehandlung als direkter Schutzverband sowie zur Befestigung anderer Verbandsstoffe benutzt werden.

Trikotbinden: Dazu gehören dehnbare Schlauchverbände sowie elastische Binden.

Schlauchverband: Es gibt ihn in verschiedenen Größen. Er ist ein Bestandteil des gepolsterten Gipsschienenverbandes. Außerdem bietet er alten komplizierten Verbandsverfahren (Mitra, Desault-Verband) gegenüber den Vorteil der besseren Haltbarkeit und der leichteren Handhabung (Abb. **298** und **299**).

Anwendung: bei Distorsionen (Verstauchungen) zur Verhütung einer zunehmenden Weichteilschwellung.

Elastische Binde: ein mit Gummi durchflochtener Trikotverband, dessen Sinn eine nichtstrangulierende Gewebekompression ist. Wunden, bei

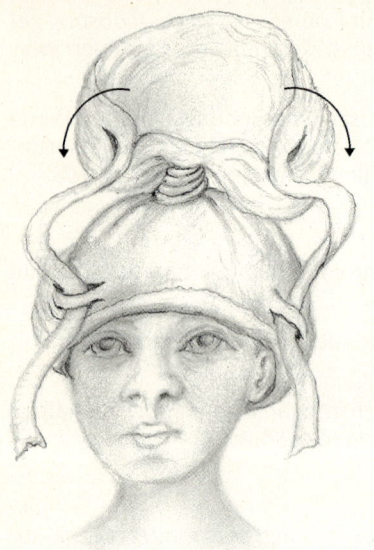

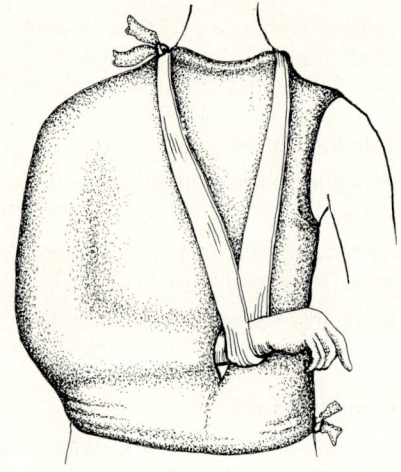

Abb. **298**   Fertigung eines Kopfver-
bands aus einem Trikotschlauch.
Der obere Mützenanteil wird umgeschlagen (Pfeile). Die ausge-
schnittenen Bindenenden werden
unter dem Kinn verknüpft

Abb. **299**   Ersatz des Desault-Verbands
durch einen Trikotschlauchverband. Eine Verstärkung durch zirkuläre elastische Bindentouren im Oberkörperbe-
reich ist möglich

denen eine exakte Blutstillung nicht möglich ist, werden durch elastische
Binden komprimiert. Eine *Stützfunktion* üben sie bei Gelenkinstabilität
aus.

Stärkebinden: streifenförmige Gaze, die mit Stärke getränkt und ge-
trocknet ist. Vor dem Gebrauch werden sie in warmem Wasser erweicht
und in feuchtem Zustand angewickelt. Durch Luftzutritt erhärtet die
Stärke und verleiht dem Verband eine zusätzliche Stabilität.

Papierbinden: Sie bestehen aus streifenförmigem Kreppapier und dienen der Anmodellierung der Polsterwatte bei Herstellung eines Gipsschienenverbandes.

Gummibinden: Sie sind geeignet zum Abbinden einer Extremität bei arterieller Blutung sowie zur Herstellung einer Blutleere bei Eingriffen an
Extremitäten, die eine exakte Gewebsdifferenzierung erfordern.

Vorgehen: Während eine Pflegekraft die Extremität des narkotisierten
Kindes emporhebt, streicht eine zweite das Blut manuell *herzwärts* aus.

Beginnend am Gliedmaßenende wird die Gummibinde in Schraubentouren unter Zug angewickelt. Durch Anlegen und Aufblasen einer Blutdruckmanschette am kranialen Ende der Extremität kann die Blutleere nach Entfernung der Gummibinde für den Zeitraum des operativen Eingriffs aufrechterhalten werden.

Elastoplastbinden: Trikotbinden, die einseitig mit einer klebenden Substanz versehen sind.

Funktion: Gewebskompression bei Distorsionen und Hämatomen.

Anlegen von Bindenverbänden

Alle Binden werden in Rollenform geliefert.

In der Mitte der Rolle befindet sich der *Bindenkopf*, außen das *Bindenende*.

Die Binde wird stets herzwärts angewickelt, um einen Blutrückstau zu verhüten. Die zu verbindende Extremität soll so gelagert sein, daß der Verband ohne Schwierigkeiten anzulegen ist. Die Breite der Binde muß nach dem Umfang der zu verbindenden Extremität gewählt werden. Beim Anwickeln einer Binde ist auf eine *gleichmäßige* Bindenführung unter sanftem Zug zu achten, wenn der Verband seine Funktion erfüllen soll.

Beachte: Zu feste Verbände strangulieren!
Zu lockere Verbände rutschen!

Jeder Bindenverband besteht aus *Bindengängen,* die sich auf folgende Grundformen zurückführen lassen:

– Kreisgang,
– Schraubengang,
– Kreuzgang.

Kreisgang: Er umgibt die Extremität in Form eines zur Längsachse des Gliedes senkrecht verlaufenden Ringes. Er wird meist nur am Anfang oder Ende einer Bindenwicklung angewandt (Abb. **300a**).

Schraubengang: Er verläuft schräg zur Achse des Gliedes, vergleichbar dem Gewinde einer Schraube, wobei die im Uhrzeigersinn angelegten Bindentouren sich jeweils um die Hälfte der Bindenbreite überlagern (Abb. **300b**).

Bei konisch zulaufenden Gliedmaßen (z.B. Oberschenkel) muß der Schraubengang durch *Umschlagtouren* erweitert werden, um Bindennasen zu vermeiden. Hierbei wird der obere Bindenrand mit dem Daumen des nichtwickelnden Fingers fixiert und das Bindenstück so umgeschlagen, daß die hintere Fläche der Binde zur vorderen und der obere Bindenrand zum unteren wird (Abb. **300c**).

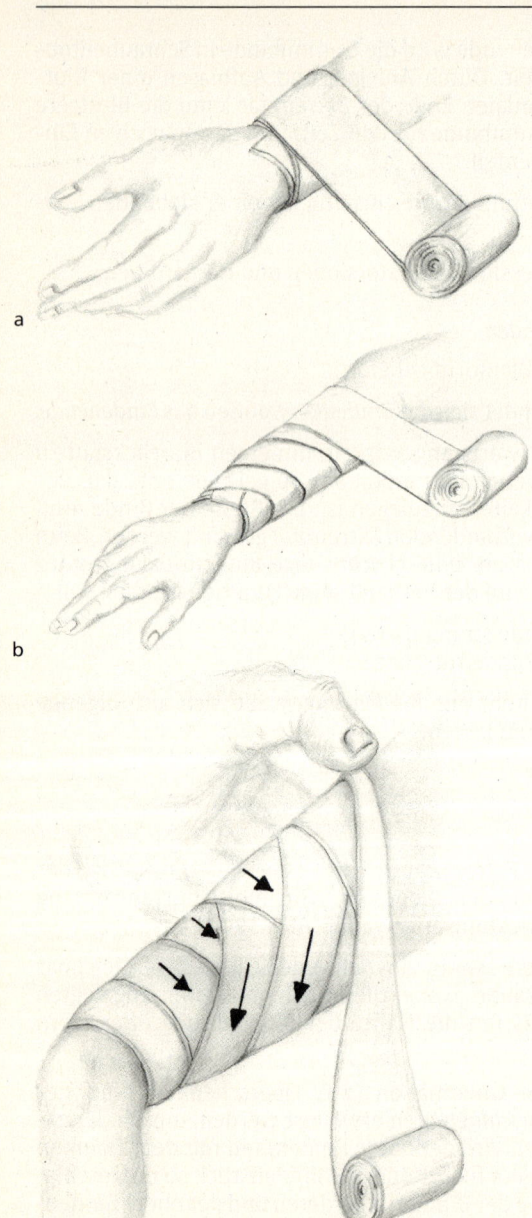

Abb. **300 a–c** Bindenführung
a Kreisgang. Er dient der Bindenfixierung beim Wickelbeginn
b Schraubengang
c Umschlagtouren bei konisch verlaufenden Extremitäten

Kreuzgang (Achtergang): Er dient der Bindenwicklung über Gelenke und besteht aus 2 Schlingen, die nach Art einer Acht sich überkreuzend geführt werden. Durch Übereinanderlegen mehrerer Achtergänge entsteht das Bild einer Kornähre. Deshalb wird dieser Verband auch als Kornährenverband bezeichnet (Abb. **301**). Er findet auch zur Gelenkimmobilisierung Anwendung (sogenannter Schildkrötenverband, Abb. **302**).

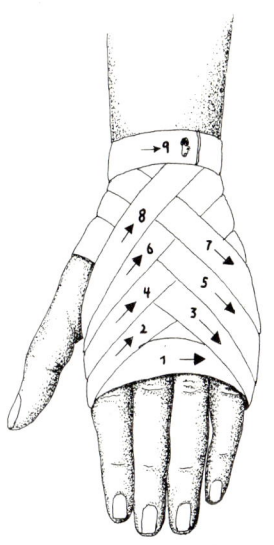

Abb. **301**   Kornährenverband

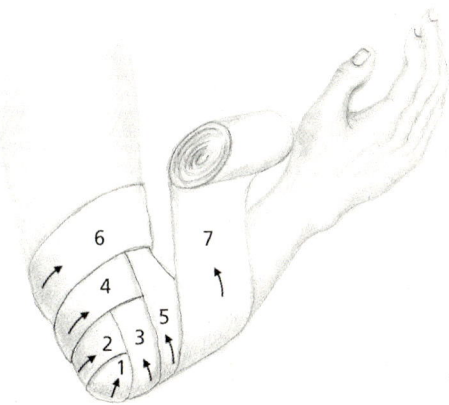

Abb. **302**   Schildkrötenverband (Kreuzgang). Er ist eine Sonderform des Kornährenverbands

Heft- oder Klebeverband

Heftpflasterverband: Noch heute werden vielfach Stoffstreifen verschiedener Breite, einseitig mit einer Zinkoxyd-Kautschuk-Lösung versehen, meist zur Fixierung anderer Verbandmaterialien, benutzt.

Da sie jedoch beim Kind nicht selten zu Überempfindlichkeitsreaktionen der Haut führen, sollten sie durch *gewebsfreundliche Kunststoffpflaster* ersetzt werden.

Heftpflaster, die in der Mitte ihrer Klebefläche eine Mullpolsterung aufweisen, eignen sich zum Abdecken kleinerer Wunden sowie als Erstverband. Durch mehrere Perforationen in dem Klebestreifen über der Gaze wird der Zutritt von Sauerstoff zur Wunde gewährleistet. Auch zur *Wundrandadaptation* können Klebeverbände verschiedener Größe benutzt werden (sogenannte Strips).

Bei ihnen ist die Klebefläche in dem Bereich, der die Wunde überbrückt, unterbrochen.

Beachte: Jedes Heftpflaster kann auf der Haut nur Halt finden, wenn sie vor Anlegen des Verbandes entfettet wird (Hautreinigung mit Äther oder Benzin).
Behaarte Körperpartien sollten vor Anlegen eines Heftpflasterverbandes rasiert werden.

Um ein schmerzloses Ablösen von der Haut zu erreichen, bietet sich das Anfeuchten des Pflasters mit Benzin an, da hierdurch eine Auflösung des Klebstoffs erfolgt.

Falsch ist jeder *zirkulär* angelegte Heftpflasterverband, da er infolge fehlender Elastizität zu schweren Durchblutungsstörungen führt.

Heftpflasterstreckverband: Er wird bei Oberschenkelfrakturen des Säuglings und des Kleinkinds angewendet. Durch Zug reponiert er verschobene Fragmente und hält diese in exakter Position (Extensionsbehandlung).

Vorgehen:

– Reinigung der Beine mit Benzin,
– Polsterung druckgefährdeter Stellen: Knie, Schienbein, Knöchel.
– Anlegen eines Segeltuch-Heftpflaster-Streifens, der vom Beckenkamm U-förmig um die Fußsohle herumgeführt wird und medial am Oberschenkel endet. Im Bereich der Fußsohle wird die Binde nicht angeklebt. Es verbleibt ein Spielraum von etwa Handbreite, in den ein Spannbrett eingepaßt wird. Das Spannbrett ist ein kleines Sperrholzviereck, durch dessen Mitte eine Extensionsschnur verläuft, die an ihrem Ende mit einer Schlaufe versehen ist. In diese Schlinge wird das

Extensionsgewicht eingehängt.

Zunächst jedoch wird der Heftpflasterverband durch eine elastische Binde, die in Schraubentouren um die gesamte Extremität führt, gesichert.

Es empfiehlt sich, die Heftpflasterextension an beiden Beinen vorzunehmen, da hierdurch eine exakte Stellung des Beckens und ein guter Ausgleich bei Fragmentverschiebung möglich ist.

Bei dieser doppelseitigen Überkopfextension befindet sich das Kleinkind in Rückenlage. Der Thorax wird durch Gurte am Bettchen fixiert (Abb. **289** und **292**).

Die Beinchen mit dem Heftpflasterverband ragen senkrecht in die Höhe. Die Extensionsschnüre werden über ein Rollensystem mit Gewichten verbunden, wodurch ein gleichbleibender Zug auf die Extremitäten ausgeübt wird.

Tape-Verband

Klebeverband, der sowohl therapeutisch als auch prophylaktisch Anwendung findet (Abb. **303**). So ist er in der Traumatologie nach Verletzungen von Gelenkbändern (z. B. Sprunggelenk) als komprimierender und stabilisierender Verband von großem Nutzen. Durch das Aufbringen von Pflasterstreifen über Fuß, Sprunggelenk und Unterschenkel in gezielten Richtungen schützt und verstärkt er den Gelenk-Bänder-Verbund bei zu erwartender Überlastung (Leistungssport). Es ist jedoch zu beachten,

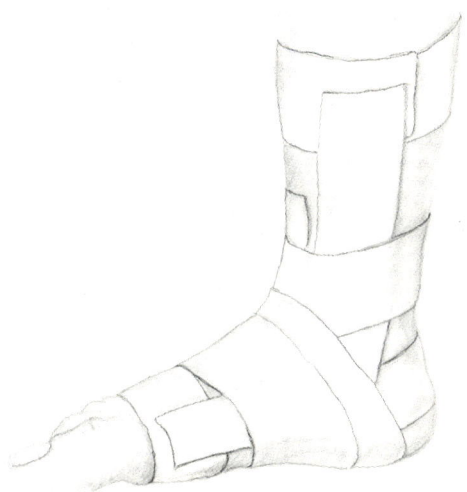

Abb. **303** Tape-Verband. Er dient funktionell der Gelenkstabilisierung

daß Tape-Verbände, die ständig erneuert werden, zu Hautschäden führen können, so daß der Einsatz des funktionellen Verbandes nur kurzfristig sein darf.

Tuchverband

Er eignet sich als Behelfs- oder Erstverband bei Luxationen, Frakturen sowie auch bei anderen Verletzungen (z. B. Verbrennungen).

Am gebräuchlichsten ist das Armtragetuch, die *Mitella.* Sie besteht aus einem Dreieckstuch, in dem der verletzte Arm gelagert wird. Die Tuchenden werden hinter dem Hals verknotet (Abb. **304**).

Auch ein Vierecktuch kann nach Faltung zu einem Dreieck als Mitella verwandt werden.

Gipsverband

Er findet ausschließlich bei Frakturen und Luxationen sowie bei entzündlichen Gelenkerkrankungen Anwendung. Bei einer Fraktur soll der Gipsverband die Fragmente in reponierter Stellung bis zur Ausheilung fixieren.

Beachte: Der erste Gips bei einer Fraktur beim Kind muß stets ein *gepolsterter Gipsverband* sein!

Gipstechnik: Der Gips, der zu Verbandzwecken benutzt wird, besteht aus schwefelsaurem Kalk, dem durch Erhitzen auf 135 °C sein Kristallwasser entzogen wird. Bei Berührung mit Wasser nimmt der trockene Gips sein

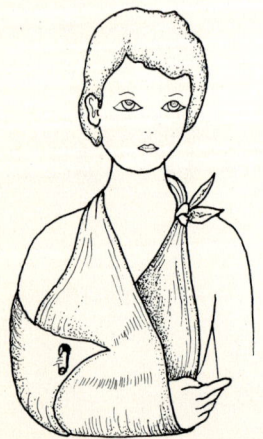

Abb. **304**   Mitella

Kristallwasser unter gleichzeitiger Wärmeabgabe wieder auf (frischer Gips ist warm). An der Luft erstarrt er zu einer festen Masse.

Um ein gutes Abbinden des Gipses zu erreichen, müssen die Gipsbinden stets trocken aufbewahrt werden, denn Eindringen von Feuchtigkeit macht sie unbrauchbar.

Vor Anlegen eines Gipsverbandes wird zunächst die erforderliche Länge der Gipstouren entsprechend der Länge der ruhigzustellenden Extremität bestimmt.

12 – 15 übereinandergefaltete Gipstouren gestatten die Bildung einer Gipsschiene (Gipslonguette), die die Grundform eines jeglichen Gipsverbandes darstellt.

Die abgemessenen und übereinandergelegten Gipsbinden werden mit beiden Händen an ihren Enden erfaßt, ziehharmonikaartig zusammengefaltet und vorsichtig in handwarmes Wasser eingebracht. Hier werden die Binden belassen, bis keine Luftblasen mehr aus dem Wasser aufsteigen.

Anschließend Ausstreichen der Longuette zwischen den Handflächen von oben nach unten. Die Longuette ist jetzt gebrauchsfertig.

Beachte: Es ist falsch, die im Wasser liegende Gipsbinde auszudrücken, um die Austreibung von Luft zu beschleunigen. Hierdurch wird der Wasserzutritt zum Bindenkopf verhindert, und nur die äußeren Schichten werden benetzt. Diese Binde ist in der Mitte trocken und haftet nicht an der Unterlage.

Ein ungepolsterter zirkulärer Gips darf beim Kind wegen der zu erwartenden Druckschäden *nie als Erstgips* verwendet werden. Erst nach Rückgang der Weichteilschwellung, die jede frische Fraktur begleitet, ist nach Hautschutz durch eine Trikot- oder Papierbinde ein zirkulärer Gipsverband gestattet. Dies gilt auch für die Verwendung von Kunststoff-„Gipsen" im Kindesalter. Die sogenannten Casts sind leicht und wasserfest. Ihr Nachteil: Sie sind starr und an den Enden scharfkantig, was bei dem dünnen Weichteilmantel der Extremitäten von Kindern sorgsam beachtet werden muß.

Schienenverband

Draht- und Metallkonstruktionen, die der Ruhigstellung verletzter Gliedmaßen dienen.

Die Bezeichnung Schienen*verband* ist dadurch gerechtfertigt, daß die auf der Schiene gelagerte Extremität mit einem Bindenverband versehen wird.

Verwendung finden:

- Cramer-Schiene,
- Volkmann-Schiene,
- Braun-Schiene,
- flexible gepolsterte Finger-Hand-Schienen.

Cramer-Schiene: Sie ist ein schmales Drahtgeflecht, das in jede gewünschte Form biegbar ist (Abb. **305**). Sie wird nach Watteunterpolsterung mit einem Trikotschlauch überzogen und kann sowohl bei Verletzungen der oberen wie auch der unteren Extremität angelegt werden.

Volkmann-Schiene: Sie besteht aus einer flachen Blechrinne, die mit einer Fersenaussparung und einem in der Höhe verstellbaren Fußständer versehen ist. Gepolstert findet sie Anwendung bei Verletzungen der unteren Extremität, wobei insbesondere das Wadenbeinköpfchen und die Ferse gegen Druck geschützt werden müssen (Abb. **306**).

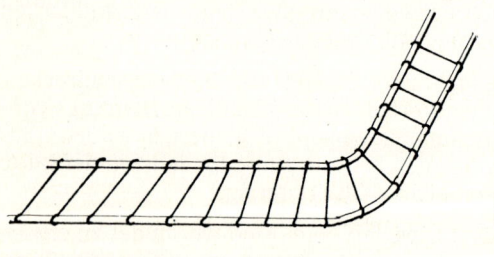

Abb. **305** Ungepolsterte
Cramer-Schiene

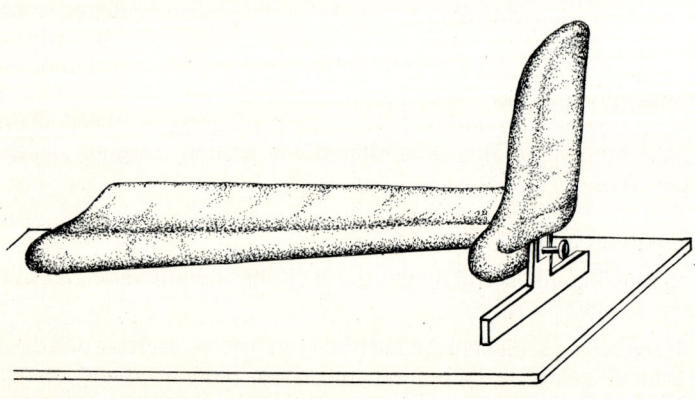

Abb. **306** Gepolsterte Volkmann-Schiene

Braun-Schiene: Sie findet bei Verletzungen der unteren Extremität Anwendung. In ihrer Länge ist sie durch einen Schraubverschluß verstellbar (Abb. **307**).

Wie bei der Volkmann-Schiene ist auf Schutz des Wadenbeinköpfchens und auf das Freiliegen der Ferse zu achten.

Beachte: Volkmann- und Cramer-Schiene können ihre Funktion nur dann erfüllen, wenn sie auf einer festen Unterlage (Bettbrett) stehen. Um eine Verschiebung fußwärts zu verhindern, werden Holzkästen oder Sandsäcke benutzt.

Leichtmetallschienen: Schaumgummigepolsterte Schienen verschiedener Breite und Länge eignen sich in besonderem Maße zur Ruhigstellung von Weichteil- und Knochenverletzungen im Bereich der Finger.

Infolge ihrer Biegsamkeit lassen sie sich der Extremität gut anmodellieren (Abb. **308**).

Zur Fixierung der Schiene dient ein elastischer oder ein Trikotbindenverband.

Pflege ■

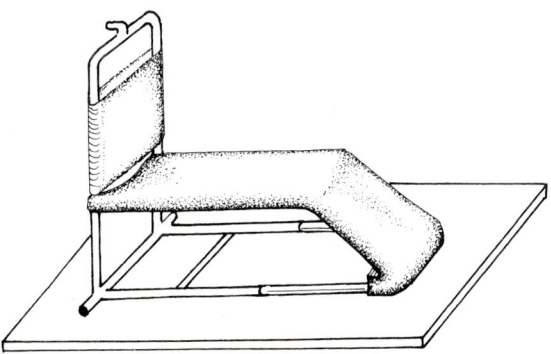

Abb. **307**   Gepolsterte Braun-Schiene

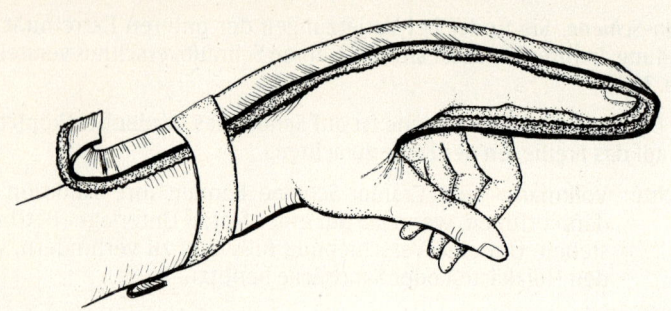

Abb. **308** Gepolsterte Leichtmetallschiene

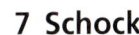

7 Schock

Definition

Infolge eines größeren Blutverlustes oder einer Blutvolumenverschiebung zu lebenswichtigen Organen (Kreislaufzentralisation) hervorgerufene Mangeldurchströmung der Kapillaren (Mikrozirkulation), wodurch schwere Gewebsschädigungen (Hypoxie, Nekrose) entstehen können.

Merke: Als Kollaps wird lediglich eine akute, durch Absinken des Blutdrucks ausgelöste Kreislaufdysregulation (Kreislaufhypotonie) bezeichnet.

Entstehung

Nach den überwiegend auslösenden Ursachen sind folgende Schockformen zu unterscheiden:

Hämorrhagischer Schock: Blutvolumenverminderung infolge einer inneren oder einer äußeren Blutung.

Verbrennungsschock: Verlust von Blut- oder Gewebsflüssigkeit infolge ausgedehnter Zerstörung der Haut.

Endotoxinschock (auch als *infektiös-toxischer Schock* bezeichnet): Durch toxische Substanzen meist gramnegativer Bakterien hervorgerufene Störung

– im Bereich der Nierentubuli (Gefahr des Nierenversagens),
– im Bereich des Gerinnungssystems (Blutgerinnung im Gefäßsystem mit Ausbildung von Mikrothromben und Fibrinogenmangel bis zum völligen Sistieren der Fibrinogenbildung *(Abfibrinogenämie).*
Als schwerste Form des Endotoxinschocks gilt das *Sanarelli-Shwartzman-Syndrom.*

Allergischer Schock: Überempfindlichkeit gegenüber parenteral (i.v., i.m.) zugeführtem artfremdem Eiweiß (Seren, Bluttransfusionen bei nicht korrespondierender Blutgruppe). Dadurch wird eine Antigen-Antikörper-Reaktion ausgelöst.

Blutungs- und *Verbrennungsschock* sind unter den kinderchirurgisch zu behandelnden Erkrankungen von vorrangiger Bedeutung.

Pathophysiologie

Nach größeren Blutvolumenverlusten nach außen oder in das Körperinnere (z. B. Ösophagusvarizen-, Magen-Darm-Blutung) entsteht im Kreislaufsystem ein Volumenmangel, so daß die Organdurchblutung in Frage gestellt wird. In gleicher Weise kann ein solcher Volumenmangel auch durch den Entzug von Wasser und Blutbestandteilen aus dem Gefäßsystem auftreten, ohne daß eine Blutung vorliegt, z. B. durch ausgedehnte Wundflächen, Wasseransammlung in den Gewebsspalten der Haut oder der Schleimhäute (Ödeme).

Hierbei sprechen wir von einer *Volumenumverteilung.*

Klinische Zeichen

Für die klinischen Zeichen des Schocks ist *nicht* die Reaktion des Gefäßsystems (Vasomotorik), sondern allein das fehlende Flüssigkeitsvolumen verantwortlich!

Folgende Symptome können *gleichzeitig*, aber auch aufeinander folgend auftreten:

- Blutdruckabfall,
- kleiner, kaum tastbarer beschleunigter Puls,
- beschleunigte und/oder erschwerte Atmung (Tachypnoe, Dyspnoe),
- graublasses Hautkolorit bei Kaltschweißigkeit und kühlen Extremitäten,
- Verminderung der Harnausscheidung (Oligurie) bis Sistieren (Anurie),
- Eintrübung des Bewußtseins (Sensorium) bis zur Bewußtlosigkeit.

Die die klinischen Schockzeichen auslösenden Veränderungen im Bereich des Kreislaufsystems bestehen in:

- zunehmender Verlangsamung der Strömungsgeschwindigkeit des Blutes (Verminderung des Stromzeitvolumens),
- Gewebshypoxie,
- Zentralisation: Verschiebung des verbliebenen Blutvolumens zum Gehirn und zum Herzen, was mit einer Minderdurchblutung der übrigen Körperorgane einhergeht,
- zunehmende Durchlässigkeit der Gefäßwände (pathologische Permeabilität) mit Ausbildung von Ödemen,
- Verklebung und Verklumpung (Aggregation) von Erythrozyten und Thrombozyten. Dadurch entstehen Mikrothromben, die das Kapillargebiet verlegen können,
- Verbrauch von Gerinnungsfaktoren, bedingt durch die Thrombenbildung *(Verbrauchskoagulopathie)*,
- Blutungsneigung.

Behandlung

Die zur Beseitigung des Schocks erforderlichen Maßnahmen müssen generell in einem Ausgleich des Volumenmangels und in einer Normalisierung der Mikrozirkulation bestehen.

Folgende Therapieschritte sind erforderlich:

- Bluttransfusionen oder Gabe von Plasmaersatzmitteln (hochmolekulare Lösungen), die lange im Kreislauf verweilen und somit zu einer minimalen Belastung der durch den Schock geschädigten Nierenfunktion führen.
- Bei bestehender Azidose (Verschiebung des Säure-Basen-Gleichgewichts in den sauren Bereich) ist diese durch Puffersubstanzen, z.B. Natriumbikarbonat, auszugleichen.
- Bei drohendem Nierenversagen, gekennzeichnet durch eine Oligurie oder eine Anurie, sind Infusionen mit Salz- und Zuckerlösungen indiziert.
- 1- bis 2malige Kortisongabe in altersgemäßer Dosierung zur Substitution der Nebennierenfunktion.
- Schmerzlindernde Medikamente (Analgetika).
- Applikation eines Mutterkornpräparates, z.B. Hydergin, um die Gefäße in der Peripherie weitzustellen. Diese periphere Gefäßdilatation ist die Voraussetzung dafür, daß nach erfolgtem Volumenersatz die vorher verengten terminalen Stromgebiete wieder durchflutet werden können.
- Bei Fortbestehen der Zentralisation, die infolge einer Minimaldurchblutung lebenswichtiger Organe wie Gehirn, Herz, Niere ausreichend ist, um das Leben zu erhalten – bei weiterbestehender unzureichender Durchblutung der übrigen Körperorgane –, ist wegen der hier zu befürchtenden Thrombenbildung die Applikation des gerinnungshemmenden Heparins in entsprechender Dosierung angezeigt.
- Bei länger bestehendem Schock, gleich welcher Genese, ist zu erwarten, daß sich bereits Mikrothromben in den Blutkapillaren gebildet haben. Um diese aufzulösen, ist die Applikation von Streptokinase hilfreich.

Da sowohl der Schock ein akut lebensbedrohliches Krankheitsbild darstellt, wie auch eine ungezielte, vielleicht überschießende Behandlungsfolge eine Verschlechterung des Allgemeinzustandes des Kindes bewirken kann, sind unter der Schocktherapie regelmäßige klinische und laborchemische Kontrollen unerläßlich.

Sie umfassen (aufgezeichnet in der Pflegedokumentation):

- Pulskontrolle,
- Blutdruckkontrolle (gegebenenfalls zentraler Venendruck,

- Überwachung der Atmung,
- Messung der Haut- und Körperkerntemperatur,
- Kontrolle der Harnausscheidung über einen Verweilkatheter,
- Blutbild und Hämatokrit,
- Serumionogramm,
- Blutgasanalyse,
- Blutzucker, Harnstoff, Kreatinin im Serum,
- Bestimmung der Gerinnungsfaktoren, des Fibrinogens und der Thrombozyten.

Weiterführende Literatur

Bettex, M., N. Genton, M. Stockmann: Kinderchirurgie. Diagnostik, Indikation, Therapie, Prognose. Begründet von M. Grob. 2. Aufl. Thieme, Stuttgart 1982

Juchli, L.: Pflege. 7. Auflage. Thieme, Stuttgart 1994

Kretz, F.-J., H. W. Striebel: Kinderanästhesie. Editiones Roche, Basel 1991

v. Laer, L.: Frakturen und Luxationen im Wachstumsalter, 2. Aufl. Thieme, Stuttgart 1991

Naumann, H. H: (Hrsg.): Kopf- und Halschirurgie, Bd. II: Gesicht und Gesichtsschädel, Teil 2. Thieme, Stuttgart 1974

Netter, F. H.: Farbatlanten der Medizin. BDI: Herz. Thieme, Stuttgart 1976

Sauer, H.: Das verletzte Kind. Thieme, Stuttgart 1982

Stück, B., B. Röhrig, R. Rudolph: AIDS bei Frauen und Kindern. Thieme, Stuttgart 1989

Sachverzeichnis